핵심 간호생리학

핵심 간호생리학

This Edition was published by Jipmoondang in 2022, Seoul, Korea.

Essential Physiology for Nursing

핵심 간호생리학

안승철

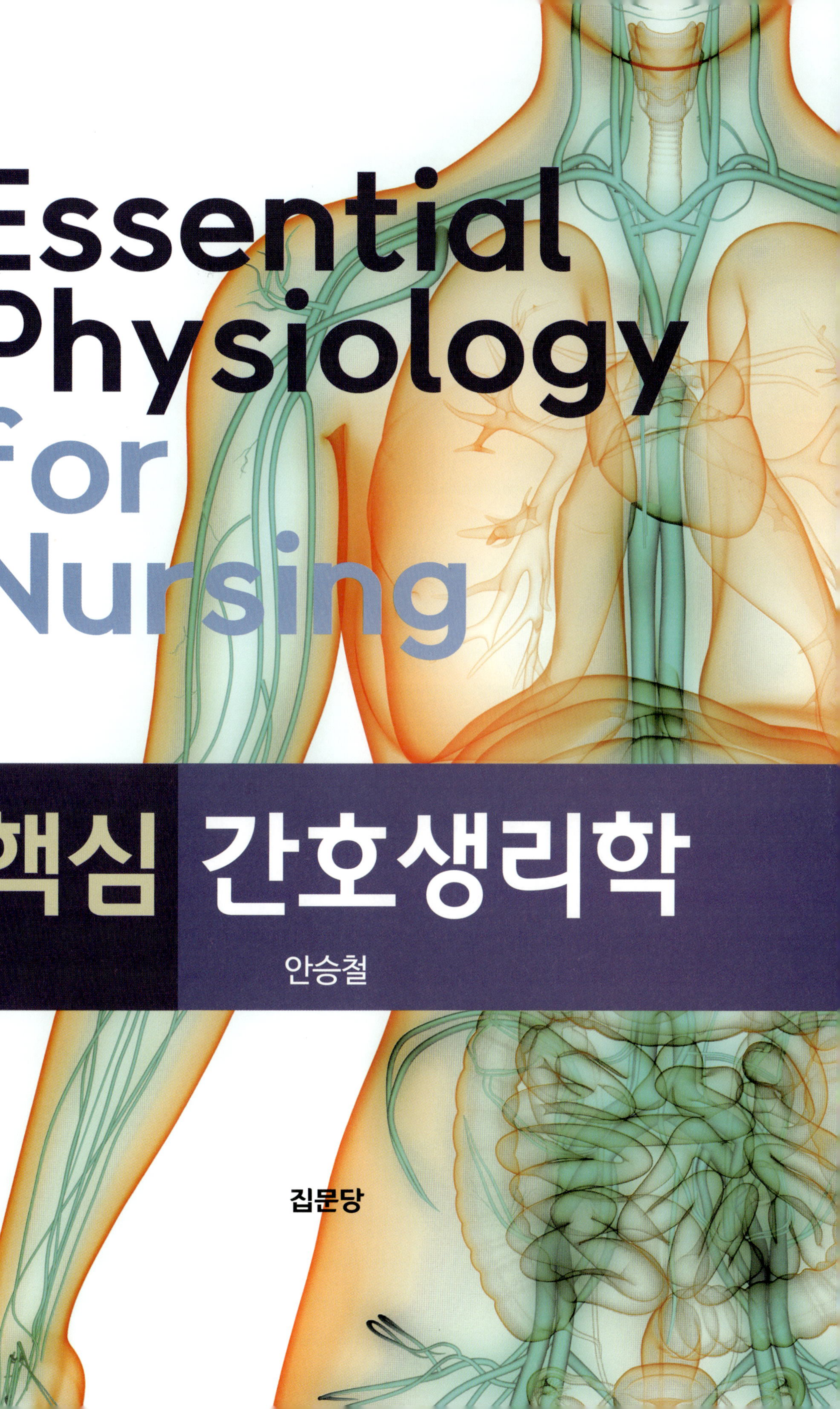

집문당

핵심 간호생리학

2022년 2월 15일 1판 1쇄

저자 | 안승철
발행인 | 임동규
발행처 | **(주)집문당**
등록 | 1971. 3. 23. 제2012-000069호
주소 | 03134 서울시 종로구 돈화문로 82, 5층
전화 | +82-1811-7567
이메일 | sale@jipmoon.com
홈페이지| www.jipmoon.com

ISBN 978-89-303-1926-3 93510

가격 30,000원

(주)집문당 이순신돋움체B (저작권자 아산시, 무료글꼴)

머리말

이 책은 간호학과 학생들의 <간호생리학> 수업을 위한 교과서로 씌어졌다. 생리학은 물리, 화학, 생물 등 자연과학의 기초학문과 해부학, 생화학, 조직학, 발생학, 병리학, 약리학 등의 의과학 기초학문 그리고 임상의학의 총화인 내과학을 총망라한 학문이다. 최근 각 분야의 지속적 발전으로 생리학 교과서는 해가 갈수록 그 내용이 깊어지고 어려워지고 있다.

20년 가까이 간호학과 강의를 하면서 종종 교재에 대한 아쉬움을 느끼곤 했다. 간호생리학 강의를 담은 좋은 교재들이 이미 많이 나와 있기는 하지만 기존의 교재는 의과대학의 생리학 교과서를 기반으로 하는 경우가 많아 아무래도 간호학과 학생들의 필요에 꼭 들어맞는다고 보기는 어려웠다. 의학이 쉬운 학문은 아니지만 그렇다고 해서 교과서까지 어려울 필요는 없다. 꼭 배워야 할 내용을 선별해서 쉬운 언어로 전달할 수 있다면 전공서도 교양서만큼이나 편한 책이 될 수 있다. 그리고 의학적 지식을 모두 배운다고 해서 학생들에게 득이 되는 것도 아니다. 오히려 학문에 대한 흥미만 반감시킬 뿐이다. 간호학도로서 배워야 할 핵심을 이해해서 환자에게 적용할 수 있는 지식을 습득하는 것이 중요하다. 그러자면 무엇이 중요한지를 정확하게 알려줄 필요가 있다.

이 책은 몇 가지 점에서 기존의 교과서들과는 다르다. 대부분의 의학서는 명칭을 중요하게 여긴다. 그래서 교과서 그림 속 장기마다 부위별로 이름이 빼곡하게 따라붙는다. 하지만 이 책에서는 이름을 다 넣으려고 노력하지 않았다. 가능하면 교과서 내용에 있는 이름만 그림에 넣었다. 빼곡하게 나온 이름을 보면서 어디까지 외워야 할지 고민하는 일이 없도록 하기 위해서다. 그림도 사진적 정교함보다 특징을 기억하기 쉽게 그렸다. 교과서 내용을 이해하기 쉽게 하기 위함이다.

책의 내용도 그렇다. 의과대학 생리학 교과서에서 볼 수 있는 세세하고 어려운 내용은 과감히 생략했다. 어쩌면 이 책을 읽으면서 자세한 설명이 부족하다고 느낄지도 모른다. 그러나 교과서는 백과사전이 아니다. 백과사전적 지식은 인터넷에도 넘쳐난다. 이 교과서에서는 생명 현상을 이해할 수 있는 명료하면서도 최소한의 설명이 들어가도록 노력했다.

이 책은 신경과학도 비중 있게 다루고 있다. 신경과학을 다루고 있는 간호생리학 교재가 없지 않지만 한정된 지면 안에서 현대 뇌과학의 핵심을 제대로 다루고 있는 교재는 드물다. 신경과학의 이해를 돕기 위해 교과서 내에 만화를 넣은 것도 이 책이 처음이다.

이 책에 나오는 의학용어는 가능한 한 학회에서 쓰는 공식 용어를 사용했다. 그러나 공식용어가 학생들의 이해에 도움이 되지 않는다고 판단될 경우 기존의 의과대학 생리학 교과서의 용어를 사용했다. 우리말 용어만으로 뜻을 정확하게 전달하기 어려운 경우나 의학 용어를 배워야 하는 경우에는 영어 용어를 병기했다.

교과서를 쓰면서 가장 어려웠던 일은 무엇을 넣고 무엇을 빼는가를 정하는 일이었다. 교수들은 으레 많은 것을 얘기하고 싶어 하기 때문이다. 넣고 빼는 기준은 첫째, 꼭 있어야 하는가, 둘째, 학생들의 이해에 도움이 되는가 하는 두 가지였다. 이 책의 이름이 <핵심 간호생리학>인 이유가 여기에 있다.

이 책은 1판(1st edition)이다. 수차례의 교정과 수정을 거쳤지만 부족한 점이 많이 눈에 띈다. 실제 강의와 학생들과의 소통을 통해 부족한 점은 메워 나갈 계획이다. 학생들과 교수들의 선택을 통해 오래 쓰일 수 있는 교과서가 되길 희망한다.

2022년

안승철

차 례

제1장 물질이동

제2장 신경세포의 흥분성

제3장 근육

제4장 심혈관계

제5장 혈액과 면역

제6장 호흡계

제7장 콩팥

제8장 산 – 염기 균형

제9장 소화기

제10장 내분비

제11장 성

제12장 신경계

제1장

물질이동

1. 세포

인체는 여러 계(system)로 구성된다. 인체의 계는 크게 순환계(cardiovascular system), 호흡계(respiratory system), 소화계(gastrointestinal system), 비뇨기계(urinary system), 근골격계(musculoskeletal system), 피부외피계(integumentary system), 신경계(nervous system), 내분비계(endocrine system), 생식계(reproductive system), 면역계(immune system)로 나눌 수 있다. 계는 특정 기능을 위한 장기(organ)의 집합체이며 장기는 조직, 조직은 세포로 구성된다.

계(system) – 장기(organ) – 조직(tissue) – 세포(cell)

세포는 계의 가장 하위 구조이다. 세포는 생명을 이어가기 위해 주위 환경과 끊임없이 물질을 교환해야 하는데 이 과정에서 역동적인 평형을 필요로 한다. 생리학에서는 이를 항상성(homeostasis)이라 부른다.

음성되먹임(negative feedback)은 항상성 유지의 한 방식이다.

- 음성되먹임: 설정된 목푯값에 도달하기 위해 인체가 작용하는 방식을 말한다. 혈당이 감소했을 때 간에서 당을 더 생산해 내거나 그림 1에서처럼 혈압이 떨어졌을 때 혈압을 증가시키기 위해 혈관을 수축시키거나 심장 수축력을 증가시키는 것 등이 모두 이에 해당한다.

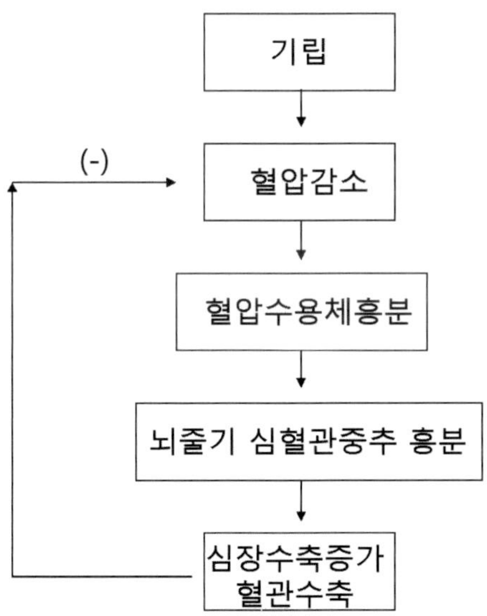

그림 1. 뇌줄기(brainstem) 심혈관중추를 통한 혈압강하에 대한 음성되먹임

인체가 음성되먹임 방식으로만 반응하는 것은 아니다. 양성되먹임(positive feedback)도 있다.

- 양성되먹임: 어떤 반응이 음성되먹임 없이 한 방향으로 지속적으로 일어나는 현상을 말한다. 신경에서의 활동전압 생성이나 혈액응고처럼 특정 과정이 폭발적으로 일어나야 할 때 인체는 이런 방식을 이용한다.

세포의 모양은 다음과 같다.

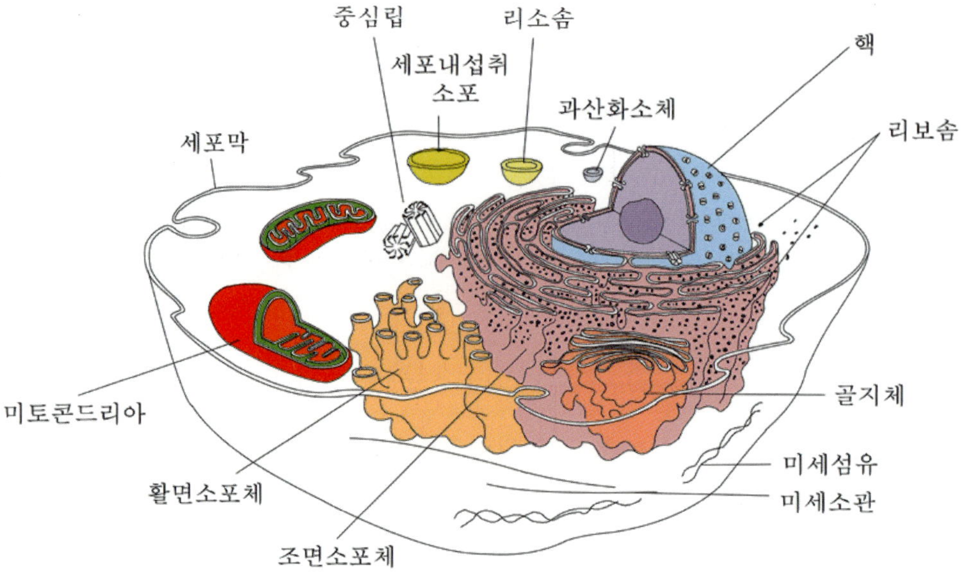

그림 2. 세포와 세포 소기관

세포 내 소기관들의 역할을 간략히 정리하면 다음 표와 같다.

소기관	기능
핵(nucleus)	유전 정보가 있는 염색체가 존재하는 곳이다. DNA 이중 나선 구조를 기본 틀로 mRNA가 만들어지는 곳이며 이렇게 만들어진 mRNA는 세포질로 나와 리보솜과 함께 단백질 합성에 관여한다.
리보솜(ribosome)	mRNA의 유전정보를 이용하여 단백질 합성이 일어나는 곳이다.
조면소포체 (rough endoplasmic reticulum)	리보솜에서 만들어진 단백질을 받아서 그 쓰임에 맞게 단백질의 형태를 바꾸는 곳이다. 표면에 리보솜이 붙어 있어 조면(면이 거칠다는 뜻)소포체라 불린다.
활면소포체 (smooth endoplasmic reticulum)	조면소포체와 달리 표면에 리보솜이 붙어 있지 않아 활면(매끄러운 면이란 뜻)소포체라 불린다. 지질의 합성과 스테로이드 대사, 탄수화물 대사, 세포 내 Ca^{2+} 저장 등의 역할을 한다.
골지체 (Golgi apparatus)	조면소포체로부터 단백질을 받아 마지막으로 가공을 하는 곳이다. 이렇게 가공된 단백질은 세포 내 필요한 곳으로 전달되거나 자극을 받으면 세포 밖으로 분비된다.
미토콘드리아 (mitochondria)	세포 내 에너지인 ATP를 생산하는 곳이다.
리소솜(lysosome)	소포 내에 높은 수소이온 농도와 효소를 이용하여 소포 내로 들어온 물질을 분해하는 곳이다.
과산화소체(peroxisome)	산화효소를 이용하여 지방산이나 담즙산을 분해하며 이 과정에서 과산화수소가 발생한다.
중심립(centriole)	세 개의 짧은 미세소관 9개로 이뤄진 구조물로서 세포 분열 시 염색체를 양쪽으로 잡아당기는 역할을 한다.
세포막(cell membrane)	세포와 세포 외부를 나누는 경계이며 이를 통해 물질이동이 일어난다.
세포골격(cytoskeleton)	미세섬유, 미세소관 등이 있으며 세포의 구조적지지 및 이동, 물질의 세포 내 이동에 관여한다.

* 세포막의 구조

세포막은 지질이중막(lipid bilayer)이다. 막을 구성하는 단백질은 지질이중막 사이 혹은 외·내부에 존재한다.

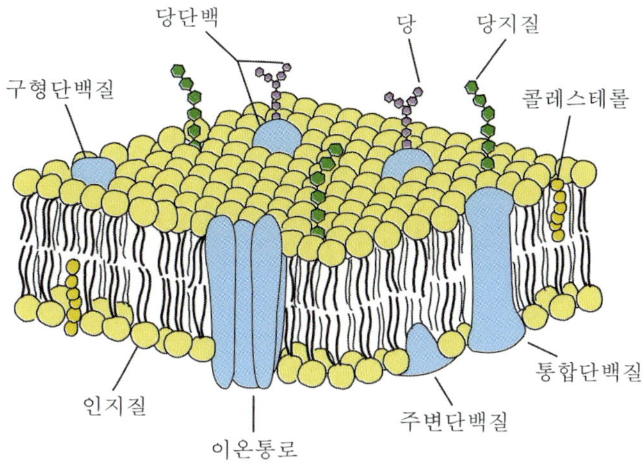

그림 3. 세포막 모델
유동모자이크모델(fluid mosaic model)이라 불린다.

* 세포막 지질

인지질(phospholipid), 스핑고지질(sphingolipid), 콜레스테롤(cholesterol) 등으로 구성되어 있다. 인지질과 스핑고지질은 친수성(물과 친한) 머리 부분과 소수성(물과 친하지 않은) 꼬리 부분으로 되어 있어서 친수성 부분이 지질이중막의 바깥쪽, 소수성 부분이 안쪽에 놓인다(그림 4). 콜레스테롤은 지질이중막 사이에 끼여 있다(그림 3).

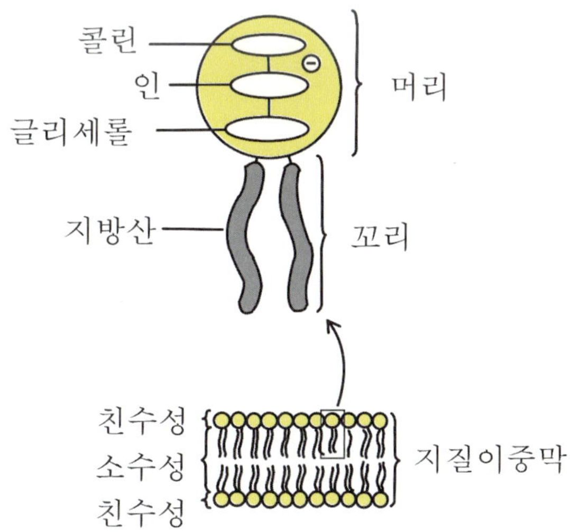

그림 4. 인지질 모델
인지질 중 하나인 포스파티딜콜린(phosphatidylcholine)의 구조다.
인지질의 공통구조인 글리세롤에 인과 콜린이 붙은 형태다.

지질이중막은 안과 밖을 구성하는 지질의 성분이 다르다. 즉 비대칭이다(그림 5). 세포 내 신호전달에 이용되는 인지질은 세포의 안쪽에 놓여 있다. 비대칭성은 세포막 전압 발생의 원인이기도 하다.

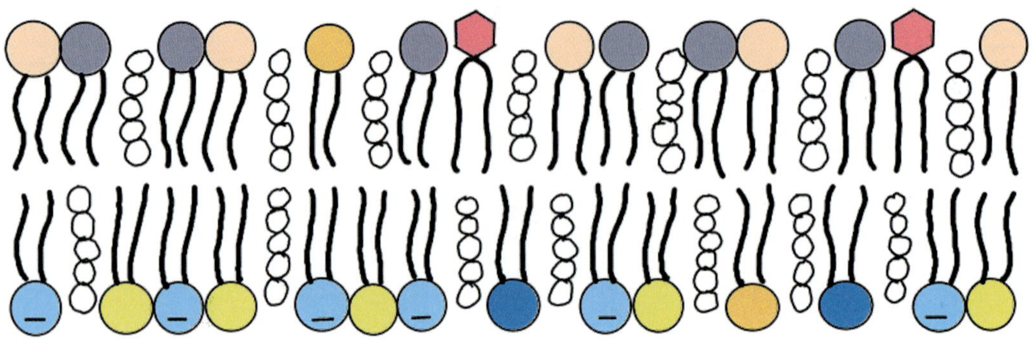

그림 5. 세포막 지질의 비대칭성
색을 칠한 부분이 지질의 친수성 머리부위를 나타낸다.
막 사이에 끼어있는 사슬형태의 동그라미는 콜레스테롤이다. 세포 안쪽 지질 머리부위에 표시한 (-)는 음전하를 뜻한다.

* 세포막 단백질

단백질은 이중막에서의 위치에 따라 주변부단백질(peripheral protein)과 통합단백질(integral protein)로 나뉜다(그림 3). 통합단백질은 이중막에 파묻혀 있으면서 이온통로, 펌프, 교환운반체 등의 다양한 기능을 담당한다. 주변부단백질은 세포 밖 혹은 안에 존재하면서 통합단백질 혹은 지질과 결합하며 세포막에 대한 구조적지지, 신호 전달 등의 역할을 한다.

* 세포막 탄수화물

제3의 구성요소인 탄수화물은 세포 밖 세포막에 존재하며 세포 표지자, 세포와 세포 사이의 연결, 구조적지지 등에 관여한다. 지질과 결합하거나 단백질과 결합하여 당지질, 당단백 등을 형성한다(그림 3).

2. 물질이동

세포의 대사를 유지하기 위한 물질이동은 세포막을 경유해 일어난다. 이때 고려해야 할 사항은 크게 1) 물질의 전기적 성질, 2) 에너지 사용여부 이 두 가지다.

이를 기준으로 물질이동을 나누면 다음과 같다.

- 확산: 전하를 띠고 있는 것과 띠고 있지 않은 물질로 구분
- 운반체에 의한 이동: 에너지가 필요한 것, 필요하지 않은 것으로 구분

위의 기준에 들지 않는 것으로는 세포내섭취(endocytosis), 세포외배출(exocytosis)이 있다.

1) 확산(diffusion)

농도가 높은 곳에서 낮은 곳으로 물질이 이동하는 것을 확산이라 한다. 세포막을 통한 확산에서는 물질이 전하를 띠고 있는지가 중요하다. 세포막 안과 밖에 전위차가 존재하기 때문이다.

(1) 전하를 띠고 있지 않은 물질의 이동

전하를 띠지 않는 물질을 세포 밖에 두면 일정 시간 뒤 세포 안 농도는 그림 6처럼 변한다.

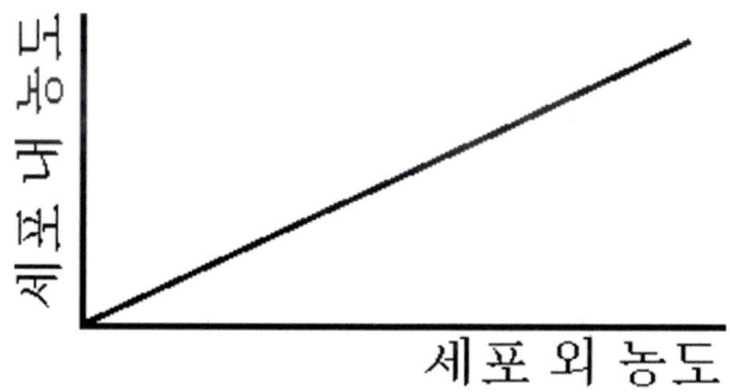

그림 6. 확산에 의해 이동하는 물질의 세포 밖 농도와 세포 안 농도 사이의 관계

세포막을 경계로 한 물질의 확산속도(J)는 다음 식으로 나타낼 수 있다.

$J = -DAK(\frac{dc}{dx})$ (D: 확산 계수, A: 면적, K: 분배계수, c : 농도, x : 세포막 두께)

확산계수는 물질의 크기가 커지면 작아지고 분배계수는 지질용해도에 비례하므로 전하를 띠지 않은 물질의 확산속도는 ① 막의 면적이 클수록 ② 물질의 직경이 작을수록 ③ 세포 내·외의 농도차가 클수록 ④ 막의 두께가 작을수록 ⑤ 세포막에 대한 지질 용해도가 클수록 커진다. 인체에서는 이런 요인들

이 물질의 이동에 관여하는 경우를 쉽게 볼 수 있다. 폐에서의 가스교환도 한 예이다. 폐 모세혈관 표면적이 넓고 이산화탄소 지질용해도는 높으며 가스가 교환되는 막의 두께가 얇아 폐에서 가스교환이 쉽게 일어난다.

(2) 전하를 띠고 있는 물질의 이동: 이온의 세포막 투과

세포막을 사이에 두고 세포 내·외에 존재하는 이온은 농도 차이가 심하다. 주요 이온들 세포 내·외의 농도는 그림 7과 같다(원 안이 세포 안쪽이다. 그림 속 단위는 mM이다.).

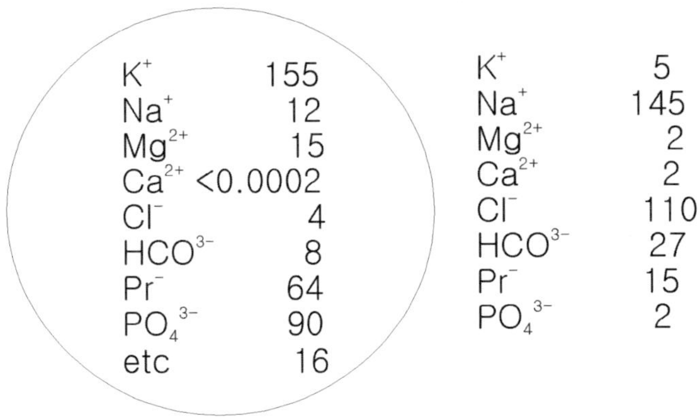

그림 7. 세포 내·외 이온의 농도

지질이중막인 세포막은 세포막 안쪽 지질과 바깥쪽 지질의 차이 때문에 세포막 근처에 분포하는 이온의 구성이 다르다. 그 결과 세포막을 사이에 두고 전위차가 존재한다. 세포막 안쪽이 바깥쪽에 비해 전위가 낮다. 세포막 전압은 대략 −60mV~−100mV 범위다.

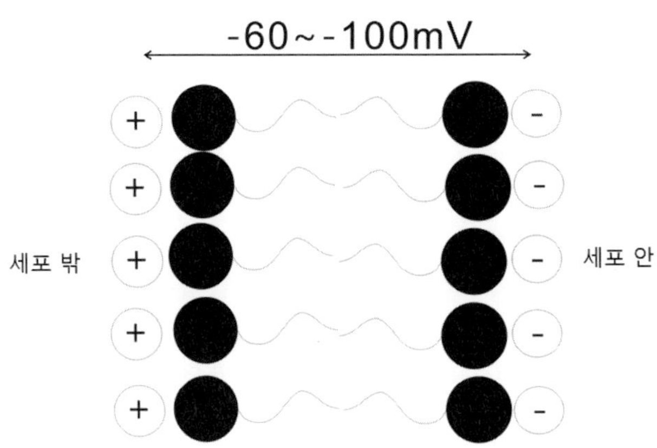

그림 8. 세포막 안과 밖의 전위차

이 조건을 염두에 두고 K^+의 이동을 생각해보자. 그림 7에서 K^+은 세포 안쪽에 155mM, 바깥쪽에 5mM이 존재한다. 농도경사에 따라 K^+은 세포 안에서 밖으로 이동하려고 한다. 그러나 K^+은 전기장이 걸려있는 세포막을 쉽게 통과할 수 없으며 통과할 경우에는 특정한 통로를 통해서만 가능하다. 이처럼 이온들이 세포막을 통과할 때 이용하는 통로를 이온통로라고 한다(그림 3). 대개의 경우 각 이온마다 정해진 통로가 있으나(K^+ 통로, Na^+ 통로 등) 여러 이온이 통과하는 경우도 있다.

K^+ 통로가 열릴 때 K^+의 움직임에 작용하는 요소는 ① 세포 안과 밖의 농도 차 ② 전압 두 가지다. 세포막 전압은 안쪽이 바깥쪽에 비해 낮으므로 K^+은 안쪽으로 이동하려고 한다. 농도는 바깥쪽이 안쪽에 비해 낮으므로 K^+은 세포 안에서 밖으로 이동하려고 한다. 농도경사와 전압경사의 방향이 서로 반대인 셈이다. K^+이 밖으로 나가면 나갈수록 세포 안 양이온이 사라지고 세포막 안쪽에 음이온이 더 많아지게 되어 세포막 안쪽 전압은 더 낮아지게 되니 K^+은 더욱 나가기 어렵게 된다.

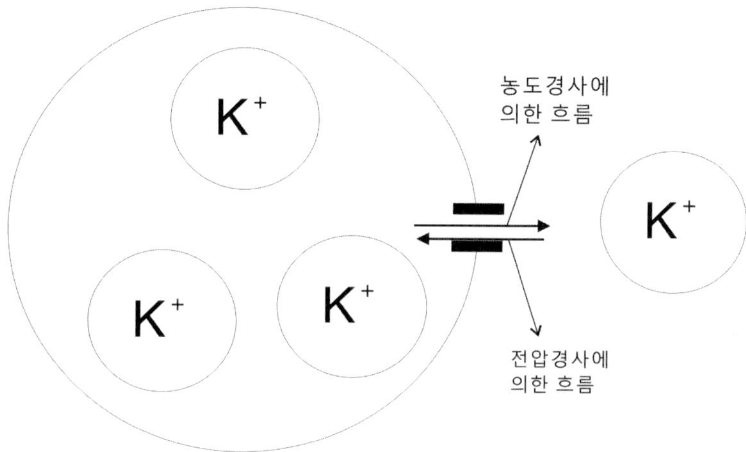

그림 9. 세포막을 통한 K^+ 이동과 관계된 두 힘

특정한 막전압에서는 농도경사에 의한 이동과 전압경사에 의한 이동이 평형이 되어 세포 안으로 들어오는 K^+의 양과 밖으로 나가는 양이 같아질 수 있다. 이처럼 평형에 도달했을 때의 전압을 그 이온의 평형전압이라고 하며 특정 이온의 농도의 비로 나타낼 수 있다(네른스트 식 Nernst equation).

$$Ex(x\text{ 이온의 평형전압}) = \frac{RT}{zF}ln\frac{[x]_o}{[x]_i} = 2.303\frac{RT}{ZF}log_{10}\frac{[x]_0}{[x]_i}$$

(z: 이온의 전자가, F: Faraday 상수, R: 기체상수, T: 절대온도)

위 식에서 $2.303\frac{RT}{F}$ 값은 37°C에서 61.54mV다. 이 값을 넣고 계산하면 1가 이온인 K^+의 경우 평형전압은(세포 내 155mM, 외부에 5mM 조건에서) −91.8mV다.

K^+의 평형전압이 −91.8mV란 뜻은 −91.8mV의 세포막 전압에서 K^+의 세포 안으로의 유입량과 밖으로의 유출량이 같다는 뜻이다. 세포막 전압이 −91.8mV에서 벗어나 더 양의 방향으로 움직이면(예를 들면 −50mV처럼) K^+은 세포 밖으로 더 잘 나가게 되고, 반대로 세포막 전압이 음의 방향으로(예를 들면 −100mV처럼) 움직이면 K^+은 세포 안으로 더 잘 들어오게 된다.

2) 운반체에 의한 이동

(1) 촉진확산

세포막에 존재하는 운반체를 통한 물질이동도 있다. 세포막 운반체는 그림 10처럼 작동한다.

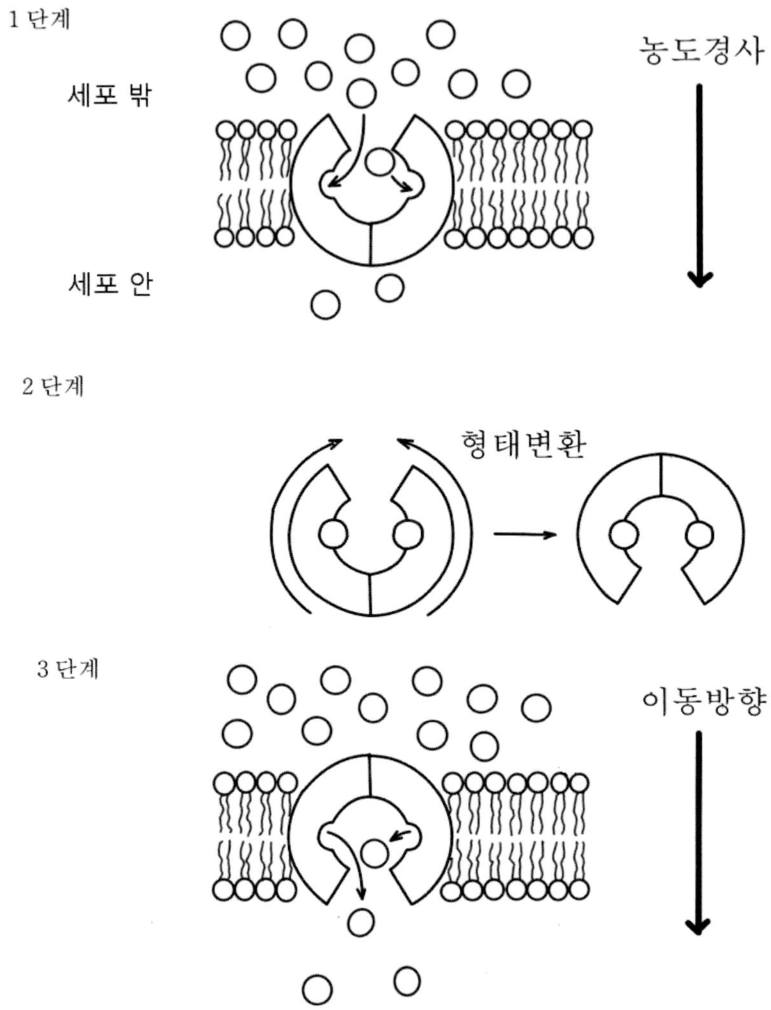

그림 10. 세포막 운반체에 의한 물질이동

세포막 운반체가 운반해야 할 물질과 결합하면 세포 내로 물질을 보내기 쉬운 형태로 바뀐다. 세포 내로 물질을 보내고 나면 다시 원래의 형태로 돌아가 그 형태가 세포 밖 물질과 결합하기 쉽게 바뀐다. 이런 과정이 반복되면서 세포 밖의 물질을 안쪽으로 운반한다. 이러한 이동을 촉진확산(facilitated diffusion)이라 부른다.

당류나 아미노산, 지방산 등 물질의 분자량이 커서 세포막을 쉽게 투과하지 못하지만 세포의 대사에 꼭 필요한 물질들이 이 방식을 이용한다. 운반체는 각 물질에 특이성을 가져서 포도당을 운반하는 운반체, 과당을 운반하는 운반체가 따로 존재한다.

(2) Na^+ 의존성 당 운반

세포 밖에 Na^+과 포도당이 함께 존재할 때 세포 내부로 포도당이 들어가는 속도가 그림 11의 실선 그래프와 같고 세포 밖에 포도당만 존재할 때 들어가는 속도가 점선 그래프와 같다고 하면, 세포 내부로의 포도당 이동은 세포 밖 Na^+ 영향을 받는다고 할 수 있다.

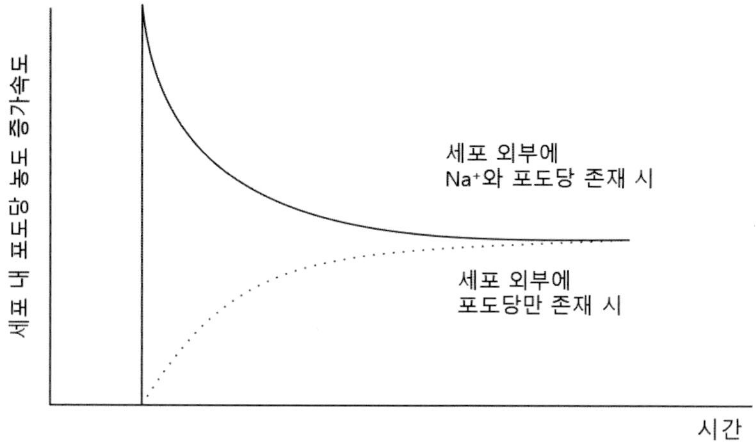

그림 11. 세포 밖 Na^+농도와 당의 이동속도 사이의 관계

Na^+에 의존적인 포도당 이동은 그림 12로 설명할 수 있다.

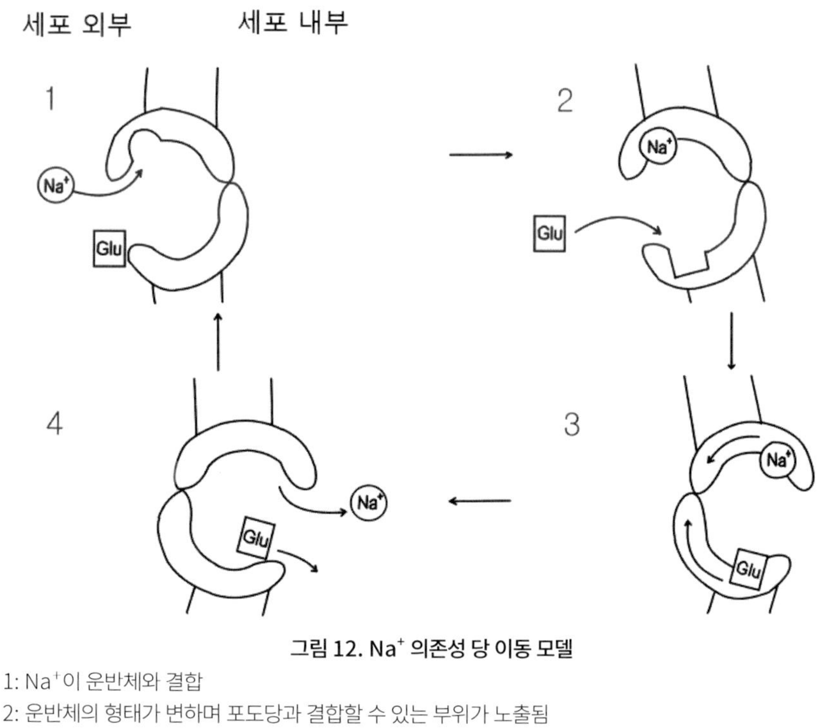

그림 12. Na^+ 의존성 당 이동 모델

1: Na^+이 운반체와 결합
2: 운반체의 형태가 변하며 포도당과 결합할 수 있는 부위가 노출됨
3: Na^+, 포도당의 결합으로 운반체의 형태가 변하면서 세포 내부를 향해 열림
4: Na^+, 포도당이 세포 내부로 이동
5: 1의 상태로 돌아감

이런 형태의 운반체를 Na^+-포도당 공동운반체(sodium-glucose cotransporter: SGLUT)라고 부른다. 위의 촉진확산에서 설명한 포도당운반체는 glucose transporter(GLUT)라고 부른다.

(3) 능동 운반

위 두 예에서 설명한 운반체들은 에너지(ATP)를 사용하지 않는다. 세포에는 에너지를 사용하는 운반체도 있는데 대표적인 것이 소디움펌프(Na/K ATPase 혹은 Na/K pump)라고 불리는 운반체다. ATPase는 ATP를 분해하는 효소라는 뜻이다. 이 운반체가 작동하는 방식은 그림 13과 같다.

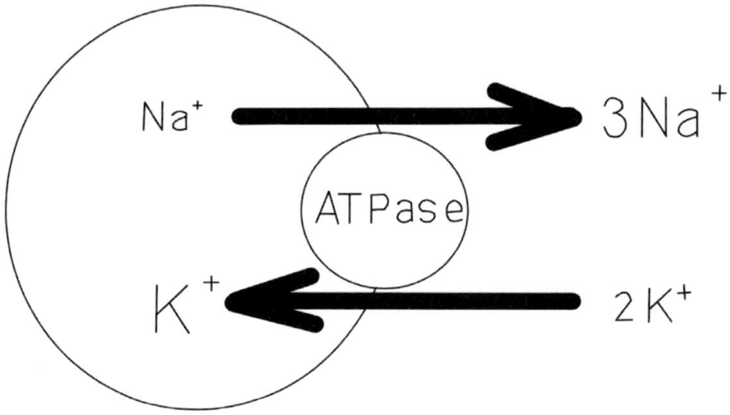

그림 13. Na/K 펌프

둥근 원은 세포를 표시하고 있다. 세포에서 3분자의 Na^+을 밖으로 보내고 대신 2분자의 K^+을 안으로 운반한다. 이 운반에는 ATP를 분해하여 얻은 에너지를 쓴다.

세포 내부에는 K^+이 많고 Na^+이 적다. 만약 Na^+의 세포 내 농도가 올라가면 운반체가 세포 밖으로 Na^+을 퍼내고 K^+을 안으로 들인다. 두 이온 모두 농도경사에 역행하여 움직이므로 에너지가 필요한데 이때 필요한 에너지는 ATP를 분해하여 얻는다. 두 이온이 1:1로 교환되지 않고 $3Na^+:2K^+$로 교환되므로 세포는 양이온 하나를 더 잃는 셈이 된다. 그 결과 세포막전압은 (−)쪽으로 움직이게 된다. 이런 방식으로 Na/K pump는 세포막전압을 안정화시키는 데 기여한다.

에너지를 이용하는 유사한 펌프로 칼슘 펌프(Ca^{2+} pump), 수소 펌프(H^+ pump)가 있다. Ca^{2+} pump는 세포 내 Ca^{2+}을 세포 밖으로 퍼내는 작용을, H^+ pump는 세포 내 소기관인 리소솜 안의 수소이온 농도를 높이거나 위액의 산도를 높이는 작용을 한다(그림 14). 위 벽세포에 있는 H^+ pump를 억제하면 위산과다분비를 억제할 수 있어 H^+ pump 억제제가 약으로 개발되어 사용되고 있다.

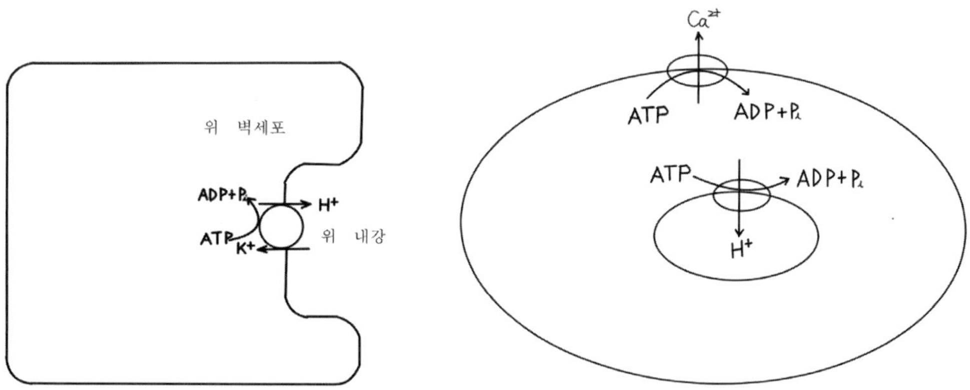

그림 14. 위의 벽세포에 있는 H^+ pump(왼쪽),
세포막에 있는 Ca^{2+} pump, 리소솜에 있는 H^+ pump(오른쪽)

(4) 교환운반체, 공동운반체

세포막에는 위 분류에 들지 않는 다른 운반체들도 있다. Na^+/Ca^{2+} 교환운반체(exchanger)나 HCO_3^-/Cl^- 교환운반체, Na^+/H^+ 교환운반체, $Na^+/2Cl^-/K^+$ 공동운반체(cotransporter) 등이 그것이다(그림 15).

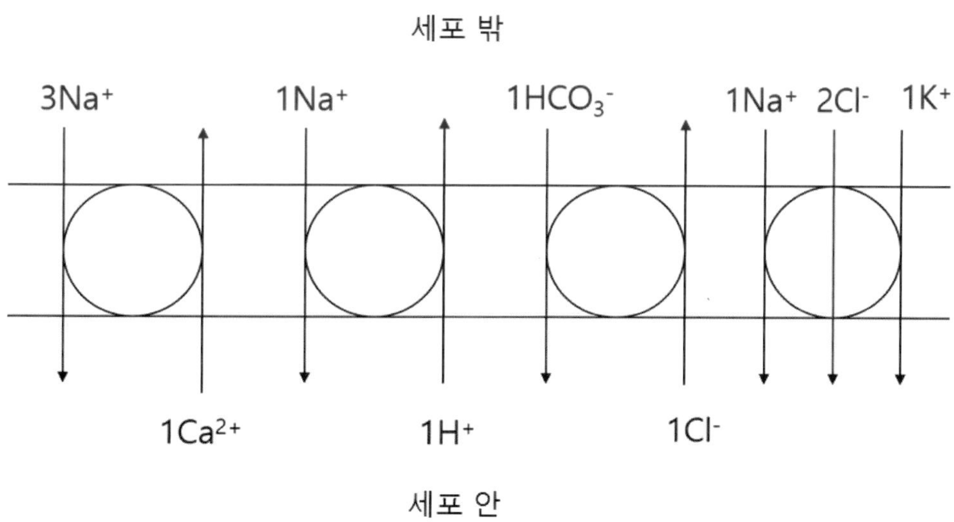

그림 15. 세포막에 있는 기타 운반체들
화살표 방향이 운반방향을 보여준다. 같은 방향이면 공동운반체, 반대 방향이면 교환운반체라고 한다.

(5) 운반체 사이의 상호작용

세포막에는 위에서 소개한 운반체 외에도 이온통로, 각종 효소들이 산재하여 작용한다. 이들은 상호작용을 통해 세포의 기능을 유지하는데 운반체들 사이의 상호작용의 한 예를 소개하면 그림 16과 같다.

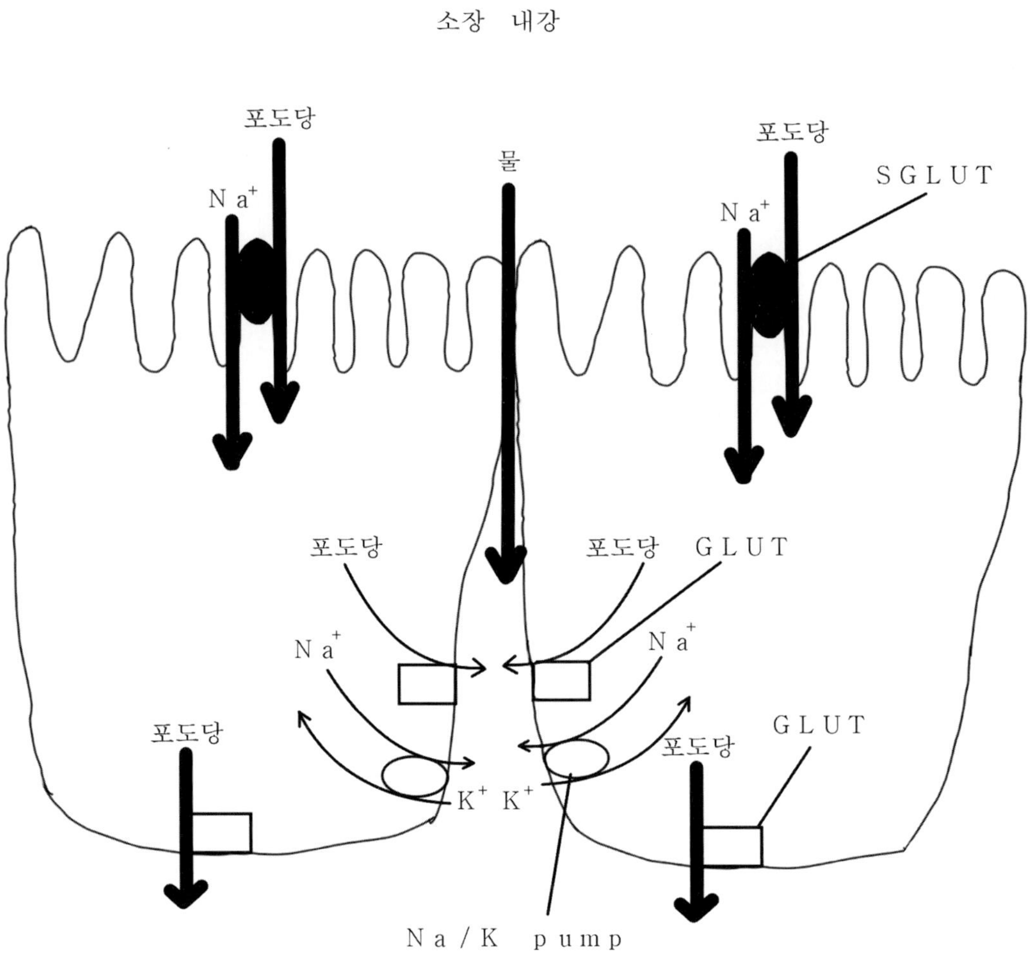

그림 16. 소장상피세포에서 Na/K pump, GLUT, SGLUT 사이의 상호작용

작동방식은 다음과 같다.

① Na/K pump가 작동하여 소장상피세포 내 Na^+ 농도를 떨어뜨린다.
② 소장 내강의 높은 Na^+ 농도를 이용하여 SGLUT를 통해 포도당과 Na^+이 함께 소장상피세포 내로 이동한다.
③ 소장상피세포 내로 들어온 포도당은 GLUT를 이용하여 모세혈관으로 이동한다.
④ 소장상피세포 사이에 포도당, Na^+ 농도가 증가하면 소장상피세포 사이의 틈을 통해 물이 이동한다.

3) 물의 이동–삼투

반투막을 사이에 두고 두 구역의 용액의 농도가 다를 경우 용질의 농도가 높은 쪽을 향하여 용매가 이동하게 되는데 이를 삼투(osmosis)라고 한다. 세포막에서의 물의 이동이 이에 해당한다.

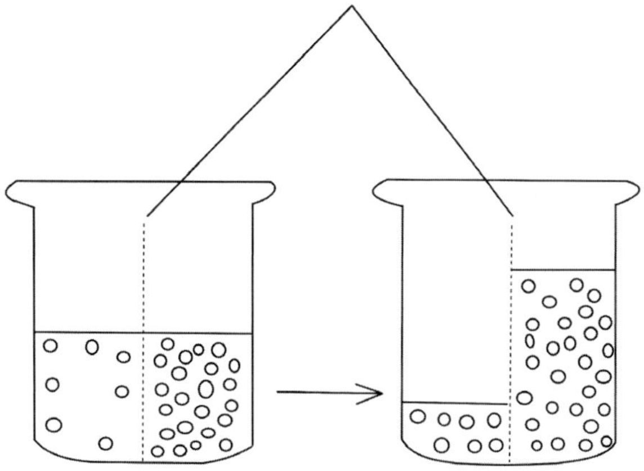

그림 17. 반투막을 사이에 둔 삼투현상
삼투가 시작하기 전 반투막을 사이에 둔 왼쪽 용액의 농도가 낮다.

그림 17에서 물은 왼쪽에서 오른쪽으로 향한다. 삼투가 평형상태에 도달했을 때는 왼쪽에서 오른쪽으로 이동하려는 힘과 오른쪽 물기둥이 내리누르는 힘이 평형을 이루게 된다. 왼쪽에서 오른쪽으로 물이 이동하려는 압력을 삼투압(osmotic pressure)이라 하는데 평형에서 이 압력은 오른쪽 물기둥의 압력과 같다.

용액 내에 여러 용질이 섞여 있다면 총 삼투압(π)은 용액에 녹아있는 각 용질의 농도의 합으로 나타낸다.

$$\pi = RT\gamma\sum_{1}^{n} Cn = RT\gamma (C_1+C_2+C_3+C_4+ \cdots\cdots + C_n)$$

(R(기체상수): 0.082 L · atm · $mole^{-1}$ · $°K^{-1}$, T = 온도, γ = 활동도계수, C_n = 각 용질의 농도)

식의 단위는 Osm이다. 1Osm은 용액이 22.4기압의 삼투압을 나타낼 때의 용액의 농도를 뜻한다. 비전해질 용액인 경우 이 값은 1mole/L와 같다(1Osm = 1M).

위 식은 막의 성질을 고려하여 $\pi = RT\gamma\sigma\sum_{1}^{n} Cn$으로 쓴다. σ는 반사계수라고 하며 이 값은 0~1 사이다. 만약 이 값이 0이면 삼투압은 0이 된다(막에서 용질을 반사하지 않는다는 뜻, 즉 용질이 자유롭게 드나들 수 있다는 뜻). 이상적 반투막에서 이 값은 1이다.

NaCl 150mM 단일용액 속에 들어있는 적혈구 한 개가 받는 삼투압을 계산하면 다음과 같다(체온 37°C, NaCl의 활동도 계수를 0.93이라고 할 때).

0.082 L · atm · $mole^{-1}$ · $°K^{-1}$ × 310°K × 0.93 × 2 × 0.15 mole · L^{-1} = 7.09 atm 이다.

세포 내·외의 삼투질 농도는 대략 300mOsm/L에 가깝다. 그러나 삼투질 농도가 300mOsm/L에 가깝다고 해서 물의 이동이 일어나지 않는 것은 아니다. 적혈구를 300mOsm/L 글리세롤 용액에 둔 경우를 생각해 보자.

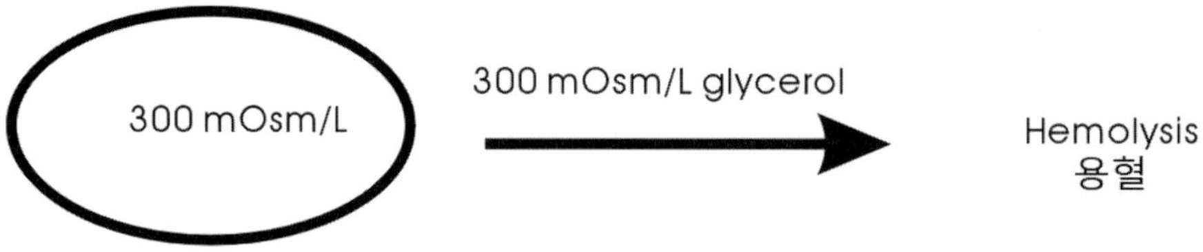

그림 18. 글리세롤 안에 든 적혈구의 용혈

적혈구 안에는 글리세롤이 없기 때문에 세포 외부의 글리세롤은 막을 통해 들어간다. 물이 삼투에 의해 따라 들어가고 그 결과 적혈구 막이 터지게 된다(용혈). 글리세롤이 세포막을 통과할 수 없었다면 용혈 현상은 없었을 것이다. 막을 통과할 수 없는 물질의 삼투농도가 세포 내 삼투농도와 같을 때 그 용액을 등장성(isotonic) 용액이라 부른다.

등장성 용액에 적혈구를 두면 적혈구의 부피가 변하지 않지만 삼투농도가 낮을 경우엔 적혈구의 용적이 증가한다. 이런 용액은 저장성(hypotonic) 용액이라 부른다. 반대로 삼투농도가 높을 경우엔 적혈구 용적이 감소하고 이런 용액은 고장성(hypertonic) 용액이라 부른다.

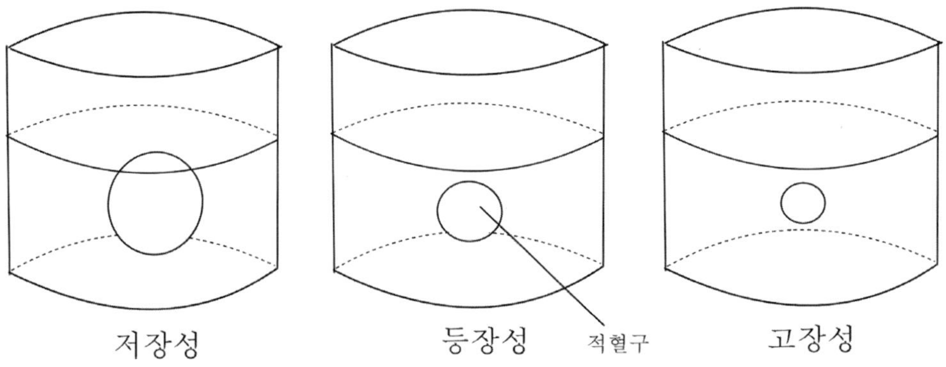

그림 19. 저장성, 고장성, 등장성 용액에 적혈구를 두었을 때 적혈구의 부피변화

4) 생체 내 수분 분포와 생리식염수의 역할

삼투현상과 관련하여서는 생체 내 구획과 수분(물)의 분포를 알아야 한다. 70kg 남성을 기준으로 하면 수분이 분포하는 구획은 아래 표처럼 나눌 수 있다.

		상대부피	부피(L)
총수분량		체중의 60%	42
세포내액		총 수분량의 60%	25
세포외액		총 수분량의 40%	17(간질액+세포횡단액+혈장)
세포외액의 구분	간질액	세포외액의 75%	13
	세포횡단액	세포외액의 5%	1
	혈장	세포외액의 20%	3

그림으로 표시하면 다음과 같다.

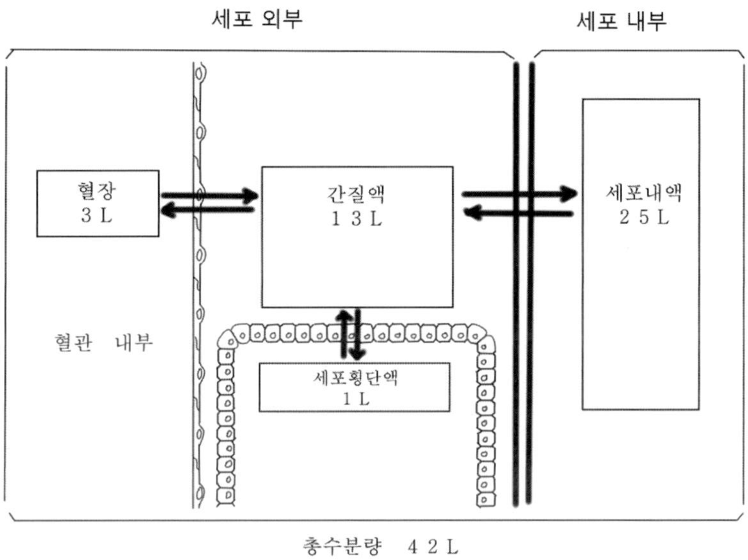

그림 20. 인체의 수분 분포

위 그림에서 세포횡단액(transcellular fluid)은 뇌척수액, 안구내액, 내이의 림프액, 관절강내액 등을 말한다.

70kg의 남성을 대상으로 생리식염수를 정맥주사하는 경우를 생각해보자. 70kg의 남자이므로 총수분량 42L, 세포내액 25L, 세포외액 17L, 세포내액과 외액의 삼투농도는 290mOsm/L라고 하자. 삼투농도는 다음 식으로 계산한다.

$$\text{총 삼투농도} \cong 2[Na] + \frac{glucose(mg/dL)}{18} + \frac{BUN(mg/dL)}{2.8}$$

$$\text{혹은 } 2[Na] + \frac{glucose(mg/dL)}{18}$$

가. 145mM NaCl 1.5L(등장성 용액)를 정맥주사하면 아래처럼 세포외액의 부피만 증가한다.

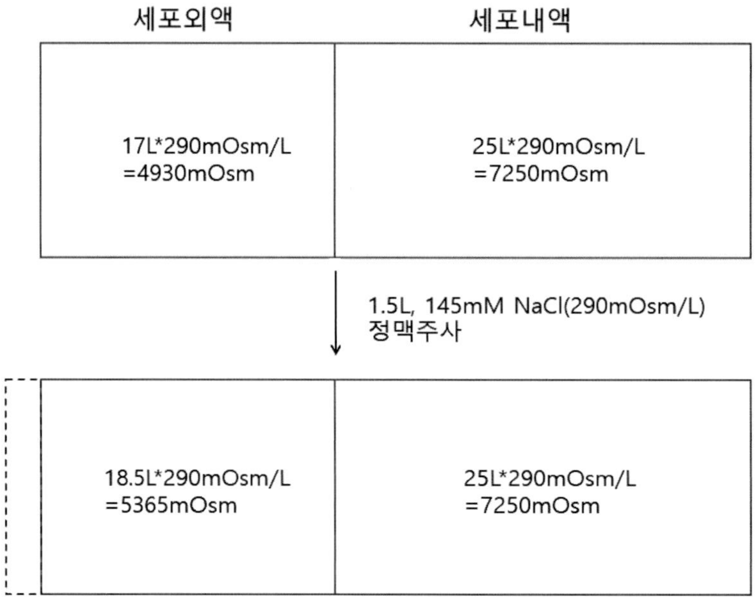

나. 물만 1.5L 넣는 경우, 세포외액과 내액 모두 부피가 증가하지만 세포외액은 원하는 만큼(1.5L) 부피를 증가시키지 못한다.

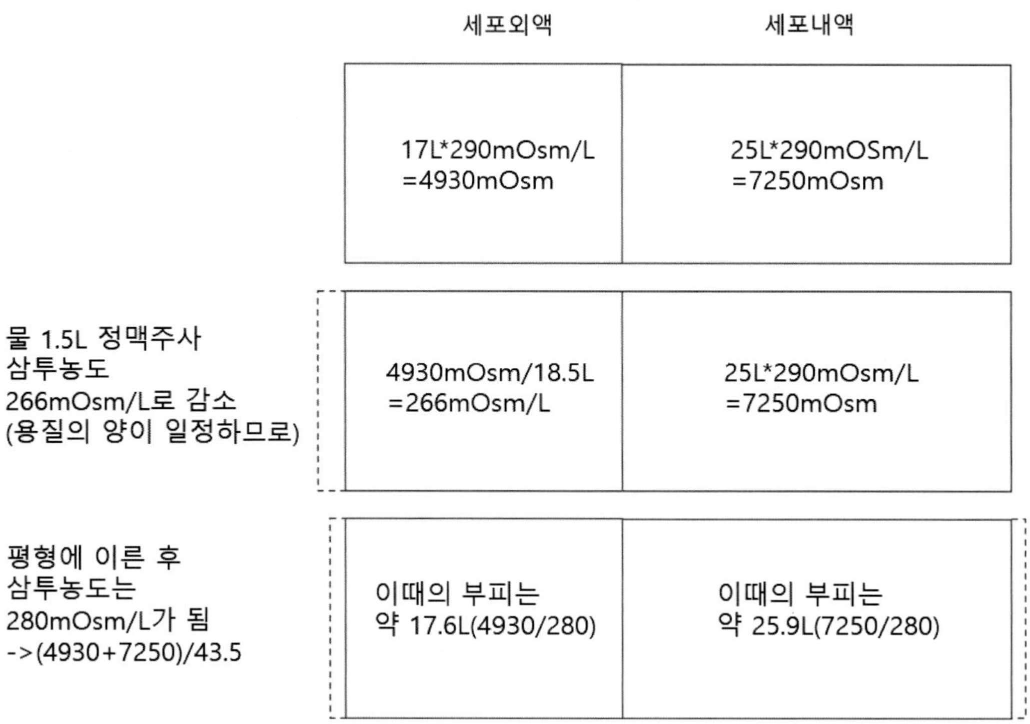

다. 400mOsm/L 용액 1.5L(고장성 용액)를 정맥주사하는 경우 세포외액은 늘어나지만 세포내액은 오히려 줄어든다. 바닷물을 마시면 탈수가 빨리 일어나는 이유이다.

	세포외액	세포내액
NaCl 400moSm/L 1.5L 정맥주사	17L*290mOsm/L =4930mOsm	25L*290mOsm/L =7250mOsm
세포외액 삼투질 5530mOsm로 증가	4930+600= 5530mOsm	25L*290mOsm/L =7250mOsm
평형에 이른 후 삼투농도는 294mOsm/L이 됨 ->(5530+7250)/43.5	이때의 부피는 약 18.8L(4930/294)	이때의 부피는 약 24.7L(7250/294)

위 세 가지 용액의 예에서 알 수 있듯이 등장성 생리식염수를 사용하면 세포외액의 부피를 원하는 만큼 증가시킬 수 있다. 세포외액의 양을 늘려야 할 때 생리식염수를 쓰는 이유이다.

5) 세포내섭취(endocytosis), 세포외배출(exocytosis)

세포막의 특정 통로나 운반체를 통한 물질이동 외에도 특정 물질을 통째로 집어 삼키는 방식으로 물질을 받아들이기도 한다. 세포내섭취(endocytosis)가 그것이다.

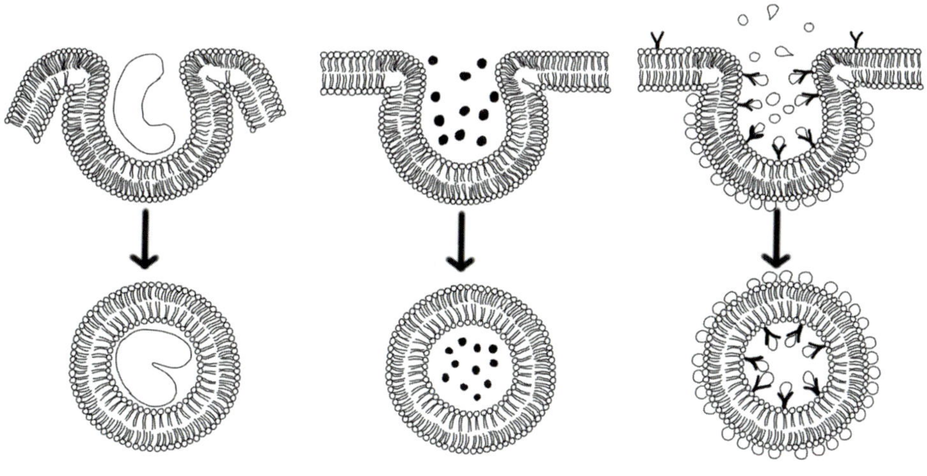

그림 21. 세포내섭취

대상 물질은 영양소일 수도 있지만 병원균일 수도 있다. 이렇게 세포 내부로 들어온 물질들은 리소솜에서 분해된다. 리소솜은 노화된 세포 내 소기관도 분해한다. 세포 내로 들어올 때 특정 수용체와 결합하는 경우도 있으며 소포로 떨어져 나올 때 특정 단백질(클라트린: clathrin)이 소포를 둘러싸는 경우도 있다(그림 21의 세 번째 그림).

세포외배출(exocytosis)은 세포 밖으로 물질을 배출하는 방법 중 하나다. 소포체나 골지체에서 생성물을 이동시키거나 신경말단에서 신경전달물질을 분비할 때 흔히 쓴다. 세포질 내의 소포체가 막과 융합하여 소포체 내부의 물질을 세포 밖으로 분비한다.

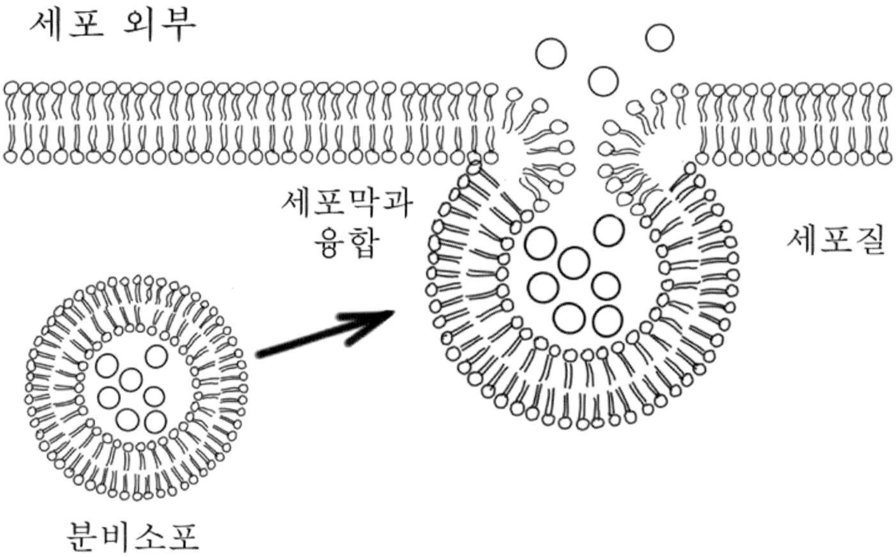

그림 22. 세포외배출

제2장

신경세포의 흥분성

1. 안정막전압(resting membrane potential)

세포막에는 전압이 존재한다. 세포마다 다르지만 세포막 안쪽이 세포 밖에 비해 60~100mV 정도 낮다. 전위차가 존재하는 이유는 세포막 내·외 세포막 인근 이온들이 비대칭적으로 분포하기 때문이다. 그 모습이 막을 중심으로 마치 두 개의 극으로 나뉜 듯하여 이를 분극되었다고(polarized) 표현한다(그림 1).

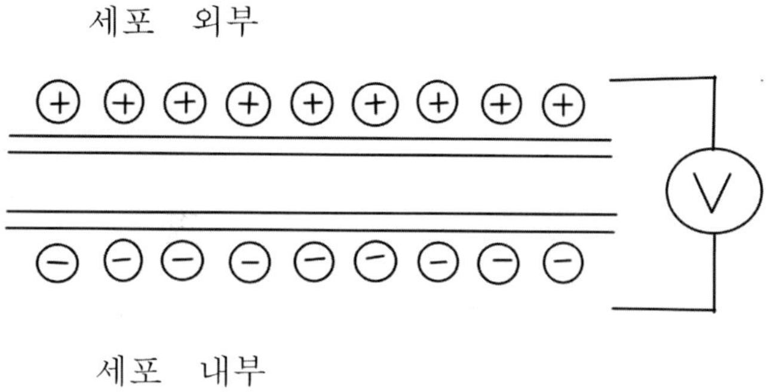

그림 1. 세포막을 중심으로 한 이온의 비대칭적 분포

안정막전압이 유지되지 않고 (+) 값을 향하여 움직일 경우 이를 탈분극(depolarization)이라 표현한다. 탈분극된 막전압이 다시 원래의 안정막전압으로 돌아가는 경우를 재분극(repolarization)이라 하며 원래의 안정막전압보다 더 낮은 (−) 쪽으로 움직이는 경우를 과분극(hyperpolarization)이라 한다(그림 2).

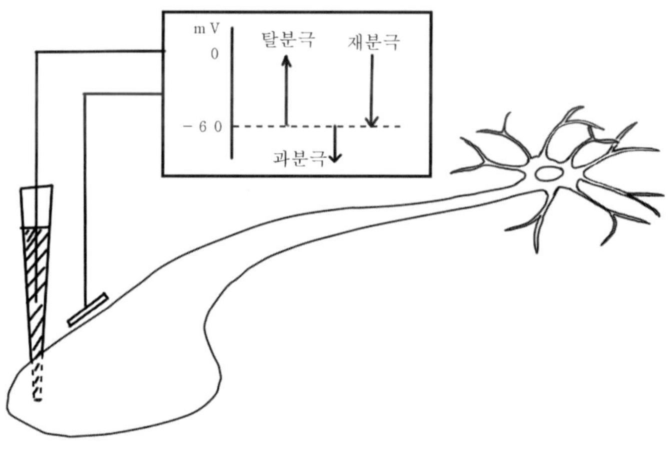

그림 2. 유리전극을 이용하여 세포막의 전압을 측정하는 모습

막전압이 발생하는 근본적 원인은 이온들의 세포막 투과성이 다르기 때문이다. Na/K pump처럼 이온의 불균등 분포를 유지해주는 장치의 존재나 지질이중막의 비대칭 또한 안정막전압이 발생하는 원인이다.

안정막전압은 골드만-호지킨-캇츠 식(Goldman-Hodgkin-Katz equation)으로 계산할 수 있다.

$$V_m = \frac{RT}{F} \ln \left(\frac{p_K[K^+]_o + p_{Na}[Na^+]_o + p_{Cl}[Cl^-]_i}{p_K[K^+]_i + p_{Na}[Na^+]_i + p_{Cl}[Cl^-]_o} \right)$$

위 식에서 Vm은 안정막전압, F는 Faraday 상수, R은 기체상수, T는 절대온도, P는 각 이온의 세포막 투과성, [ ] 는 각 이온의 농도, [ ] 뒤의 아래첨자는 세포 외부(o), 내부(i), ln은 자연로그를 뜻한다.

2. 활동전압(action potential)

신경세포를 자극하면서 안정막전압을 측정하면 자극이 강해질수록 탈분극이 커지다가 어느 강도 이상으로 자극하면 0mV를 지나치는 탈분극이 순간적으로 발생한 후 다시 안정막전압으로 복귀하는 일이 발생한다. 이러한 변화를 보이는 전압을 활동전압이라 한다.

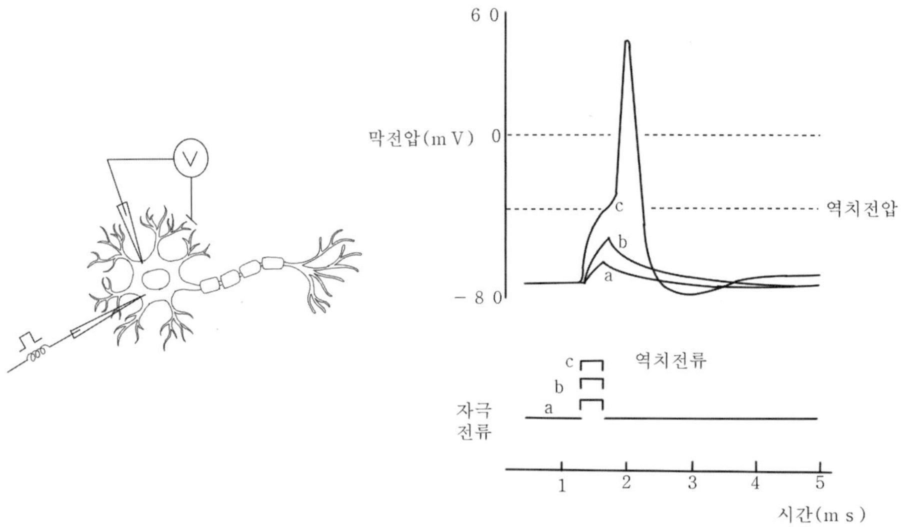

그림 3. 활동전압의 발생

신경세포를 유리전극을 이용하여 자극하면서 막전압을 측정함.
자극의 세기가 커질수록(오른쪽 아래 그림) 탈분극이 커지다가(a, b) 역치를 넘어가면 활동전압이 발생한다(c).

신경세포에서 활동전압은 자극이 일정한 크기(역치: threshold – 문턱이라는 뜻)를 넘어서면 순간적으로 발생한다. 활동전압은 신경을 포함한 흥분성 세포(심장, 근육)에서 관찰할 수 있으며 신경의 활동전압은 발생에서 완결될 때까지 4ms 정도 걸리지만 심장에서는 400ms 이상 걸린다.

신경세포 활동전압의 발생은 Na^+과 K^+의 움직임으로 설명한다. 순서는 다음과 같다.

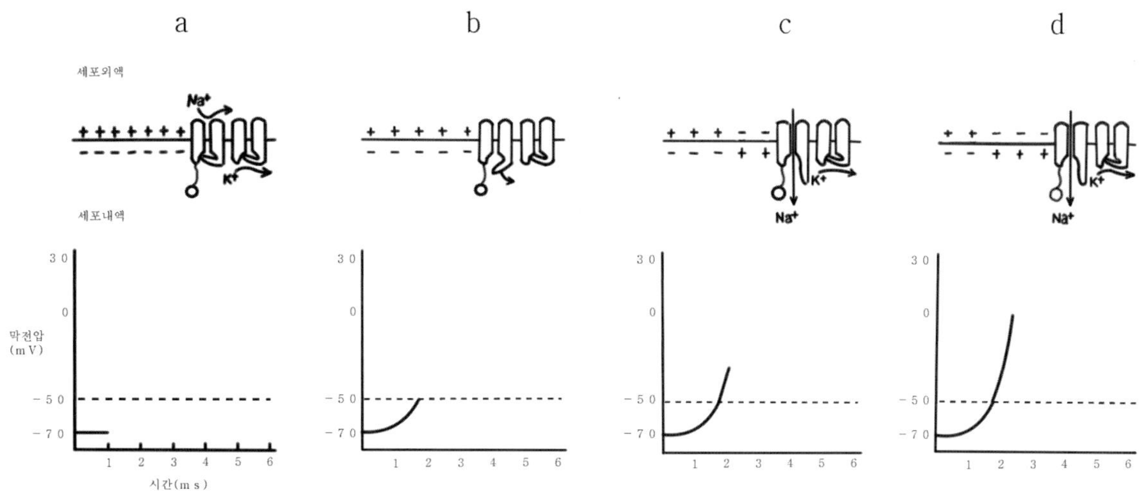

- a: 안정막전압을 유지하고 있는 상태.
- b: 자극을 받아 Na^+ 통로가 열리면서 Na^+이 들어오기 시작. 그 결과 막전압이 탈분극됨.
- c, d: 막전압이 역치에 도달하면 세포 내로 들어오는 Na^+의 양이 늘면서 탈분극이 빨라짐.

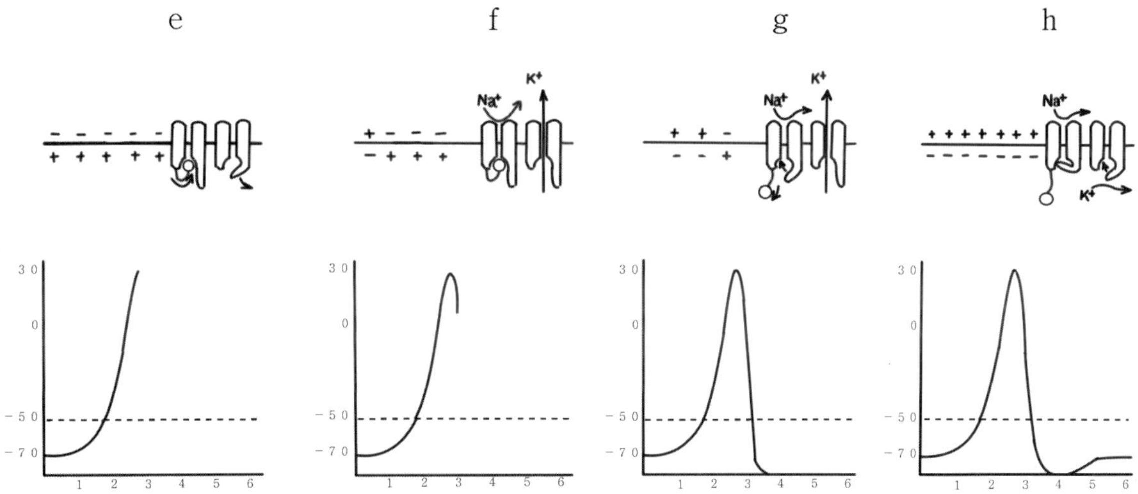

- e: Na^+ 통로가 비활성화되고 Na^+ 유입이 멈춤. K^+ 통로는 늦게 열리기 시작함.
- f: 세포 내 K^+이 세포 밖으로 나가면서 막전압의 재분극이 시작됨.
- g: Na^+ 통로의 비활성화문이 열리고 대신 활성화문이 닫힘. 이후에도 K^+ 통로는 계속 열린 채 유지됨. K^+의 계속된 유출로 원래의 안정막전압 아래까지 과분극됨.
- h: K^+ 통로 또한 시간이 지나며 닫히고 원래의 안정막전압으로 돌아감.

Na^+ 통로는 K^+ 통로와 달리 통로의 비활성화를 유발하는 장치를 하나 더 가지고 있다(그림에서 Na^+ 통로 뒤쪽의 공 형태의 장치). 이 장치와 Na^+ 통로, K^+ 통로 모두 막전압과 시간에 의존적이다. 즉, 막전

압이나 시간에 따라 열리거나 닫힌다. K^+ 통로가 느리게 활성화되고 느리게 닫히는 것은 K^+ 통로의 시간적 특성이 그렇기 때문이다. 안정막전압으로 돌아온 후에도 K^+ 통로가 계속 열려있는 것은 활동전압 후 발생하는 과분극의 원인이 된다.

위의 내용을 요약하면 다음 그림과 같다. 이것을 Hodgkin cycle이라고 한다.

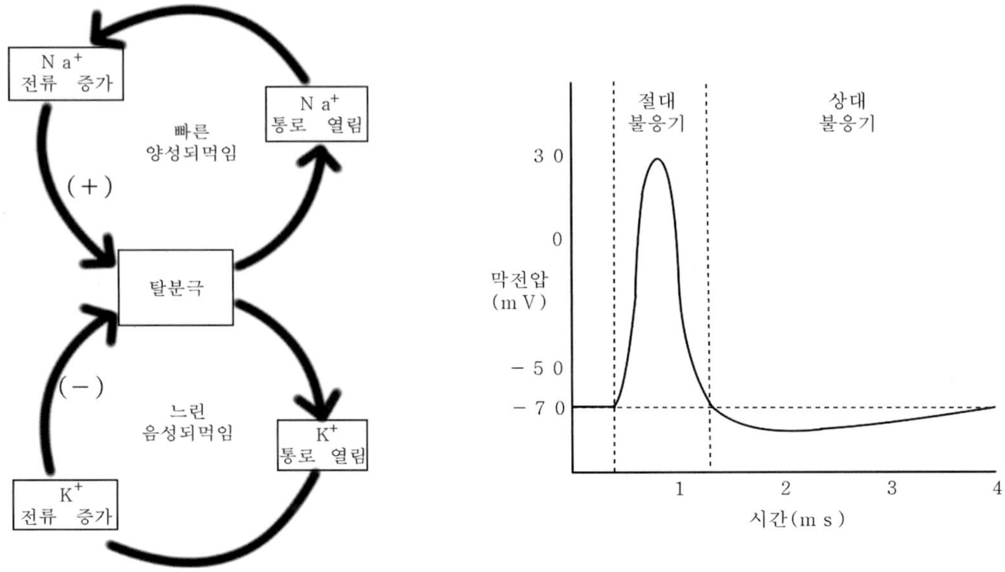

그림 4. Hodgkin Cycle과 불응기(오른쪽)

Na^+ 통로가 비활성화되어 있는 동안에는 새로운 자극이 주어져도 Na^+ 통로는 반응하지 않는다. 이때를 절대불응기라고 한다. 그러나 재분극이 거의 끝나 안정막전압으로 돌아간 뒤에는 새로운 자극이 주어지면 Na^+ 통로가 비활성화에서 벗어났기 때문에 강한 자극이 오면 다시 반응할 수 있다. 이때를 상대불응기라 한다(그림 4 오른쪽 그림).

활동전압을 만드는 Na^+ 통로는 뇌나 심장, 근육 등 주요 장기에 분포하는데 이 통로는 복어독(tetrodotoxin)에 의해 차단된다. 복어독은 맹독으로 미량의 섭취만으로 사망에 이를 수 있다.

3. 활동전압의 전도

신경세포의 일반적인 모습은 아래와 같다.

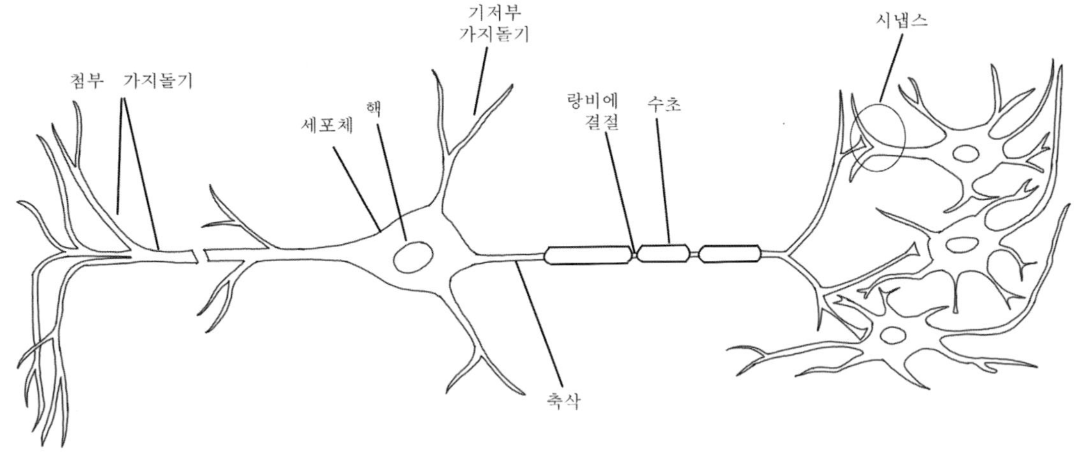

그림 5. 신경세포

활동전압은 신경의 축삭(axon)을 따라 전도된다. 전선이 굵고 절연이 잘 되어 있을수록 전류의 손실 없이 멀리 전도되듯 축삭의 직경이 크거나 수초(myelin)가 축삭을 감고 있을수록 빠르고 멀리 전도된다. 수초는 일종의 절연체로 말초신경에서는 슈반세포(Schwann cell)가, 중추신경에서는 희소돌기아교세포(oligodendrocyte)가 축삭을 감싸고 있다. 수초가 없으면 활동전압의 전도가 느려지는데 수초가 파괴되는 질환에서는 이로 인한 증상이 나타난다.

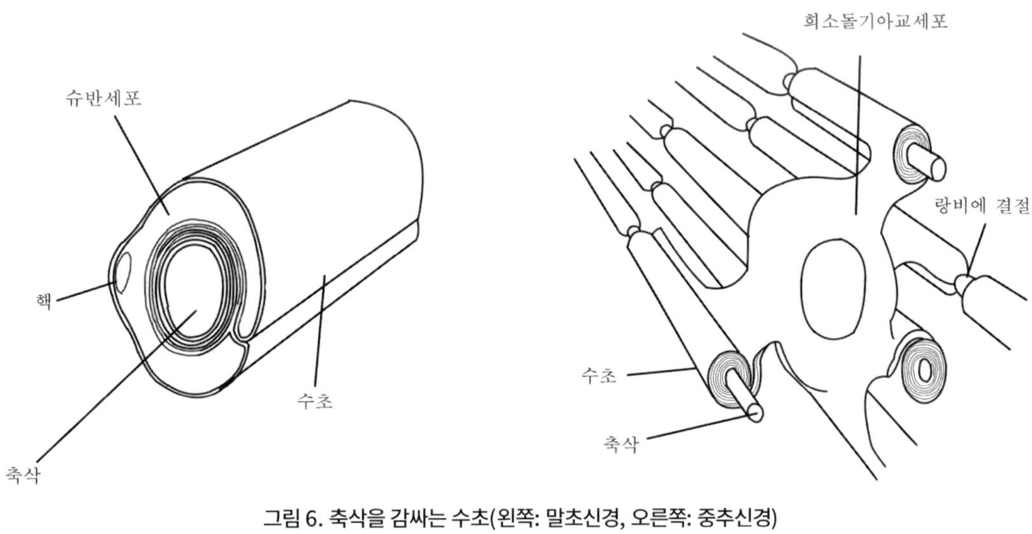

그림 6. 축삭을 감싸는 수초(왼쪽: 말초신경, 오른쪽: 중추신경)

수초의 여부, 축삭의 직경 등에 따라 신경전도속도가 달라지므로 신경분류도 이에 따르고 있다. 일반적으로 감각이나 운동 등 전도속도가 빨라야 하는 곳일수록 수초가 존재하고 축삭이 굵다.

굵기와 전도속도에 따라 신경섬유를 분류하면 아래 표와 같다.

구분	축삭 직경	전도 속도	기능
Ia	12~20μm	70~120m/s	내재감각(일차 근방추체)
Ib	12~20μm	70~120m/s	골지힘줄기관
II	6~12μm	35~70m/s	이차 근방추체, 피부 기계수용체
III	2~6μm	3~30m/s	통각, 화학감각, 온도감각
IV	0.5~2μm	0.5~2m/s(수초 없음)	통각, 화학감각, 온도감각

축삭은 전선과 같은 성격을 가지고 있다. 이론적으로는 축삭의 어느 한 지점에 전류를 흘릴 때 전류는 양방향으로 퍼져나가고 이때 발생한 전압은 거리에 따라 지수함수적으로 감소한다. 그림으로 표현하면 다음과 같다.

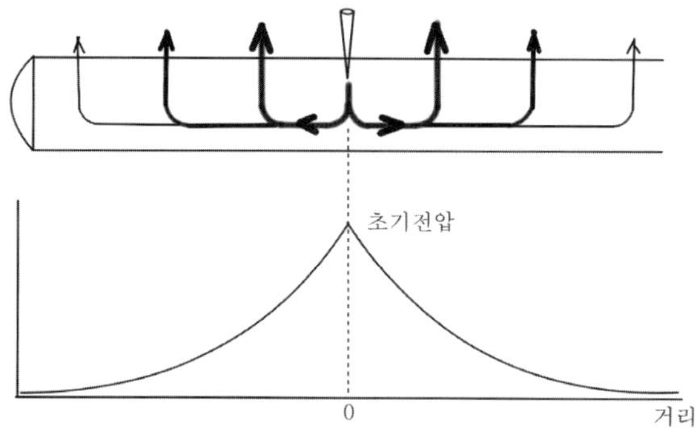

그림 7. 축삭의 전선과 같은 성질

그러나 실제로 활동전압이 축삭을 지날 때는 방향성을 가진다. 즉, 활동전압은 아래 그림처럼 한쪽 방향으로만 전도된다.

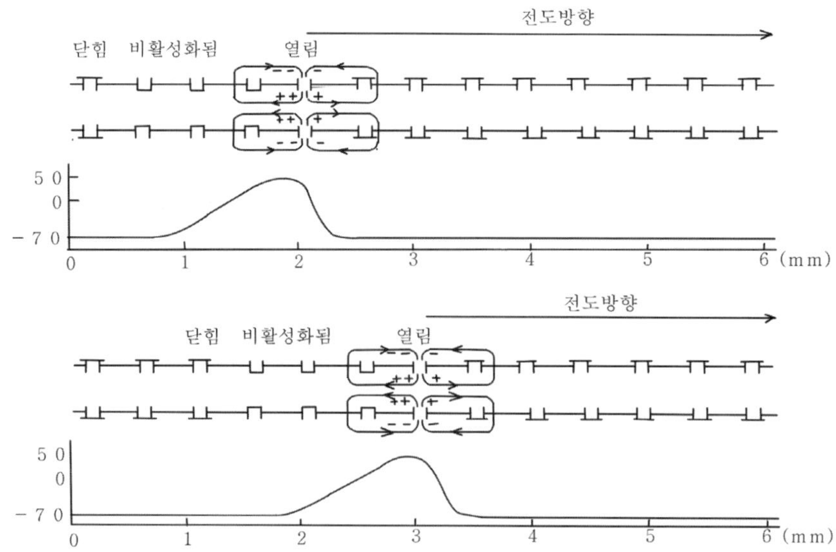

그림 8. 축삭에서 활동전압이 한쪽 방향으로만 전도되는 모습

각 그림의 아래쪽은 활동전압, 위 그림에서 축삭 위에서 열리고 닫히는 것은 Na^+ 통로다.

축삭 세포막에 존재하는 Na^+ 통로는 크게 세 가지 상태(열렸거나 닫혔거나 비활성화된 상태)로 존재한다. Na^+ 통로가 열려서 활동전압이 발생하면 열린 통로를 중심으로 국소회로가 형성되는데 비활성화된 상태의 Na^+ 통로는 불응기에 들어있어서 반응하지 않지만 불응기가 끝나서 닫혀있는 Na^+ 통로는 자극을 받으면 다시 열릴 수 있다. 그래서 활동전압은 닫혀있는 Na^+ 통로가 있는 쪽을 향해서 진행하게 된다.

수초로 싸인 축삭에서 활동전압은 랑비에 결절(node of Ranvier)과 결절 사이를 뛰어 넘는 도약전도(saltatory conduction)의 형식을 취한다. 이 용어는 오해를 불러일으킬 수 있다. 실제로 전도가 일어나는 방식은 아래 그림과 같다.

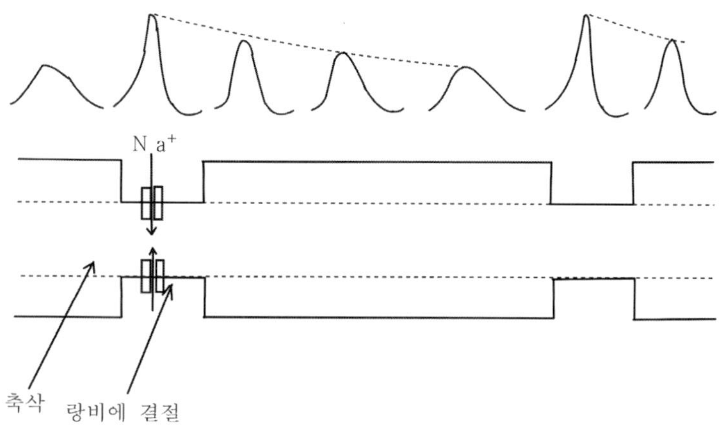

그림 9. 도약전도(saltatory conduction)

랑비에 결절에는 수초에 싸인 축삭 부위에 비해 Na^+ 통로가 많다. 랑비에 결절에 도달한 활동전압은 Na^+ 통로를 활성화시켜 여기서 활동전압을 다시 만든다. 이렇게 만들어진 활동전압은 수초로 싸인 부분을 지날 때는 지수함수적으로 감소하나 결절을 만나면 다시 활동전압을 만든다. 밖에서 측정하면 마치 결절 부위에서만 활동전압이 만들어지는 것처럼 보여 도약전도라고 표현한다.

4. 신경세포 사이의 신호전달

1) 신경전달물질의 분비

신경세포의 축삭은 다른 신경세포의 가지돌기(dendrite)나 세포체(cell body), 혹은 축삭 근처에 분포한다. 연결되는 두 신경은 시냅스(synapse)라고 불리는 아주 좁은 간극을 사이에 두고 서로 마주보며 시냅스를 중심으로 시냅스전신경(presynaptic neuron), 시냅스후신경(postsynaptic neuron)으로 나뉜다.

시냅스전신경 축삭의 말단에 활동전압이 도착하면 시냅스전신경에서는 신경전달물질이 분비된다. 신경전달물질은 시냅스의 틈새로 분비된 후 시냅스후신경의 수용체와 결합하여 시냅스후신경에서 활동전압을 만든다.

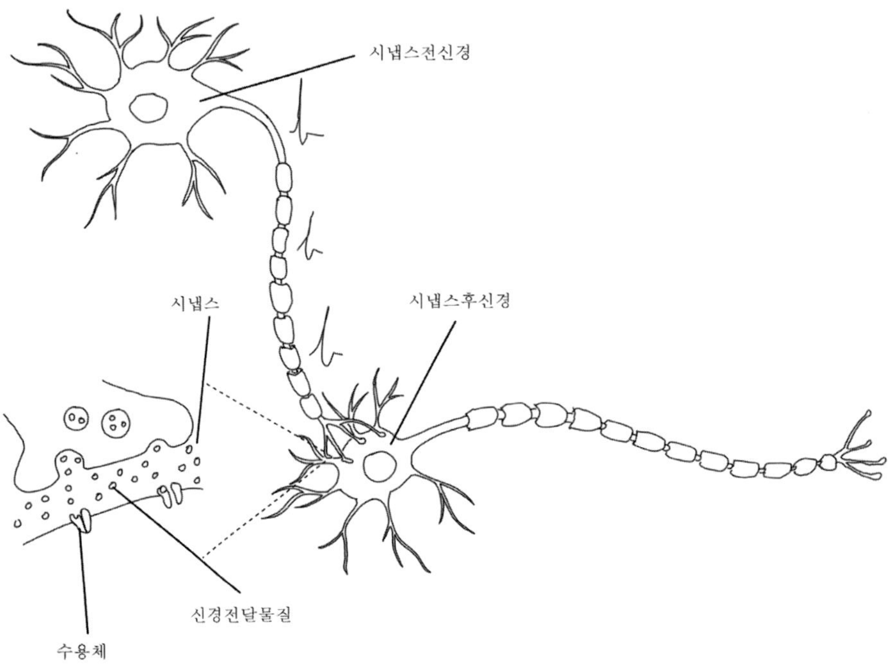

그림 10. 시냅스에서의 신호전달

시냅스전신경에서 신경전달물질이 분비되는 과정은 다음과 같다.

① 시냅스전신경 말단에 활동전압이 도착한다.

② 활동전압에 의해 시냅스전신경 말단에 있는 Ca^{2+} 통로가 활성화된다.

③ 시냅스전신경 말단의 Ca^{2+} 농도가 증가하면 신경전달물질을 함유하고 있는 소포가 이동하여 시냅스전신경 말단 세포막과 융합한다. 신경전달물질이 분비된다.

④ 신경전달물질이 시냅스후세포막의 수용체와 결합하여 반응(흥분 혹은 억제)이 일어난다.

⑤ 시냅스 틈새에 분비되었던 신경전달물질은 확산되거나 분해되거나 시냅스전신경 말단 혹은 주위 세포로 흡수된다.

그림으로 표시하면 다음과 같다.

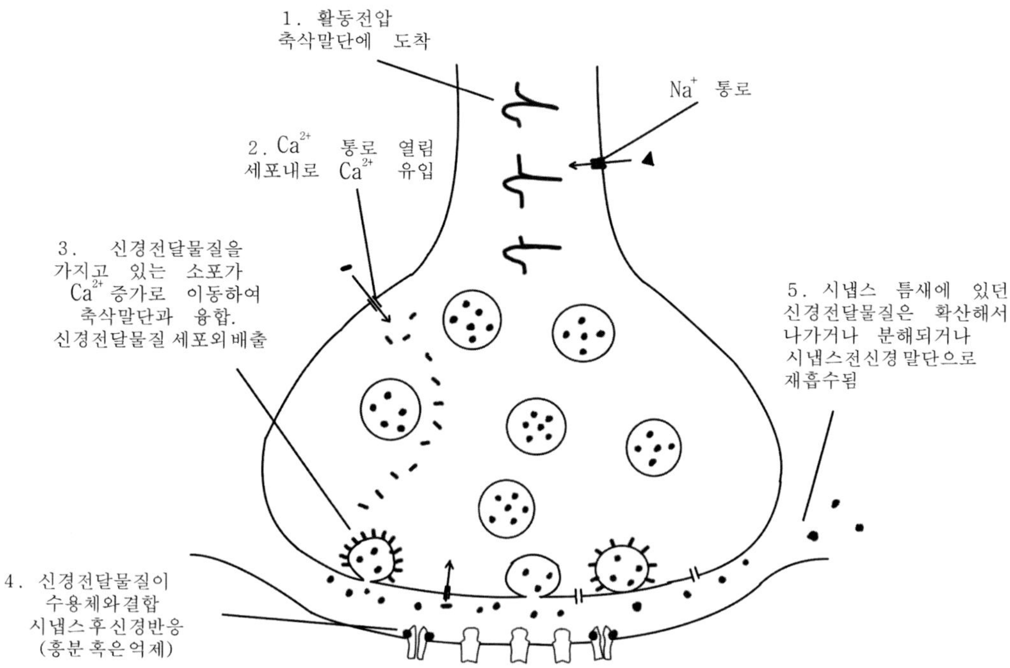

그림 11. 신경전달물질의 분비과정

2) 신경전달물질(neurotransmitter)의 종류

신경전달물질은 다음의 자격요건을 갖춰야 한다.

① 신경말단에 존재해야 한다.

② 신경말단에서 합성되고 분비되어야 한다.

③ 외부에서 유사물질을 투입했을 때 비슷한 작용을 보여야 한다.

④ 분비된 신경전달물질을 제거할 수 있는 방법이 존재해야 한다.

이런 조건을 갖춘 신경전달물질은 크게 ① 분자량이 작은 신경전달물질과 ② 분자량이 큰 신경활성 단백 두 가지로 나뉜다. 흔히 알려진 분자량이 작은 신경전달물질은 다음과 같다.

퓨린동작성	ATP
콜린동작성	acetylcholine
아민동작성	dopamine, norepinephrine, epinephrine, serotonin, histamine, melatonin
아미노산동작성	GABA, glycine, glutamate, aspartate
기체	nitric oxide, carbon monoxide
기타	endocannabinoid(marijuana)

3) 신경전달물질 수용체(receptor)의 종류

신경전달물질과 결합하는 시냅스후신경의 수용체는 다음과 같이 분류할 수 있다(그림 12).

① 수용체가 이온통로인 경우
② 수용체가 효소인 경우
③ 수용체가 G단백과 연결되어 있는 경우
④ 수용체가 세포 내부에 있는 경우

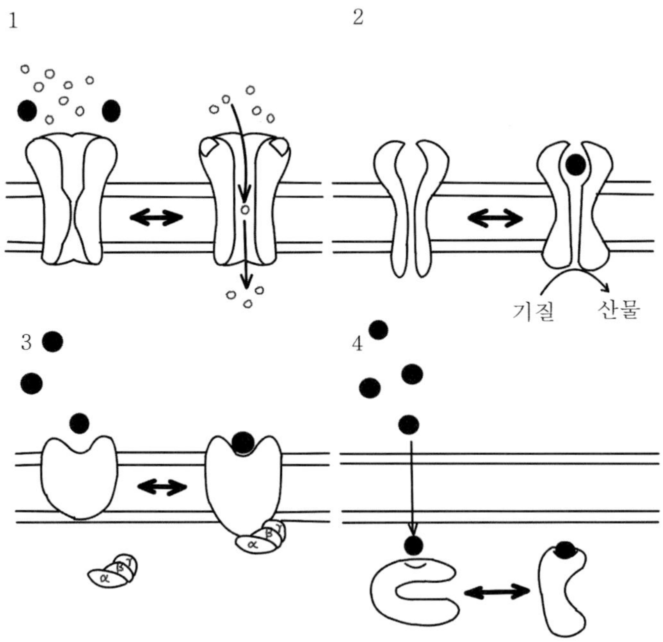

그림 12. 수용체가 신경전달물질과 결합하는 방식

여기에서는 ①과 ③에 대해서만 기술하겠다.

가. 수용체가 이온통로인 경우

수용체가 이온통로인 경우 신경전달물질이 수용체와 결합하면 이온통로가 열려 세포 내·외로 이온들이 이동한다. 이런 수용체를 이온향성 수용체(ionotropic receptor)라고 한다. 대표적인 것이 니코틴성 아세틸콜린 수용체(nicotinic acetylcholine receptor: nAChR)이다. 그 외 알려진 이온향성수용체는 아래 표에 정리하였다. 각 수용체는 아형(subtype)을 가지고 있으며 수용체 구성성분의 조합에 따라 구분하기도 한다.

	nAch	NMDA	AMPA	Kainate	GABA	glycine	serotonin	purine
수용체 아형	α1-10	GluN1	Glu1	GluK1	α1-6	α1-6	5-HT_{3A}	P_2X_1
	β1-4	GluN2A	Glu2	GluK2	β1-3	β	5-HT_{3B}	P_2X_2
	γ	GluN2B	Glu3	GluK3	γ1-3		5-HT_{3C}	P_2X_3
	δ	GluN2C	Glu4	GluK4	δ		5-HT_{3D}	P_2X_4
	ε	GluN2D		GluK5	ε		5-HT_{3E}	P_2X_5
		GluN3A			θ			P_2X_6
		GluN3B			η			P_2X_7
					ρ1-3			

나. 수용체가 G단백과 결합하는 경우

신경전달물질과 결합하는 수용체 중에는 세포막의 G단백과 결합하는 것이 있다.(G단백결합수용체: G-protein coupled receptor) G단백은 α, β, γ 3개의 단백이 합친 형태로서 보통 α는 촉매소단위(catalytic subunit), β, γ는 조절소단위(regulatory subunit)로 작용한다.

신경전달물질과 수용체가 결합하면 G단백이 활성화되어 소단위 단백들이 떨어져서 다른 단백질에 직접 작용하거나(그림 13의 위 그림) 이차전령계를 활성화시켜 세포 내 반응을 유발한다(그림 13 아래 그림).

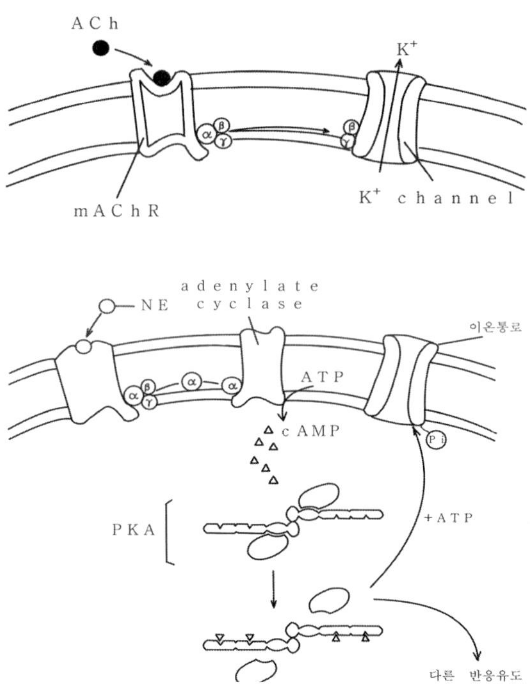

그림 13. G단백결합수용체

ACh: acetylcholine, mAChR: muscarinic acetylcholine receptor,
NE: norepinephrine, PKA: protein kinase A

위 그림에서 이차전령계(second messenger)로 adenylate cyclase－cAMP－cAMP 의존성 PKA(protein kinase A)를 예로 들었는데 밝혀진 이차전령계는 이 외에도 많다.

이차전령계를 이용하는 G단백과 결합된 수용체는 이차전령계에 의한 다양한 반응을 유도할 수 있다. 이처럼 수용체가 다른 단백질을 매개로 여러 반응을 유발하는 경우 이러한 수용체를 대사향성수용체(metabotropic receptor)라고 한다.

골격근을 지배하는 운동신경 말단과 심장근을 지배하는 부교감신경 말단에서는 동일한 신경전달물질인 acetylcholine이 분비된다. 골격근에는 nicotinic acetylcholine 수용체(nAChR)가, 심장에는 muscarinic acetylcholine 수용체(mAChR)가 존재하는데 같은 신경전달물질인 acetylcholine에 대한 반응은 다르다. 골격근은 수축하고 심장근은 이완한다. 동일한 신경전달물질에 대한 반응이 완전히 다른 이유는 수용체가 다르기 때문이다. nicotinic acetylcholine 수용체는 이온향성수용체로 이온통로가 열리면 양이온이 세포 내로 들어가 탈분극을 유발하지만 muscarinic acetylcholine 수용체는 대사향성수용체로 G단백을 경유하여 K^+ 통로를 열어서 과분극을 유발하고 심장 근육을 이완시킨다. 신경전달물질의 반응은 수용체에 의해 결정된다.

> * nicotinic 혹은 muscarinic ACh 수용체란 뜻은 nicotine 혹은 muscarine에 의해 활성화되는 수용체를 말한다. nicotine은 담배 성분, muscarine은 독버섯의 독이다.

4) 흥분성시냅스, 억제성시냅스: 중추신경계를 중심으로

신경세포는 시냅스를 통해 연결되어 있다. 시냅스전신경세포가 흥분하여 신경전달물질을 분비하면 시냅스후신경세포는 탈분극되거나 과분극 된다. 탈분극되는 경우 흥분성시냅스후전압(excitatory postsynaptic potential: EPSP)(아래 그림의 2), 과분극되는 경우 억제성시냅스후전압(inhibitory postsynaptic potential: IPSP)이 발생했다고 한다(아래 그림의 1). EPSP를 발생시키는 경우를 흥분성시냅스, IPSP를 발생시키는 경우를 억제성시냅스라고 한다.

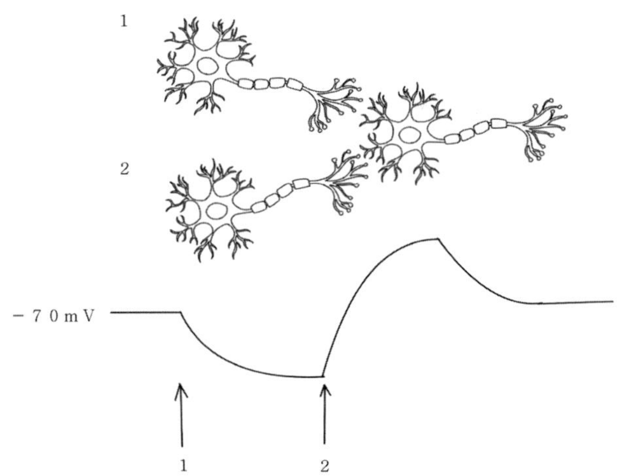

그림 14. 세포 1을 자극한 후 세포 2를 자극했을 때
시냅스후신경세포(제일 오른쪽에 있는 신경세포) 막전압의 변화: 과분극 후 탈분극 된다.

중추신경계에서 글루탐산염(glutamate)은 EPSP를 유발하는 대표적 신경전달물질이다. 이온향성수용체, 대사향성수용체가 모두 존재한다. 이온향성수용체로는 두 가지가 있으며 활성화되면 세포 내로 Na^+, Ca^{2+} 이 들어가 막전압이 탈분극된다(그림 15).

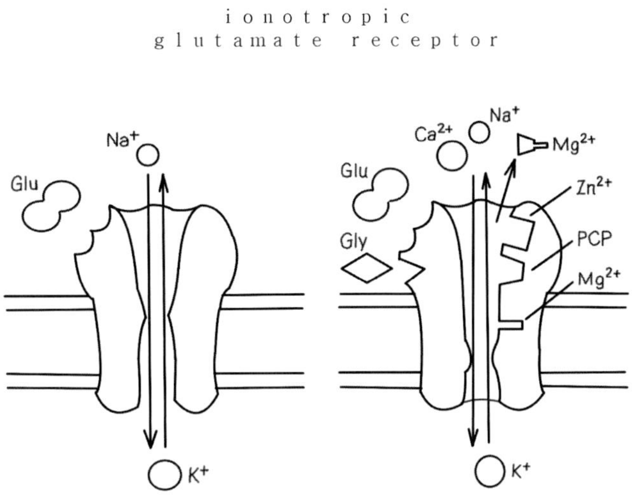

그림 15. 두가지 종류의 glutamate 이온향성수용체

non-NMDA type(왼쪽), NMDA type(오른쪽)

Gly(glycine), Glu(glutamate), PCP(phencyclidine: 마약의 일종)

감마아미노뷰티르산(γ-aminobutyric acid: GABA)은 중추신경계에서 IPSP를 유발하는 대표적 신경전달물질이다. 대사향성, 이온향성수용체가 모두 존재한다. 이온향성수용체는 α, β, γ 세 가지 소단위로 구성되며 활성화되면 Cl^-이 드나들어 막전압을 과분극시킨다. 이 수용체는 GABA 외에 수면제인 바르비투르산염(barbiturate)과 항불안제인 벤조디아제핀(benzodiazepine), 알코올이나 스테로이드와도 결합하여 세포의 흥분성을 낮춘다(그림 16).

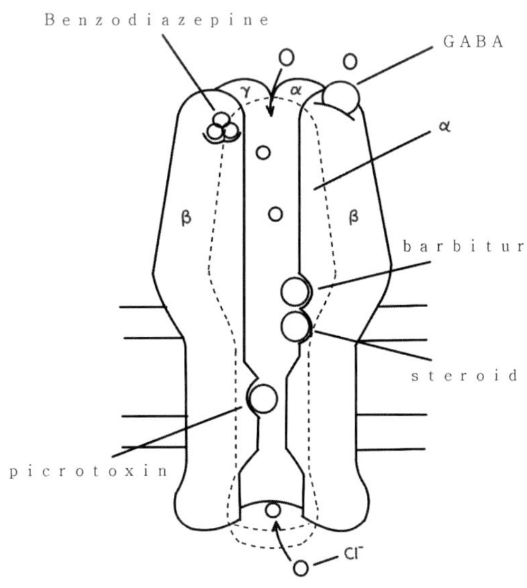

그림 16. 이온향성 GABA 수용체

5) 시냅스에서의 통합

신경세포에 들어온 흥분성시냅스 자극의 합이 억제성시냅스 자극의 합보다 크면 활동전압이 발생한다.

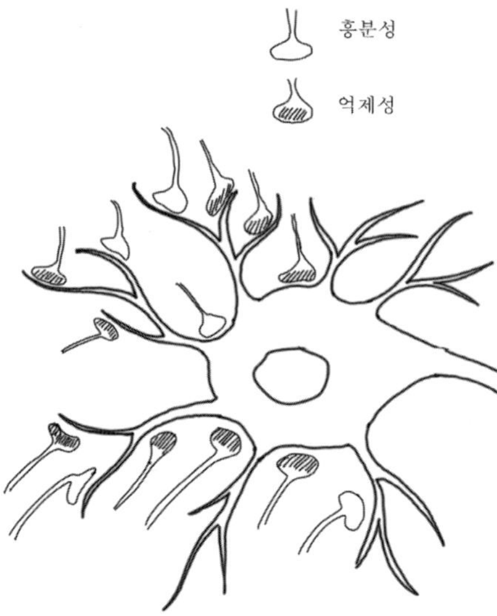

그림 17. 한 신경의 세포체와 가지돌기에 시냅스전신경의 축삭 말단들이 시냅스를 하고 있는 모습

한 신경세포에는 여러 축삭들이 시냅스를 이루고 있으므로 각 시냅스에서 들어오는 신호가 어떤 식으로 통합되는지에 따라 활동전압 발생 여부가 결정된다. 신호의 통합은 시간적, 공간적 통합으로 나눌 수 있다. 공간적 통합이란 여러 축삭이 동시에 자극되는 경우를, 시간적 통합은 한 축삭이 시간차를 두고 연속적으로 자극되는 경우를 말한다.

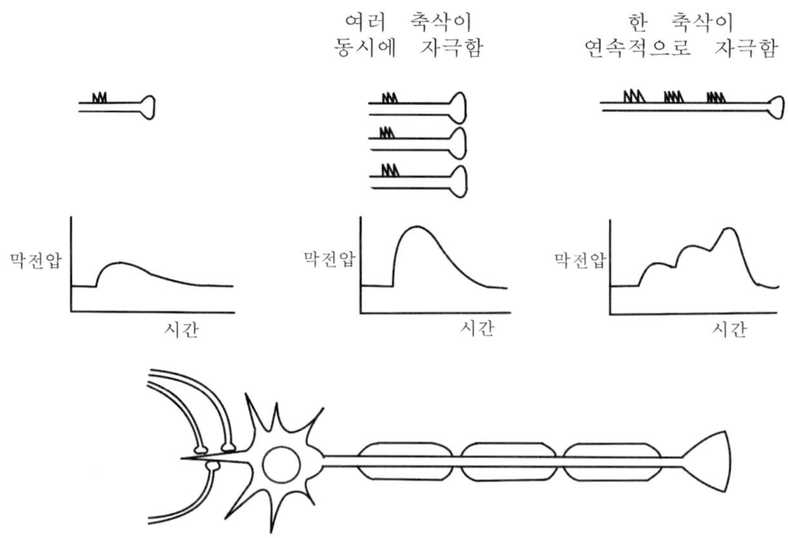

그림 18. 시냅스에서의 통합

한 신경세포와 시냅스를 이루고 있는 여러 시냅스후신경 축삭의 흥분 양상을 나타내고 있다.

6) 신경-근 접합부에서의 시냅스

시냅스는 신경세포와 신경세포 사이에만 존재하는 것이 아니다. 신경과 근 접합부도 시냅스를 이룬다. 근육에 분포하는 신경 말단에서는 아세틸콜린이 분비되어 근육 세포막의 nAChR와 결합한다(그림 19). 이온향성수용체인 nAChR가 활성화되면 Na^+, K^+가 수용체를 통해 세포 내로 들어와 근육 세포를 탈분극시키고 그 결과 근육세포막의 Na^+ 통로가 활성화되면서 활동전압이 만들어진다.

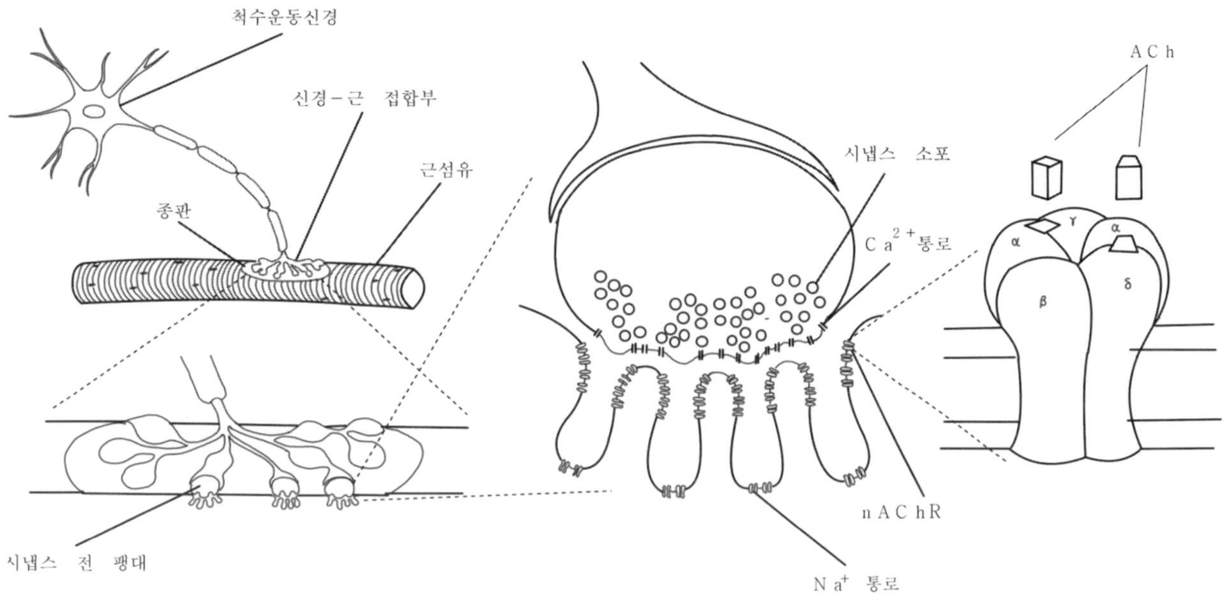

그림19. 신경-근 접합부의 시냅스

분비 후 시냅스 틈새에 남은 아세틸콜린은 아세틸콜린 분해효소(acetylcholine esterase)에 의해 콜린과 아세테이트로 분해되어(acetylcholine → choline + acetate) 더 이상 작용하지 못한다. 분해된 콜린과 아세테이트는 시냅스전신경으로 재흡수되어 아세틸콜린 재합성에 쓰인다.

* 중증근무력증(myasthenia gravis)

이 병은 자신의 nAChR를 공격하는 항체가 몸 안에 형성되는 자가면역질환(autoimmune disease)이다. 수용체가 파괴되면서 아세틸콜린이 작용하지 못하여 근육의 마비가 온다. 눈꺼풀을 들어 올리는 근육의 마비로 눈꺼풀이 쳐지고 발음이 어려워지거나 잘 삼키지 못하게 된다. 팔 다리 근육의 마비도 발생할 수 있으며 호흡근이 마비되면 호흡이 어려워진다. 아세틸콜린 분해효소를 억제하는 약을 사용하면 시냅스 내의 아세틸콜린 농도가 증가하여 증상이 호전된다.

7) 신경-근 접합부에서 신경전달물질의 효과를 조절하는 약

수용체를 차단하거나 아세틸콜린 분해효소를 억제하거나 아세틸콜린 분비를 억제하는 약이 있다. 아래 표에서 정리하였다.

약	기전
botulinum toxin	신경전달물질 분비 억제
curare	nAChR 차단
α-bungarotoxin	nAChR 차단
tetrodotoxin	Na+ 통로 차단 → 활동전압 생성 억제 → 신경전달물질 분비 억제
saxitoxin	Na^+ 통로 차단 → 활동전압 생성 억제 → 신경전달물질 분비 억제
neostigmine	아세틸콜린 분해효소 억제 → 시냅스 내 아세틸콜린 농도 증가 → 효과 증가 → 시간이 지나면 효소에 대한 억제 풀림 → 아세틸콜린 분해 → 효과 감소
신경가스(nerve gas)	아세틸콜린 분해효소를 비가역적으로 억제 → 아세틸콜린 분해 억제 → 아세틸콜린 작용이 지속됨 → 근육마비(생화학 무기로 사용함)

* 이완성마비(flaccid paralysis)

시냅스 틈새로 분비된 아세틸콜린은 아세틸콜린 분해효소에 의해 분해된다. 그러나 아세틸콜린과 유사한 구조를 가진 약물로서 더 강한 효능을 보여주는 작용제 중에는 아세틸콜린 분해효소에 의해 쉽게 분해되지 않아 작용이 지속되는 경우가 있다. 카바밀콜린(carbamylcholine)이나 석시닐콜린(succinylcholine) 등이 그렇다. 이런 작용제들이 nAChR 와 결합하여 근육을 오래 수축시키게 되면 근육의 수축은 점점 약해지게 되고 결국 마비가 일어나는데 이런 현상을 이완성마비라 한다. 이런 성질을 이용해서 석시닐콜린은 수술할 때 국소 근이완제로 사용하기도 한다.

제3장

근육

1. 근육의 종류

인체에는 골격근, 심장근, 평활근 세 가지 종류의 근육이 있다. 세 가지 근육의 차이점과 공통점을 아래 표에 기술하였다.

	골격근	심장근	평활근
자발적 수축	불가능	가능	가능
조직학적 특성	가로무늬근	가로무늬근	민무늬근
핵	다핵	단핵	단핵
수의근 여부	수의근	불수의근	불수의근

골격근과 평활근이 기능적 혹은 조직학적인 면에서 양 끝에 위치한다면 심장근은 골격근과 평활근의 특성을 조금씩 공유한다고 할 수 있다. 이 장에서는 골격근과 평활근만 기술하고 심장근은 다음 장에서 기술하겠다.

2. 골격근

1) 골격근의 구성

골격근은 근육(muscle) - 근육다발(muscle fascicle) - 근육섬유(muscle fiber) - 근육원섬유(muscle fibril) - 근육잔섬유(muscle filament)로 구성된다.

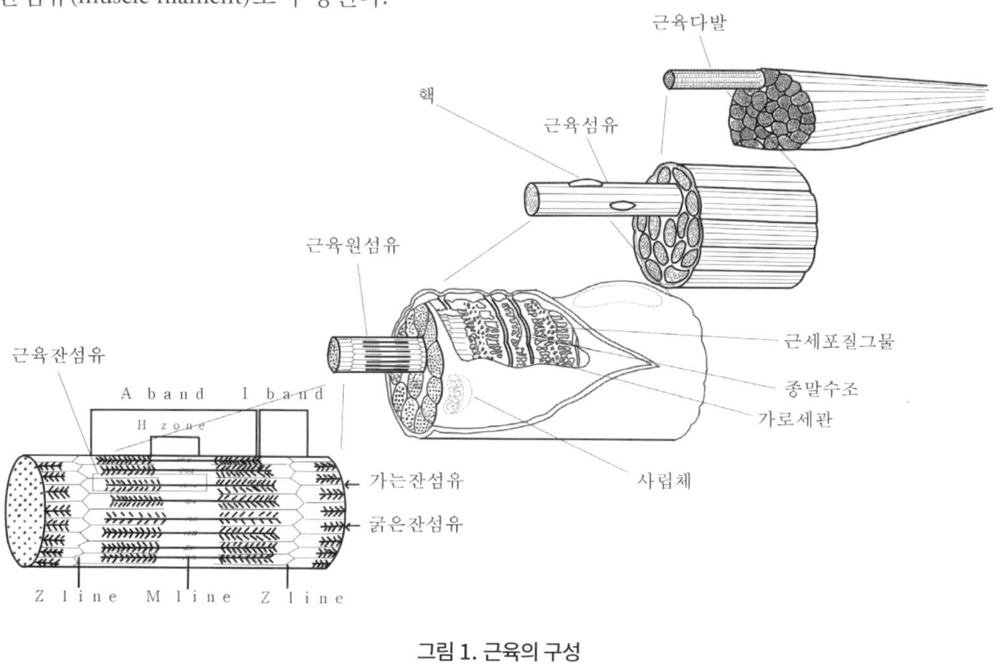

그림 1. 근육의 구성

그림 1에서 근육섬유(muscle fiber)라고 하는 것이 근육 세포다. 원통형이며 여러 개의 핵을 가지고 있다. 근육섬유에는 근세포질그물(sarcoplasmic reticulum)이 잘 발달되어 있는데 이곳은 수축에 필요한 Ca^{2+}이 저장되어 있다. 가로세관(T(transverse) - tubule)은 세포 표면에서 근육섬유 안쪽으로 세포막이 깊숙하게 들어가 있는 구조물로서 이를 통해 활동전압이 세포막 안쪽으로 깊숙이 전파되기 쉽다. 가로세관과 접하고 있는 종말수조(terminal cistern)는 근세포질 그물의 팽대부로서 가로세관을 통한 활동전압이 도달하면 수축에 필요한 Ca^{2+}을 세포질 내로 방출한다.

근육잔섬유를 구성하는 가는잔섬유(thin filament)와 굵은잔섬유(thick filament)의 규칙적 배열로 특징적 가로무늬가 만들어진다. A band, I band, H zone, Z line, M line 등은 전자현미경 사진을 토대로 붙인 이름들이다(그림 1).

- I band: isotropic의 I이다. 균질하게 보인다는 뜻으로 actin filament만 있는 부위다.
- A band: anisotropic의 A이다. actin filament와 myosin이 중첩되거나 중첩되지 않은 부위가 혼재하는 부위다.
- H zone: 독일어 heller의 H이다. '밝다'는 의미이다.
- Z line: 독일어 zwischenscheibe의 z이다. I band 사이에 낀 장막이란 의미다. actin filament가 고정되어 있다. Z line 사이를 근절이라 부른다.
- M line: mittelscheibe의 m이다. 가운데 판이란 의미가 있다.

근육잔섬유(muscle filament)를 확대하면 아래 그림과 같다.

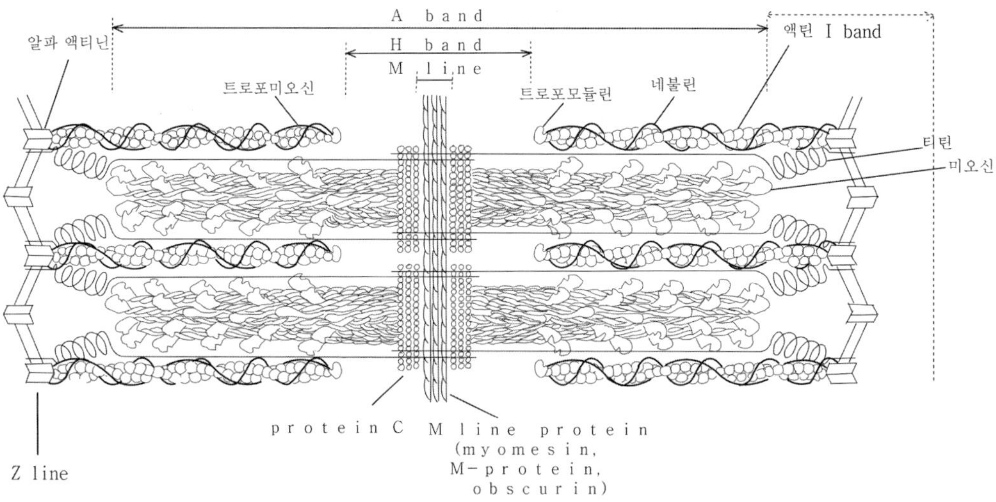

그림 2. 근육잔섬유의 미세구조

- 미오신(myosin): 굵은잔섬유에 해당하며 액틴과의 상호작용을 통해 근수축을 유발한다.
- 액틴(actin): 가는잔섬유에 해당하며 미오신과 상호작용한다.
- 티틴(titin): 근육의 과도한 신장을 억제하고 기본적 탄성을 제공하며 미오신의 위치를 잡는 것을 돕는다.
- 네불린(nebulin): 액틴의 길이를 조절하는 자와 같은 역할을 할 것으로 추정된다.

2) 골격근의 수축

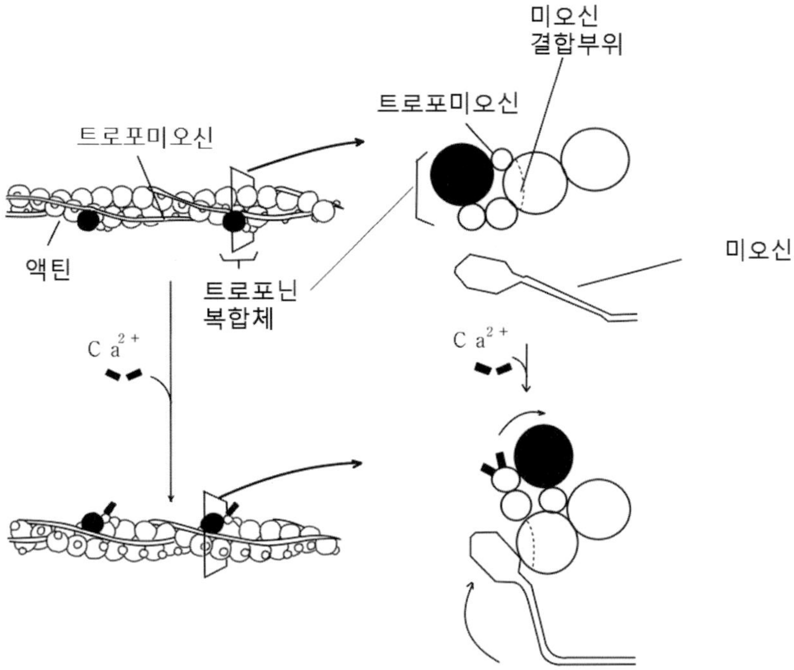

그림 3. 액틴과 미오신 상호작용

근육 수축은 주로 액틴과 미오신의 상호작용으로 설명한다(그림 3). 이 두 단백질이 작용하는 과정을 일부 소개하면 다음과 같다.

① 평소에는 액틴 위 미오신이 결합할 수 있는 부위가 트로포미오신에 의해 가려져 있다.
② 세포 내에 Ca^{2+} 농도가 증가하면 Ca^{2+}은 트로포닌 복합체와 결합한다.
③ 트로포닌 복합체가 이동하면서 트로포미오신을 잡아끌면 미오신 결합부위가 노출된다.
④ 미오신이 액틴과 결합한다.

세세한 과정은 아래와 같다(그림 4).

① 근섬유에 분포하고 있는 신경말단에 활동전압이 도착하면 아세틸콜린이 분비된다.
② 근섬유막 nAChR와 아세틸콜린이 결합하면서 근섬유막이 탈분극된다.
③ 활동전압이 가로세관(T-tubule)을 타고 전파되면 세포막 Ca^{2+} 통로가 열리고 세포질 내로 Ca^{2+} 이 유입된다.
④ 근세포질그물(sarcoplasmic reticulum)에 있는 Ca^{2+} 통로도 열리면서 세포질 내의 Ca^{2+} 농도가 증가한다.
⑤ 세포 내에 Ca^{2+} 농도가 증가하면 Ca^{2+}은 트로포닌 복합체와 결합한다.
⑥ 트로포닌 복합체가 이동하면서 트로포미오신을 잡아끌면 미오신 결합부위가 노출된다.
⑦ 미오신이 액틴과 결합한다.

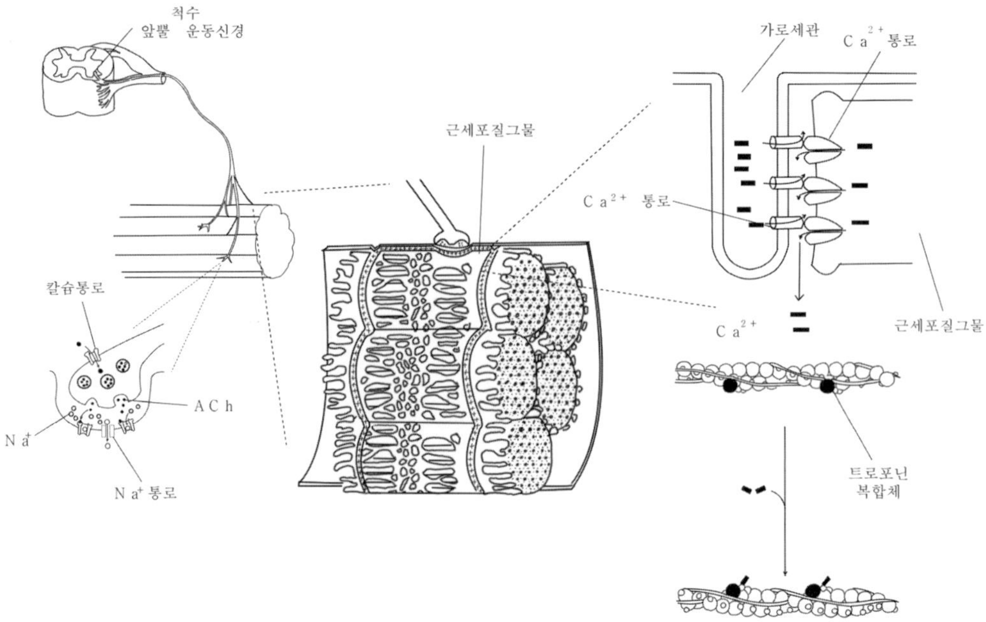

그림 4. 골격근의 수축

액틴과 미오신의 상호작용과 수축의 관계는 그림 5와 같다.

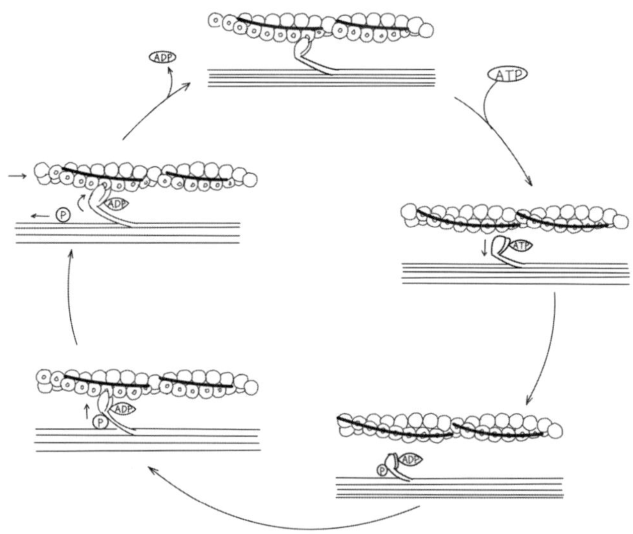

그림 5. 액틴과 미오신 연결 사이클

① ATP를 분해하여 ADP+Pi 형태로 가지고 있는 미오신이 액틴과 결합한다(아래 왼쪽).

② 미오신과 액틴의 결합으로 phosphate가 미오신에서 떨어져 나오고 미오신의 머리 부위가 꺾이면서 수축이 일어난다.

③ 수축으로 미오신에서 ADP가 떨어져 나간다(제일 위).

④ ATP와 미오신이 다시 결합하면서 액틴과 미오신이 분리된다.

⑤ 미오신이 ATP를 분해하여 ADP+Pi 형태가 되면서 원래의 상태로 돌아간다.

⑥ 세포막과 근세포질그물막에 있는 Ca^{2+} 펌프가 Ca^{2+}을 세포 밖으로 퍼내거나 근세포질그물막 안으로 퍼 넣는다.

⑦ 신경-근 접합부의 아세틸콜린이 분해되며 수축반응이 끝난다.

* 사후경직(rigor mortis)

미오신이 액틴과 결합했다가 다시 떨어지기 위해서는 ATP와 미오신이 결합해야 한다. 만약 ATP가 고갈되는 경우 액틴과 미오신은 결합한 상태를 유지하게 된다. 사람이 죽으면 세포에서 ATP를 더 이상 만들 수 없어 액틴과 미오신이 결합한 상태를 유지하게 되어 몸이 뻣뻣하게 굳는데 이를 사후경직이라고 한다. 사후경직은 사망 후 일정 시간 안에만 일어나고 그 시간이 지나면 단백질인 액틴과 미오신이 분해되면서 사후경직이 풀린다.

3) 근수축의 에너지원

근수축에 필요한 ATP의 공급원은 그림 6과 같다(당의 경우에 한정하여 기술한다).

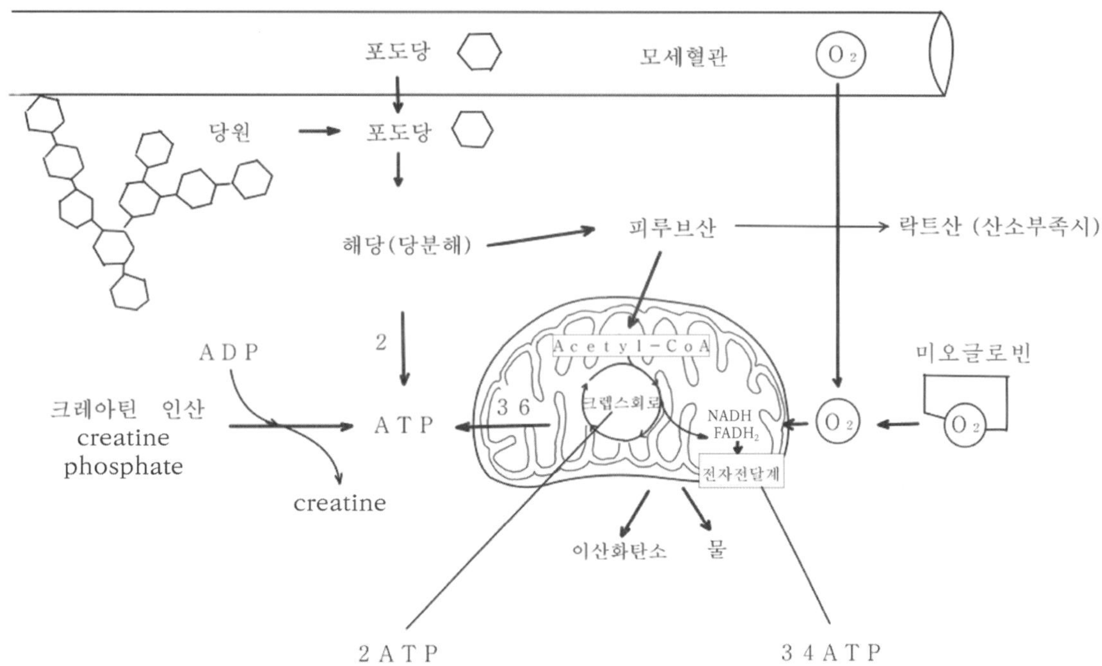

그림 6. 당을 이용한 ATP 생산

세포질에서의 해당과정(포도당 → 피루브산), 미토콘드리아에서의 크렙스 회로와 전자전달계

근 수축에 필요한 ATP의 공급원

① 세포 내에 이미 존재하고 있는 ATP

② creatine phosphate와 ADP를 이용하여 만든 ATP

③ 해당과정을 통하여 만들어 낸 ATP

④ 크렙스 회로와 전자전달계를 통하여 만들어 낸 ATP

해당과정(glycolysis)에서 생성되는 피루브산(pyruvic acid)은 세포 내 산소가 충분하지 않으면 피로물질인 락트산(lactic acid)으로 변하여 근수축을 방해한다. 산소가 충분한 경우라면 피루브산은 미토콘드리아로 들어가 크렙스 회로(Krebs cycle)를 거쳐 ATP를 생산한다. 크렙스 회로에서 만들어지는 NADH와 $FADH_2$에서 떨어져 나온 전자는 전자전달계를 거치는 동안 미토콘드리아에서 ATP를 생산한다. 산소가 충분하지 않을 경우 해당과정이 주 에너지 생성과정이 되고 산소가 충분할 때에는 크렙스 회로와 전자전달계가 주 에너지 생성과정이 된다(그림 6).

* 해당과정, 크렙스 회로, 전자전달계

- 해당과정: 포도당(glucose)을 분해하여 피루브산을 만드는 과정. 세포질 내에서 일어남.
- 크렙스 회로: 세포질 내에서 만들어진 피루브산이 미토콘드리아 안으로 들어가서 화학적 변환을 거치는 과정. 이 과정에서 GTP와 NADH, $FADH_2$ 가 만들어진다. GTP는 ATP 생성에 쓰이고 NADH, $FADH_2$는 전자전달계로 전자를 전달하는 역할을 한다.
- 전자전달계: 미토콘드리아 이중막에 있는 효소들이 크렙스 회로에서 생성된 NADH, $FADH_2$로부터 전자를 떼어내어 다른 효소로 넘길 때 에너지가 생성된다. 이때 NADH, $FADH_2$에서 떨어져 나온 수소이온은 이 에너지를 이용하여 이중막 사이 공간으로 이동하게 된다. ATP 생성효소는 이렇게 형성된 수소이온의 전기화학적 경사를 이용하여 ATP를 생산한다. 전자전달계는 일반적으로 이 과정을 통해 ATP가 생성되는 전 과정을 뜻한다.

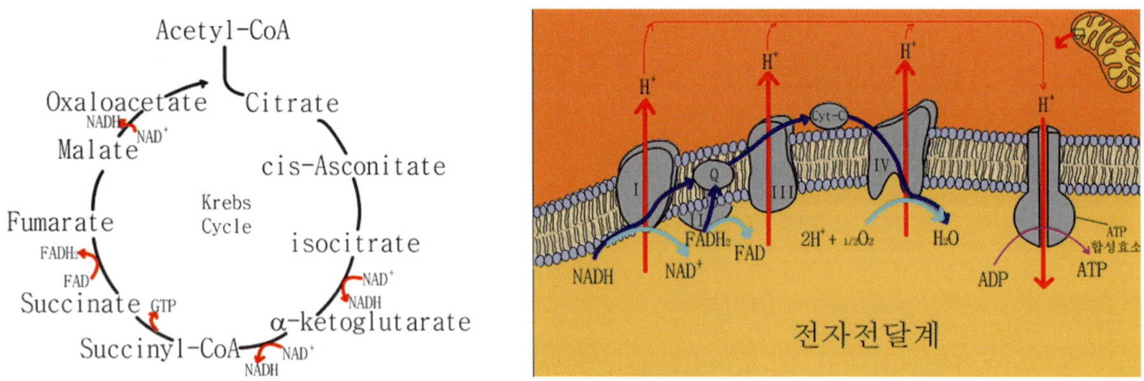

그림 7. 크렙스 회로(왼쪽), 전자전달계(오른쪽)

전자전달계는 미토콘드리아의 지질이중막에 있는 효소들에 의해 일어난다. 파란색 화살표가 전자가 전달되는 것을 나타내고 있다. 짙은 주황색으로 표시한 곳이 이중막 사이 공간, 황토색으로 표시된 곳이 미토콘드리아 기질이다.

생성되는 총 ATP는 아래 표와 같다.

에너지원	생성되는 ATP 양(mole)
해당과정	2 ATP
해당과정 중에 생성되는 2NADH	5 ATP
피루브산에서 acetyl-CoA가 되는 과정중에 생성되는 2NADH	5 ATP
크렙스 회로에서 생성되는 2GTP	2 ATP
크렙스 회로에서 생성되는 6NADH	15 ATP
크렙스 회로에서 생성되는 $2FADH_2$	3 ATP
총합	약 32 ATP

NADH 1mole 에서 3mole ATP, $FADH_2$ 1mole에서 2mole ATP가 만들어진다고 알려져 있지만 세포 내에서 실제로는 그만큼 만들어지지 않아서 위와 같은 결과가 나온다.

4) 근섬유의 분류

근섬유를 지속적으로 자극하면 반응은 크게

① 처음엔 큰 힘을 내며 반응하나 곧바로 피로해지는 경우

② 반응이 지속되더라도 피로에 빠지지 않고 처음과 같은 크기의 힘으로 반응하는 경우

③ ①, ②의 중간 정도로 반응하는 경우, 즉 피로에 쉽게 빠지지는 않지만 그렇다고 처음에 냈던 힘을 그대로 유지하지 못하는 경우로 나뉜다.

각각을

① 빠르게 수축하나 쉽게 지치는 근섬유(fast fatigable)

② 느리지만 지속적으로 수축하는 근섬유(slow twitch)

③ 빠르게 수축하되 피로에 저항하는 근섬유(fast fatigue-resistant)로 부른다.

느리지만 지속적으로 수축하는 근섬유일수록 전자전달계를 통한 에너지 생산을 주로 하고 피로에 쉽게 빠지는 근섬유일수록 해당과정으로부터 에너지를 주로 얻는다.

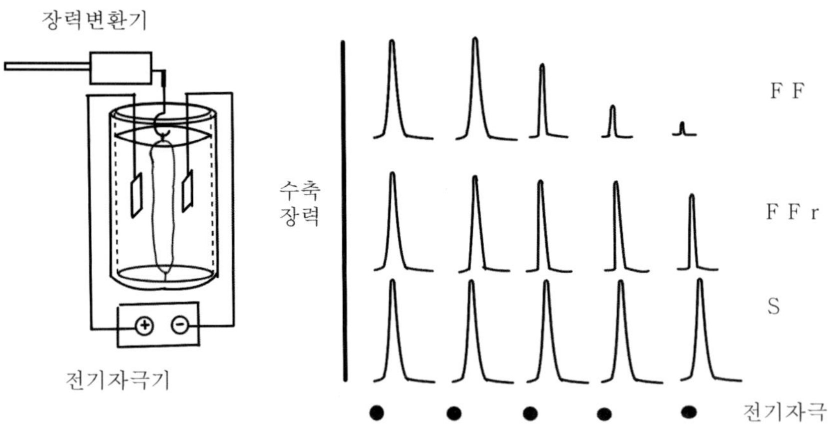

그림 8. 근육의 분류

왼쪽 그림은 근수축 실험에 필요한 실험 장비를 보여주고 있다.
근육절편을 실험 용액에 넣은 후 절편 주위에 전극을 설치하고 전류를 흘려 근육을 수축시킨다.
오른쪽 그림은 지속적 전기자극에 대한 근육의 반응을 보여주고 있다.
(FF: fast fatigable fiber, FFr: Fast fatigue-resistant fiber, S: slow twitch fiber)

5) 운동단위(motor unit)

척수앞뿔(ventral horn)의 운동신경세포와 그 세포가 지배하는 근섬유를 묶어서 운동단위라고 한다. 한 신경세포가 지배하는 근섬유의 수가 많을수록(큰 운동단위일수록) 큰 힘을 낼 수 있고 작을수록(작은 운동단위일수록) 정교한 운동에 적합하다.

	운동신경 축삭 수	근섬유 수	비율
장딴지근	579	1,042,000	1,800
위팔두갈래근	774	580,000	750
가쪽곧은근(눈)	4,150	22,000	5
고막긴장근	146	1,100	8

운동단위가 커질수록 신경세포체가 더 크고 축삭도 더 굵으며 축삭의 가지 또한 넓게 분포한다. 중추로부터 동일한 자극이 들어왔을 때 작은 운동단위가 더 빨리 반응한다(그림 9). 즉, 작은 운동단위가 먼저, 큰 운동단위가 그 다음으로 동원된다. 작은 운동단위일수록 느리고 지속적 수축을 하는 근육, 큰 운동단위일수록 쉽게 피로에 빠지는 근육을 가지고 있다.

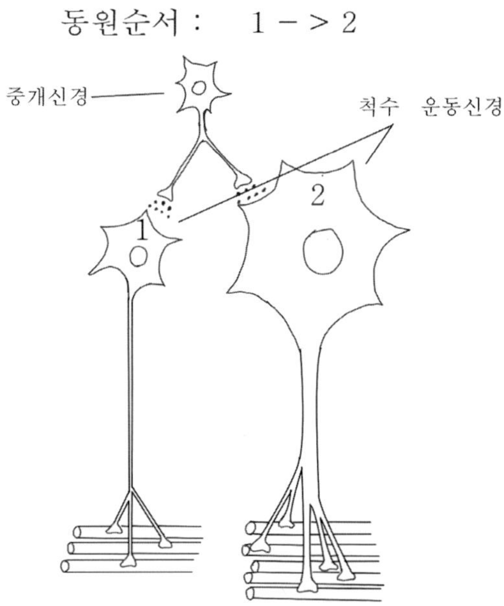

그림 9. 운동단위의 동원
대뇌에서 내려온 신호를 척수 내 중개신경이 두 운동신경에 전달하는 경우
작은 운동단위가 먼저 반응한다.

3. 평활근

혈관이나 위장관 근육 등은 평활근으로 구성되어 있다. 골격근과 달리 자발적으로 수축할 수 있다는 점에서 심장근과 비슷하나 수축 속도가 느린 것이나 민무늬근이란 점에서 골격근이나 심장근과 다르다.

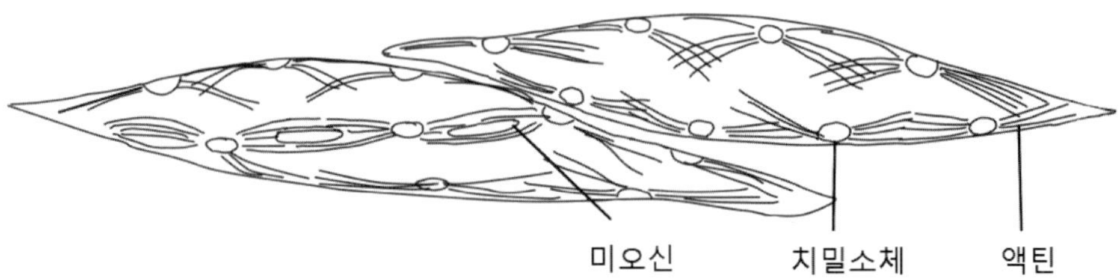

그림 10. 평활근 세포의 모양과 수축 단백

평활근은 단단위평활근(unitary smooth muscle)과 다단위평활근(multiunit smooth muscle)으로 나뉜다. 단단위평활근은 세포 사이에 틈새이음(gap junction)이 잘 발달하여 마치 하나의 세포처럼 작동하는 평활근을 말하며 다단위평활근은 틈새이음이 없어 독립적으로 작동하는 평활근을 말한다. 단단위평활근은 관형태의 속이 빈 기관, 즉 위장관이나 비뇨생식기 등에 분포하고 다단위평활근은 눈의 섬모체(ciliary body), 피부의 털세움근(piloerector muscle) 등에서 볼 수 있다.

평활근의 수축 기전은 그림 11과 같다.

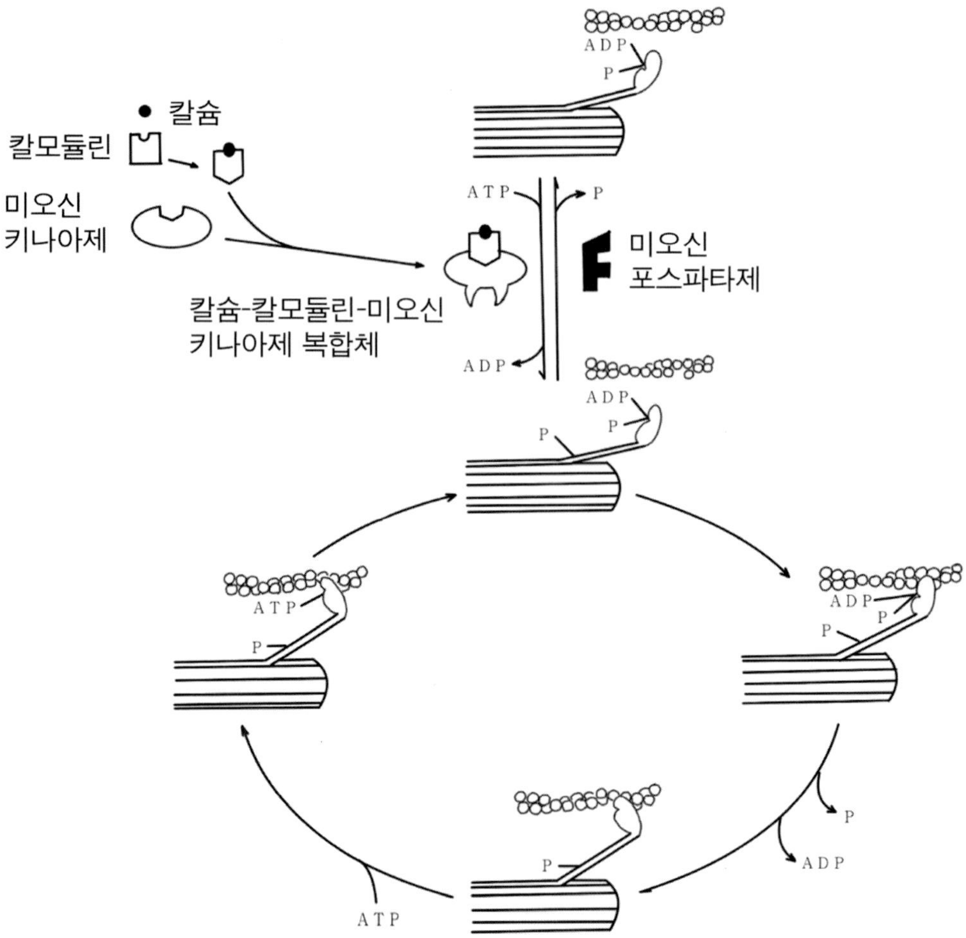

그림 11. 평활근의 수축 기전

칼슘 – 칼모듈린 – 미오신 키나아제 복합체(calcium – calmodulin – myosin kinase complex)가
골프채처럼 생긴 미오신에 인산염(phosphate)을 붙이면 수축이 시작된다.
반대로 미오신 인산염 분해효소(미오신 포스파타제: myosin phosphatase)에 의해 인산염이 떨어지면 수축이 끝난다.

수축에 Ca^{2+}이 필요한 것은 골격근과 같다. 평활근에서 Ca^{2+}은 칼모듈린(calmodulin)과 결합하여 미오신 키나아제(kinase)를 활성화시킨다. 키나아제(kinase)란 단백질에 인산염을 붙이는 효소를 말한다. 골격근 수축이 신경말단으로부터 아세틸콜린이 분비되며 시작되었다면 평활근에서의 수축은 칼슘 – 칼모듈린 – 미오신 키나아제 복합체(calcium – calmodulin – myosin kinase complex)에 의해 미오신에 인산염이 붙음으로 시작된다. 평활근의 이완은 세포 내 Ca^{2+} 농도의 감소에 의하거나 미오신에서 인산염을 떼어낼 수 있는 효소인 미오신 인산염 분해효소(미오신 포스파타제: myosin phosphatase)가 활성화되면 일어난다(그림 11). 평활근에서 키나아제와 인산염 분해효소를 활성화시킬 수 있는 약물은 수축이나 이완을 유발할 수 있다.

평활근은 골격근에 비해 느리게 수축한다. 이는 골격근에 비해 미오신과 액틴 사이의 상호작용이 매우 느리게 일어나기 때문에 가능하다. 그만큼 에너지 사용량도 낮은 편이다.

제4장

심혈관계

1. 심장

피는 우리 몸을 순환한다. 순환의 중심에는 심장이 있다. 심장은 피를 폐로 보내 핏속 이산화탄소를 배출하고 산소를 받아 전신으로 보낸다. 피가 오른쪽 심장에서 폐를 거쳐 왼쪽 심장으로 돌아오는 것을 폐순환, 왼쪽 심장에서 전신을 거쳐 오른쪽 심장으로 돌아오는 것을 체순환이라 한다.

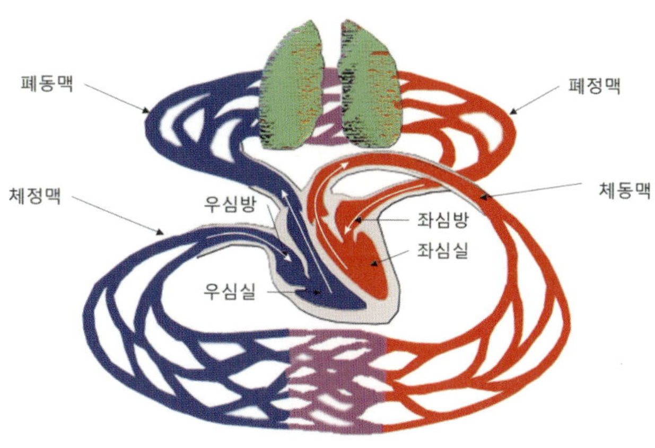

그림 1. 체순환과 폐순환

1) 해부학적 구조 및 위치

(1) 심장의 방

심장에는 네 개의 방이 있다. 가운데 격벽을 중심으로 좌측, 우측으로 나뉘고 각각이 위쪽과 아래쪽 방으로 나뉜다. 위쪽의 작은 방은 심방(atrium), 아래의 큰 방은 심실(ventricle)이라 부른다. 의학에서 사용하는 모든 사진이나 그림은 사람을 정면으로 보는 것을 기준으로 작성하므로 아래 그림 왼쪽이 심장의 오른쪽, 오른쪽이 심장의 왼쪽이다.

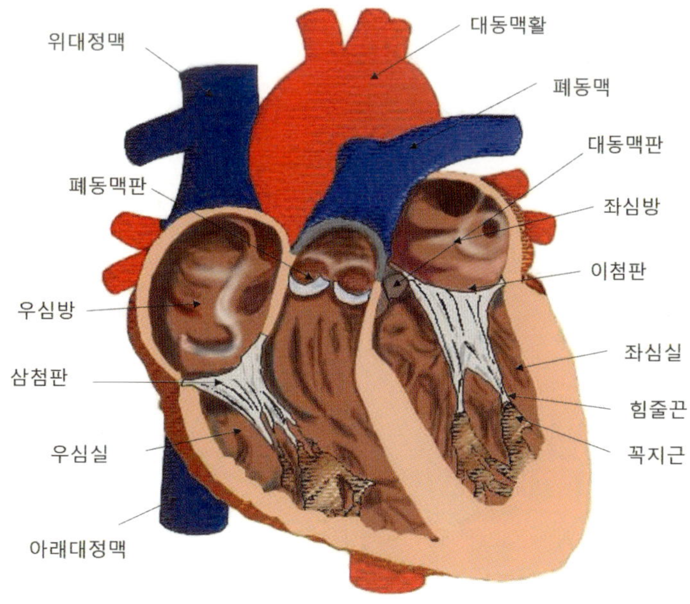

그림 2. 심장의 내부구조

심장의 방과 방 사이, 방과 혈관 사이에는 판막이 있다. 이들 판막은 한쪽 방향으로만 열려 피를 한쪽 방향으로만 흐르게 하는, 일방향 밸브(one way valve)다.

- 우심방과 우심실 사이: 삼첨판(tricuspid valve)
- 좌심방과 좌심실 사이: 이첨판(bicuspid valve)(승모판(mitral valve)이라고도 부른다.)
- 우심실과 폐동맥 사이: 폐동맥판(pulmonary valve)
- 좌심실과 대동맥 사이: 대동맥판(aortic valve)

방과 판막을 포함한 순환의 경로는 아래와 같다.

- 폐순환: 우심방 – 삼첨판 – 우심실 – 폐동맥판 – 폐 – 폐정맥 – 좌심방
- 체순환: 좌심방 – 이첨판 – 좌심실 – 대동맥판 – 대동맥 – 동맥 – 소동맥 – 모세혈관 – 소정맥 – 정맥 – 대정맥 – 우심방

<주의 > 동맥과 정맥의 구분

- 동맥: 심장에서 나가는 피가 지나는 혈관
- 정맥: 심장을 향해서 들어오는 피가 지나는 혈관

Tip. 혈관 속 피의 산소함량은 동맥과 정맥을 나누는 기준이 아님.

- 우심실에서 폐로 향하는 피는 산소함량이 낮지만 이 피가 지나가는 혈관은 **폐동맥**이라 부름.
- 폐에서 좌심방으로 향하는 피는 산소함량이 높지만 이 피가 지나가는 혈관은 **폐정맥**이라 부름.

(2) 심장의 위치 및 형태

흉부 X선 사진에서 정중앙에 희게 보이는 삼각형 형태가 심장이다. 심장의 위치는 왼팔을 자연스럽게 굽혀 가슴에 놓았을 때의 위치와 비슷하다. 심장은 대략 자신의 주먹과 크기가 비슷하며 형태 또한 그렇다. 주먹을 쥐어 가슴 위에 올려놓았을 때 손등과 손가락의 경계 부위가 심장의 오른쪽 가장자리, 손등과 손목의 접합부는 삼각형 모양 심장의 꼭짓점에 해당한다.

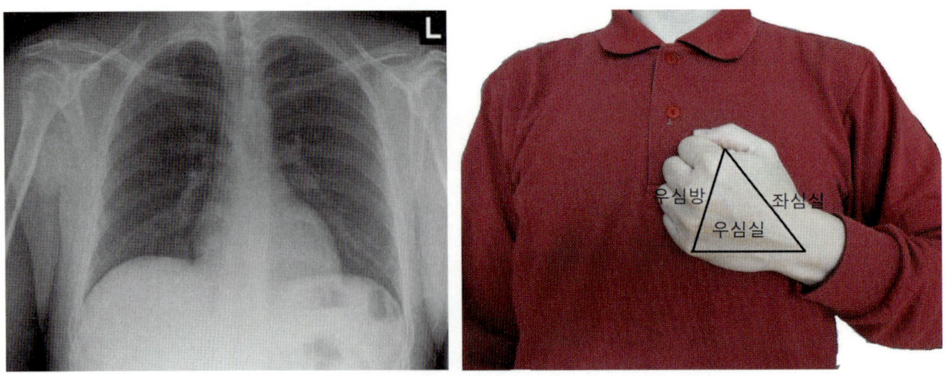

그림 3. 심장의 위치
왼쪽은 흉부 X선 사진. 오른쪽은 심장의 대략적 위치

정면에서 보면 아래 그림처럼 우심실이 전면 중앙에, 좌심실은 왼쪽, 뒤쪽에 위치하고 있다. 이런 식의 배열은 뒤에 나오는 심전도를 이해할 때도 유용하므로 잘 기억해 둘 필요가 있다.

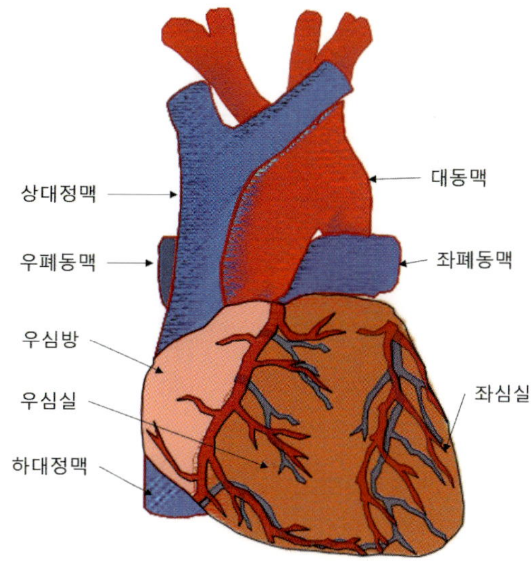

그림 4. 심장의 외양과 명칭

(3) 심장동맥

성인의 심장은 1분에 60회에서 100회 정도 수축한다. 60회 이하이면 서맥(bradycardia), 100회 이상이면 빈맥(tachycardia)이라 한다. 아이들의 심박동수는 나이에 따라 차이가 크다(아래 표 참조). 심장의 펌프작용은 에너지와 산소를 많이 필요로 하는 과정이므로 심장에 산소와 영양분을 공급하는 혈관이 필수적이다.

소아 정상 심박수(회/분) 2015 PALS Guidelines (PALS: Pediatric Advanced Life Support)		
연령	깨어있을 때	잠잘 때
생후 28일 이내	100~205	90~160
1개월~1년	100~190	90~160
1년~2년	98~140	80~120
3년~5년	80~120	65~100
6년~11년	75~118	58~90
12년~15년	60~100	50~90

심장에 분포하는 혈관은 왕관처럼 심장을 둘러싼다. 이러한 이유로 심장에 분포하는 혈관을 관상(冠狀)동맥(coronary artery)이라고 부른다.

대동맥이 시작되는 부위에서 왼쪽으로 갈라져 나온 동맥이 왼심장동맥, 오른쪽으로 갈라져 나온 동맥이 오른심장동맥인데 이 두 동맥은 심장을 휘감고 돌아 심장의 뒤쪽에서 만난다. 왼심장동맥과 오른심장동맥이 반지처럼 감고 있는 부분은 심방과 심실의 경계에 해당하며 이 경계를 중심으로 위쪽에는 심방, 아래쪽에는 심실이 위치한다(그림 5).

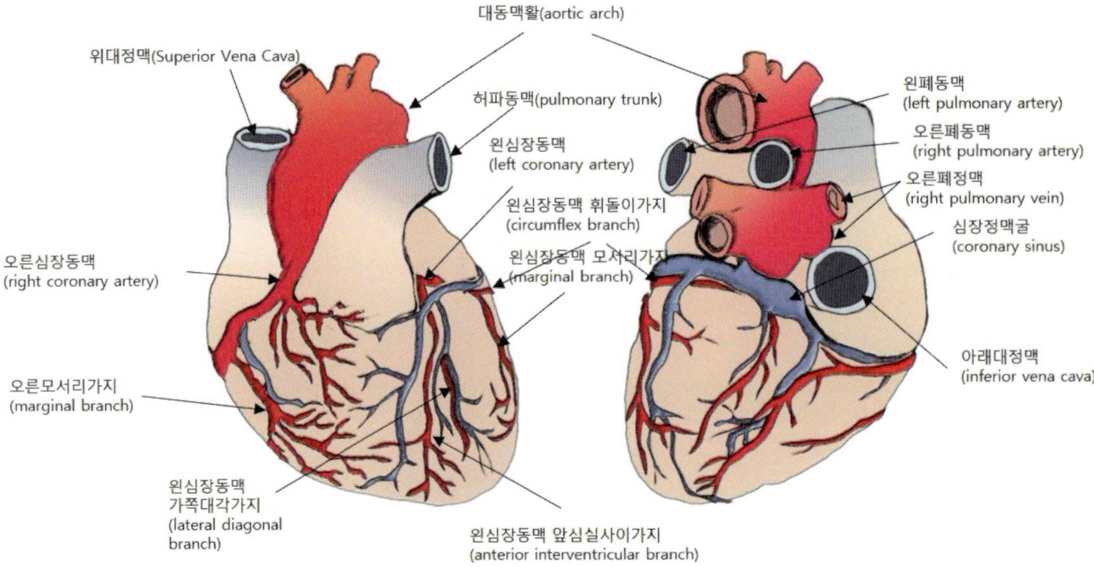

그림 5. 심장동맥

(왼쪽) 정면에서 본 모습, (오른쪽) 뒤쪽, 아래쪽에서 본 모습

심장동맥이 혈액을 공급하는 부위

- 왼심장동맥: 좌측 심장 대부분, 우측 심장 일부, 좌·우 심장 사이 격벽 대부분
- 오른심장동맥: 우측 심장 대부분, 좌측 심장 일부, 좌·우 심장 사이 격벽 일부

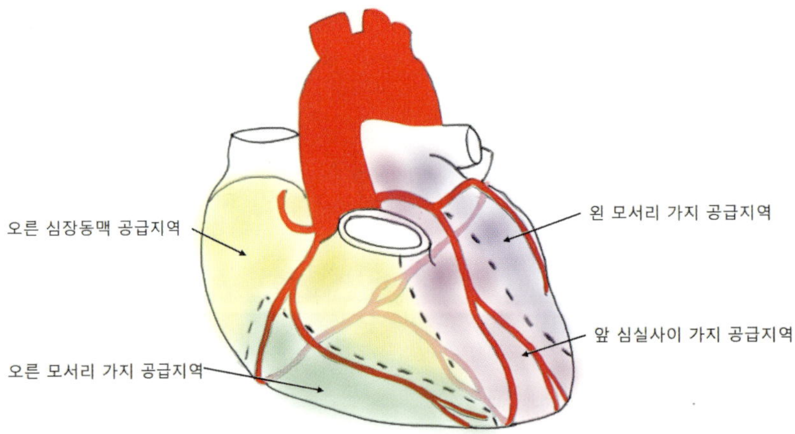

그림 6. 관상동맥이 지배하는 심장 부위

심장동맥이 좁아지면 그 심장동맥에 의해 피를 공급받는 심근세포가 허혈상태(ischemia)가 되어 흉통이 나타나는데 이를 협심증(angina pectoris)이라 한다. 협심증은 안정형 협심증과 불안정형 협심증으로 다시 구분하는데 안정형 협심증은 동맥이 일정하게 막힌 경우, 불안정형 협심증은 동맥을 막고 있는 혈관 벽 내용물이 터져 나와 혈전이 형성되고 이로 인해 혈관이 긴장성 수축을 하면서 심장동맥이 역동적으로 차단되는 경우를 말한다. 심장동맥이 완전히 막히면 막힌 혈관 이하의 심근세포가 죽는데 이를 심근경색(myocardial infarction)이라 한다.

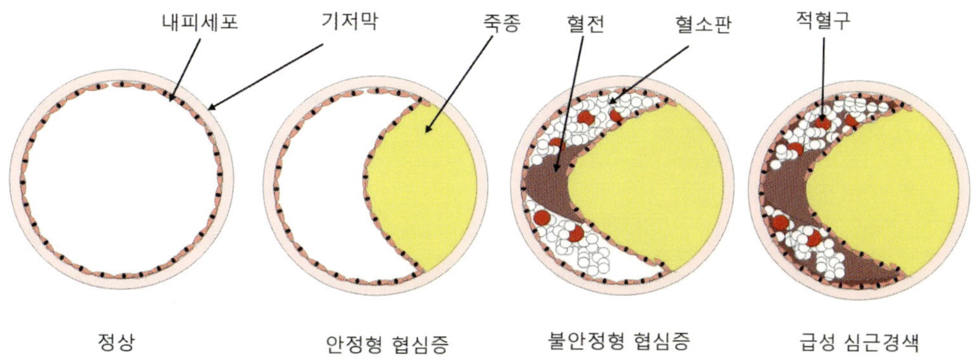

그림 7. 협심증과 혈관의 협착 사이의 관계

죽종(atheroma): 동맥벽에 지질과 칼슘, 평활근세포, 결합조직 등이 쌓여 만들어진 것을 말한다.

협심증의 분류

협심증의 유형	통증의 특징	약(삼질산글리세롤: glycerol trinitrate)에 대한 반응
안정형 협심증	운동을 하면 흉통 발생, 휴식을 취하면 감소	효과 있음
불안정형 협심증	안정을 취하고 있어도 흉통이 발생	없음
심근 경색	안정을 취하고 있어도 흉통이 발생	없음

동맥경화: 협심증의 가장 흔한 원인

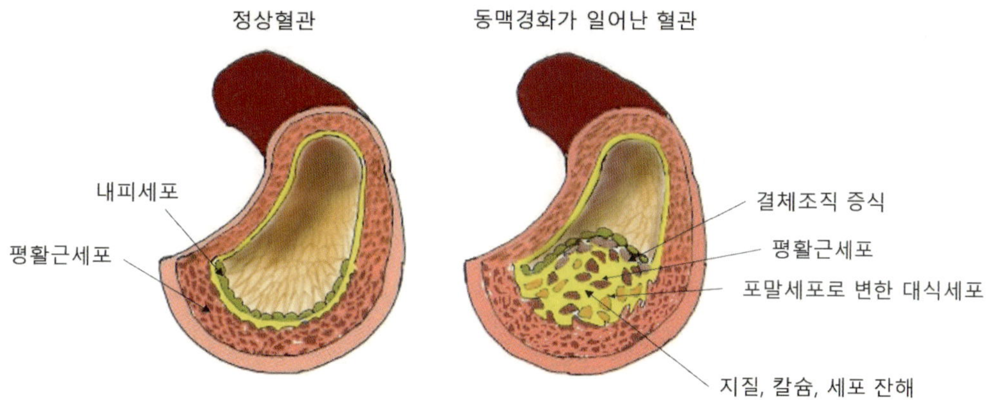

- 발병원인: 고혈압, 고지혈증, 당뇨, 흡연 등에 의한 심장동맥 내피세포의 손상
- 병의 진행: 손상된 내피세포 아래로 저밀도지질단백(low density lipoprotein: LDL), 콜레스테롤, 칼슘 등이 쌓인 후 변성 → 염증세포(단핵구, 림프구) 침투 → 변성된 지질단백과 콜레스테롤 탐식 후 포말세포(foam cell)로 변화 → 평활근 세포 증식, 결체 조직 증식 → 죽종(atheroma)형성 → 혈관 신축성 감소, 혈관 내경 감소

협심증 시 흉통의 특징

- 성상: 묵직하거나, 짓누르거나, 쥐어짜거나, 조이는 느낌
- 지속시간: 2~5분
- 촉발 원인: 육체적 활동, 감정의 변화(스트레스, 분노, 공포 등). 관상동맥의 협착 정도에 의해 쉬고 있을 때 나타나기도 함.
- 방사통: 좌측 어깨, 양팔의 안쪽면, 손, 등, 목, 턱, 치아 등으로 통증이 뻗치는 경우가 많다.

(4) 심낭

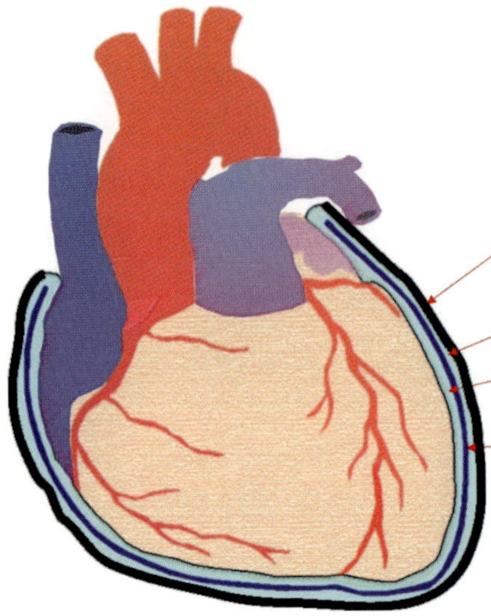

그림 8. 심낭

심낭의 구성		
섬유성 심낭 (fibrous pericardium)		주위 큰 혈관과 조직에 붙어 심장을 고정하는 역할을 한다.
장막성 심낭 (serous pericardium)	벽쪽막(parietal layer)	벽쪽막과 심장쪽막 사이 공간에는 심낭액이 들어있다. 심장 수축 시 마찰을 줄여주는 역할을 한다.
	심장쪽막(visceral layer)	

심낭염(pericarditis)은 심낭에 염증이 생긴 것을 말하며 심근경색과 유사한 흉통을 유발한다.

2) 심장 박동의 기원

심장은 심장에 분포하고 있는 자율신경을 다 제거하고 적출하여도 일정시간 혼자서 박동할 수 있다. 이는 심장 박동의 동력원이 심장 안에 있다는 것을 의미한다.

(1) 조율기전압과 전도로

심장근 세포는 골격근과 평활근의 성격을 모두 가지고 있다. 골격근과 유사한 수축 단백질의 배열은 심장근이 큰 힘을 낼 수 있게 하고 틈새이음(gap junction)을 통한 세포와 세포 사이의 연결은 심장근이 마치 하나의 큰 세포처럼 반응하게 한다. 다른 점도 있다. 수명이 다할 때까지 한 번도 쉼 없이 수축한다는 점에서 골격근과 다르고 자발적 수축이 가능하지만 그 수축 속도가 빠르다는 점은 평활근과 다르다.

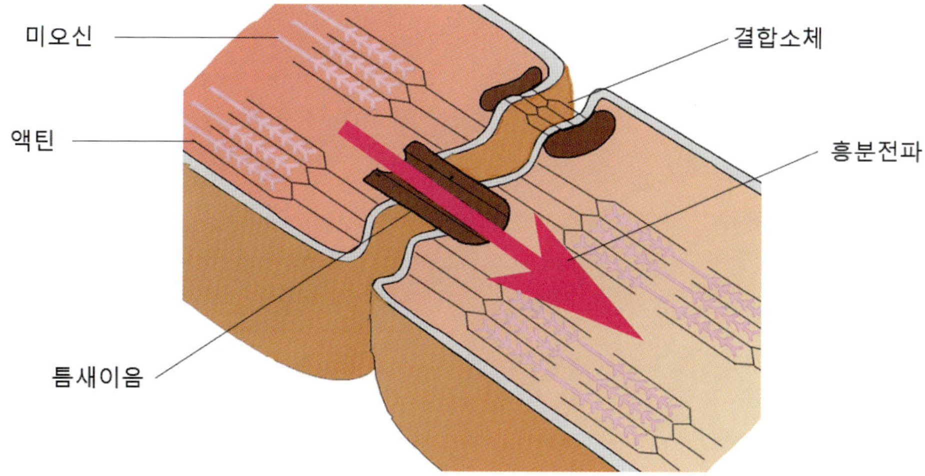

그림 9. 심장세포의 틈새이음(gap junction)

골격근의 수축이 골격근 세포의 흥분(탈분극)에서 시작하는 것처럼 심장근의 수축 또한 심장근 세포의 흥분(탈분극)에서 시작한다. 골격근 세포는 골격근에 분포하는 신경에서 분비하는 신경전달물질에 의해 탈분극이 시작되지만 심장근의 흥분은 심장의 특정부위에서 발생한 활동전압에 의해 시작된다.

심장의 수축을 유발하는 활동전압은 동방결절(sino-atrial node: SA node)에서 발생한다. 동방결절은 상대정맥이 우심방과 만나는 부위에 있고 여기서 분 당 60~100회의 활동전압이 자발적으로 발생하여 특수한 전도로를 타고 심장 전체로 퍼진다.

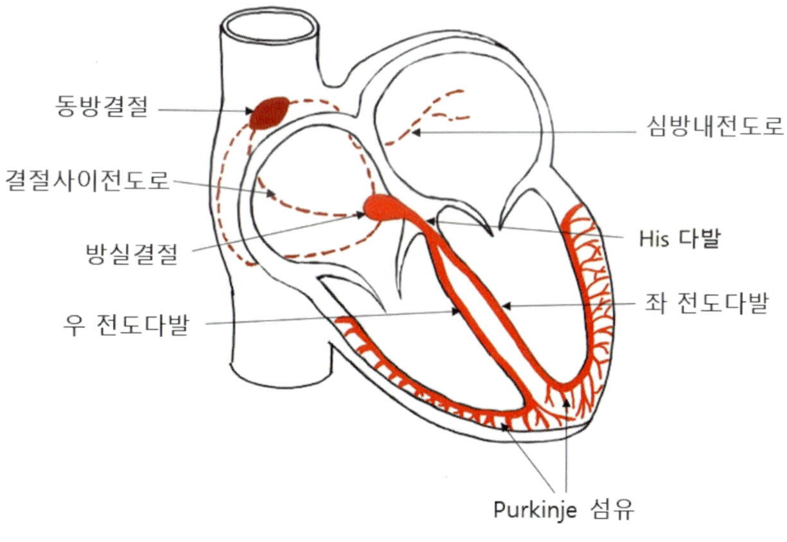

그림 10. 심장

- 동방결절(sino-atrial node: SA node) - 결절사이전도로(internodal pathway) - 방실결절(atrio-ventricular node: AV node) - His 다발(His bundle) - 좌측 혹은 우측 전도다발가지(left or right bundle branch) - 푸르킨예 섬유(Purkinje fiber)

• 심방내전도로(intra-atrial pathway): 결절사이전도로에서 분지하여 좌측 심방으로 향함.

• 차단(block): 전도로가 막히는 현상. 심장의 박동을 연구하면서 전도로를 잘랐던 실험에서 나온 용어다. 전도로가 막히면 동방결절에서 출발한 활동전압의 전도가 느려지거나 차단되어 아래쪽 심장 근육의 수축이 느려지거나 차단된다. 좌측전도다발차단(좌각차단: left bundle branch block), 우측전도다발차단(우각차단: right bundle branch block) 같은 용어는 여기서 비롯한 것이다.

심장은 동방결절에서 발생하는 자발적인 활동전압에 따라 수축하므로 동방결절을 조율기(pacemaker)라고 부르고 동방결절에서 발생하는 활동전압을 조율기전압(pacemaker potential)이라 한다. 방실결절이나 푸르킨예 섬유 등 심장의 다른 곳에서도 조율기전압이 만들어질 수 있다. 그러나 정상적인 경우라면 심장은 동방결절에서 만들어지는 조율기전압에 맞춰 수축한다.

만약 동방결절이 정상적으로 작동하지 않으면 방실결절, 혹은 푸르킨예 섬유 등의 잠재적 조율기(latent pacemaker)가 동방결절 역할을 대신한다. 동방결절이 아닌 심장의 다른 부위가 조율기 활동을 하는 경우 심장은 평상시의 정상 리듬을 잃어버리게 된다(부정맥: arrhythmia).

(2) 심장근 세포의 활동전압

심장에서 발생하는 활동전압은 크게 두 가지 형태다.

• 안정막전압이 유지되지 않고 서서히 탈분극한 뒤 다시 안정막전압으로 돌아가는 형태: 동방결절(SA node)과 방실결절(AV node)처럼 조율기 활동(pacemaker activity)을 보이는 세포에서 발견되며 조율기전압(pacemaker potential)이라 부른다.

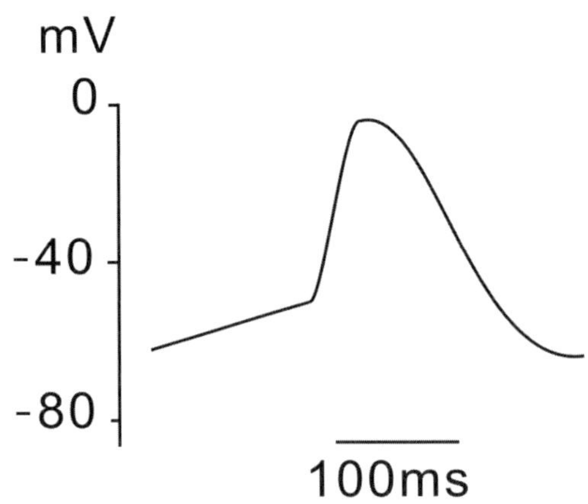

• 안정막전압이 잘 유지되다가 급속도로 탈분극, 재분극한 뒤 서서히 안정막전압으로 돌아가는 형태: 심방이나 심실 세포에서 발견된다.

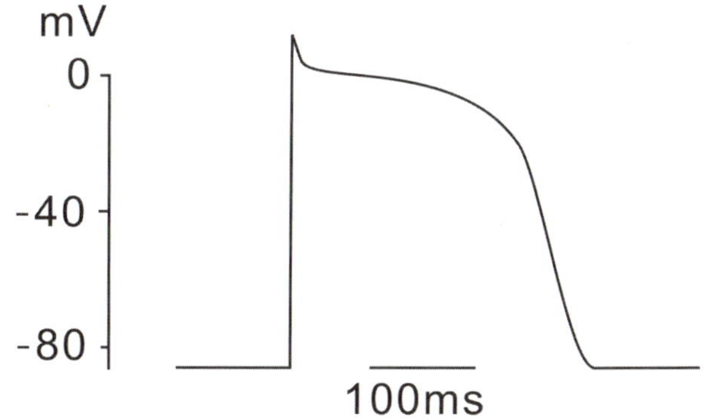

심장에서 발견되는 활동전압은 신경세포 활동전압과는 다르다. 신경세포의 활동전압은 하나의 활동전압이 지속되는 시간이 수 millisecond(ms: $\frac{1}{1000}$초)에 지나지 않지만 심장근에서 발견되는 활동전압은 수백 ms에 달한다. 오징어 거대축삭의 활동전압은 Na^+ 통로와 K^+ 통로의 활동만으로 설명할 수 있었다. 하지만 심장근 세포의 활동전압은 Na^+ 통로, K^+ 통로 외에도 다른 이온 통로들이 관여한다.

심방이나 심실 세포의 활동전압은 5개 부분(0~4)으로 구분한다.

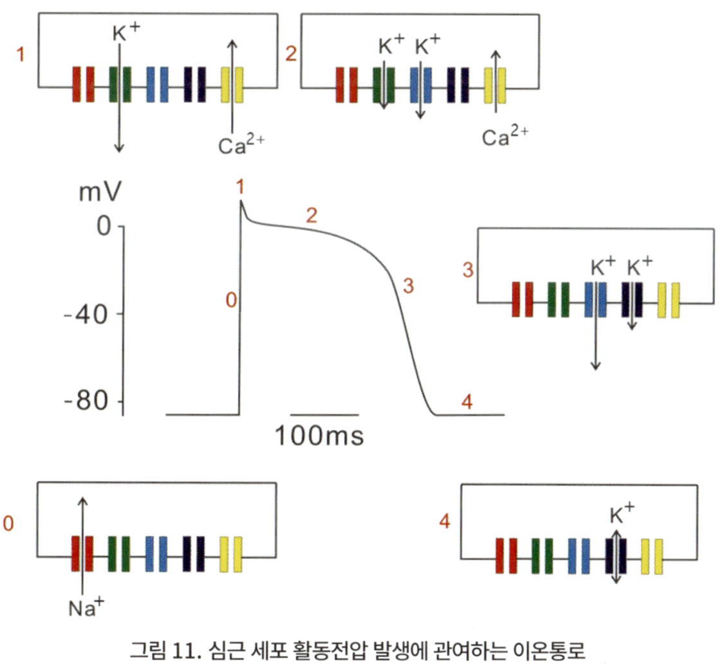

그림 11. 심근 세포 활동전압 발생에 관여하는 이온통로
붉은 색 – Na^+ 통로, 녹색, 청색, 검은색 – K^+ 통로, 노란색 – Ca^{2+} 통로

a) 급속 탈분극기(phase 0): 안정막전압으로부터 급격히 탈분극이 이뤄지는 시기. 오징어 거대축삭의 활동전압에서처럼 Na^+ 통로가 활성화되면서 세포 내로 Na^+ 이온이 들어온다(그림 11의 0번).

b) 일시적 재분극기(phase 1): 급격한 탈분극 후 빠른 재분극이 이뤄지는 시기. K^+ 통로(일시적으로 활성화되는 외향성 K^+ 통로: transient outward potassium channel)가 순간적으로 활성화되어 K^+ 이온이 세포 밖으로 나가며 발생한다. 막전압 동작성 Ca^{2+} 통로(voltage operated calcium channel)를 통해 Ca^{2+}도 들어오기 시작한다(그림 11의 1번).

c) 고원기(phase 2): 일시적 재분극 후 막전압 탈분극이 유지되는 시기. 막전압 동작성 Ca^{2+} 통로(voltage operated calcium channel)를 통한 Ca^{2+}의 유입이 지속되고 지연성 외향성 K^+ 통로(delayed outward rectifier potassium channel)가 천천히 활성화되어 K^+ 이온이 세포 밖으로 나가면서 재분극이 시작된다(그림 11의 2번).

d) 재분극기(phase 3): 지연성 외향성 K^+ 통로(delayed outward rectifier potassium channel)의 활성이 지속적으로 증가하면서 K^+ 이온이 세포 밖으로 계속 유출되어 막전압이 계속 낮아지고 또 다른 종류의 K^+ 통로(내향 정류성 K^+ 통로: inward rectifier potassium channel)가 활성화되기 시작한다(그림 11의 3번).

e) 안정막전압 유지기(phase 4): 안정막전압 유지에 기여하는 내향 정류성 K^+ 통로(inward rectifier potassium channel)에 의해 안정막전압이 유지되는 시기(그림 11의 4번).

동방결절 등에서 기록되는 조율기전압은 심실이나 심방에서 기록되는 활동전압과는 다른 메커니즘에 의해 형성된다. 조율기전압은 1) 안정막전압이 유지되지 않고 2) 급속한 탈분극이 없다.

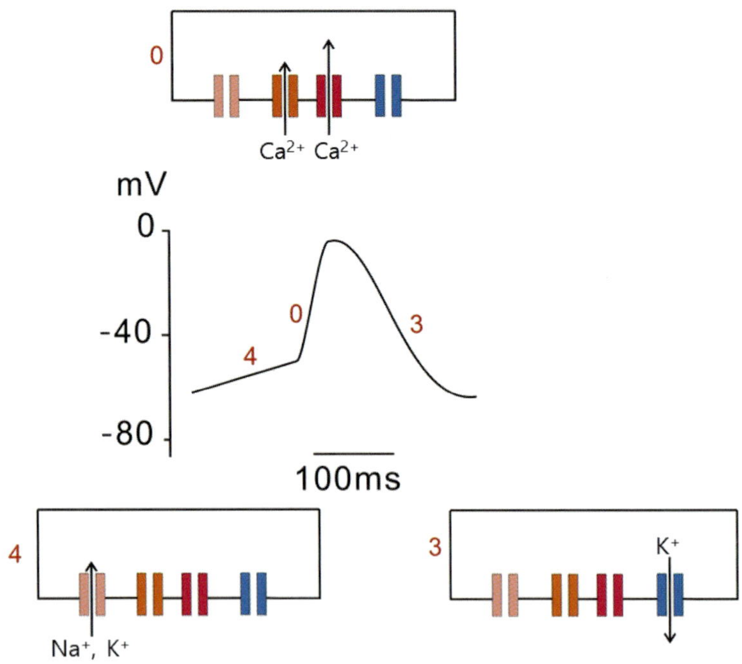

그림 12. 심근 세포 조율기전압 발생에 관여하는 이온통로
붉은색, 주황색 – Ca^{2+} 통로, 청색 – K^+ 통로, 분홍색 – Na^+, K^+ 통로

a) 불안정한 안정막전압 유지기(phase 4): 안정막전압 근처에서 활성화된 양이온통로를 통해 세포 안으로 들어온 양이온(Na^+, K^+)들이 탈분극을 유발한다(그림 12의 4번).

b) 느린 탈분극기(phase 0): 낮은 막전압에서 활성화될 수 있는 Ca^{2+} 통로를 통해 들어온 Ca^{2+} 전류가 2차 탈분극을 유도한다. 이 기간 동안 다른 Ca^{2+} 통로도 활성화 된다(그림 12의 0번).

c) 재분극기(phase 3): 지연성 외향성 K^+ 통로(delayed outward rectifier potassium channel)가 활성화되어 세포 밖으로 K^+이 나가며 재분극이 일어난다(그림 12의 3번).

심장에 작용하는 약물 중에는 이온통로에 영향을 주는 약물이 많다. 부정맥을 치료하는 약물이 대표적인데 Na^+ 통로를 억제하는 퀴니딘(quinidine), 리도카인(lidocaine), K^+ 통로를 억제하는 아미오다론(amiodarone), 소타롤(sotalol), Ca^{2+} 통로를 억제하는 베라파밀(verapamil) 등이 있다.

3) 심전도

(1) 심전도의 원리

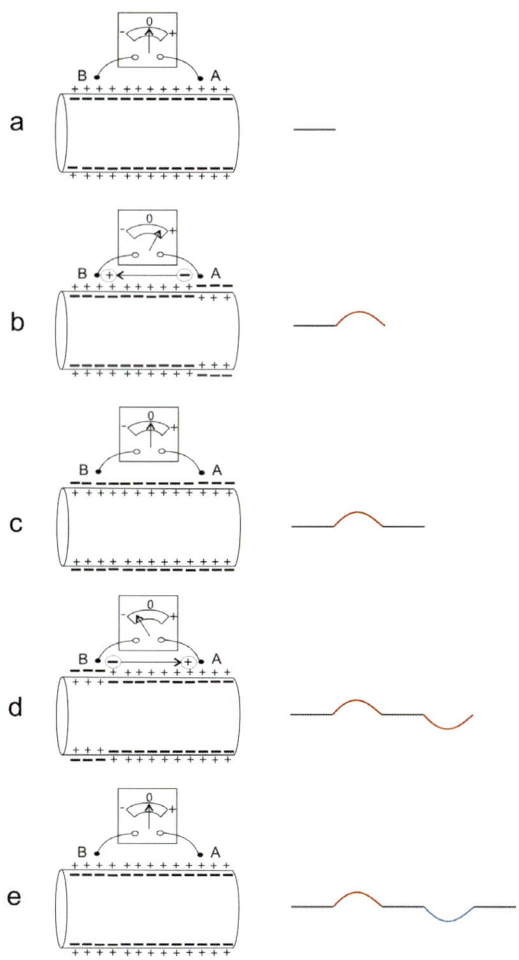

심장의 활동전압은 동방결절에서 출발해서 전도로를 타고 심실로 퍼져 나간다. 이러한 활동전압의 흐름을 신체 표면에서 측정하는 방법이 100여 년 전 네덜란드 의사였던 Willem Einthoven(1860-1927)에 의해 개발되었는데 이것이 바로 심전도(electrocardiogram: ECG, 혹은 elektrokardiogramm: EKG)이다.

심장세포는 저항이 낮은 틈새이음(gap junction)으로 연결되어 있어 심장을 여러 개의 심장세포가 연결된, 하나의 긴 원통형 세포로 가정할 수 있다. 원통형 세포의 표면 위 두 지점(A 지점, C 지점) 사이의 전위차를 측정하면 다음과 같은 과정이 진행되는 것을 볼 수 있다.

a) A 지점이나 B 지점 모두 안정막전압을 유지할 때: A 지점, B 지점 세포 표면에서의 전위차는 없다($V_B - V_A = 0$).

b) A 지점에 있는 세포에서 활동전압이 발생할 경우: A 지점의 세포막 안쪽은 (+) 전압을, 밖은 상대적으로 (−) 값을 가진다. B 지점 세포는 흥분하지 않은 상태이므로 안쪽은 (−), 밖은 (+) 값을 가진

다. 이 경우 세포 외부의 두 지점 사이에는 전위차가 발생한다($V_B - V_A > 0$). 이것을 A 지점에서 B 지점을 향하는 전압의 벡터로도 표현할 수 있다. 전위차가 양일 때 펜 기록기의 펜이 위로 움직이도록 설정하면 그림 b의 오른쪽처럼 그려진다.

c) B 지점 세포도 탈분극이 되었는데 A 지점 세포는 아직 재분극이 되지 않은 경우: 세포 밖 두 지점 사이의 전위차는 없다($V_B - V_A = 0$). 펜 기록기의 펜은 0의 위치에 놓인다.

d) A 지점 세포가 먼저 재분극이 된 경우: 이 경우는 b)와 반대가 된다. 전위차는 (−)가 되고 ($V_B - V_A < 0$) 전기 벡터의 방향도 반대가 된다. 펜 기록기의 펜은 기준선인 0 아래로 내려간다.

e) B 지점, A 지점 세포 모두 재분극이 된 경우: 세포 표면의 전위차는 0이 된다($V_B - V_A = 0$). 펜은 기준선인 0의 위치로 다시 복귀한다.

a)~e)의 과정을 거치면서 펜의 위치는 기준선인 0의 위치 → 위쪽(양의 위치) → 0의 위치 → 아래(음의 위치) → 0의 위치로 변하며 특정 곡선을 그리게 된다. 이러한 원리에 의해 심장 활동전압의 전도에 따른 전압 벡터의 변화를 신체 표면에서 측정하여 그린 것이 심전도다.

(2) 심전도 파(wave)의 구성

심전도는 P파, QRS파, T파로 구성된다. 각 파의 모양은 아래 그림과 같다.

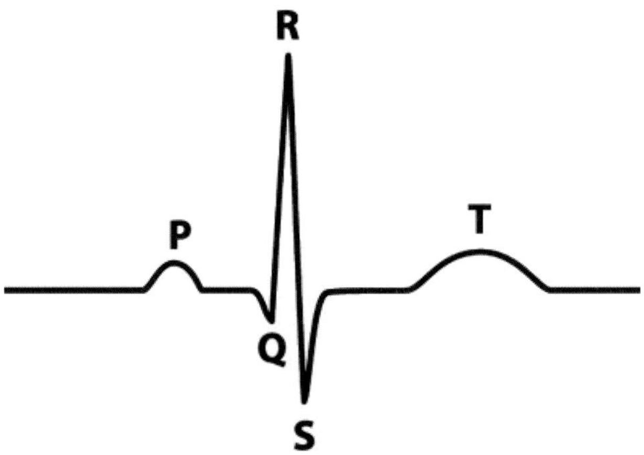

그림 13. 심전도의 각 파(wave)

각 파의 형성을 심전도의 원리에 따라 설명하면 그림 14와 같다. 그림에서 노란색으로 칠한 부분은 그 부위가 흥분했음을 표시한다.

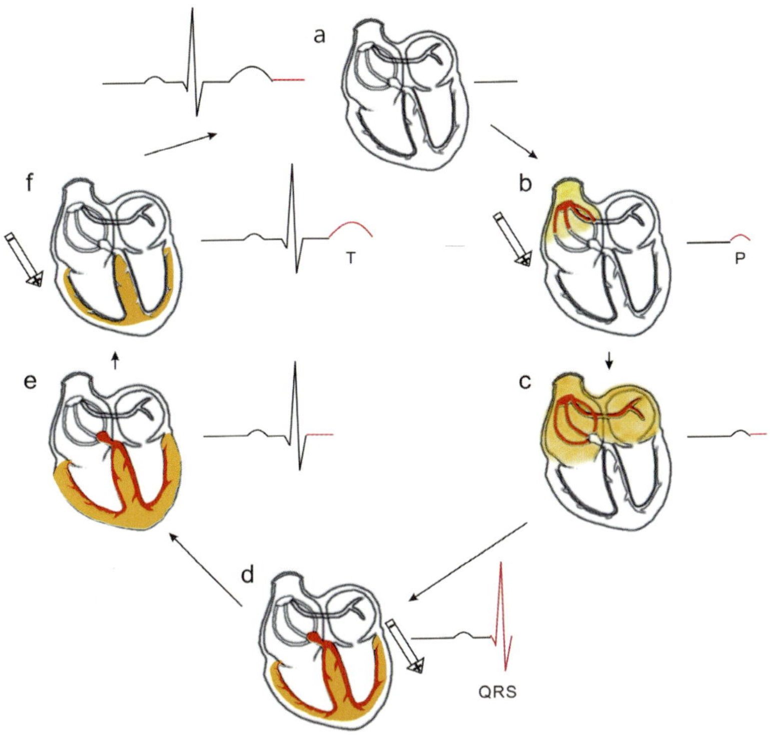

그림 14. 심전도 파(wave)의 형성과정

a) 심방의 모든 세포가 안정 상태를 유지할 때: 기준선인 0의 위치에 펜이 놓인다.

b) 동방결절에서 시작한 활동전압이 심방의 일부로 퍼져나갈 때: 동방결절에서 방실결절로 향하는 전압 벡터가 형성된다. 펜은 0 위쪽으로 놓이고 P파가 기록된다.

c) 심방의 모든 세포가 다 흥분하면 심방 세포 사이의 전위차는 없어지고 펜은 0의 위치에 놓인다.

d) 방실결절에서 활동전압이 발생하여 심실을 향해 진행할 때: 방실결절에서 심실로 향하는 전기 벡터가 만들어지고 펜은 양의 방향으로 움직인다. QRS파가 기록된다.

e) 심실의 모든 세포가 다 흥분하면: 심실 세포 사이의 전위차가 없어지고 펜은 다시 0의 위치에 놓인다.

f) 심실 표면에 놓인 세포들이 먼저 안정 상태로 돌아오고 표면 아래에 놓인 세포들은 여전히 흥분상태를 유지하는 경우: 이 때 형성되는 전기 벡터의 방향은 d)에서의 벡터 방향과 같다. 기록되는 파는 T파이다.

a) 심실의 모든 세포가 안정 상태로 돌아오면: 심실 세포 사이의 전위차가 사라지고 처음 상태로 돌아온다.

위의 내용을 정리하면 다음과 같다.

- P파: 심방의 흥분을 나타내며 심방의 수축 전에 기록된다.
- QRS파: 심실의 흥분을 나타내며 심실의 수축 전에 기록된다.
- T파: 심실의 재분극을 나타내며 심실의 이완 전에 기록된다.

(3) 심전도 파의 간격

초기의 심전도 기계는 생리기록계를 이용하여 심장 전기신호를 증폭하고 이를 펜 기록기로 그리는 방식을 취했다. 이럴 경우 펜 기록기에서 기록지가 움직이는 속도에 따라 심전도 파 사이의 간격이 달라지므로 해석상의 편의를 위해 기록지의 속도를 25mm/초에 맞추도록 규정하였다. 이때 기록지 한 눈금 간격 1mm는 0.04초에 해당한다.

심전도에서 심장의 박동수를 셀 때도 이 규정을 이용한다. 1분 동안 기록지의 이동거리는 25mm/초 × 60초 = 1500mm가 되므로 심박동수는 1500mm 안에 QRS파가 몇 개 들어있는지 세면 알 수 있다. 10초 동안의 이동거리인 250mm 안에 든 QRS파의 갯수를 센 후 6을 곱해도 된다. 좀 더 쉽게 세는 법도 있다. 심전도 종이의 굵은 눈금을 이용하는 법이다. 굵은 눈금은 5mm 간격인데 이웃한 QRS파의 거리가 5mm가 되면(0.2초 간격) 분 당 심박수는 300회가 되고(0.2초: 1회 = 60초: x회, x = 300) 10mm가 되면 150회, 15mm면 100회가 된다. 이를 이용하면 아래 그림처럼 셀 수 있다.

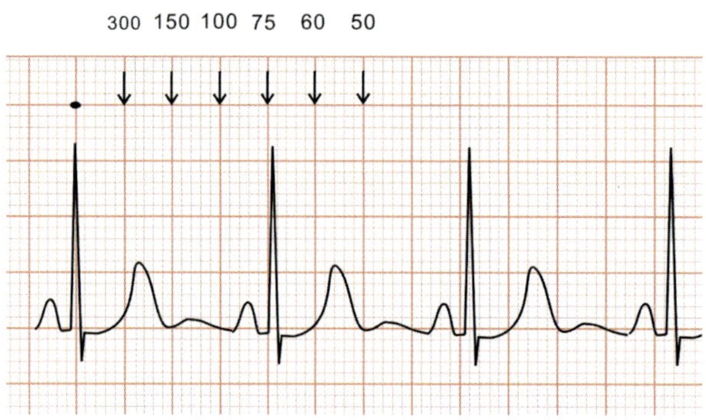

그림 15. 심전도를 이용하여 심박수를 측정하는 간단한 방법

심전도에서는 파와 파 사이의 간격이나 파의 지속시간이 매우 중요하다. 파와 파 사이의 간격이나 파의 지속시간은 활동전압이 전파되는 시간을 나타내므로 정상적인 심장이라면 대부분 일정한 값을 가져야 하기 때문이다. 심전도에서는 1) P-R 간격 2) Q-T 간격 3) QRS 간격 등이 중요하다.

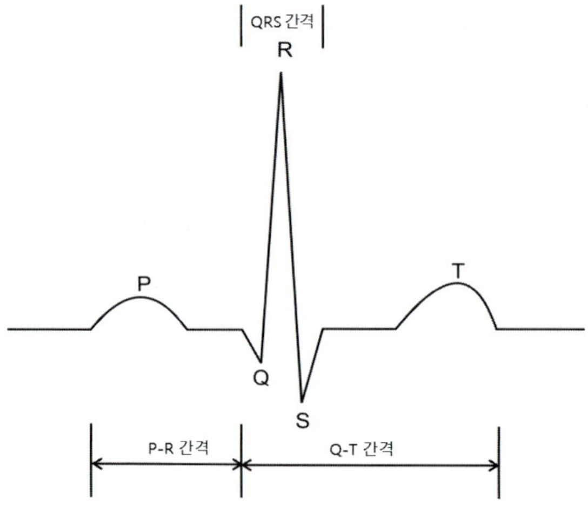

그림 16. 심전도 파와 파 사이의 간격

- P-R 간격: P파 시작~QRS파 시작까지의 간격. 정상적으로라면 0.12~0.21초 정도이다(3mm~5mm). 동방결절에서 활동전압이 발생한 후 심실 활동전압이 발생하기까지 걸리는 시간을 의미한다. 정상보다 길어진다면 방실결절에서 시작한 활동전압의 전도가 늦어진다는 것을(전도로 상의 차단이 존재할 수 있다는 점을), 짧아진다면 비정상적인 전도로가 존재할 가능성을 의미한다.
- Q-T 간격: Q파의 시작~T파 끝나는 점까지의 간격. 심장 박동수에 따라 달라지지만 대략 0.44초 이내여야 한다. 길어지면 심실의 조기수축과 부정맥 발생 가능성이 높아진다.
- QRS 간격: Q파의 시작~S파가 끝나는 점까지의 간격. 약 0.12초 이내이며 좌우 심실이 탈분극되는 시간을 의미한다. 길어지면 좌측 혹은 우측 심실의 탈분극이 늦게 일어나거나 심실의 두께가 증가했음을 의미한다. 전도로가 차단되면 심실 탈분극이 늦어진다.

(4) 심전도의 기록

가. 표준사지유도

양 팔과 다리에 전극을 붙이는 것을 사지유도(limb lead)라 한다. 사지유도에서 전극을 붙이는 방법은 다음과 같다.

- lead I: 오른팔에 (−)극, 왼팔에 (+)극을 붙인다.
- lead II: 오른팔에 (−)극, 왼발에 (+)극을 붙인다.
- lead III: 왼팔에 (−)극, 왼발에 (+)극을 붙인다.

오른발에는 접지선을 부착한다(보통 음극은 검은색 전선, 양극은 빨간색 전선, 접지선은 녹색 전선이 쓰인다).

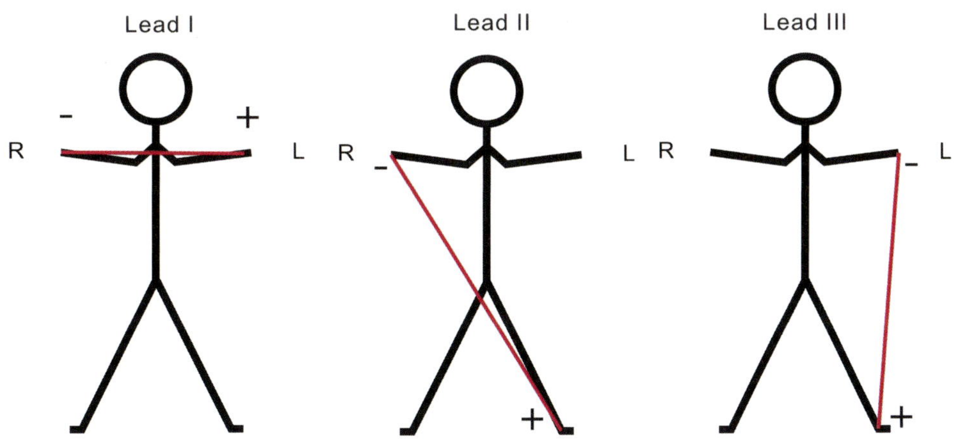

그림 17. 표준사지유도에서 전극을 붙이는 방법

표준사지유도 I, II, III을 한 평면에 표시하면 삼각형이 만들어진다(그림 18). 이 삼각형을 아인트호벤(Einthoven)의 삼각형이라 부른다. 심장은 이 삼각형의 중심에 놓이는 것으로 본다. 아래 그림에서 삼각형의 중심에 놓인 화살표는 심장 활동전압의 벡터를 의미한다. 삼각형 각 변에 표시된 화살표는 심장전압벡터의 그림자에 해당한다. 표준사지유도를 이용하여 심전도를 측정하는 것은 삼각형의 각 변에 눈을 대고 심장의 전기벡터를 들여다보는 것과 같다. 이때 눈에 들어오는 벡터는 심장 전기벡터의 그림자이다.

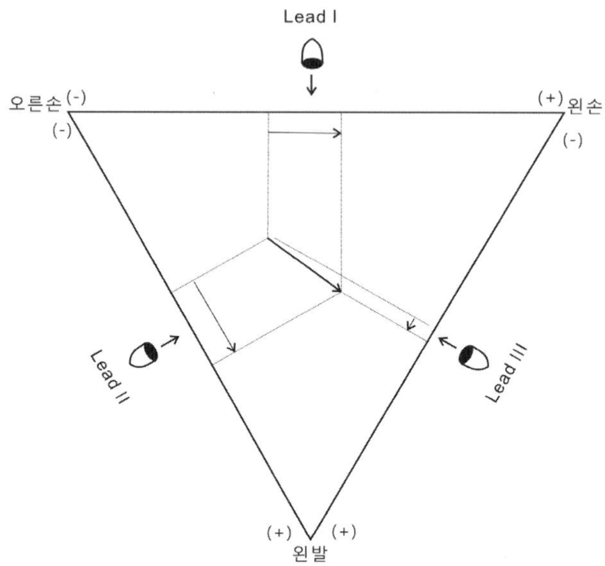

그림 18. Einthoven의 삼각형과 심장 전기벡터

그림 18에서 심장 전기벡터가 가장 잘 투영되는 곳은 lead II이다. lead II가 심장의 전기축과 나란하기 때문이다. 이런 이유로 환자의 심전도를 계속 감시해야 하는 경우라면 lead II가 가장 많이 쓰인다.

표준사지유도 측정에서 전극을 꼭 팔다리에만 붙여야 하는 것은 아니다. 삼각형의 형태로 전극을 붙여주기만 하면 된다. 양 어깨나 배에 붙이더라도 문제가 없다. 단, 전극의 양극과 음극은 정확하게 붙여야 한다. 거꾸로 붙이면 QRS파가 거꾸로 기록된다.

나. 증폭사지유도

전극을 붙이는 방법은 표준사지유도와 같다. 단, 양극과 음극의 개념이 표준사지유도와 다르다. 표준사지유도에서는 왼손이나 오른손, 왼발에 전극을 붙여 음극과 양극을 정했지만 증폭사지유도에서 양극은 오른손, 왼손, 왼발에 놓이고 음극은 심전도 기계에서 정한다. 표준사지유도의 삼각형에서 양극으로 정한 꼭짓점(오른손, 왼손, 왼발 중 하나)을 제외한 나머지 두 꼭짓점 전압의 평균값을 음극의 전압값으로 잡는다. 이렇게 양극과 음극을 정하면 심전도 신호가 증폭된다. 그래서 증폭(augmented) 사지유도라 부른다.

표준사지유도에서는 물리적으로 존재하는 두 극 사이의 전압을 측정하는 방식이라 양극유도(bipolar

lead)라 하고 증폭사지유도는 기계에서 정한 음극과 표면에 부착된 양극 사이의 전압값을 측정하는 방식이라 단극유도(monopolar lead)라 부른다. aVR(augmented Vector Right), aVL(augmented Vector Left), aVF(augmented Vector Foot) 세 가지 종류의 심전도를 측정한다.

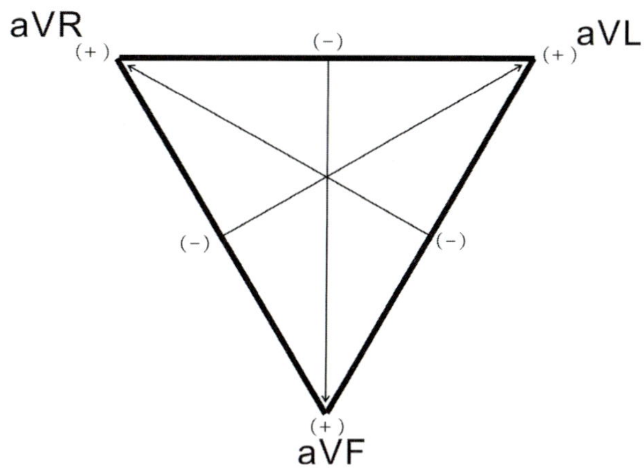

그림 19. 증폭사지유도

단극유도에서는 측정하는 극을 향해 활동전압이 다가오면 (+)로, 멀어지면 (−)로 기록된다. 그러므로 aVR에서 QRS파는 음의 값을 가지게 된다(심장 활동전압이 진행하는 방향이 그림 19 삼각형의 꼭짓점(aVR)에서 멀어지는 쪽이기 때문이다).

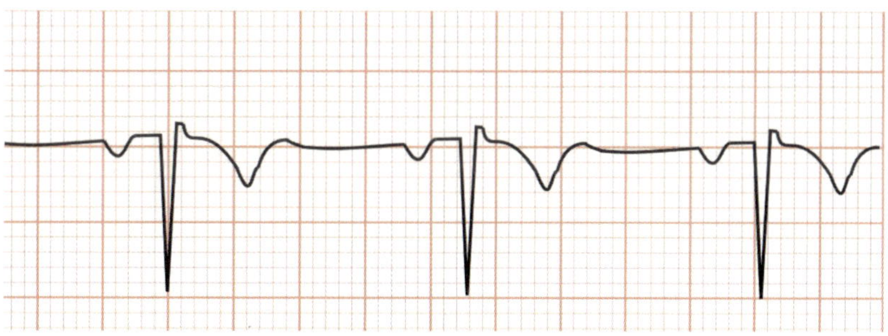

그림 20. aVR에서는 QRS파가 아래쪽을 향하고 있어야 정상이다.

다. 흉부유도

전극을 흉부에도 붙인다. 이때 흉부에 붙이는 전극이 (+)극이 되고 (−)극은 심전도 기계가 정한다. 흉부유도 또한 단극유도다.

전극을 붙이는 위치는 아래와 같다.

- V1: 중앙 가슴뼈의 오른쪽 가장자리와 4번째 늑간(갈비뼈와 갈비뼈 사이)이 만나는 부위
- V2: 중앙 가슴뼈의 왼쪽 가장자리와 4번째 늑간이 만나는 부위

• V3: V2와 V4의 중앙
• V4: 왼쪽 빗장뼈의 정중앙선과 5번째 늑간이 만나는 부위
• V5: 왼쪽 겨드랑이의 앞쪽선과 5번째 늑간이 만나는 부위
• V6: 왼쪽 겨드랑이의 중앙선과 5번째 늑간이 만나는 부위

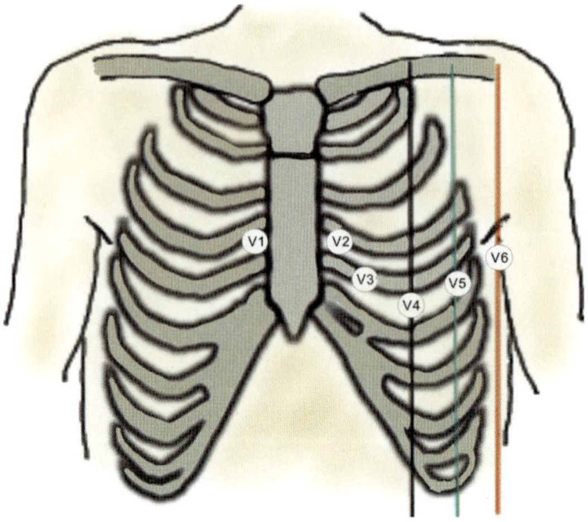

그림 21. 흉부유도에서 전극을 붙이는 위치

심장을 전면에서 바라봤을 때 가장 앞에 두드러지게 보이는 부분은 우심실이다. 성인의 심장에서 가장 두꺼운 좌심실은 왼쪽, 뒤쪽으로 약간 돌아가 있다. 그러므로 심장의 전기축은 V5, V6 쪽을 향하게 된다. 흉부유도도 증폭사지유도와 마찬가지로 단극유도이므로 심장 활동전압이 전극을 향해 다가오면 (+)로 기록된다. 이런 이유로 V1에서 기록되는 QRS파는 주로 (−)로, V5나 V6에서 기록되는 QRS파는 주로 (+)로 기록된다(그림 22).

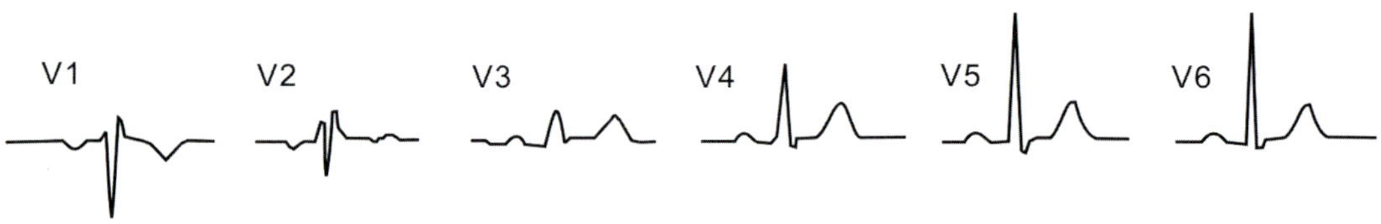

그림 22. 흉부유도

라. 심전도에서 무엇을 알 수 있는가?

심전도는 여러 정보를 전해주는데 가장 대표적인 것 두 가지를 든다면 속도와 리듬이다.

• 속도: 기록지 1mm는 0.04초에 해당한다. 이를 바탕으로 심장의 박동수, 파 사이의 간격 등을 해석할 수 있다. 성인의 분당 정상 심박동수는 60회에서 100회 사이이다.
• 리듬: 심장은 정해진 속도로 뛴다. 그러므로 리듬도 일정해야 한다. 리듬이 일정하지 않은 박동을 부정맥이라 한다. 부정맥(不整脈)은 영어로는 arrhythmia다. 부정맥이 있으면 심전도 상에서 QRS파 사이의 간격이 일정하지 않게 된다.

〈심전도 해석의 몇 가지 예〉

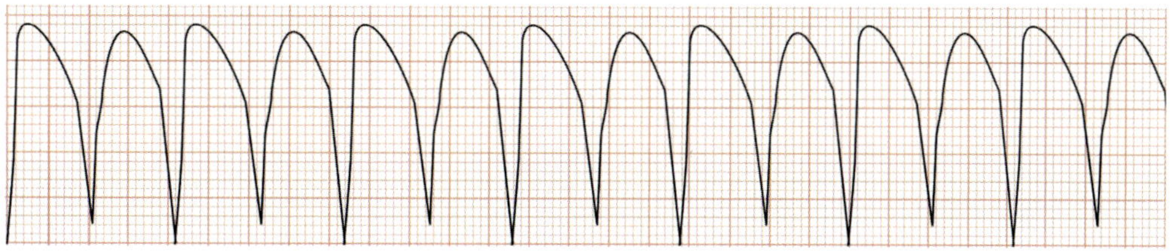

진단	심실성빈맥(ventricular tachycardia) 심실조동(ventricular flutter)
설명	정상적인 QRS파 대신 큰 파들이 연속적으로 보인다. 심박동수는 대략 150회/분으로 빈맥이다. 큰 파형은 대부분 심실에서 만들어지므로 심실성빈맥이라고 하며 이러한 특이한 형태를 조동(flutter)이라 표현한다. 정상적인 P파가 보이지 않아 동방결절에서 내려오는 정상적 흥분 전도가 이뤄지지 않음을 보여준다.

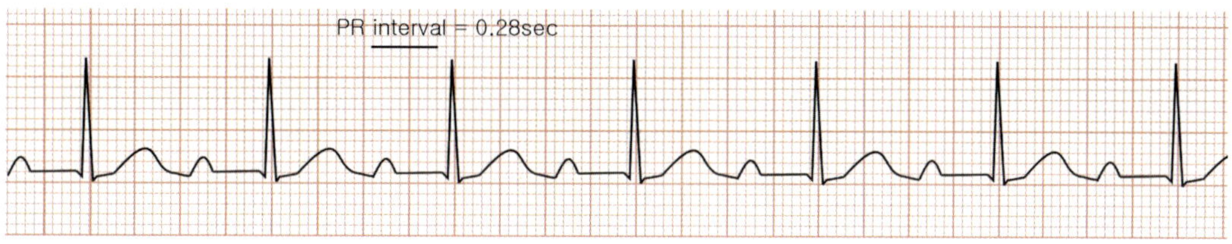

진단	1도 방실차단(first degree atrio-ventricular block)
설명	P파와 QRS파 사이가 0.28초로 정상인 0.12~0.21초보다 길다. 동방결절에서 출발한 활동전압이 심실의 흥분을 유발할 때까지 걸리는 시간이 정상보다 길어졌다는 뜻이다. 이는 전도로 상의 차단(심방-심실 사이 차단: atrio-ventricular block)이 존재한다는 뜻이기도 하다. P-R 간격만 늘어났을 뿐 다른 것은 나타나지 않아 1도 차단이란 표현을 쓴다.

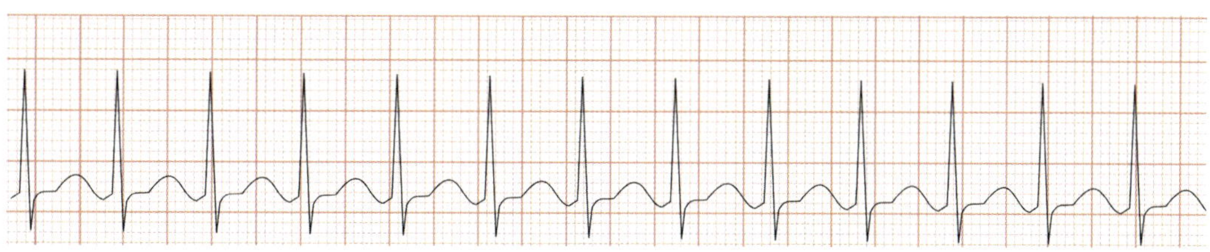

진단	심실상성빈맥(supra-ventricular tachycardia)
설명	심박동수 약 150회/분, T파가 P파에 묻혀서 잘 보이지 않는다. P파가 존재하므로 방실결절 위쪽의 조율기에서 활동전압이 빠르게 발생하여 나타나는 빈맥임을 알 수 있다.

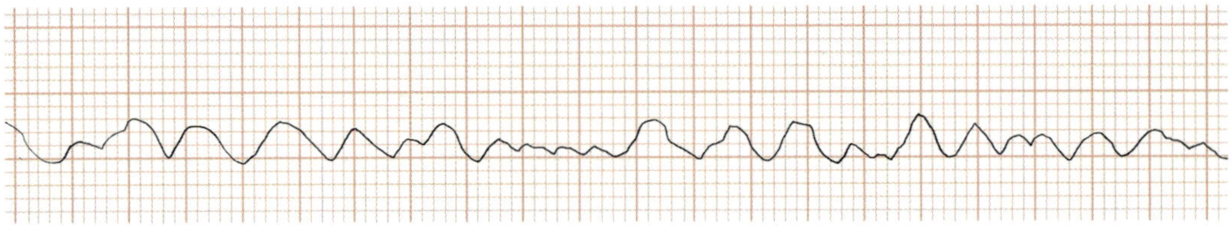

진단	심실세동(ventricular fibrillation)
설명	큰 파는 파가 심실에서 발생한 것임을 말해준다. 형태의 불규칙성은 심실의 단일한 곳에서 특정 파형이 반복적으로 발생하는 것이 아니라 심실의 여러 곳에서 파가 발생하고 있음을 말해준다. 진단은 심실세동(ventricular fibrillation)이며 파의 형태가 지리멸렬한 것이 특징이다.

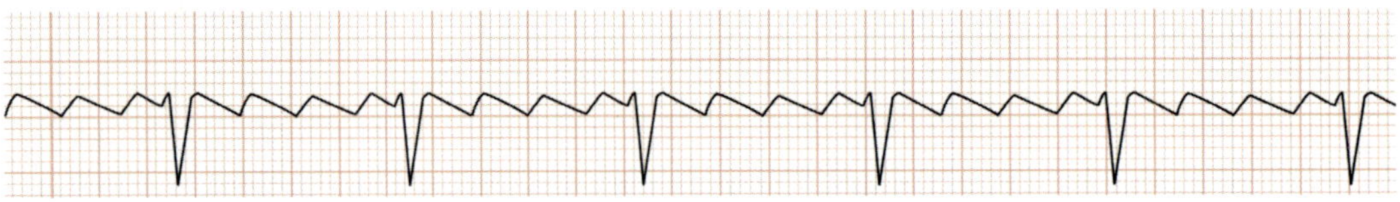

진단	심방조동(atrial flutter)
설명	여러 개의 P파 후에 QRS파가 나타난다. 심방에서 심실로 전도가 잘되지 않음을 의미한다. 진단은 심방조동(atrial flutter)이다. 톱니바퀴같은 파형이 특징이다.

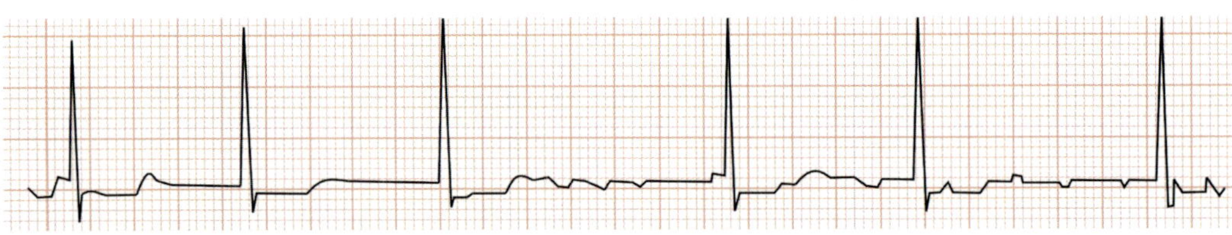

진단	심방세동(atrial fibrillation)
설명	QRS파의 간격이 일정하지 않고 뚜렷한 P파가 보이지 않는다. 심방에서 정상적으로 P파가 발생하지 않는다는 뜻이다. 진단은 심방세동(atrial fibrillation)이다. 심실세동과 마찬가지로 파의 지리멸렬한 모양이 특징이다.

4) 펌프로서의 심장

(1) 심장 주기

심장 내부에서 피는 심방에서 심실로, 심실에서 동맥으로 이동한다. 이러한 이동을 가능하게 하는 것은 심방과 심실, 심실과 동맥의 압력 차이이다. 심방과 심실, 그리고 동맥의 압력 변화는 그림 23에서 확인할 수 있다.

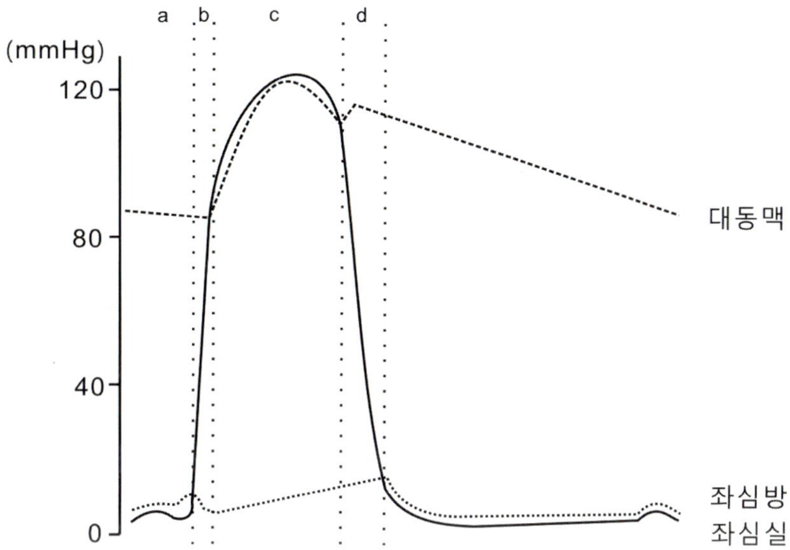

그림 23. 대동맥, 좌심방, 좌심실의 시간에 따른 압력 변화
a–심실충만기, b–등용적성 심실수축기, c–구출기, d–등용적성 심실이완기

각 부위별 압력 차이에 따른 피의 이동을 시기별로 구분하면 a) 심실충만기 b) 등용적성 심실수축기 c) 구출기 d) 등용적성 심실이완기로 나눌 수 있다(그림 23, 24).

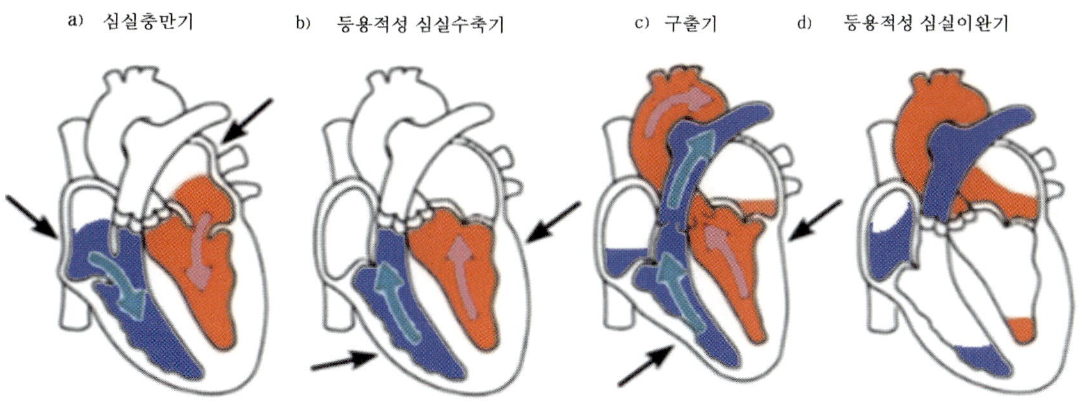

그림 24. 심장주기에 따른 혈액의 이동

a) 심실충만기: 이 시기에는 심방의 압력이 심실의 압력보다 높다. 피는 심방에서 심실로 이동한다.

b) 등용적성 심실수축기: 심실에 피가 차면 심실은 수축하기 시작한다. 심실의 압력이 증가하면서 심실과 심방 사이의 판막은 닫힌다. 심실의 압력이 동맥 압력보다 낮아 동맥으로 피를 보내지는 못한다. 심실 내 혈액의 부피는 일정하므로 등용적성 수축기란 표현을 쓴다.

c) 구출기: 심실 압력이 동맥 압력보다 커지면 동맥으로 피가 나간다. 심실 압력이 동맥 압력보다 낮아지면 동맥 판막이 닫히고 피가 나가는 것이 멎는다.

d) 등용적성 심실이완기: 심실의 압력을 낮추기 위해 심실의 근육이 이완하는데 이때 심실 내 혈액의 부피 변화가 없어 이 시기를 등용적성 심실이완기라 한다. 심실의 압력이 심방의 압력보다 더 낮아지면 심방과 심실 사이의 판막이 열리고 다시 심실충만기가 시작된다.

등용적성 심실수축기와 구출기를 합해서 수축기(systole), 등용적성 심실이완기와 심실충만기를 합쳐 이완기(diastole)라고 한다.

주요 동맥과 심방 심실의 압력은 아래와 같다(단위 mmHg).

대동맥	100~140(최고)/60~90(최저)
	105~70(평균)
좌심실	100~140/3~12
좌심방	2~10
폐동맥	15~30(최고)/4~12(최저)
	9~18(평균)
우심실	15~30/2~8
우심방	2~8

(2) 심장주기(cardiac cycle) 동안 심실 내 혈액의 부피 변화

이완기말 혈액량(end-diastolic volume: EDV)은 대략 120ml 정도이고 심장이 수축할 때 대동맥으로 뿜어내는 피의 양(구출량, stroke volume: SV)은 70ml 정도여서 수축이 끝났을 때 심실에는 약 50ml 정도의 피가 남는다. 정상적이라면 SV/EDV의 비는 약 0.6 정도이다.

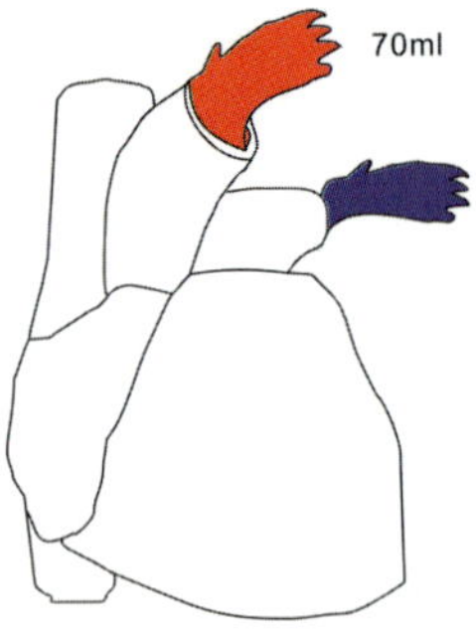

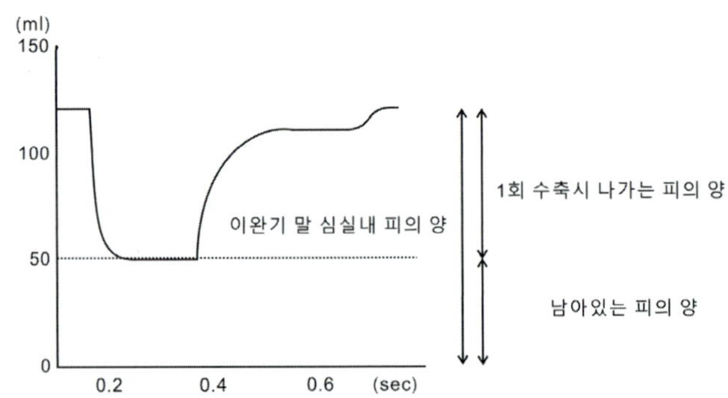

그림 25. 구출기 때 피가 나가는 모양(왼쪽), 심장주기 동안 심실 내 혈액량의 변화(오른쪽)

심장주기 동안 좌심실 내 혈액의 부피 변화는 그림 25와 같다. 1분 동안 심장이 약 80회 수축한다면 1분 동안 심장에서 나가는 피의 양은 80회/분 × 70ml/회 = 5600ml/분이다.

심실충만기 때 피는 초기에는 압력 경사에 의해 급격히 이동하지만(그림 25의 오른쪽 그림 0.4초에서 0.5초 사이) 나중에는 심방의 수축을 필요로 한다. 그림에서 심실 내 부피 변화의 경사가 달라지는 이유가 된다(그림 25의 오른쪽 그림 0.6초 이후).

(3) 심음

심장이 뛰는 동안 심장 내 판막이 열리고 닫히는 과정이 반복된다. 가슴에 귀를 댈 때 들리는 심장 뛰는 소리는 판막들이 닫히며 나는 소리다. 정상에서는 심방과 심실 사이의 판막이 닫히며 나는 소리와 심실과 동맥 사이의 판막이 닫히며 나는 소리만 들려야 한다(그림 26).

- 첫 번째 심음(S1): 이첨판과 삼첨판이 거의 동시에 닫히며 나는 소리. 심실충만기가 끝나고 등용적성 수축기가 시작될 때 난다. 삼첨판이 이첨판보다 늦게 닫히지만 거의 구별이 안 되어 단일음으로 들린다.
- 두 번째 심음(S2): 대동맥판과 폐동맥판이 거의 동시에 닫히며 나는 소리. 구출기가 끝나고 등용적성 이완기가 시작될 때 나는 소리다. 대동맥판이 먼저 닫히고 폐동맥판이 뒤를 따른다. 경우에 따라 두 판막이 닫히는 소리를 구분할 수 있다.

> – 두 번째 심음의 정상적 분열: 숨을 들이키면 폐와 오른쪽 심장으로 향하는 피의 양은 늘어나나 상대적으로 왼쪽 심장으로 돌아가는 피의 양은 줄어든다. 이 경우 대동맥판은 폐동맥판에 비해 더 빨리 닫혀서 S2가 분열되어 들린다. 숨을 들이쉴 때에만 이런 현상을 관찰할 수 있고 이를 제 2심음의 정상적(생리적) 분열(S2 split)이라 부른다.

- 세 번째 심음(S3): 심실충만기가 시작된 후 0.12초에서 0.16초 사이에 들을 수 있다. 심실로 피가 급격하게 유입되면서 날 수 있는 소리다. 아이들이나 신체 활동이 왕성한 청소년 혹은 임신으로 인해 피의 양이 늘어난 임산부 등에서 들을 수 있으나 정상적인 성인에서는 거의 들리지 않는다.
- 네 번째 심음(S4): 첫 번째 심음 바로 직전, 즉 충만기 말에 들을 수 있다. 충만기 말에는 심방이 수축하여 심실로 피를 보내게 되는데 네 번째 심음은 이 과정에 문제가 생겼다는 것을 의미한다. 심실에서 피를 잘 받을 수 없는 조건일 때 발생하며 네 번째 심음이 들리면 심부전과 같은 심각한 병이 있음을 의미한다.

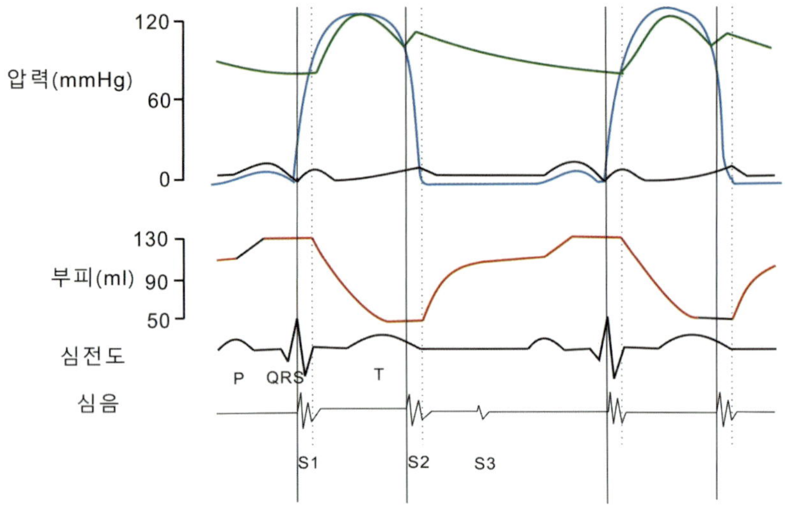

그림 26. 심음과 심장 주기와의 관계
위로부터 압력과 심장 주기 그래프(좌심실(청색), 대동맥(녹색), 좌심방(흑색)),
심실 내 혈액 양과 심장 주기 그래프, 심전도, 심음

정상적인 성인에서 S1과 S2 이외에 들리는 심음은 모두 심잡음(heart murmur)이며 심장에 병이 있음을 의미한다. 심장에서 잡음이 들리는 원인은 크게 두 가지다. 판막이 좁아지거나 완전히 닫히지 않아서 피가 새는 경우다. 전자를 협착(stenosis), 후자를 폐쇄부전(regurgitation)이라고 한다.

이첨판의 경우를 예로 들어 협착과 폐쇄부전을 살펴보자(그림 27).

- 이첨판 협착: 심방에서 심실로 피가 넘어올 때 길이 좁아져 좁아진 구멍을 통해 피가 흐를 때 나는 소리다. 아래 A그림의 경우다. 첫 번째 심음이 들리기 전에 나는 수축기전잡음(presystolic murmur)이고 심실충만이 진행되면서 점점 소리가 커지는 유형이다.
- 이첨판 폐쇄부전: 심실이 수축을 할 때, 즉 등용적성 수축과 구출기에 이첨판이 닫히지 않아 이 구멍을 통해 심방으로 피가 역류하며 나는 소리다. 아래 그림 B의 경우다. 첫 번째 심음과 두 번째 심음 사이, 즉 수축기 내내 들리고 소리 크기의 변화가 없다.

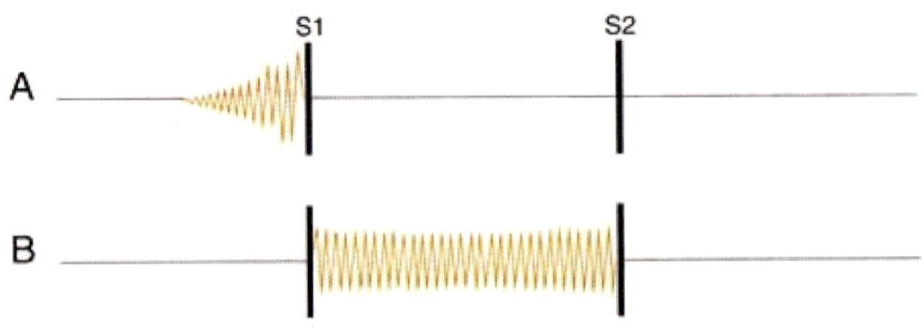

그림 27. 이첨판 협착(A), 폐쇄부전(B) 때 나는 잡음

심잡음을 이해하기 위해서 가장 중요한 것은 S1과 S2의 확인이다. S1과 S2를 확인할 수 있으면 이들을 기준으로 수축기잡음인지 수축기전잡음인지 이완기잡음인지를 알 수 있기 때문이다. 심잡음은 이 외에도 여러 가지가 있으나 여기서는 더 다루지 않는다.

심장에서 청진기로 심음을 청취하기 편한 지점은 아래와 같다.

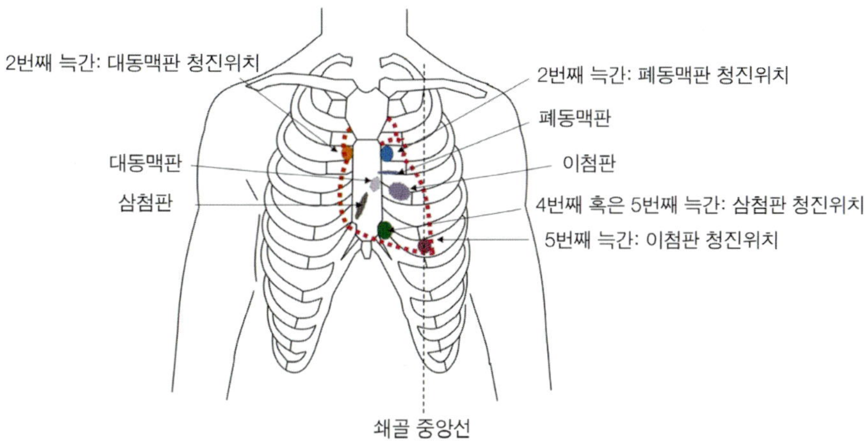

그림 28. 심음별 청취 부위

- 대동맥판: 중앙 가슴뼈의 오른쪽 가장자리와 2번째 늑간이 만나는 점
- 폐동맥판: 중앙 가슴뼈의 왼쪽 가장자리와 2번째 늑간이 만나는 점
- Erb 지점: 중앙 가슴뼈의 왼쪽 가장자리와 3번째 늑간이 만나는 점, 두 번째 심음이 잘 들린다.
- 삼첨판: 중앙 가슴뼈의 왼쪽 가장자리와 4번째, 5번째 늑간이 만나는 점
- 이첨판: 왼쪽 빗장뼈 중앙선과 5번째 늑간이 만나는 점

(4) 압력−부피 곡선(pressure−volume curve)

심장 주기 동안 좌심실 내의 압력과 부피의 변화를 그래프로 나타내면 그림 29와 같다.

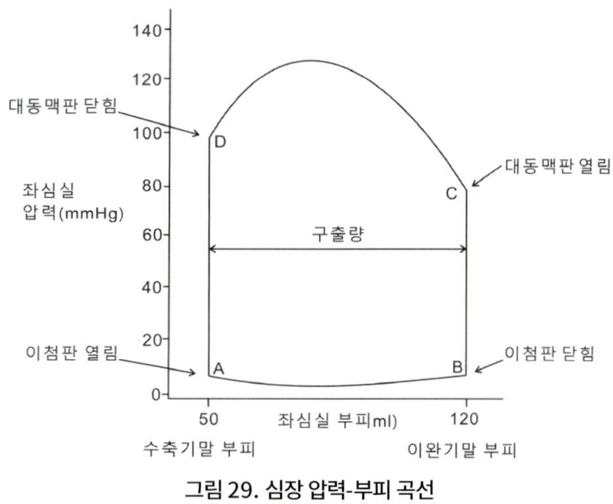

그림 29. 심장 압력-부피 곡선

- A – B 구간: 심실충만기
- B – C 구간: 등용적성 수축기
- C – D 구간: 구출기
- D – A 구간: 등용적성 이완기

위 그래프에서 압력 – 부피 곡선 내부의 면적은 심장이 하는 일(work)에 해당한다. 이런 이유로 압력 – 부피 곡선은 일 곡선으로 불리기도 한다.

< 곡선 내부 면적 = X축의 값(부피) × Y축의 값(압력) = (면적 × 길이) × $\left(\frac{\text{힘}}{\text{면적}}\right)$ = 힘 × 길이 = 일 >

Ernest Henry Starling은 개의 심장과 폐를 동시에 적출하여 심장 – 폐 모델을 대상으로 심장의 압력과 부피의 상관관계에 대해 연구했다. 이런 실험 조건에서는 심장으로 유입되는 혈류량과 동맥의 압력 등을 실험자가 원하는 대로 조절할 수 있다. 부피나 압력을 변화시켰을 때 심장의 반응은 다음과 같다.

가. 심장으로 유입되는 혈류량을 급격히 늘리는 경우

이 경우, 이완기말 혈액량(end-diastolic volume)이 늘어나 심장이 수축할 때 심장으로부터 나가는 구출량(stroke volume)이 증가하게 된다.

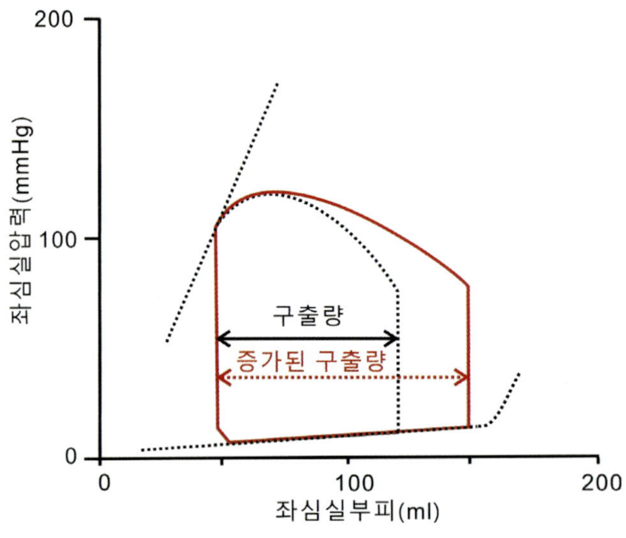

그림 30. 심장으로의 유입되는 혈류량이 늘어날 때의 심장 압력 – 부피 곡선의 변화

이 실험은 적출된 심장에서 행해진 것이므로 신경의 영향이 배제된, 심장 자체만의 반응이라 할 수 있다. 이처럼 부피 변화에 대해 심장이 스스로 박출량을 조절하는 메커니즘을 Frank-Starling 법칙이라 한다. 이러한 현상이 일어난 이유는 부피 변화에 의해 늘어난 심장근이 그에 상응하게 수축력을 증가시켰기 때문이다.

나. 대동맥의 압력을 증가시키는 경우

이 경우, 압력 - 부피 곡선의 키가 커진다(그림 31의 점선 a 그래프에서 실선 b 그래프로). 동맥압의 증가로 심실 내 압력이 더 커져야 심실로부터 피가 대동맥으로 나갈 수 있기 때문이다. 수축기가 끝났을 때 심실 내 피는 평소보다 더 많이 남게 된다. 증가된 동맥압 때문에 구출기가 평소보다 짧아지기 때문이다.

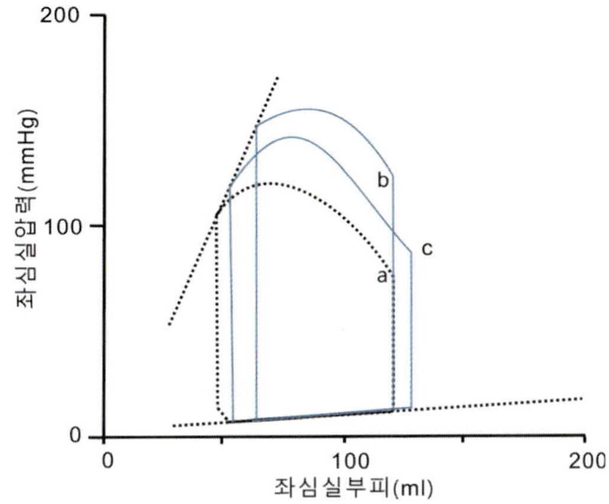

그림 31. 대동맥의 압력이 급격히 증가할 때의 심장 압력 - 부피 곡선의 변화

이 상태에서 심방으로부터 심실로 평소와 다름없는 양의 피가 들어오게 되면 결과적으로 심실에는 급격한 부피 부하가 걸리는 셈이 된다. 이렇게 되면 심장은 위에서 언급한 Frank-Starling 법칙을 통해 구출되는 피의 양을 늘리게 된다(위 그림 실선 b 그래프에서 c 그래프로).

다. 자율신경계를 통한 심장의 반응

위에서 살펴본 부피와 압력 변화에 대한 심장의 적응은 적출심장에서 얻은 결과다. 실제 몸속에 존재하는 심장의 반응은 자율신경에 의한 반응까지 고려해야 한다. 심실의 압력이나 부피가 증가하면 심장에 분포하고 있는 교감신경은 심장을 강하고 빠르게 뛰게 만든다. 수축력이 증가하면 압력 - 부피 곡선은 아래처럼 변하며 구출량을 증가시킨다(그림 32에서 검은색 그래프에서 붉은색 그래프로).

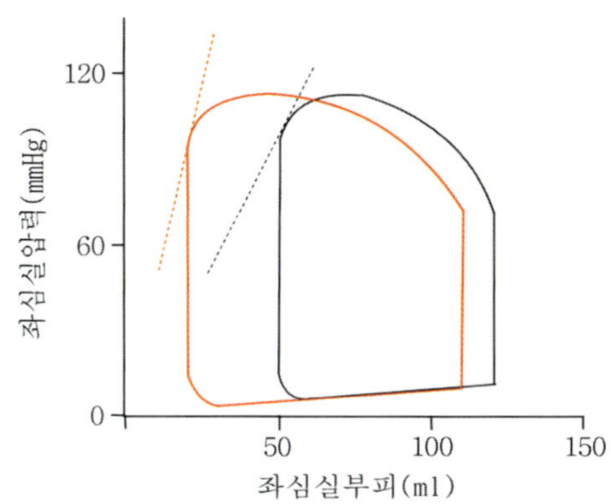

그림 32. 자율신경이 반응할 때의 심장 압력 - 부피 곡선

(5) 심장의 신경 지배

심장에는 교감신경과 부교감신경이 분포한다. 교감신경은 심장을 빠르게, 강하게 수축하게 만들고 부교감신경은 심장을 느리고 약하게 뛰게 한다.

	교감신경	부교감신경	
분포	심장 전체에 골고루 분포	좌측 미주신경	동방결절에 주로 분포
		우측 미주신경	방실결절 및 우심방에 주로 분포
신경전달물질	norepinephrine	acetylcholine	
수용체	베타 1 수용체(β_1 receptor)	무스카린성 수용체(muscarinic receptor)	
작용	수축력 증가, 심박동수 증가	수축력 감소, 심박동수 감소	

(6) 심부전(心不全: heart failure)

심부전은 심장이 기능을 전혀 하지 못한다는 뜻이 아니다. 제대로 작동하지 않아 신체가 필요로 하는 만큼 피를 적절하게 공급하지 못하는 것을 의미한다. 심부전도 경증에서 중증에 이르기까지 여러 단계가 있으며(아래 표) 원인과 증상에 따라 치료방법이 다르다.

단계	내용
1단계	신체 활동에 제약이 없음
2단계	안정 시에는 증상이 없으나 일상 활동을 할 때 다소의 증상이 있음
3단계	안정 시에는 증상이 없으나 낮은 수준의 일상 활동에서도 증상이 나타남
4단계	안정 시에도 증상이 나타남

심장이 제 기능을 하지 못하도록 만드는 여러 조건들이 다 심부전의 원인이 된다. 심부전의 원인으로 알려진 것들은 다음과 같다.

- 근본적 원인: 허혈성심질환(가장 흔함), 심근병증
- 악화시키는 요인: 감염(심근염, 심내막염), 부정맥, 고혈압, 비만, 당뇨, 빈혈, 갑상샘중독증 등

가. 심부전에 대한 보상작용

심부전은 심장의 박출량이 정상보다 감소한 경우다. 이럴 경우 인체는 몇 가지 방법을 동원하여 줄어든 박출량을 보상하려고 한다.

- 교감신경계의 활성화: 심장 수축력 증가와 혈압 상승을 통해 박출량 감소에 대응한다.
- 콩팥에서의 보상: 심박출량의 감소는 콩팥으로의 혈류량 감소로 이어지는데 이럴 경우 콩팥에서는 레닌(renin)의 생성이 증가된다. 레닌의 생성은 혈압을 증가시키는 물질인 안지오텐신(angiotensin)과 콩팥에서의 Na^+ 재흡수를 촉진하는 알도스테론(aldosterone)의 생성을 촉진하여 체내의 염류와 물의 양을 늘린다. 이렇게 되면 심장으로의 정맥환류량이 늘어나 심박출량이 증가한다.
- 심장 자체의 보상: 심장으로의 정맥환류량이 늘어나면 심장근 자체의 보상 능력을 통해 수축력을 증가시키고 구출 용량을 늘린다.
- 심장근의 비후: 늘어나는 압력부하와 강하게 수축해야하는 상황에 맞춰 심장근이 두꺼워진다.

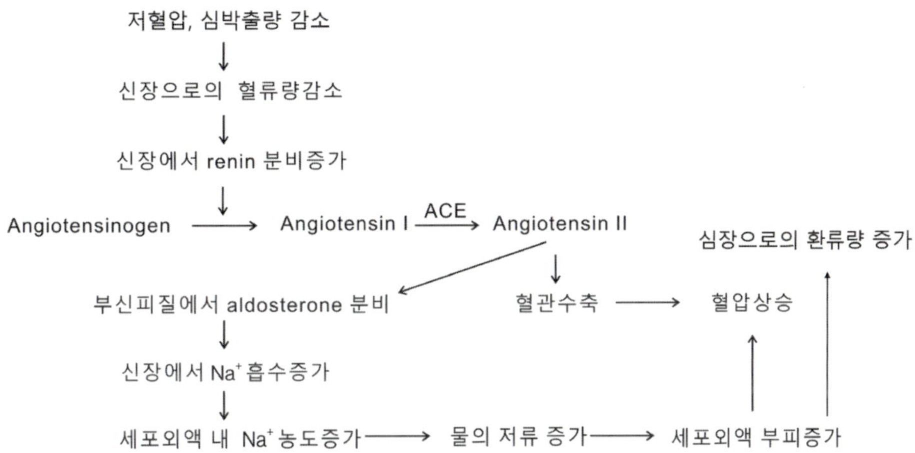

그림 33. 심부전에 대한 보상작용

이러한 보상작용은 단기적으로는 줄어든 심박출량에 대응할 수 있지만 장기적으로는 심장에 부담으로 작용한다. 심부전이 진행되면서 발생하는 심근의 비후 같은 구조적 변화는 심장 판막의 불완전한 폐쇄나 정맥혈 환류에 대한 저항 증가로 이어질 수 있다.

심장은 두꺼워진 채로 계속 유지되지 못한다. 심장이 두꺼워질 때 두꺼워진 벽 안쪽에서는 새로 생성되는 세포보다 사멸하는 세포가 더 많아지게 된다. 결국 심부전 말기에는 심장의 벽이 오히려 얇아지고 늘어나 제대로 수축할 수 없는 상태가 된다. 이때 심장은 완전히 늘어난 것처럼 보이게 되는데 이 모습을 심부전에 빠진 환자의 흉부 X선 사진에서 관찰할 수 있다.

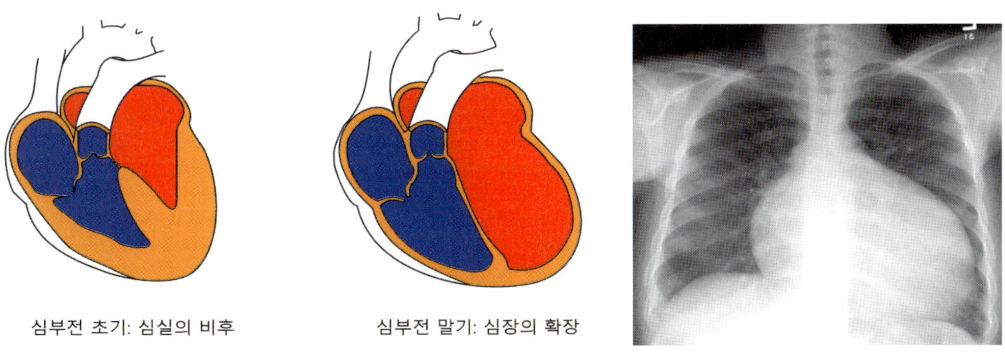

그림 34. 심부전에 빠진 심장의 모습과 흉부 X선 사진

나. 심부전의 형태와 증상

심부전은 그 양상에 따라 급성이나 만성, 수축성 혹은 확장성, 좌심 혹은 우심, 전방성 혹은 후방성, 고박출성 혹은 저박출성 심부전 등으로 나눌 수 있다. 좌심부전과 우심부전의 증상만 기술하면 다음과 같다.

	증상
좌심부전	호흡곤란, 기침, 각혈, 누워서 자기 어려움, 청색증, 어지러움, 안절부절 못함
우심부전	복수, 간장 비장 팽대, 팔 다리의 부종, 부종에 의한 체중증가, 목정맥 팽대 등

심부전의 진단에는 프래밍햄 판정기준(Framingham classification)을 참고한다.

주요기준
발작성 야간 호흡곤란 치료에 반응하는 5일 이내에 4.5kg의 체중감소 목정맥 확장 폐 수포음 급성 폐부종 간-경정맥 반사 양성 제 3심음 중심정맥압 상승(> 16cmH_2O) 순환시간 증가(25초 이상) 심비대 흉부 X선 소견
보조기준
야간 기침 일상적인 움직임에 따른 호흡곤란 정상 폐활량에서 1/3 감소 늑막 삼출 빈맥(120회/분 이상) 간종대 양측 발목 부종

이 판정기준에 따르면 2가지 주요기준이 있거나 1가지 주요기전과 2가지 보조기준이 있을 때 심부전을 진단할 수 있다.

심부전의 치료방법으로는 1) 심부전을 악화시킬 수 있는 요인(당뇨, 비만 등) 제거 2) 원인에 따른 약물치료(고혈압제, 심장수축력 강화제 등) 3) 외과적 교정(판막 질환의 경우 인공판막 시술) 4) 심장 보조장치 시술(인공 조율기) 5) 심장 이식(인공 심장 혹은 장기 이식) 등이 있으며 심부전의 정도와 원인에 따라 치료 방법이 다르다.

2. 순환

순환(circulation)이란 원을 이루며 돈다는 뜻이다. 피의 순환을 처음 주장한 사람은 윌리암 하비(William Harvey: 1578~1657)였다. 하비의 주장이 나오기 전 사람들은 간에서 생성된 피가 심장을 통해 전신으로 전달된 후 신체 곳곳에서 다 소진된다고 믿었다. 그리고 오른쪽 심장으로 들어온 피는 폐를 통해 넘어가는 것이 아니라 심장의 격벽에 존재하는 '보이지 않는 구멍'을 통해 왼쪽 심장으로 전달된다고 믿었다. 윌리암 하비의 혈액순환론은 현미경을 이용한 모세혈관의 발견 이후 인정받게 되었다.

1) 순환계의 구성

- 구성: 심장+동맥(대동맥, 동맥, 소동맥)+모세혈관+정맥(소정맥, 정맥, 대정맥)+림프관
- 배열: 심장을 중심으로 한 병렬 배열. 이러한 배열 방식은 신선한 혈액을 장기별로 독립적으로 공급할 수 있고 혈액 공급의 조절 또한 독립적으로 할 수 있다는 장점이 있다.

* 모세혈관의 배열: 대부분의 혈액은 동맥에서 정맥으로 가기 전에 한 번만 모세혈관을 통과하나 두 번 통과하는 경우도 있다. 콩팥, 간, 뇌하수체, 췌장 등이 대표적이다.

2) 혈관의 조직학적 구성

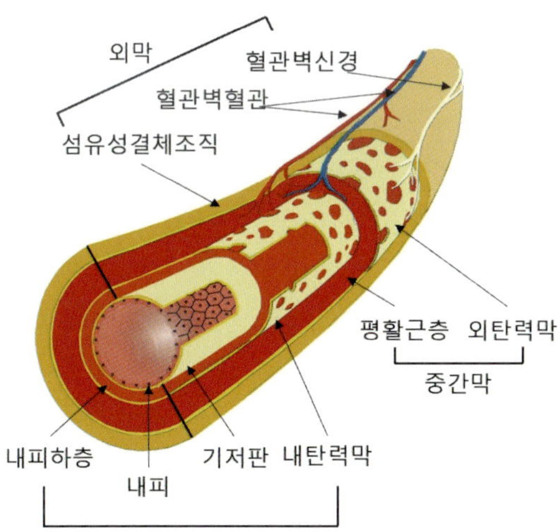

그림 35. 혈관의 단면

혈관벽은 3층으로 구성된다. 혈관의 내강에서 바깥쪽까지의 구성은 아래와 같다.

- 내막(tunica intima): 내피(endothelium) – 기저판(basal lamina) – 내피하층(subendothelial layer). 내피하층에는 내탄력막(internal elastic membrane)이 존재한다.
- 중간막(tunica media): 평활근층(smooth muscle layer) – 외탄력막(external elastic membrane)
- 외막(tunica adventitia): 섬유성결체조직, 혈관벽혈관, 혈관벽신경 등이 분포

동맥, 정맥, 모세혈관의 혈관벽을 구성하는 요소들 중 상대적으로 잘 발달된 요소를 그림으로 표현하면 아래와 같다.

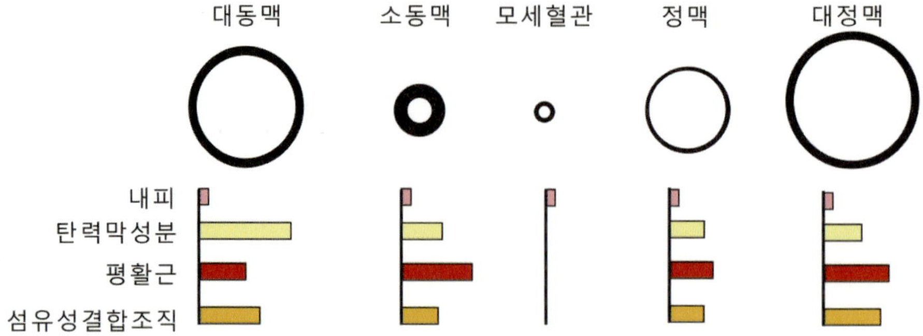

그림 36. 혈관벽 구성성분의 상대적 함량비교

- 대동맥: 탄력성분이 잘 발달되어 있다. 심장의 높은 압력을 완충할 수 있다.
- 소동맥: 평활근이 잘 발달되어 있어서 혈관의 직경을 쉽게 줄일 수 있다. 이것을 이용하여 소동맥은 혈류를 분배하는 데 큰 역할을 한다.
- 모세혈관: 기저판막(basal lamina)과 내피만으로 구성되어 있어서 물질이동이 쉽다.
- 정맥, 대정맥: 섬유층이 많아서 피가 흐르지 않을 때는 찌부러져 있다가 피가 흐르면 충분히 늘어날 수 있기 때문에 다른 혈관에 비해 상대적으로 많은 피를 저장할 수 있다.

3) 혈관별 특징

(1) 동맥(artery)

가. 대동맥: 탄력성분을 이용해 심장의 압력을 완충하고 혈액을 연속적으로 전달한다.

- 대동맥 압력방효과: 심장에서 피가 구출될 때 대동맥이 팽창하여 구출되는 피의 일부를 저장했다가 심장이 이완할 때 팽창했던 부분이 원위치로 돌아오면서 저장되었던 혈액을 밀어낸다. 이런 방식을 통해 심장의 이완기 동안에도 대동맥은 연속적으로 피를 전달한다. 노인이 되면 혈관의 유연도가 감소하면서 압력방효과가 떨어지고 이에 상응하여 혈압이 증가한다.

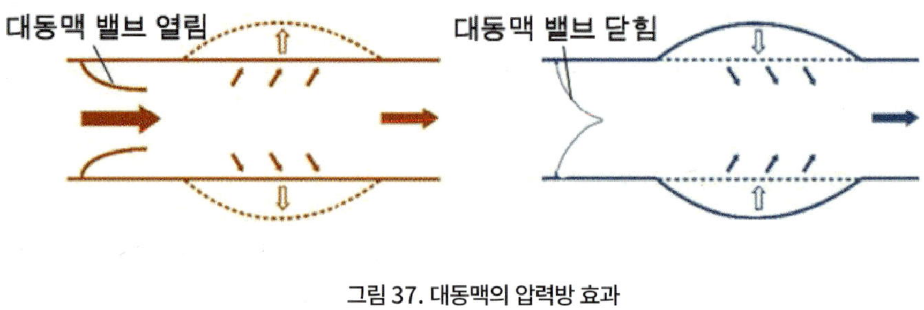

그림 37. 대동맥의 압력방 효과

나. 소동맥(arteriole): 다른 동맥에 비해 상대적으로 잘 발달한 평활근을 이용, 혈류를 차단할 수 있어 혈류의 방향을 결정하는 역할을 한다. 체순환에서 혈압이 급격하게 떨어지는 곳도 소동맥인데 이는 소동맥에 잘 발달한 평활근이 혈류에 대한 저항 요소로 작용하기 때문이다.

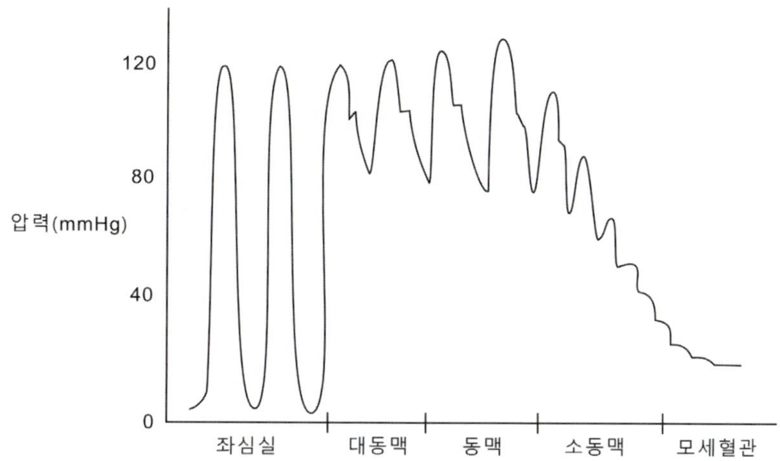

그림 38. 동맥 압력의 부위별 변화양상

혈압의 측정

- 혈압: 동맥의 평균혈압은 수축기 혈압과 이완기 혈압에 의해 정해지는데 심장에서 가까운 혈관과 먼 혈관이 다르다.
- 가까운 곳에서의 평균혈압은 $\frac{(\text{수축기 혈압} + \text{이완기 혈압})}{2}$
- 먼 곳에서의 평균혈압은 이완기 혈압 + $\frac{(\text{수축기 혈압} - \text{이완기 혈압})}{3}$

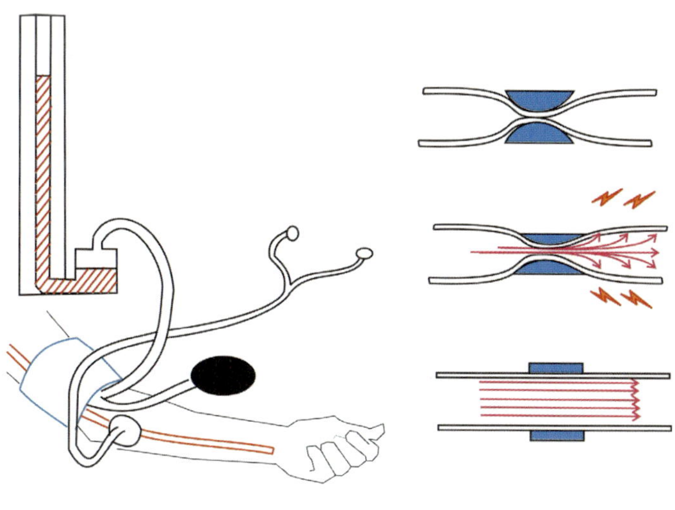

- 압박대를 팔에 감고 압력을 높이면 팔동맥을 통한 혈류가 차단된다.
- 압박대의 압력을 떨어뜨리면 혈류가 조금씩 개통되는데 이때 좁은 구멍을 통해 와류(turbulent flow)가 형성되면서 소리가 들리기 시작한다. 이때가 수축기 혈압이다.
- 압박대 압력이 계속 떨어지면 혈관 내 혈류는 층류(laminar flow)로 변하여 더 이상 소리가 나지 않는데 그때가 이완기 혈압이다.

(2) 모세혈관(capillary)

모세혈관은 혈관 중 가장 넓은 표면적을 가져 혈류속도가 가장 느리고(혈류속도 = $\frac{혈류량}{면적}$) 혈관 벽이 내피만으로 구성되어 물질교환이 쉽게 일어난다.

가. 모세혈관망(capillary network)

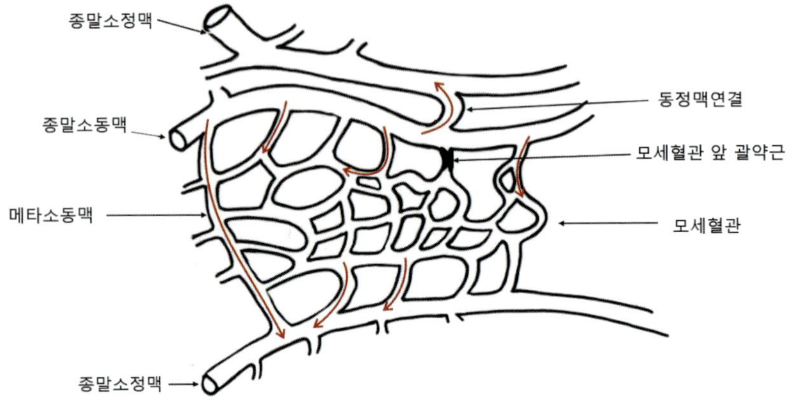

그림 39. 모세혈관 망

- 메타소동맥(metarteriole): 종말소동맥과 거의 비슷한 직경을 가지지만 종말소동맥보다 짧다. 모세혈관망을 거치지 않고 정맥으로 직접 연결되는 통로로 작용한다.
- 모세혈관 앞 괄약근(precapillary sphincter): 모세혈관의 혈류를 차단하는 역할을 한다.
- 동정맥연결(arteriovenous anastomosis): 메타소동맥 외에 존재하는, 종말소동맥과 종말소정맥 사이의 연결로.

모세혈관은 차지하는 표면적이 가장 넓어서 혈액은 모세혈관망을 다 채우지 못하고 필요한 곳으로만 흐른다. 혈류량의 흐름을 결정하는 것은 모세혈관이 덮고 있는 조직의 대사(metabolism)다. 대사가 활발한 곳에서 생성되는 대사산물(이산화탄소, 수소이온, ATP 분해 산물)이 모세혈관 앞 괄약근을 이완시켜 모세혈관으로 피가 흐르게 한다. 모세혈관망을 굳이 이용할 필요가 없으면 메타소동맥이나 동정맥연결을 이용하여 정맥으로 곧장 연결된다.

나. 모세혈관의 종류

유형	특징	위치
연속 모세혈관	구멍이 없는 내피, 연속적 기저판	심근, 골격근, 평활근, 피부, 폐, 중추신경 내 결합조직
창 모세혈관	내피세포에 창이 나 있음, 기저판은 연속임	내분비샘, 담낭, 콩팥 및 소화관
불연속 모세혈관 (굴모양혈관)	내피세포 세포질에 커다란 구멍, 세포 사이에 넓고 불규칙한 틈새, 불연속적 기저판	간, 비장, 골수

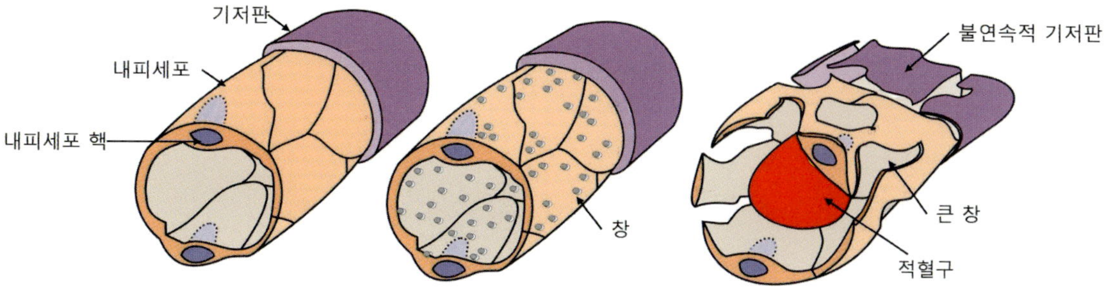

그림 40. 모세혈관의 종류

다. 물질이동

- 제한 요소: 이동하는 물질의 크기, 지질 용해도, 투과도, 전하의 유무, 모세혈관 유형
- 물의 이동: 스탈링의 법칙에 따라

※ 스탈링의 법칙: 모세혈관에서의 정수압과 삼투압의 차이로 물의 이동을 설명하는 법칙

물의 이동량 ∝ {(조직과 혈관 사이의 정수압 차이) − (조직과 혈관 사이의 삼투압 차이)}

단백질은 모세혈관을 빠져나가지 못하므로 전 모세혈관에 걸쳐 단백질에 의한 삼투압은 일정하다. 그러나 정수압은 정맥 쪽으로 갈수록 떨어지기 때문에 정수압과 삼투압의 차이를 따져보면 동맥 끝 쪽에서는 조직 쪽으로 압력이 걸리고 정맥이 시작하는 쪽에서는 모세혈관 안쪽으로 압력이 걸린다. 압력이 걸리는 방향에 따라 물이 이동한다.

단백질에 의한 삼투압은 일정, 모세혈관에 걸리는 정수압은 모세혈관 시작점에서 가장 높고 끝나는 점에서 가장 낮다고 하고 X축을 모세혈관 전체의 길이, Y축을 압력으로 정하여 그래프를 그리면 아래와 같다. 그림에서 (↑)는 모세혈관으로 물이 들어감을 (↓)는 모세혈관 밖으로 물이 나감을 의미한다.

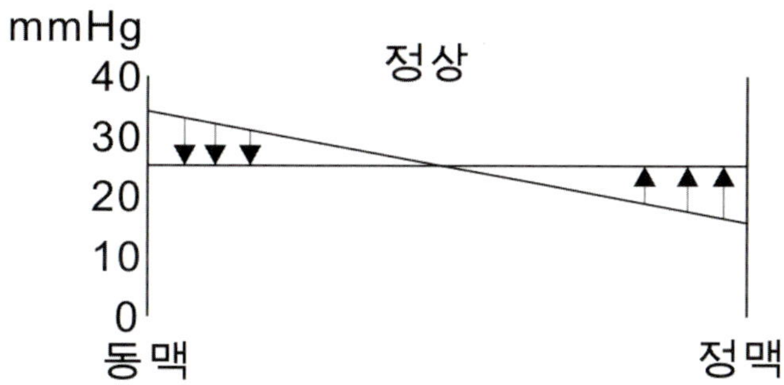

그림 41. 동맥에서 정맥으로 이어지는 모세혈관에서의 정수압(사선)과 삼투압(평형선)의 변화

이 그래프를 활용하면 조직에서의 물의 이동을 이해할 수 있다. 고혈압, 혈장단백감소의 경우를 그림으로 표시하면 아래와 같다.

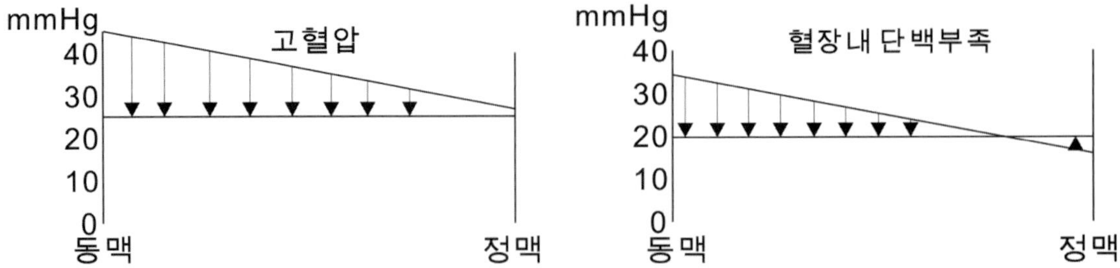

그림 42. 고혈압과 혈장단백감소 시 정수압, 삼투압의 변화 그래프

(3) 림프관(lymphatics)

모세혈관에서 물질교환이 일어나는 동안 혈관 밖으로 나온 체액과 용질들이 조직에 쌓이지 않고 다시 혈관계로 돌아가는 통로가 된다.

가. 형태: 끝이 막힌, 단층의 세포로 구성된 벽을 가진 주머니 형태의 관(초기 림프관)이며 이 관이 더 큰 관(집합 림프관)으로 연결된다.

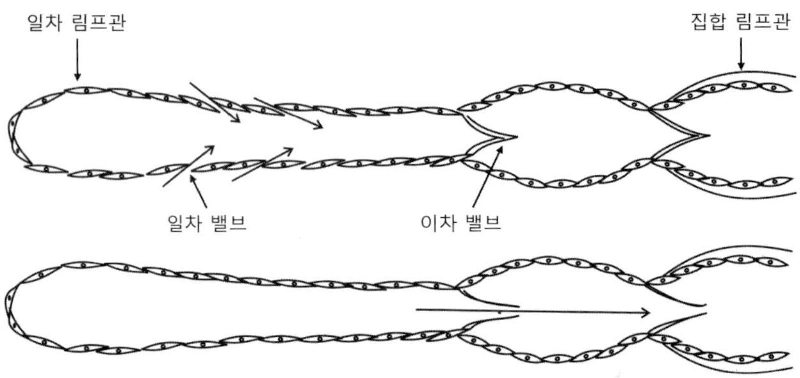

그림 43. 림프관의 모양

- 림프관의 벽을 이루는 세포들은 틈을 두고 중첩되어 있다.
- 주위 간질 공간의 압력이 증가하면 틈을 통해 간질액이 림프관으로 들어간다.
- 간질액의 유입으로 림프관 내 압력이 증가하면 세포 사이 틈이 막히고 림프관 벽에 존재하는 평활근의 수축과 림프관 주위 근육의 수축으로 림프액이 집합 림프관으로 흐른다.
- 림프관 내부에도 밸브가 있어서 한쪽 방향으로만 림프액이 흐른다.

나. 기능

- 간질액 과부하 해소: 모세혈관망에서 여과된 체액을 순환계로 전달하여 간질에 쌓이는 것을 방지한다. 유량은 하루 2～4L 정도이다.
- 여과된 단백을 순환계로: 모세혈관 망을 지나면서 빠져나온 소량의 단백을 순환계로 돌려보낸다.
- 지방의 수송: 소장에서 소화된 지방은 분자량이 커서 림프관을 통해 이송된다.
- 인체 방어: 림프관은 림프절을 경유하는데 여기에 있는 면역세포가 균을 제거하거나 균에 대한 정보를 습득하여 다른 면역세포에 전달하는 등의 면역기능을 담당한다.

다. 혈관계로의 유입경로: 우측 전신 $\frac{1}{4}$은 우측 정맥각(venous angle)으로, 우측 전신 $\frac{1}{4}$을 제외한 나머지 부위는 좌측 정맥각으로 연결된다.

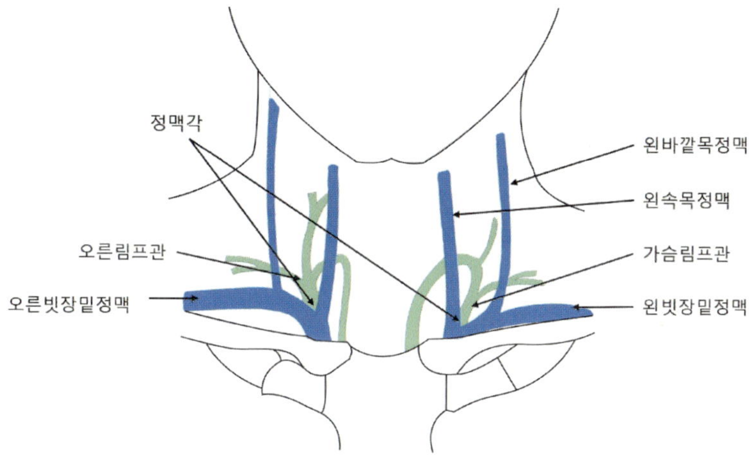

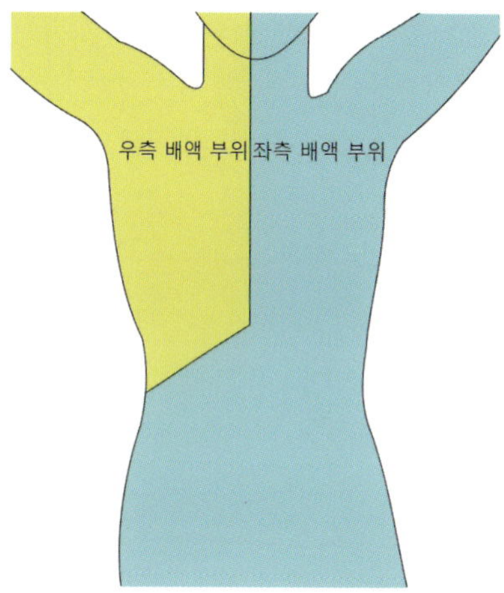

그림 44. 정맥으로의 림프 유입 경로

라. 림프관 차단: 림프관이 차단되면 림프액이 간질에 쌓여 부종이 발생한다. 암 수술 때 암 세포의 전이를 확인하기 위해 림프절을 절제하여 검사하므로 수술이 끝난 후 림프관이 차단되어 부종이 발생할 수 있다. 기생충에 의해 막힐 수도 있다. 아프리카에서는 필라리아 기생충에 의한 상피병(코끼리 피부병: elephantiasis)이 자주 발생한다(그림 45).

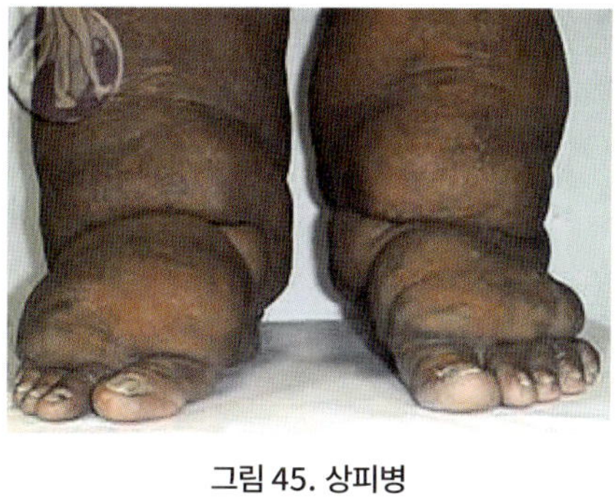

그림 45. 상피병

(4) 정맥(vein)

가. 기능

- 피가 심장으로 돌아가는 통로
- 혈액 저장고: 콜라겐 섬유가 탄력섬유(elastic fiber)보다 많아 탄성보다 신장성이 좋아 혈액을 수용하기에 유리하다. 총 혈액량의 60% 이상이 정맥에 존재한다(그림 46).

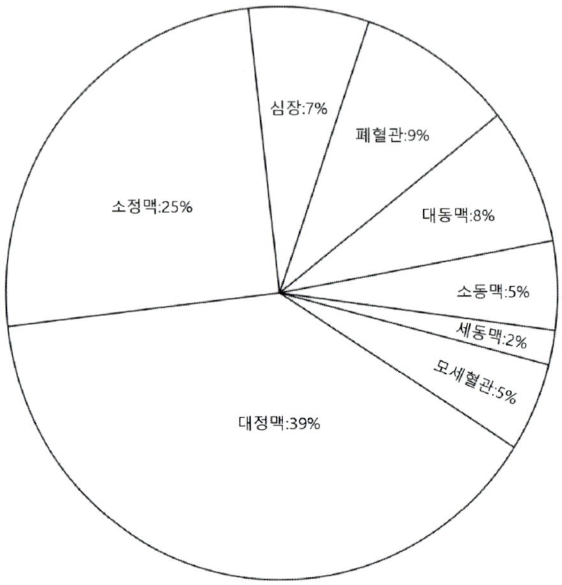

그림 46. 혈관별 상대적 혈액 양

나. 심장 환류에 영향을 주는 요인들

- 낮은 우심방 압력: 모세혈관과 연결된 정맥의 평균혈압은 15mmHg 정도, 우심방의 이완기압력은 0mmHg 근처이다. 압력차에 의한 환류가 가능한 이유가 된다.

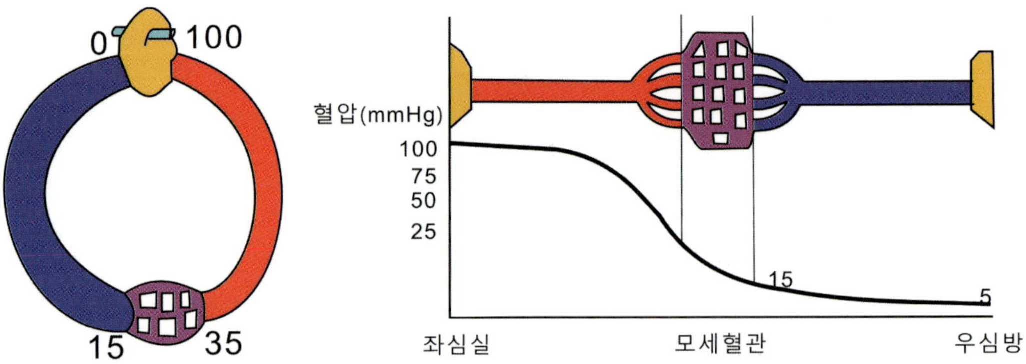

그림 47. 혈관 부위별 압력변화

• 골격근 수축과 정맥 내 밸브: 골격근의 펌프 역할은 정맥 내 밸브에 의해 역류가 억제된 피의 환류를 돕는다.

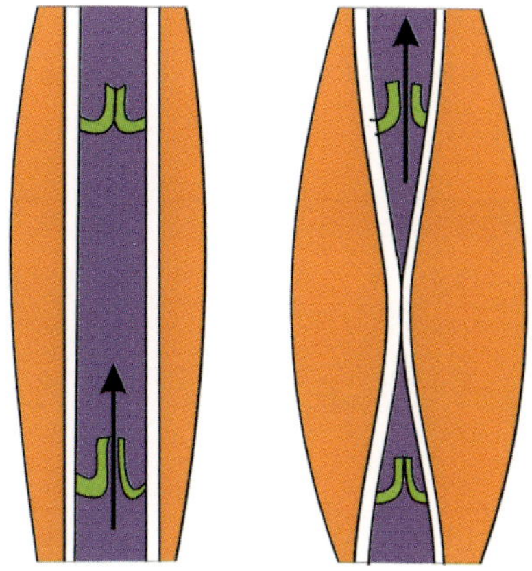

그림 48. 근육펌프작용

• 호흡: 숨을 들이 쉬면 폐를 싸고 있는 막(흉막) 안의 압력이 떨어지고 흉강 내 혈관이 확장되어 혈류량이 증가한다. 숨을 들이킬 때 횡격막이 하강하는 것도 복압을 증가시켜 정맥환류량을 늘린다. 내쉬면 환류량은 줄어든다.

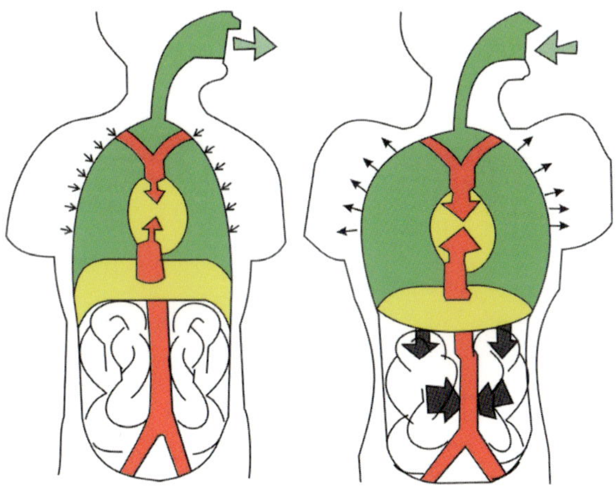

그림 49. 호식(왼쪽)과 흡식(오른쪽)이 정맥환류에 미치는 영향

• 자세: 서 있을 때보다 누워있을 때 심장으로의 환류량이 늘어난다.

3. 순환의 조절

성인의 피의 양은 체중의 약 8%다. 피는 모든 장기에 균등하게 분포하지 않는다. 분당 5L의 피가 심장에서 나간다고 할 때 운동을 하기 전 · 후의 장기별 혈류량의 변화는 아래 표와 같다.

	운동 전 혈류량(ml/min)	운동 시 혈류량(ml/min)	증감
위장관	1350	600	-56%
콩팥	1000	550	-45%
피부	450	1700	+370%
뇌	650	650	변화없음
심장	150	550	+367%
골격근	750	8000	+1066%
뼈와 그 외의 조직	650	450	-30%

뇌처럼 혈류량 변동이 없는 장기도 있지만 골격근이나 심장, 피부처럼 급격히 늘어나는 곳도 있다. 신체 활동에 따라 각 장기로 가는 혈류량은 조절되어야 하는데 그와 관련된 요소는 아래와 같다.

1) 순환에 영향을 미치는 여러 요인들

(1) 혈관 자체의 조절

혈관 벽에 압력이 가해지면 혈관 평활근이 수축하고 압력이 떨어지면 이완한다. 근원성 자동조절(myogenic autoregulation)이라 한다.

(2) 내피세포에 의한 조절

혈관 안쪽을 덮고 있는 내피세포(endothelial cell)에서 분비하는 여러 물질들에 의해 혈관이 수축하기도 하고 이완하기도 한다.

- 산화질소(nitric oxide): 내피세포에서 만드는 대표적 혈관 이완물질이다.
  - ☞ 산화질소 합성효소(nitric oxide synthase)가 L-arginine을 이용하여 만든다.
  - ☞ 산화질소 생성을 촉진하는 요소 – ① 아세틸콜린(acetylcholine), 세로토닌(serotonin), 브라디키닌(bradykinin) 등의 혈관확장 물질 ② 혈류 자체의 자극
  - ☞ 산화질소는 혈관의 평활근 세포 내 cGMP 시스템을 통해 평활근을 이완시킨다.
  - ☞ 발기부전 치료제인 비아그라는 cGMP을 분해하는 효소를 억제하여 cGMP 농도를 높게 유지한다.
  - ☞ 당뇨나 동맥경화 등에 의해 내피세포에 손상이 있으면 산화질소가 잘 생성되지 않아 혈관 평활근의 이완이 잘 일어나지 않는다.

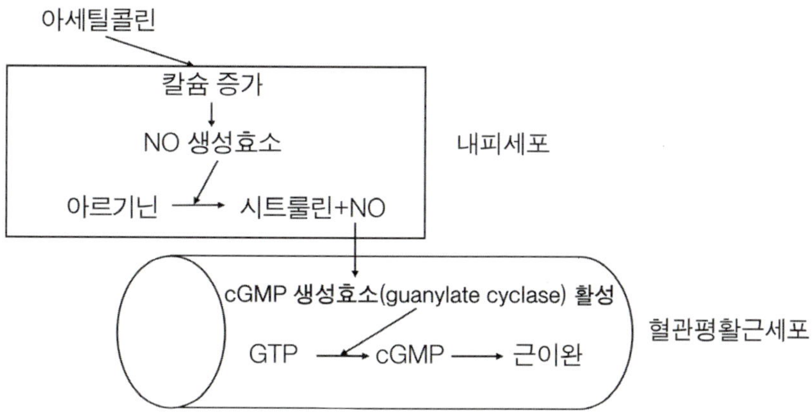

그림 50. 산화질소에 의한 혈관평활근 이완

• 엔도텔린(endothelin): 내피세포에서 분비되며 혈관을 수축시킨다.

내피세포에서 분비되는 혈관 이완, 수축 물질은 위에서 언급한 산화질소, 엔도텔린 외에도 더 있다. 여기서는 이 두 가지만 기술하였다.

(3) 조직 대사산물에 의한 조절

모세혈관이 덮고 있는 조직의 대사가 활발하면 대사산물인 이산화탄소, H^+, 아데노신, K^+ 등의 생성이 늘어나고 이들이 모세혈관 앞 괄약근을 이완시켜 조직으로의 혈류량을 늘린다.

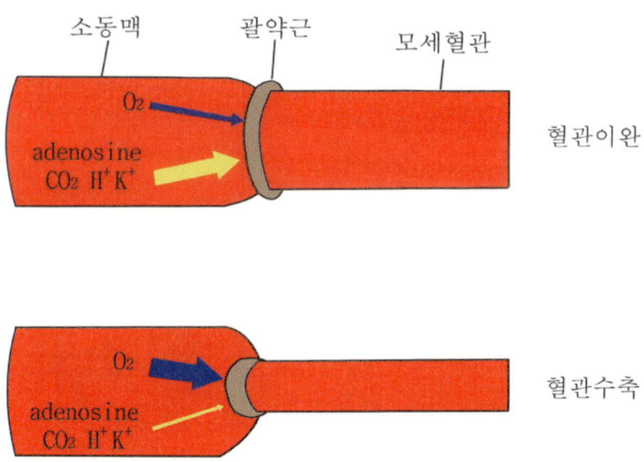

그림 51. 대사산물에 의한 혈관괄약근의 이완

(4) 교감신경에 의한 조절

혈관은 주로 교감신경이 지배한다. 교감신경의 말단에서는 노어에피네프린(norepinephrine)이 주로 분비되며 교감신경계의 한 축을 담당하는 부신속질(adrenal medulla)에서는 에피네프린(epinephrine)이 분비된다. 노어에피네프린과 에피네프린의 반응은 조직 아드레날린 수용체에 따라 달라진다.

• 아드레날린 수용체는 크게 α, β로 나뉜다. α, β 수용체 모두 아형(subtype)을 가지나 혈관에 영향을 주는 아형은 α_1, β_1, β_2 이다. α, β 수용체 아형은 장기마다 분포가 다르고 작용도 조금씩 다르다. 혈관계에 대한 반응은 아래 표에 정리하였다.

α, β 수용체 아형	수용체에 대한 친화도	혈관계에 대한 작용
α_1	노어에피네프린 > 에피네프린	혈관 수축
β_1 (심장의 주요 아드레날린 수용체)	노어에피네프린 = 에피네프린	심장 수축력 강화, 심박동수 증가
β_2	노어에피네프린 << 에피네프린	혈관 이완

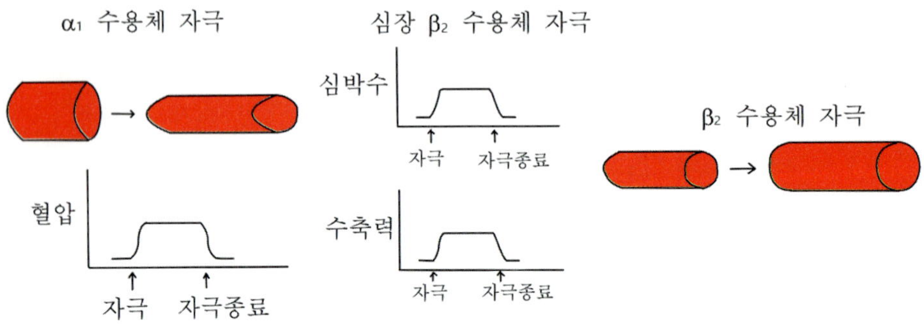

그림 52. 아드레날린성 수용체 α_1, β_1, β_2를 자극했을 때 압력의 변화와 혈관 직경의 변화

(5) 압력수용체(baroreceptor)에 의한 조절

뇌줄기(brain stem)의 숨뇌(medulla)에서 심장 박동에 대응하여 혈압을 조절한다. 혈압을 감지하는 압력수용체(baroreceptor)는 경동맥과 대동맥에 존재하고 10번 뇌신경(미주신경)과 9번 뇌신경(혀인두신경)을 통해 숨뇌와 연결된다(그림 53).

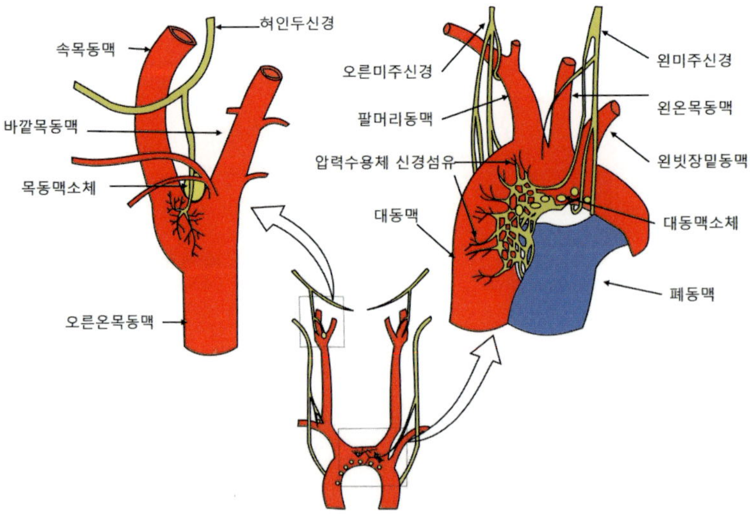

그림 53. 압력수용체의 위치

- 압력수용체의 위치: 대동맥활(aortic arch), 온목동맥(common carotid artery) 기시부, 목동맥팽대(carotid sinus)
- 조절 회로: 혀인두신경과 미주신경을 타고 올라간 혈압에 대한 정보는 숨뇌의 고립로핵(solitary tract nucleus)을 거쳐 의문핵(ambiguus nucleus), 미주신경등쪽핵(dorsal nucleus of vagus), 혈관운동중추로 연결된다. 의문핵과 미주신경등쪽핵은 부교감신경을 통해서, 혈관운동중추는 교감신경을 통해 심장으로 연결된다. 혈압이 증가하면 이 회로를 통해 부교감신경을 활성화시키고 교감신경을 억제하여 심장을 약하게 뛰게 한다.

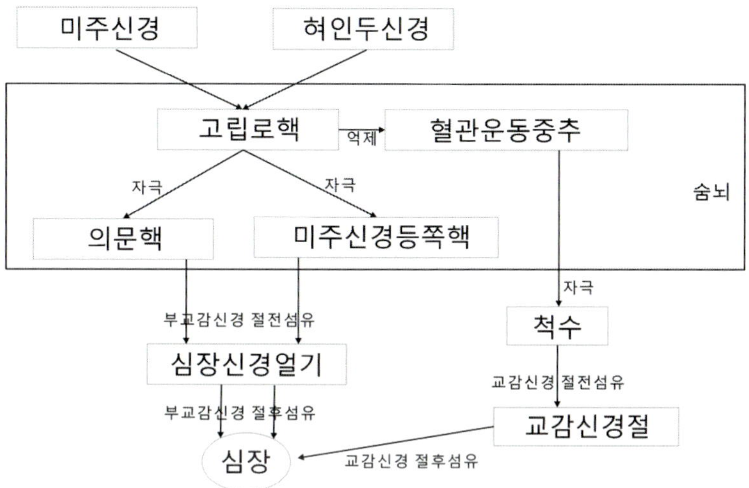

그림 54. 숨뇌 혈관중추

(6) 용적수용체(volume receptor)에 의한 조절

우심방 근처 상·하 대정맥에는 심장으로의 정맥환류량을 모니터하는 용적수용체가 존재한다. 용적수용체가 흥분하면 아래와 같은 반응이 나타난다. 용적수용체도 숨뇌에 조절중추가 존재한다.

- 심장이 빨리 뛴다.
- 콩팥으로의 혈류량을 증가시켜 소변량이 늘어난다.

압력수용체가 흥분하면 심장을 억제하지만 용적수용체가 흥분하면 심장을 빨리 뛰게 하여 심장에 걸린 부하를 해소한다. 심장 박동수에 관해서 두 수용체는 반대로 작용한다.

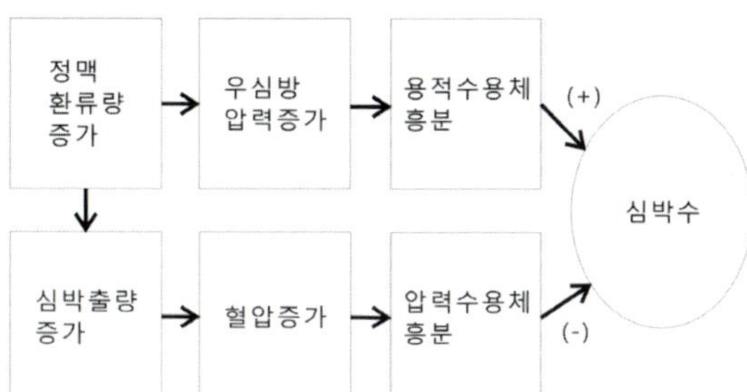

그림 55. 용적수용체와 압력수용체의 심박수에 대한 작용

(7) 화학수용체(chemoreceptor)에 의한 조절

화학수용체는 말초수용체와 중추수용체 두 가지 유형이 있다. 혈중 산소함량 감소, 이산화탄소 함량 증가, pH 감소 등에 의해 흥분하면 교감신경계를 활성화시켜 혈압을 높이고 심장을 빠르게 뛰게 한다.

- 말초화학수용체(peripheral chemoreceptor): 목동맥소체(carotid body), 대동맥소체(aortic body)에 위치(압력수용체의 위치와 유사함)
- 중추화학수용체(central chemoreceptor): 숨뇌와 시상하부 등에 존재

(8) 호르몬에 의한 조절

가. 레닌(renin) - 안지오텐신(angiotensin) - 알도스테론(aldosterone) 계(RAA system): 콩팥으로 가는 혈류량이 줄거나 혈압이 떨어지면 콩팥의 토리옆세포(juxtaglomerular cell)에서 레닌이 분비된다. 레닌이 간에서 생성된 안지오텐시노겐(angiotensinogen)을 분해하여 안지오텐신 I(angiotensin I)을 만들면 혈관 내피세포에 존재하는 안지오텐신 전환효소(angiotensin converting enzyme: ACE)가 안지오텐신 II(angiotensin II)로 변형시킨다. 안지오텐신 II는 혈관을 수축시키고 부신에서 알도스테론(aldosterone)을 분비시킨다. 알도스테론은 콩팥에서 Na^+의 흡수를 촉진시켜 체액의 삼투농도를 높임으로써 물의 흡수를 돕는다.

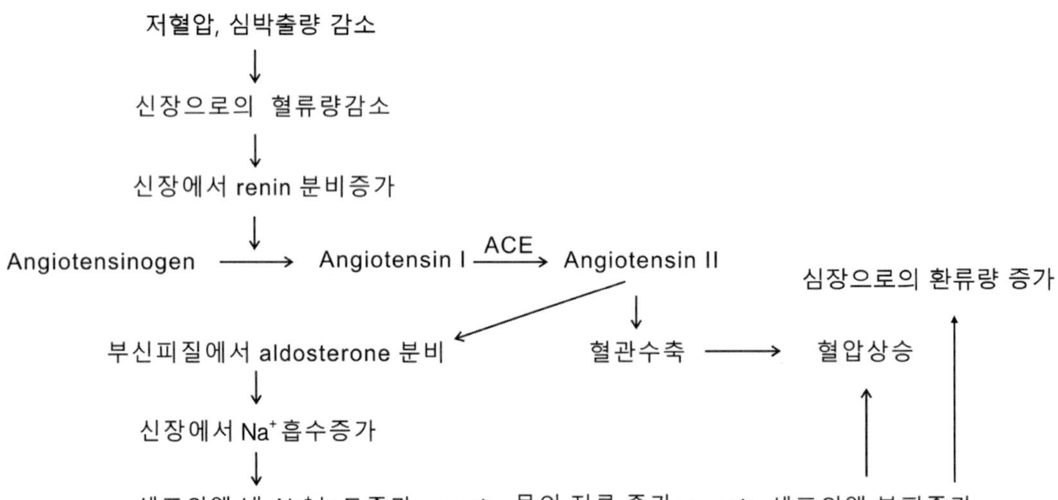

그림 56. RAA 계의 작용방식

※ 안지오텐신 전환효소 억제제(angiotensin converting enzyme inhibitor): 안지오텐신 I에서 안지오텐신 II를 만드는 효소를 억제하여 안지오텐신 II 생성을 차단한다. 고혈압 약으로 쓰이며 캡토프릴(captopril), 에날라프릴(enalapril) 등이 있다.

나. 항이뇨호르몬(anti-diuretic hormone: ADH): 혈액의 삼투농도(osmolarity)가 증가하면 뇌하수체 후엽에서 분비된다. 항이뇨호르몬은 콩팥에 작용하여 물의 흡수를 촉진시키고 소변으로 배출되는 수분을 억제함으로써 체내 수분량을 늘리고 혈압을 증가시킨다.

다. 에피네프린(epinephrine): 부신속질에서 분비된다. α 수용체보다 β 수용체에 대한 친화력이 높으며 심장 β_1 수용체에 작용하면 심장을 강하고 빨리 뛰게 한다.

라. 심방이뇨호르몬(atrial natriuretic peptide: ANP): 심방이 팽창될 때 심방에서 분비된다. 콩팥에서 물과 Na^+의 배설을 촉진하여 혈액량을 줄이고 혈관을 이완시켜 혈압을 떨어뜨린다.

4. 특수 부위 순환

1) 뇌

뇌에 혈액을 공급하는 동맥은 속목동맥과 척추동맥에서 기원한다. 이 동맥들은 뇌바닥에서 서로 연결되어 원을 이루며(윌리스 고리: circle of Willis) 어느 한 동맥의 혈류가 감소할 때 다른 동맥이 이를 보완할 수 있다. 그러나 심하게 좁아지거나 막히면 그 동맥이 관할하는 부위는 허혈상태에 빠진다.

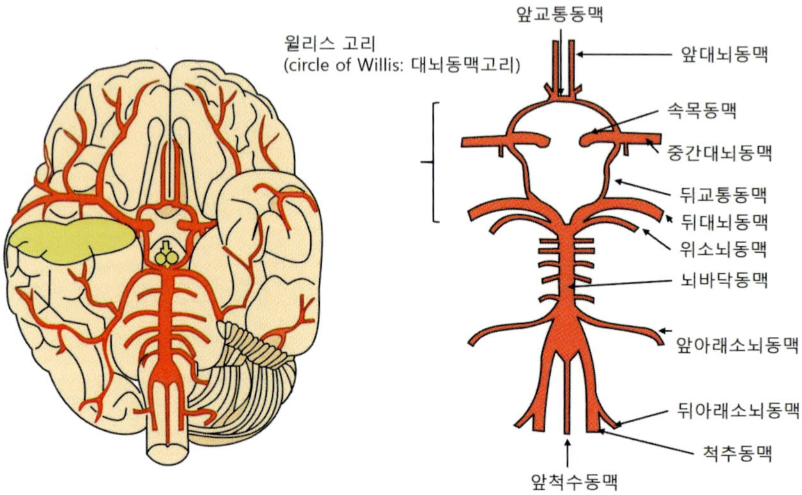

그림 57. 윌리스 고리
뇌의 아래쪽에서 본 그림

그 외 뇌혈류의 특징은 다음과 같다.

- 뇌는 허혈에 민감하여 5~10초 혈류가 끊기면 의식 소실, 3~4분 끊기면 뇌 손상으로 이어진다.
- 뇌혈류의 자동조절: 뇌혈류는 상당히 넓은 혈압범위(80~180mmHg) 내에서 일정하게 유지된다. 이러한 자동조절 덕분에 뇌혈류는 상당히 일정하다(50ml/min/100g).
- 뇌혈류는 뇌의 대사에 민감하게 반응한다. 뇌의 특정 부위가 활발하게 활동을 할 때 그 부위로 혈류량이 증가한다.

2) 골격근

- 운동을 할 때와 쉴 때 혈류량의 차이가 매우 심하다(안정 시 5~10ml/min/100g, 운동 시 50배 이상 증가).
- 운동을 할 때 혈류량을 증가시키는 가장 큰 요인은 운동하고 있는 근육에서 생성되는 대사산물(adenosine, CO_2, K^+ 등)이다.
- 골격근 혈관에 존재하는 교감신경의 β_2 수용체는 운동 시 혈관을 이완시켜 혈류량을 증가시킨다.

• 운동을 할 때 교감신경이 흥분하여 콩팥과 내장으로의 혈류량이 줄어드는 것도 골격근으로 향하는 혈류량을 증가시키는 요인이 된다.

3) 피부

• 진피 속 모세혈관은 표피를 향해 아치 형태로 뻗어있다. 진피 내 소동맥과 정맥 사이에는 동정맥연결이 존재한다.

• 더울 때는 표피 쪽 모세혈관으로 피를 보내 체온을 떨어뜨리고, 추울 때는 모세혈관을 거치지 않고 동정맥연결을 통해 피를 보내어 체온소실을 막는다. 단, 체온이 너무 내려가면 표피 세포의 손상을 막기 위해 모세혈관으로 피가 흐른다.

• 체온조절의 중추는 시상하부에 있으며(시각교차앞핵: preoptic nucleus) 혈액의 온도가 증가하면 피부혈관을 지배하는 교감신경을 억제하여 피부로 가는 혈류량을 증가시켜 체열을 발산한다.

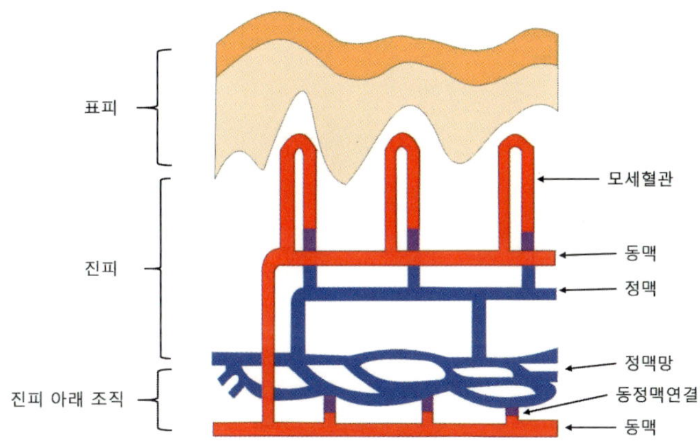

그림 58. 피부혈액순환

4) 내장

• 내장에 혈류를 공급하는 동맥들은 서로 긴밀하게 연결되어 있어서 어느 한 동맥이 막히더라도 다른 동맥에 의해 혈류가 공급될 수 있다.

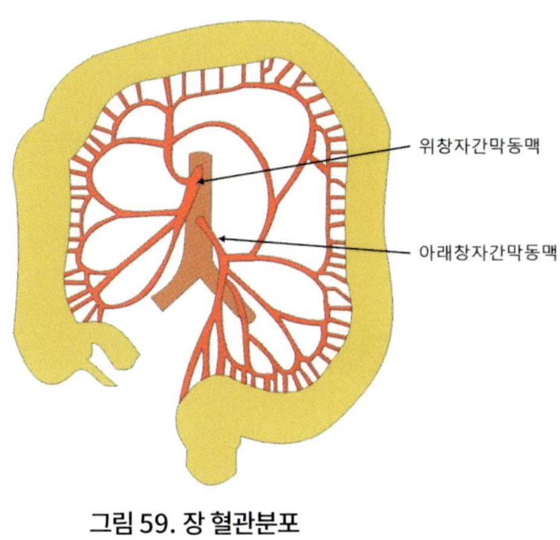

그림 59. 장 혈관분포

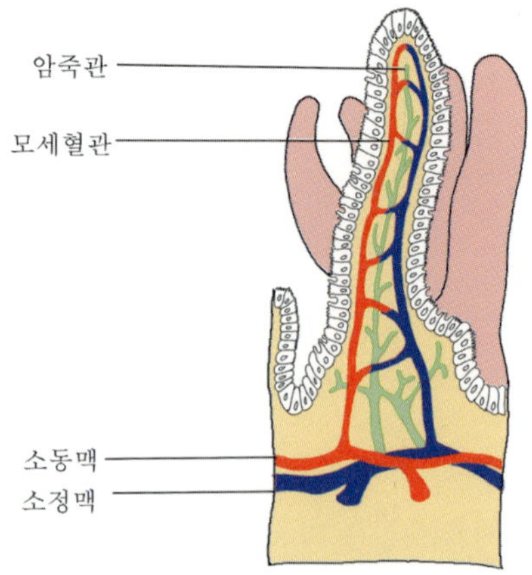

그림 60. 소장 융모에 분포한 혈관과 암죽관

- 융모에 있는 모세혈관은 구멍이 많이 난 형태이고 안쪽에는 암죽관이 있어서 영양분의 흡수에 적합하다.
- 식후에는 혈류량이 평소의 8배까지 증가할 수 있다.
- 내장 순환의 신경조절은 주로 교감신경에 의해 이루어지며 교감신경이 흥분하면 세동맥의 수축을 통해 혈류량이 줄어든다.
- 운동을 하거나 실혈이 있으면 가장 먼저 혈류량이 줄어드는 장기이다.

5) 간순환

- 간에 혈액을 공급하는 두 혈관은 간문맥(portal vein)과 간동맥(hepatic artery)이다. 간문맥이 3/4, 간동맥이 1/4 정도를 공급한다. 간문맥은 위장을 통과한 혈관이라 산소포화도는 낮고 영양성분은 높다. 산소포화도는 간동맥이 높다. 간문맥과 간동맥을 거친 피는 간의 모세혈관망이라 할 수 있는 굴모양혈관(sinusoid)에서 서로 만난 후 중심혈관으로 이어지고 이것이 간정맥(hepatic vein)이 된다.

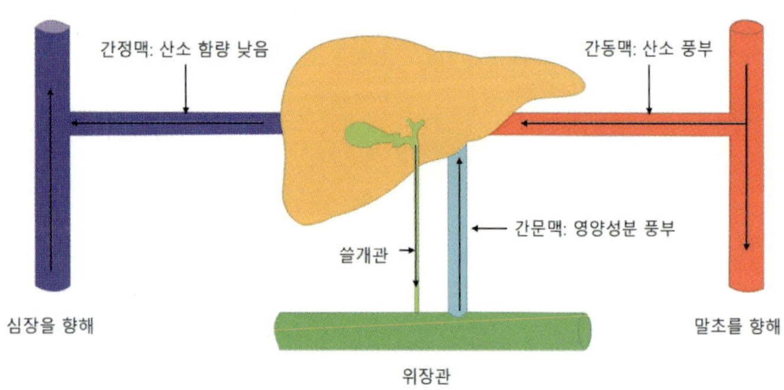

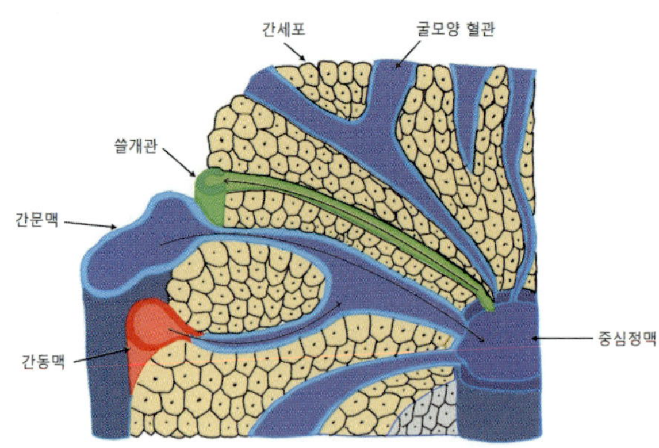

그림 61. 간순환

오른쪽 그림은 간의 단면 미세구조와 분포한 혈관들

* 복수(ascites)

간동맥(90mmHg) / 간문맥(10~12mmHg)	굴모양혈관(8~9mmHg)	간정맥(5mmHg)

간정맥~굴모양혈관~간문맥 사이의 압력 차이는 그리 크지 않다. 울혈성심부전(congestive heart failure)과 같은 질환에서 심장으로의 혈액 순환이 어려워져 간정맥의 압력이 증가하면 그 영향이 굴모양혈관과 간문맥에 미친다. 그 결과 간으로부터 복강 안으로 혈장 수분이 누출되게 되는데 이를 복수(ascites)라 한다. 간경화(liver cirrhosis)처럼 간의 섬유화가 진행되어 간이 딱딱하게 되는 경우에도 간문맥의 압력이 증가하여 복수가 생성된다.

6) 태아순환(fetal circulation)

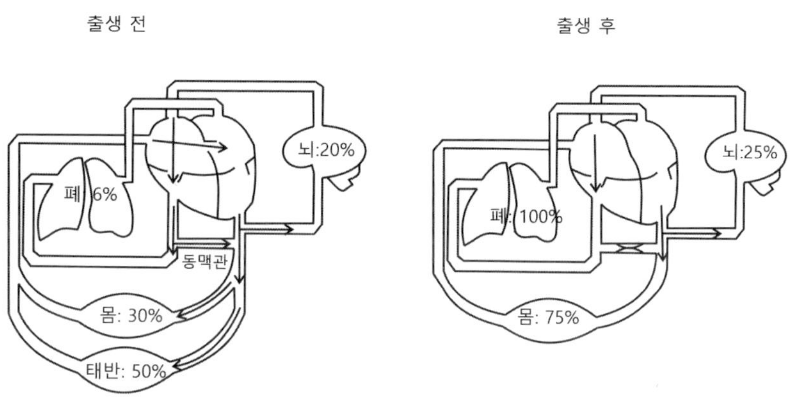

그림 62. 출생 전·후 체순환과 폐순환의 변화

- 태아 폐동맥의 높은 저항 때문에 폐로 가는 혈류량은 매우 작다.
- 폐동맥으로 나가는 피는 동맥관(ductus arteriosus)을 거쳐 대동맥으로 향한다.
- 우심방과 좌심방 사이 격벽의 타원구멍(foramen ovale)을 통해 피는 우심방에서 좌심방으로 직접 건너간다.
- 출생 후 폐호흡이 시작되면 폐동맥 저항 감소로 폐순환이 가능해지고 동맥관은 막힌다.
- 폐순환이 시작되면 우심방, 우심실 압력이 좌심방, 좌심실 압력보다 낮아지고 타원구멍이 막히면서 우심방에서 좌심실로의 혈류는 차단된다.

* 태아순환과 관련된 선천성 심질환

심방중격결손(atrial septal defect)	타원구멍이 막히지 않고 남아 있는 경우. 구멍이 작으면 별 증상 없이 지내다가 성인이 되어서야 신체검사 등을 통해 알게 되는 경우가 있다.
동맥관개존증(patent ductus arteriosus)	출생 후에도 동맥관이 폐쇄되지 않고 남는 경우. 소아기에 대부분 발견되나 성인이 되어서 발견되는 경우도 있다.

5. 쇼크(Shock)

쇼크란 인체의 주요 장기에 산소와 영양분을 적절하게 공급하지 못하는 상태를 말한다. 혈액량이 감소하면 몸은 여러 보상과정을 통해 대응하지만 출혈량이 총 혈액의 35~45%에 이를 정도로 크면 보상기전으로 출혈을 감당하지 못하고 양성되먹임(positive feedback) 과정을 밟으며 비가역적으로 나빠진다.

- 주요 장기, 특히 심장과 뇌로의 혈류량 감소는 심박출량 감소와 심장 및 혈관조절중추의 마비로 이어진다.
- 뇌와 심장 이외의 장기에 대한 혈류량 감소는 조직 괴사로 연결되어 이로부터 독성 물질이 혈류로 유입된다.
- 저혈압과 낮은 혈류량은 모세혈관 전 괄약근을 이완시키고 내피세포의 손상을 유도하여 모세혈관의 투과성을 증가시킨다. 분비된 조직괴사물질과 독성물질 및 활성화된 혈액응고인자, 혈액 내 활성화된 염증세포들도 모세혈관의 투과성 증가에 기여한다.
- 모세혈관 투과성이 증가하면 혈관 밖으로 혈장과 단백질이 빠져나가고 이는 조직의 부종으로 이어지며 조직의 부종은 혈액량을 감소시킨다.
- 혈액량의 감소는 심박출량을 더 떨어뜨려 쇼크를 악화시킨다.

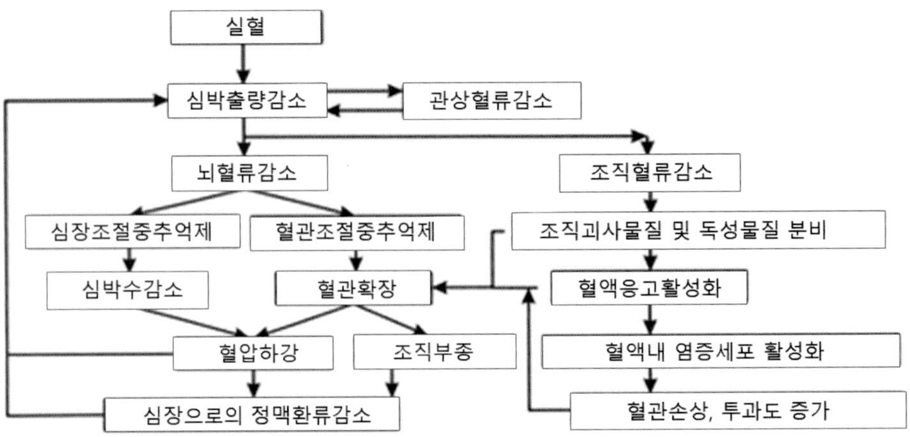

그림 63. 쇼크의 진행양상

※ 쇼크의 유형

- 저용량성 쇼크: 출혈에 의한 쇼크.
- 심인성 쇼크: 심장 기능이상에 의한 쇼크. 급성 심근경색에 의한 합병증 혹은 여러 요인에 의한 심부전 말기에 나타날 수 있다.
- 알레르기성 쇼크: 알레르기성 반응에 의한 쇼크. 페니실린 주사에 의한 쇼크가 잘 알려져 있다.
- 독성 쇼크: 세균 감염시 세균에서 나온 독소에 의한 쇼크.
- 신경성 쇼크: 상부 척수 손상, 부주의에 의한 척추 마취제의 중추신경계 유입, 심한 머리 손상 등에 의해 교감신경계가 차단되거나 혈관운동중추 억압에 의한 쇼크.

제5장

혈액과 면역

1. 혈액

정상 성인 몸무게의 약 8%를 차지하는(70kg 기준으로 5.6L) 혈액은 혈장과 세포 성분으로 나뉜다.

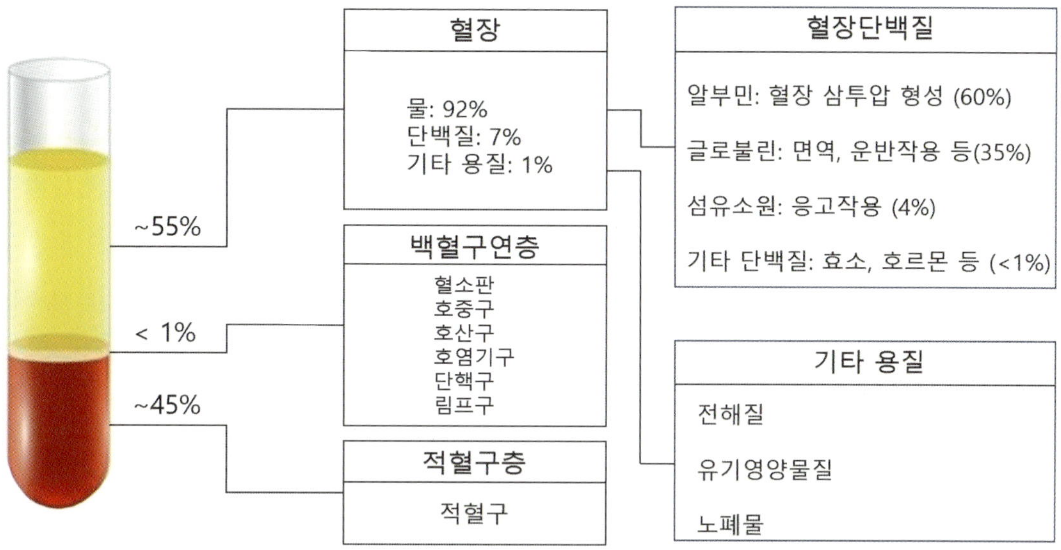

1) 혈장단백질

혈장을 전기영동하면 혈장 내의 단백질은 띠고 있는 전하에 따라 양극이나 음극으로 이동하여 분리된다.

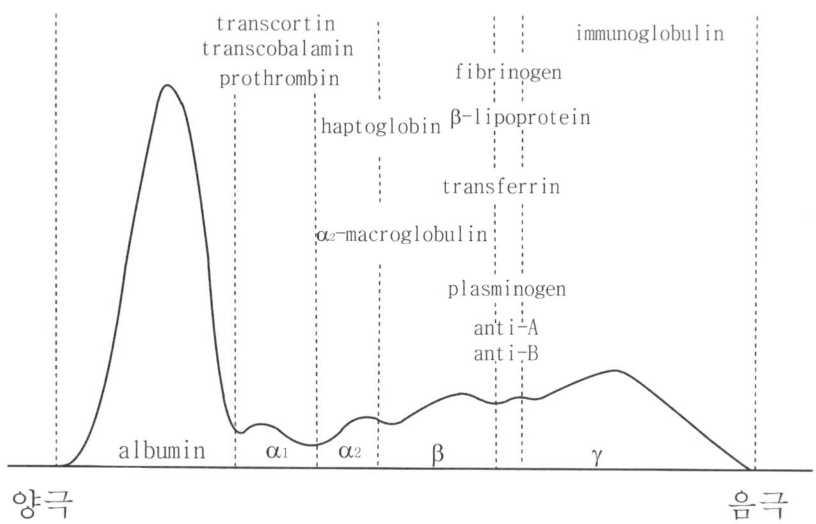

그림 1. 혈장을 전기영동하였을 때 단백질이 분리된 모습
크게 albumin, α, β, γ-globulin으로 나뉜다.

* 단백질의 역할

① 물질 운반: 호르몬이나 무기물과 결합하여 운반한다. 'trans-'라는 접두사가 붙은 단백질들이 대표적이다(transferrin: ferrin(철)을 운반하는 단백질이란 뜻).

② 물질 저장: 호르몬이 혈액 안에서 운반단백질과 결합하지 않고 있으면 쉽게 분해된다. 그런 의미에서 단백질과의 결합은 혈액 중에 저장되어 있는 것과 같은 의미이다.

③ 완충 작용: 혈액 내 H^+의 농도가 혈액의 pH를 결정한다. 단백질은 (+) (−) 전하를 다 가지고 있어서 H^+과 결합하거나 H^+을 방출할 수 있으므로 혈액 내 H^+ 농도를 조절할 수 있다.

④ 삼투압 조절: 알부민은 혈액의 삼투압을 조절하는 가장 중요한 단백질이다. 주로 간에서 생산되며 간경화 같은 간질환이 있어 알부민 생산이 감소하면 혈액 삼투압의 감소로 부종이 생긴다.

⑤ 면역: 항체로 작용하는 면역글로불린이나 보체 등을 통해 면역에 관여한다.

⑥ 지혈: 혈액응고에 여러 단백질들이 관여한다.

⑦ 영양소

2) 세포 성분

(1) 적혈구

골수에서 생성된다. 산소가 부족할 때 콩팥에서 분비되는 조혈인자(erythropoietin)가 생산을 촉진한다. 직경은 약 7μm로 핵과 세포 내 소기관인 미토콘드리아, 리보솜 등이 없으며 주로 포도당을 이용한 해당과정을 통해 에너지를 얻는다. 생존 기간은 120일로서 그 이후에는 비장, 간, 림프절 등의 대식세포에 의해 파괴된다. 산소와 이산화탄소 운반을 담당한다.

임상에서 중요한 적혈구의 여러 지표는 아래 표에서 확인할 수 있다(성인 기준).

	여자		남자	
	평균	범위	평균	범위
헤모글로빈 농도(g/L)	140	120~160	160	140~180
적혈구용적률(hematocrit)	0.42	0.37~0.47	0.42	0.4~0.54
적혈구 개수(1012/L)	4.5	4.2~5.4	5	4.6~6.2
적혈구평균용적 (mean cellular volume(MCV): fL – 10-15L)	93	80~120	94	80~96
적혈구평균혈색소 (mean cellular hemoglobin(MCH): pg – 10-12g)	31	26~35	32	26~32
적혈구평균혈색소농도 (mean cellular hemoglobin concentration(MCHC): g/L)	333	300~360	340	310~350

빈혈의 진단에 많이 쓰이는 위 표의 아래 세 항은 다음과 같이 구한다.

적혈구평균용적 = (적혈구 용적률)/(적혈구 개수)
적혈구평균혈색소 = (헤모글로빈 농도)/(적혈구 개수)
적혈구평균혈색소농도 = (헤모글로빈 농도)/(적혈구 용적률)

가. 적혈구의 일생

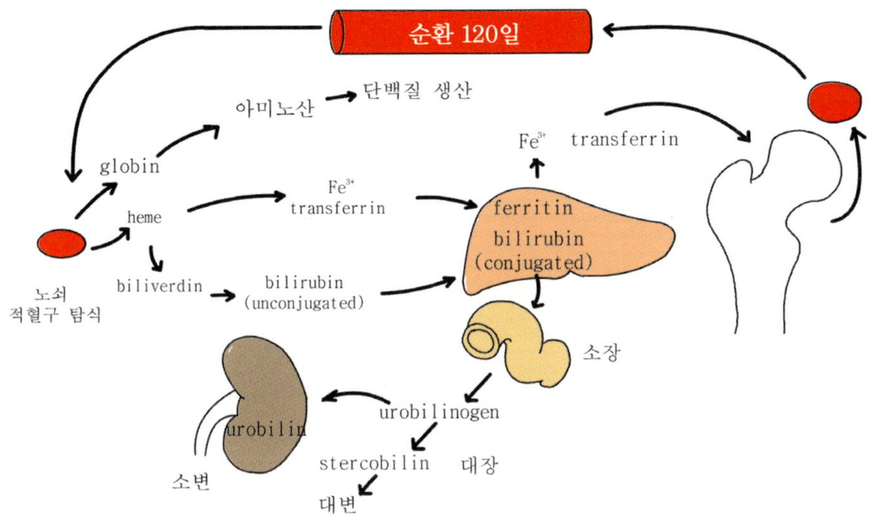

그림 2. 적혈구의 일생

① 골수에서 조혈인자의 자극을 받아 생성된다. 생성 시 철, Vit.B_{12} 등의 영양성분을 필요로 한다.
② 120일 정도 순환하다 비장, 림프절, 간 등에서 대식세포에 의해 탐식된다.
③ 적혈구에서 분리된 글로빈(globin)은 아미노산으로 분해되어 단백질 생산에 재사용된다.
④ heme에서 분리된 철은 철운반단백질(transferrin)에 의해 간으로 가서 저장철(ferritin)이 되고 수요가 있으면 다시 골수에서 적혈구 생산에 쓰인다.
⑤ heme은 빌리베르딘(biliverdin)을 거쳐 빌리루빈(bilirubin)이 된 후 알부민과 결합하여 간으로 간다.
⑥ 빌리루빈(bilirubin)은 물에 잘 녹는 형태로 바뀐 뒤(빌리루빈에 수용성을 높이는 물질을 붙인다 - conjugation이라 부른다) 소장으로 배설된다.
⑦ 소장으로 나온 빌리루빈(bilirubin)은 소장의 균에 의해 유로빌리노겐(urobilinogen)으로 바뀐 뒤 일부는 콩팥으로 가서 유로빌린(urobilin) 형태로 배설되고 일부는 대장으로 가서 스테르코빌린(stercobilin) 형태로 배설된다.

＊ 빈혈

적혈구 관련 질환은 크게 ① 적혈구 부족 ② 적혈구 과다 ③ 용혈 세 가지로 요약할 수 있다. 적혈구가 부족한 경우를 빈혈이라 한다. 빈혈을 유발하는 원인은 ① 생산에 문제가 있는 경우(생산에 필요한 재료(철, Vit.B_{12}, 엽산 등) 부족 , 골수의 병적 변화 등) ② 잃어버리는 경우(과다 월경, 장출혈, 기타 실혈) ③ 용혈(유전적 혹은 적혈구 용혈을 유발할 수 있는 질환이 있는 경우) ④ 수요 과다(임신) 혹은 체내 수분증가 등이 있다.

* 황달

황달은 혈중 빌리루빈의 농도가 올라가 눈이나 손 등이 노랗게 보이는 것을 말한다. 혈중 농도가 증가하여 황달을 유발하는 빌리루빈은 간에서 물에 녹기 쉽게 처리된(conjugated) 빌리루빈과 처리되기 이전의 빌리루빈(unconjugated)으로 나눌 수 있다.

황달 발생 장소	증가하는 빌리루빈	원인
간 이전	unconjugated	용혈을 유발하는 모든 요인
간	conjugated, unconjugated	간 자체 질환(ex. 간염)
간 이후	conjugated	담즙 배출 경로 장애를 유발하는 모든 요인들(담석, 암)

• 신생아황달: 신생아에서도 황달이 발생할 수 있다. 이때 unconjugated 빌리루빈의 농도가 증가하는데 그 이유는 ① 간에서 conjugation에 필요한 효소가 제대로 기능하지 않고 ② 신생아 혈액 중의 태아 적혈구는 성인 적혈구에 비해 수명이 짧으며 ③ 장내 세균이 충분하지 않아서 장에서 빌리루빈을 유로빌리노겐으로 전환시키지 못하기 때문이다.

나. 혈액형

① ABO type

적혈구 표면의 항원에 따라 분류한다. 적혈구가 특정 항원을 가지면 혈장 안에 존재하는 항체는 그 항원에 따라 달라지며 없을 수도 있다.

혈액형	항원	항체
A	A	anti-B
B	B	anti-A
AB	A, B	(−)
O	(−)	anti-A, B

A형 혈액을 anti-A와 반응시키면 응집이 일어난다. O형 혈액은 항원이 없어서 anti-A나 anti-B에 반응하지 않고 AB형 혈액형은 anti-A 또는 B에 모두 응집이 일어난다. 수혈을 할 때는 이 응집반응을 꼭 확인하여야 한다.

수혈 시 피를 주는 사람의 혈구와 피를 받는 사람의 혈청반응(major crossmatch)을 꼭 확인하여야 한다. 피를 주는 사람의 혈청도 들어가므로 피를 받는 사람의 적혈구와 반응하지만(minor crossmatch) 주는 사람의 적혈구와 받는 사람의 혈청이 반응하는지가 더 중요하다.

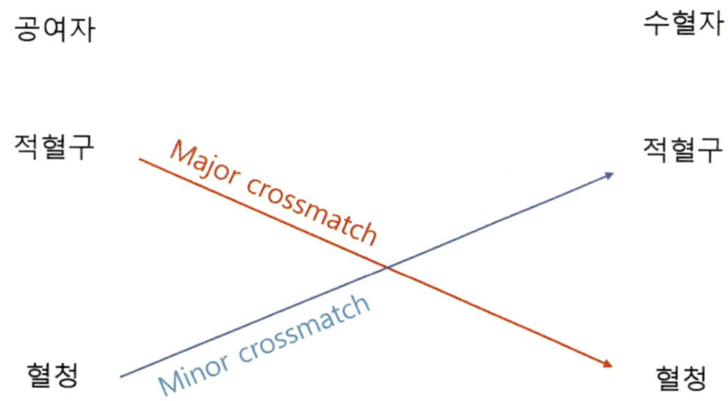

그림 3. 수혈 교차반응 검사

major crossmatch에서 응집반응	minor crossmatch에서 응집반응	수혈 여부
(−)	(−)	수혈 가능
(+)	(+) 혹은 (−)	수혈 불가
(−)	(+)	응급에서만 가능

O형은 항원이 없어서 모두에게 피를 줄 수 있다. 반면 AB형은 항원이 모두 존재하므로 주지는 못하고 받기만 할 수 있다.

② Rh형

원숭이(Rhesus monkey)의 피를 뽑아 실험동물에게 주사하면 항체가 생기는데 이 항체는 사람의 적혈구와도 반응한다. 응집이 생기면 Rh(+), 생기지 않으면 Rh(−)라고 한다. 한국 사람은 대부분 Rh(+)다.

* 태아적아구증(erythroblastosis fetalis)

Rh(−)인 산모가 Rh(+) 태아를 가지는 경우, 첫 임신일 때는 문제가 없지만 출산이나 산전 진찰 과정에서 태아의 적혈구가 산모에게 노출되면 산모에게서 항체가 생성되어 두 번째 Rh(+) 태아를 임신한 경우 항체가 태반을 넘어가 태아 적혈구를 공격하여 용혈을 유발하는 질환이다. 이를 예방하기 위해 출산이나 산전 진찰 때 Rh(D) immune globulin을 주사한다. Rh(D) immune globulin은 모체로 들어온 태아적혈구와 반응하여 태아적혈구의 항원을 가리고 모체에서 면역반응을 형성하기 전에 태아적혈구를 제거한다(그림 4).

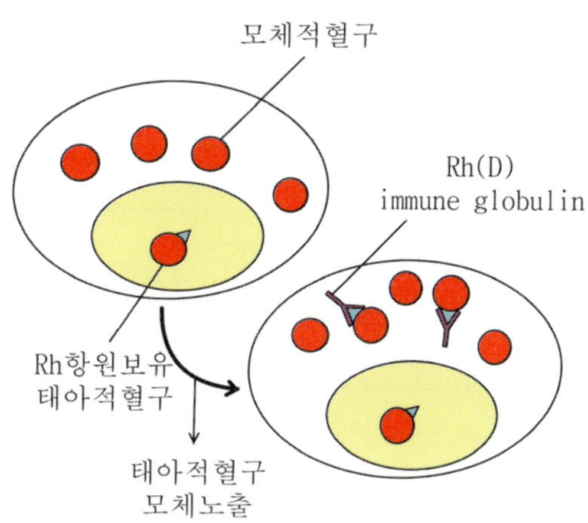

그림 4. Rh(D) immune globulin의 작용방식

(2) 백혈구

백혈구는 과립구(granulocyte)와 무과립구(agranulocyte)를 함께 부르는 이름이다. 과립은 염색을 했을 때 세포질 내에 보이는 것을 말하며 과립구는 호중구(neutrophil), 호산구(eosinophil), 호염기구(basophil), 무과립구는 림프구(lymphocyte), 단핵구(monocyte)를 말한다. 호중구, 호산구, 호염기구 등은 중성, 산성, 염기성 염료와 잘 결합한다는 의미에서 붙은 이름이다. 호(好)는 좋아한다는 의미이고 영어의 phil이 여기에 해당한다.

세포	이름	직경(μm)	감별계산(%)	핵(개)	기능
과립구					
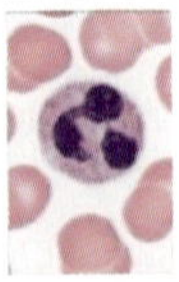	호중구 (neutrophil)	9～12	40～80	3～5	조직에 균이 침입하면 식균작용을 통해 방어. 식균 후 죽으면 고름이 됨
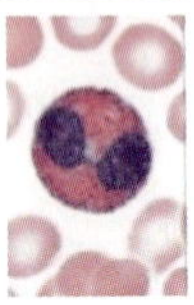	호산구 (eosinophil)	12～15	1～4	1～4	기생충 감염, 자가면역질환, 알레르기성 질환 시 증가
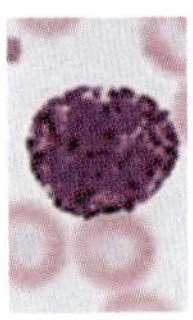	호염기구 (basophil)	10～14	0～1	2	급성과민성반응(immediate hypersensitivity reactions)에 관여함. 히스타민을 분비하여 혈관투과성을 증대시킴
무과립구					
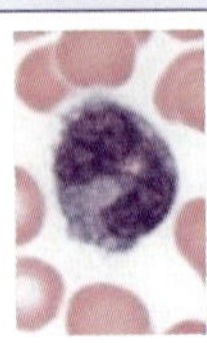	단핵구 (monocyte)	12～20	2～8	1	조직에 머물며 나중에 대식세포가 됨
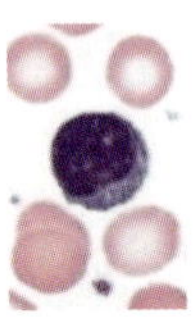	림프구 (lynphocyte)	6～10	20～40	1	T세포와 B세포로 나뉨. T세포는 세포성면역을 B세포는 체액성면역을 담당함

	개수(μl 당)
적혈구	$4.5 \times 10^6 \sim 5 \times 10^6$
호중구	1500 ～ 7500
호산구	40 ～ 400
호염기구	10 ～ 100
림프구	1500 ～ 4000
단핵구	200 ～ 800
혈소판	$1.5 \times 10^5 \sim 3 \times 10^5$

(3) 지혈작용

지혈작용을 간략히 정리하면 그림 5와 같다.

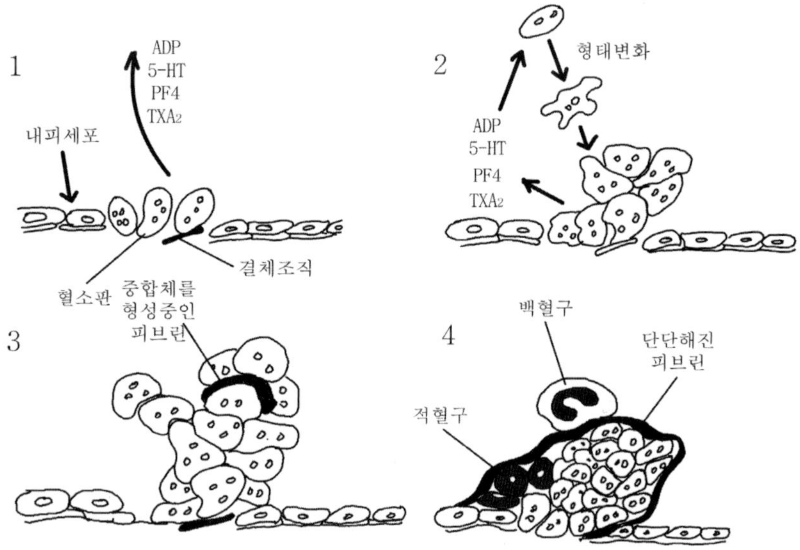

그림 5. 지혈작용

① 내피세포와 혈관벽이 손상되면 혈관이 수축하며 혈류가 줄어든다.

② 혈소판이 손상된 곳을 틀어막는다.

③ 혈소판에서 ADP, 5-HT(hydroxytryptamine: serotonin), PF4(platelet factor 4), TXA_2(thromboxane A_2) 등을 분비하여 다른 혈소판을 불러들인다.

④ 혈소판이 활성화되면서 형태가 변하고 다른 혈소판과 쉽게 결합한다.

⑤ 혈액응고 과정이 진행되면서 최종단계인 피브린(fibrin)이 중합체를 형성한다.

⑥ 피브린(fibrin)이 굳으면서 물에 녹지 않는 형태가 되고 혈소판으로 이뤄진 둑에 적혈구, 백혈구 등이 붙으면서 더 단단하게 틈을 메운다.

가. 혈액응고

지혈작용 마지막 단계는 피브린이 단단하게 굳는 과정이다. 여러 혈액응고인자들이 관여하는 이 과정은 외인경로(extrinsic pathway)와 내인경로(intrinsic pathway), 공통경로(common pathway)로 나눌 수 있다.

- 외인경로: 혈관을 벗어난 혈액응고인자VII가 세포막 표면에 있는 조직인자(tissue factor)와 접촉하면서 응고작용이 일어난다. 응고가 일어나는 원인이 혈액 밖에 있다는 뜻으로 외인경로라는 이름이 붙었다.

- 내인경로: 혈액응고인자 XII가 음전하를 띠고 있는 표면과 접촉하면 활성화된다. 혈소판 표면에 부착되어 있는 고분자 키니노겐(high molecular weight kininogen: HMWK)은 XII가 음전하를 띠고

있는 세포막 표면에 잘 붙어있을 수 있도록 돕는 역할을 한다. XII가 활성화되면 prekallikrein을 kallikrein으로 변환시키는데 이것은 XII의 활성화를 더 가속화시킬 수 있다. XII와 prekallikrein 사이에는 양성되먹임이 존재한다. 내인경로의 마지막 단계에서는 혈액응고인자 X이 활성화된다. 피를 뽑아 유리관 등에 담아두더라도 응고가 일어나므로 응고를 유발하는 원인이 혈액 안에 있다는 의미에서 내인경로라는 이름이 붙었다.

- 공통경로(common pathway): 혈액응고인자 X과 V가 활성화되어 복합체를 형성한 뒤 prothrombin을 분해하여 최종적으로 fibrin을 만들고 이 fibrin이 단단하게 되는 과정을 말한다.

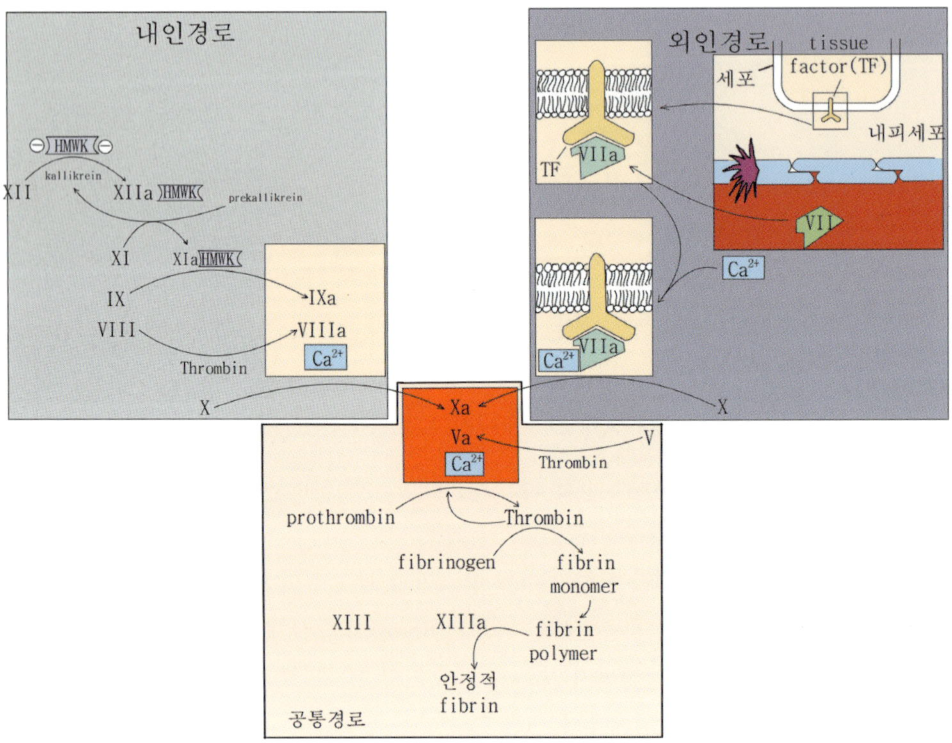

그림 6. 혈액응고
외인경로, 내인경로, 공통경로

* 혈액응고인자

혈액응고에 관여하는 단백질들로서 혈우병(hemophilia) 등 혈액응고에 이상이 있는 환자들과 정상인의 혈액을 비교하여 발견하였다.

나. 항응고작용(anticoagulation)

혈액응고가 일어나면 항응고작용도 동시에 일어난다. 혈액응고가 혈관 손상 부위에 국한될 수 있는 이유이다. 항응고작용에 관여하는 단백질들과 그 작용은 그림 7 및 표와 같다.

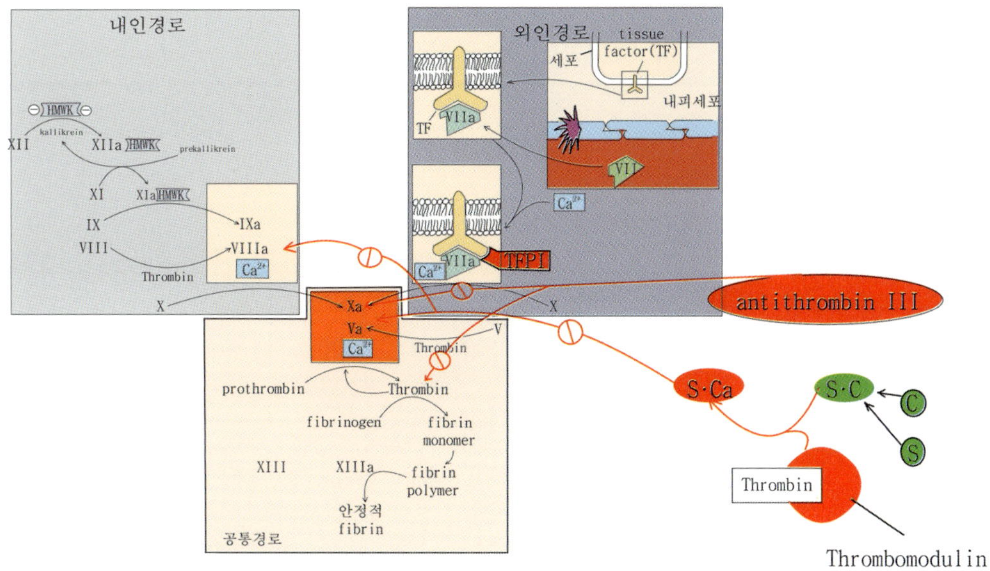

그림 7. 항응고 작용

TFPI(tissue factor pathway inhibitor)	
anti-thrombin III	IXa, Xa, XIa, XIIa, thrombin 억제
thrombomodulin	thrombin과 결합하여 억제, Protein C 활성화
Protein C	Va, VIIIa 억제
Protein S	Protein C의 보조인자

* 항응고제

병원에서 많이 쓰이는 헤파린(heparin)은 anti-thrombin III를 활성화시키고 혈전 생성 억제제로 많이 쓰는 와파린(warfarin)은 비타민 K 대사를 방해하여 비타민 K에 의존적으로 활성화되는 응고인자 II, VII, IX, X을 억제한다. 아스피린(aspirin)은 thromboxane A_2 생성에 관여하는 효소를 억제하여 혈소판 동원을 막아 지혈을 어렵게 한다. 수술 전 환자에게는 아스피린을 처방하면 안 된다.

다. 피브린 용해, 용해 억제

피브린이 형성되면 이를 용해시키는 작용도 동시에 진행된다. 플라스민(plasmin)이 피브린을 용해하는 주요 단백질이다. 용해작용을 억제하는 기전도 존재한다. 이와 관련된 단백질들은 아래와 같다.

용해 관련 단백질	
plasminogen	plasmin 전구물질
plasmin	피브린 용해작용
tissue type plasminogen activator, urokinase type plasminogen activator	plasmin 전구물질인 plasminogen을 활성화시키는 단백질
용해 억제 단백질	
plasminogen activator inhibitor 1, 2	plasmin 활성화 단백질 억제제
α-antiplasmin	plasmin 직접 억제

2. 면역

면역(免疫)이라 함은 병을 면한다, 벗어나다라는 뜻이다. 몸에 병균이 들어왔을 때 이에 맞서 싸우고 발병하지 않도록 몸을 지키는 것을 말한다. 면역은 다음과 같이 나눌 수 있다.

구분		내용
선천적 면역		외부에서 침입하는 병원균에 대비하기 위해 태어날 때부터 가지고 있던 각종 방어기전을 말한다. 몸의 피부, 위액, 장내 세균, 각종 분비샘을 비롯하여 몸의 염증반응, 혈장 내 단백질인 보체계, 자연살해세포, 바이러스 침입 때 세포에서 만들어지는 인터페론 등을 말한다.
후천적 면역	수동면역	자신의 몸에서 항체를 생산하지 못하고 외부로부터 받아서 대응하는 경우를 말한다. 신생아가 모유를 통해 항체를 받거나 뱀에 물렸을 때 뱀독에 대한 항체를 주사를 통해 맞는 것을 예로 들 수 있다. 이렇게 얻은 면역은 일시적이어서 다음에도 같은 이벤트가 있을 때 다시 항체를 맞아야 한다.
	능동면역	어렸을 때 맞는 각종 예방 주사를 예로 들 수 있다. 약화시키거나 죽은 병원균을 주사하면 체내 면역 시스템에서 항원으로 인식하여 이에 대한 반응을 하고 기억한 후 평생 면역력을 가지게 되는 경우이다. 림프구인 T세포나 B세포가 관여한다.

1) 선천적 면역의 예

(1) 염증반응

조직에 균이 침입하면 다음과 같은 방어작용이 일어난다. 이러한 반응을 염증반응이라 한다.

① 조직 대식세포(macrophage)가 균을 탐식한다.

② 비만세포(mast cell)가 히스타민과 헤파린을 분비하여 혈관투과성을 증대시킨다.

③ 혈장 내 항균 단백질(보체, 염증반응단백 등)이 조직 손상부위로 이동한다. 보체는 균에 달라붙거나 균 세포막을 직접 파괴한다.

④ 혈관투과성 증대에 따라 혈장이 간질로 이동하여 부종이 발생한다. 좁은 부위에 간질액이 증가함에 따라 통증과 열도 발생한다.

⑤ 혈액응고와 관련된 단백질들도 감염부위로 누출이 되면서 감염부위에 벽을 형성하여 감염이 주위로 퍼져나가지 못하게 막는다.

⑥ 감염된 조직 쪽으로 혈관에 있던 백혈구가 모여든다. 그 뒤를 이어 단핵구도 모여들게 된다. 백혈구의 결집은 대식세포에서 분비된, 화학주성을 유발하는 물질(cytokine) 때문이다. 모여든 백혈구는 균을 탐식하여 파괴한다. 균을 탐식한 백혈구는 죽는다.

⑦ 림프구(T cell, B cell)도 대식세포에서 분비된 cytokine에 의해 활성화되어 B세포를 통한 항체 생성, T세포를 통한 세포성 면역 시스템이 가동된다.

⑧ 급성 염증기가 지나면 섬유아세포에서 콜라겐을 분비하여 죽은 세포들에 의한 빈 공간을 채운다.

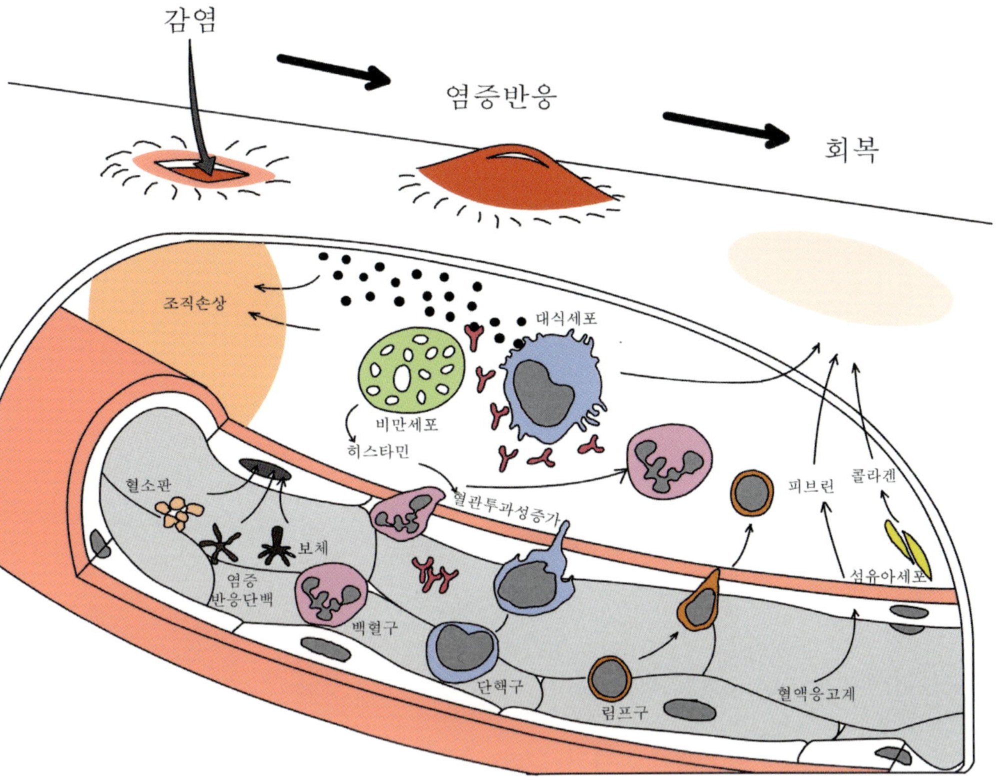

그림 8. 염증반응

(2) 보체계

약 20여 종의 혈청 단백질이 보체계(complement system)를 이룬다. 균의 항원과 결합한 항원 - 항체 복합체에 의해 활성화되거나 균의 세포막이나 독소에 의해 활성화된다.

① 침입한 균의 세포막에 붙어서 항체와의 결합을 돕는다(opsonization).

② 혈관투과성을 증대시킨다.

③ 염증반응 세포들을 자극하거나 동원한다.

④ 세균막에 직접 구멍을 뚫는다(그림 9).

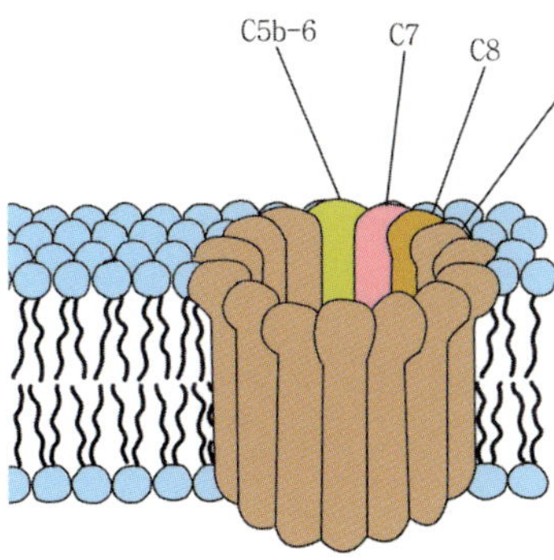

그림 9. 보체(complement) 단백질들이 모여 세균의 세포막에 구멍을 뚫는 모습

(3) 인터페론

바이러스가 세포에 침입하면 자신의 유전자와 단백질을 복제하여 재조합한 뒤 세포를 터뜨리고 나온다. 바이러스의 공격을 당한 세포는 인터페론(interferon)을 생산하여 분비하고 수용체를 통해 인터페론 신호를 받은 다른 세포들은 바이러스 mRNA를 분해할 수 있는 효소를 생산하여 바이러스가 침입하였을 때 바이러스 단백질 생산을 차단한다.

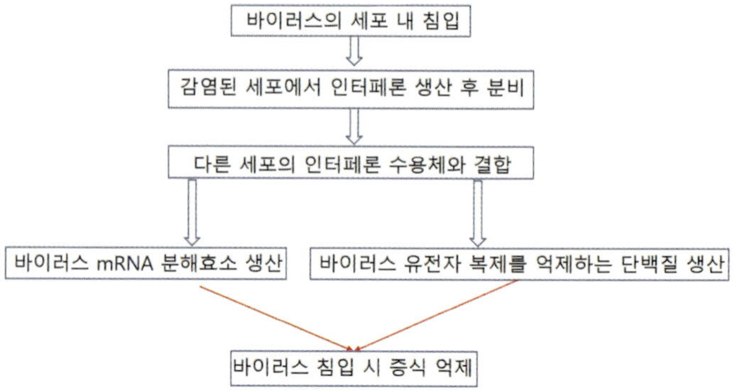

그림 10. 인터페론의 작용

(4) 자연살해세포(natural killer cell)

자연살해세포는 림프구의 일종으로 바이러스에 감염된 세포나 암세포 등을 비특이적으로 파괴한다. 비특이적이라 함은 B세포나 T세포들이 바이러스에 감염된 세포나 암세포 등을 파괴할 때 쓰는 일반적 절차와는 다른 방법을 통해서 파괴할 수 있다는 뜻이다.

2) 후천적 혹은 획득면역(acquired immunity)

선천적 면역이 병원균에 대한 비특이적(non-specific) 방어였다면 후천적 면역 또는 획득면역은 특정 병원균에 대한 특이적(specific) 방어법이라 할 수 있다. 이 방어에는 B림프구와 T림프구가 관여하는데 각각 체액성면역(humoral immunity)과 세포성면역(cellular immunity)을 담당한다. 체액성면역은 항체를 통한 방어 방법이고 세포성면역은 T림프구가 직접 감염된 세포를 공격하거나 면역반응을 조절하는 방식을 말한다.

(1) B림프구

골수 줄기세포에서 만들어지고 비장(spleen)과 같은 말초 림프기관에서 성숙된다. 항체를 생산하여 면역에 기여한다. 분비된 항체는 항원과 결합하여 무력화시키거나 다른 면역세포의 작용을 돕는다. 세포 표면에 위치한 항체는 항원에 대한 수용체로 작용할 수 있다. 항원에 노출되면 활성화되어 항체를 생산하는 플라스마세포가 되고 일부는 기억세포로 남는다. 플라스마세포는 항체를 짧은 기간(5~7일) 동안 대량으로 생산하고 사멸한다.

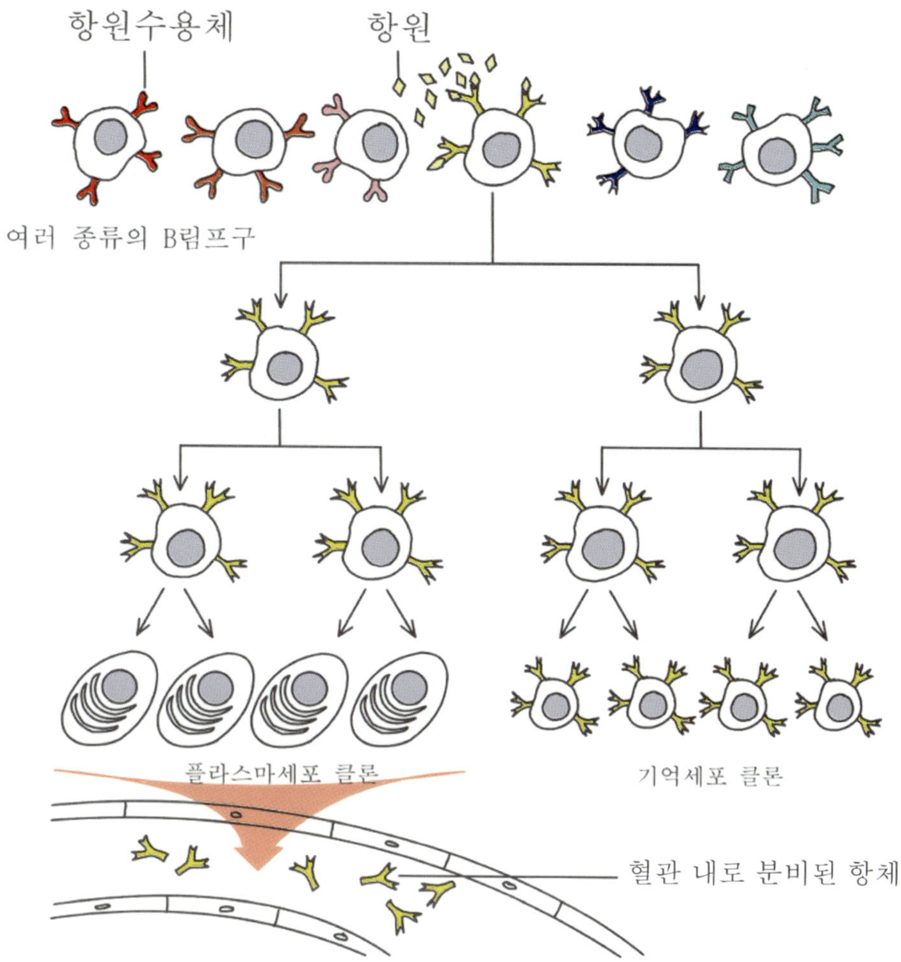

그림 11. B림프구의 활성화
플라스마세포에 의한 항체 생산

* 클론 선택설

세상에 존재하는 숱한 항원만큼 많은 종류의 B림프구가 있고 특정 항원이 체내에 침입하면 그 항원에 맞는 B림프구가 클론을 생산하여 대응한다는 가설이다.

가. 항체(면역글로불린)의 종류(types of immunoglobulin)

종류	설명
IgA	소화기, 호흡기, 비뇨기의 점막에 존재하며 병원균의 침입을 억제함.
IgD	항원에 노출되지 않은 B림프구 표면에서 항원수용체로 존재함. 호염기구나 비만세포 활성을 도움.
IgE	알레르기 반응과 관련되어 있음. 비만세포와 호염기구에서 히스타민 분비를 유발하며 기생충 감염 때도 증가함.
IgG	체액성면역의 대부분을 담당하는 항체임. 태반을 건너갈 수 있어 태아의 수동면역에도 기여함.
IgM	B림프구 표면에 존재하고 분비도 됨. 감염 초기 IgG 생산이 충분하지 않을 때 항원-항체 반응을 주도함.

나. 항체의 작용

항체 그 자체가 병원균을 죽이는 것은 아니다. 항체는 다음과 같은 작용을 한다.

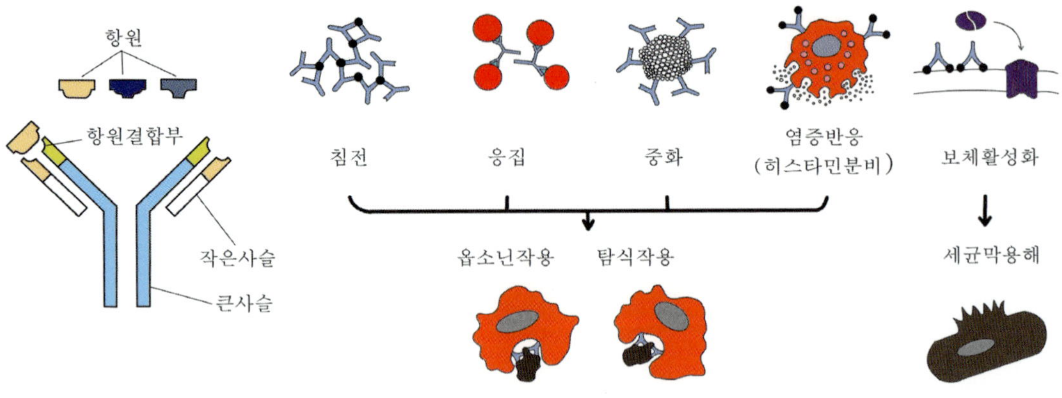

그림 12. 항체의 작용

① 침전: 균에서 분비된 독소와 결합하여 침전시킨다. 특정 조직(예: 콩팥)에 쌓이기도 한다.

② 응집: 세포 표면의 항원과 결합하여 세포를 응집시키기도 한다(위 그림에서는 적혈구를 예로 들었다).

③ 중화: 세균에서 분비된 독소를 둘러싸 독소가 작용하지 못하도록 막는다.

④ 염증반응: 비만세포나 호염기구 표면에 있는 항체와 항원이 결합하면 세포를 자극하여 히스타민을 분비시킨다.

⑤ 옵소닌 작용: 균에 항체가 붙게 되면 T림프구가 균을 인식하거나 대식세포가 균을 탐식하는 것도 도울 수 있다. 이처럼 다른 면역세포가 병원체를 인식하고 제거하기 쉽게 인식표를 붙이는 것을 옵소닌 작용이라고 한다.

⑥ 보체활성화: 보체는 항원 - 항체 복합체에 의해 활성화된다. 보체는 단계적 반응을 거쳐 세균막을 용해할 수 있는 세균막공격복합체(membrane attack complex)를 활성화시키고 이것이 세균막에 구멍을 뚫어 세균막을 용해시킨다.

항체의 구조는 그림 12와 같다. Y자 형태이고 2개의 큰사슬 단백질과 2개의 작은사슬 단백질로 구성된다. 팔에 해당하는 부위에 항원과 결합할 수 있는 곳이 있는데 항원마다 다른 모양을 가지고 있다.

(2) T림프구

B림프구처럼 항체를 생산하지는 않지만 감염된 세포를 직접 죽이거나 다른 림프구들을 활성화시키거나 억제하는 세포이다. 세포독성(cytotoxic) T세포, 도우미(helper) T세포, 억제(suppressor) T세포 등이 있다.

① 세포독성(cytotoxic) T세포: 바이러스에 감염된 세포나 암세포를 퍼포린(perforin)과 그랜자임(granzyme)이란 소화효소를 이용하여 파괴한다. 퍼포린은 세포막에 구멍을 내는 단백질로서 보체가 세균막에 구멍을 내는 것과 비슷하다.

바이러스에 감염된 세포는 바이러스 단백질 일부를 I형 주조직적합성복합체(major histocompatibility complex: MHC, MHC class I)와 결합시켜 세포막에 노출시키는데 세포독성 T세포의 수용체가 바이러스 단백질을 인식하면 퍼포린과 소화효소를 분비하여 감염된 세포를 살해한다. 이때 세포독성 T세포에서는 CD8 공동수용체를 이용하여 MHC class I 수용체의 존재를 이중으로 검증한다(그림 13).

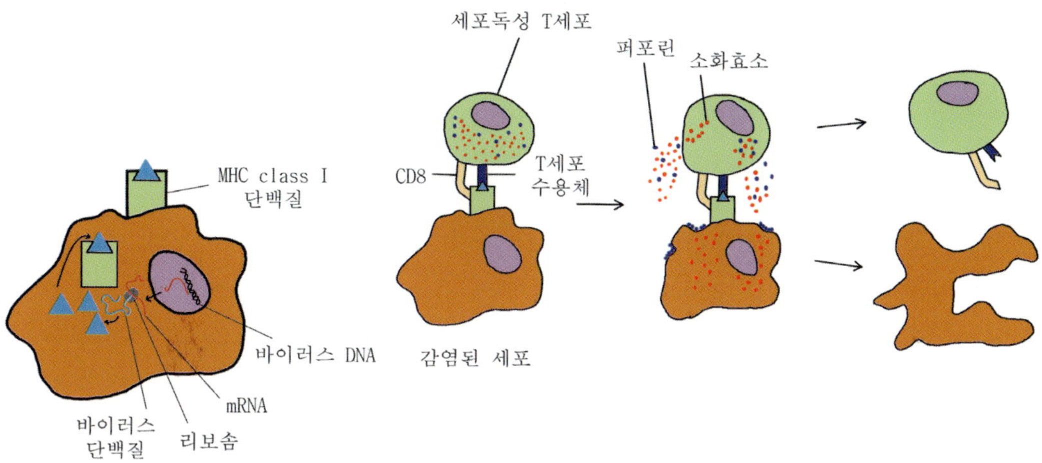

그림 13. 세포독성 T세포가 감염된 세포를 죽이는 방법

② 도우미(helper) T세포: T세포의 60~80%를 차지한다. 세포독성 T세포처럼 직접 세포를 죽이지는 않지만 사이토카인을 분비하여 B세포나 대식세포의 활성을 조절하는 역할을 한다. 후천성 면역결핍증(acquired immunodeficiency syndrome)은 인간면역결핍증 바이러스(human immunodeficiency virus)가 도우미 T세포를 공격하여 일어난다.

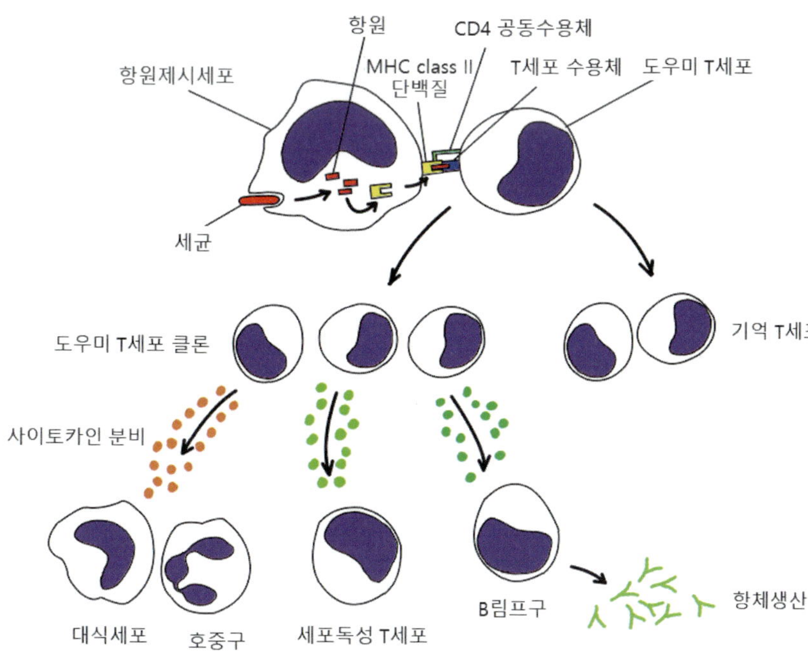

그림 14. 도우미 T세포의 작용

세균이 침입하면 항원제시세포(antigen presenting cell)가 균을 탐식 후 균의 항원을 II형 주조직적합성복합체(MHC class II)와 결합시켜 도우미 T세포에 제시한다. 이때 도우미 T세포는 CD4 공동수용체를 이용하여 MHC class II의 존재를 이중으로 검증한다(그림 14). 조직에 존재하는 수지상세포(dendritic cell)가 항원제시세포로 기능한다.

항원제시세포에 의해 도우미 T세포는 활성화되고 증식하여 클론을 생산하는데 일부는 기억세포로 남는다. 클론 T세포들은 사이토카인을 분비하여 다른 면역세포들의 활성을 증진시킨다.

* 주조직적합성복합체:MHC(Major Histocompatibility Complex)

염색체 위에 있는 특정 유전자 집단을 지칭하는 용어다. 이로부터 만들어진 단백질은 세포의 신분증과 같은 역할을 한다. 크게 class I, class II 두 가지 종류가 있다.

- class I 단백: 적혈구를 제외한 모든 세포에 존재한다. class I 단백을 가지고 있는 세포가 감염되면 병원체를 처리해서 얻은 항원 부위를 class I 단백과 결합하여 세포 표면에 노출시켜 자신이 감염된 사실을 알린다. 세포독성 T세포가 class I 단백을 보유한 세포들을 인식할 수 있다. 이 과정에서 세포독성 T세포는 CD8 공동수용체를 이용하여 이중 검증을 한다.
- class II 단백: 항원제시세포(antigen presenting cell)와 B림프구 표면에 존재한다. 도우미 T세포(helper T cell)가 인지하며 이 과정에서 CD4 공동수용체를 이용하여 이중 검증한다.

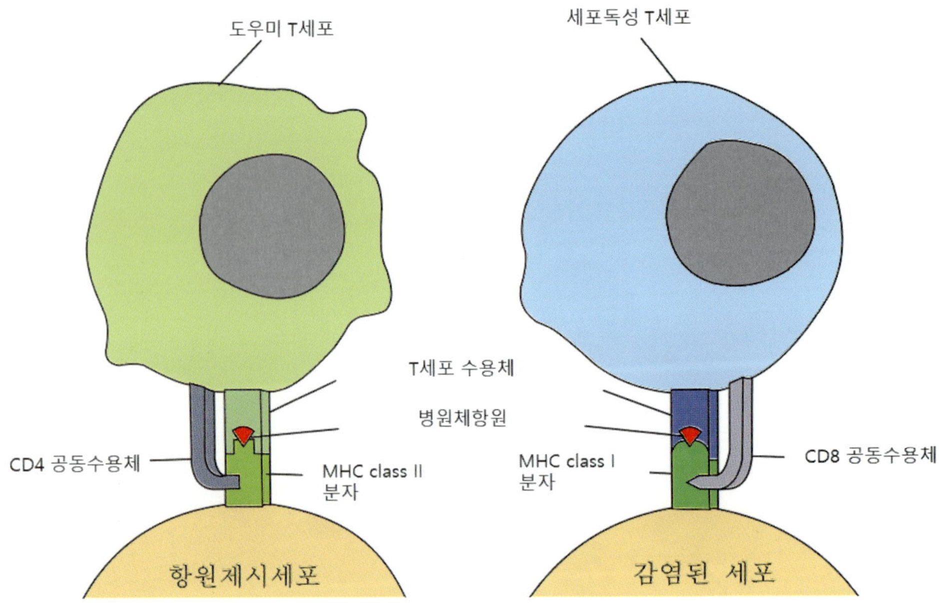

그림 15. MHC class I, II 단백

* 항원제시세포(antigen presenting cell)

대부분의 세포들이 병원체를 가공해서 항원을 다른 면역세포에 제시할 수 있다. B림프구, 대식세포, 수지상세포(dendritic cell) 등은 이 일을 전문적으로 하는 세포들이다. 수지상세포는 외부환경과 접촉하기 쉬운 신체 부위, 즉 피부나 점막, 폐, 위, 소장 등에 존재하며 가지와 같은 돌기가 있어 수지상세포란

이름이 붙었다. 활성화되면 림프절로 가서 T세포, B세포의 활성화를 돕는다.

③ 억제(suppressor) T세포: 조절(regulatory) T세포

자기(self)에 대한 면역반응을 억제하고 자가면역질환(autoimmune disease)을 방지하며 T세포의 활성을 억제하는 역할을 한다.

(3) T세포 B세포 상호작용: 예방접종을 중심으로

예방접종은 약화된 항원을 체내로 주입하여 면역반응을 유발하는 대표적 능동면역이다. 바이러스 항원을 주입하는 경우의 면역반응을 그림 16에서 나타내었다.

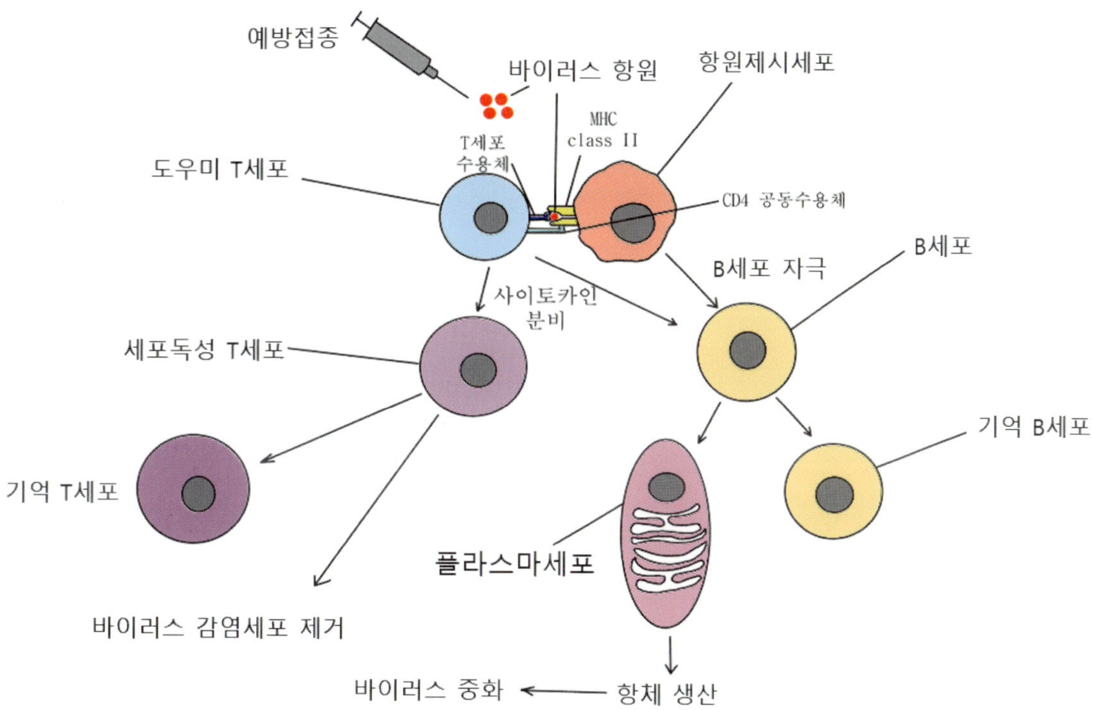

그림 16. 예방접종 시 면역반응

① 약화된 바이러스 항원 접종.

② 항원제시세포가 바이러스 항원을 MHC class II 단백과 결합하여 표면에 노출시킴.

③ 도우미 T세포가 T세포 수용체와 CD4 공동수용체를 이용하여 항원을 인지한 후 사이토카인 분비 → 세포독성 T세포와 B세포 활성화.

④ 세포독성 T세포는 바이러스 감염세포를 제거하고 일부는 기억 T세포로 남는다. B세포는 플라스마세포로 변하여 항체를 생산한다. 일부는 기억 B세포로 남는다.

⑤ 예방접종 후 바이러스가 침입하면 항원제시세포, 도우미 T세포, 세포독성 T세포, B세포 등의 활성화가 이뤄지며 바이러스에 대항한다.

3) 해로운 면역작용

면역작용이 과하게 나타나는 과민반응(hypersensitivity reaction)이나 면역반응에 의한 장기이식 거부반응, 수혈 부작용 등을 들 수 있다. 과민반응은 다음과 같이 나눌 수 있다.

(1) 즉각적 과민반응

가. I 형 과민반응: 아나필락시스 타입

과거에 특정 항원에 노출된 후 다시 동일한 항원이 침입하면 비만세포(mast cell), 호염기구 표면의 IgE와 결합하면서 비만세포와 호염기구를 활성화시킨다. 그 결과 세포에서 히스타민 같은 화학매개물질이 분비되어 급성 과민반응(혈관 투과성 증가, 평활근 수축 등)을 유발한다. 천식이나 페니실린 쇼크, 식품 알레르기 등이 이에 해당한다. 항히스타민제와 아드레날린성 약물로 치료한다.

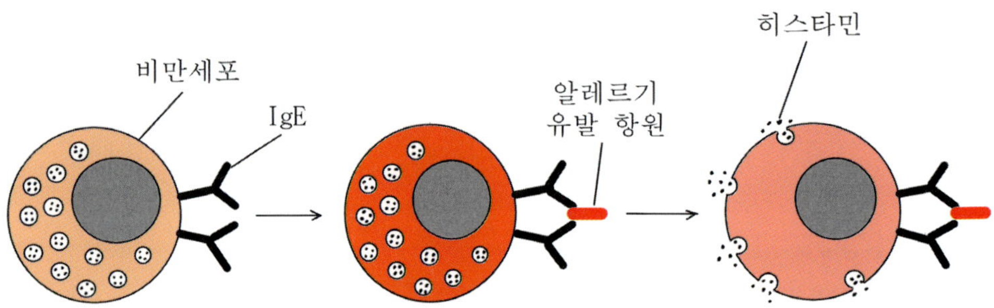

그림 17. I형 과민반응

나. II 형 과민반응: 세포상해반응

항체가 항원과 결합한 후 보체계를 활성화시키거나 다른 면역세포를 활성화시켜 세포나 조직을 파괴한다. 잘못된 혈액형을 수혈할 때 나타나는 용혈작용이나 자가면역성 혈소판감소증, 중증근무력증 등이 이 과민반응에 해당한다.

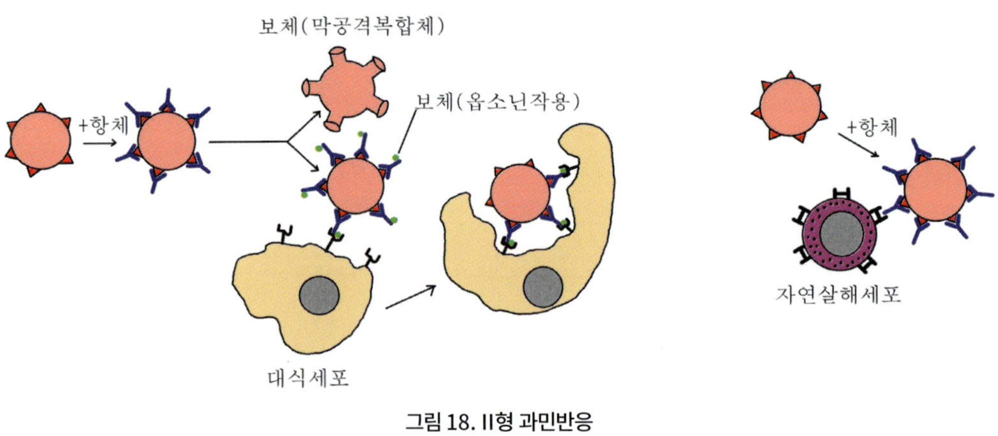

그림 18. II형 과민반응

다. Ⅲ형 과민반응: 면역복합체에 의한 반응

항원-항체 복합체가 형성되더라도 대부분은 제거되지만 크기가 작을 경우 관절, 콩팥, 혈관 같은 조직에 쌓이게 된다. 항원-항체 복합체는 보체계를 활성화시켜 호중구나 대식세포 같은 면역세포들을 불러들이게 된다. 호중구 등에서 분비된 용해성 소화효소가 세포를 손상시킨다. 전신성홍반성낭창(systemic lupus erythematosus: SLE), 결절성다발동맥염(polyarteritis nodosa), 류마티스양관절염(rheumatoid arthritis) 등이 이에 해당한다.

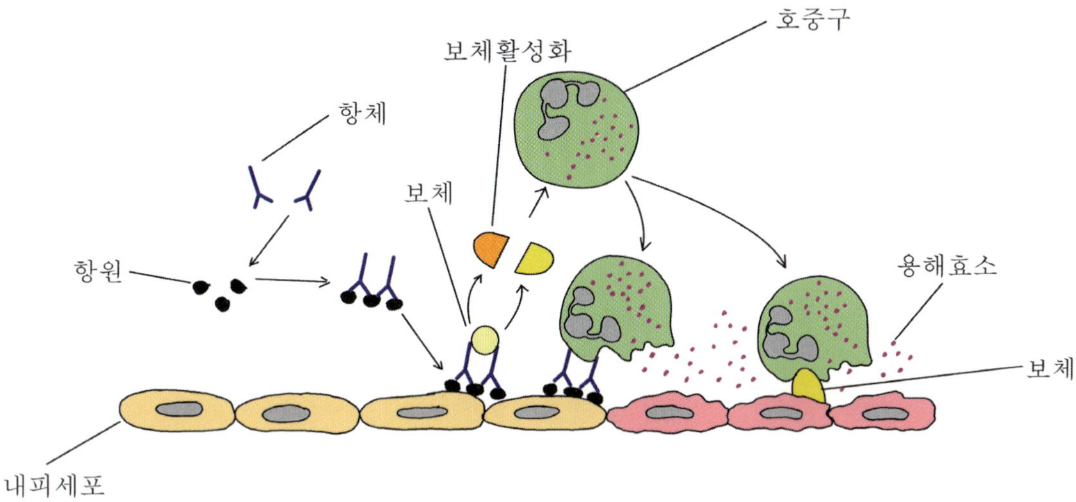

그림 19. III형 과민반응

라. Ⅳ형 과민반응: 지연적, 세포성 면역작용

T세포 매개로 일어나며 항원과 접촉 후 24시간 이상 지나야 발생하여 지연성과민반응이라 불린다. 항원제시세포에서 항원을 노출시키면 도우미 T세포가 이를 인지하여 대식세포를 활성화시키고 조직 손상으로 이어진다. 접촉성 피부염이나 옻독 등이 대표적이다. 치료는 스테로이드 제제를 주로 쓴다.

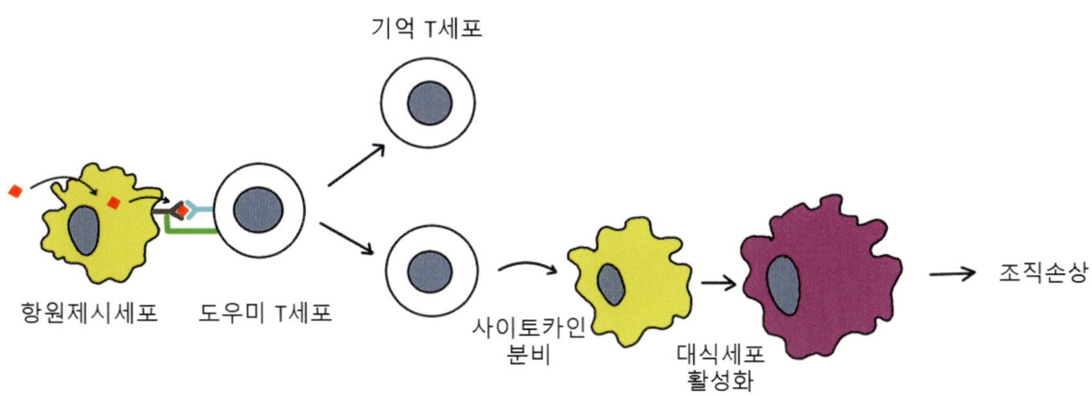

그림 20. IV형 과민반응

제6장

호흡계

1. 호흡계의 구성

호흡은 숨을 내쉬고 들이쉬는 것을 말한다. 호흡과 관련된 장기는 폐만 생각하기 쉽지만 폐 외에도 코, 입, 인두, 후두, 기관 등이 있다. 구성은 그림 1과 같다. 이비인후과는 귀, 코, 인두, 후두를 보는 과란 뜻이다.

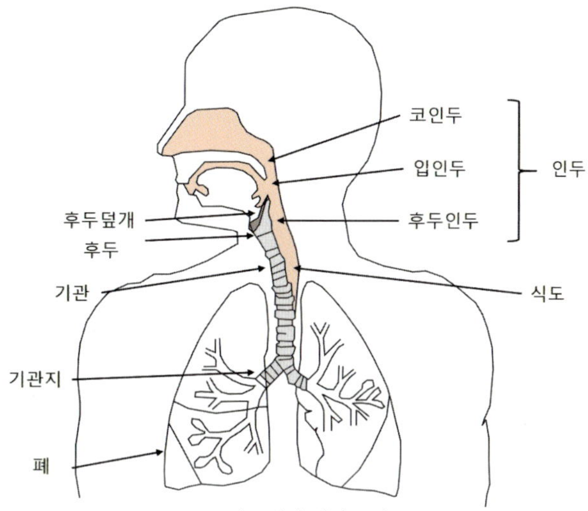

그림 1. 호흡계의 구성

부위	위치	기능
인두	코인두, 입인두, 후두인두로 구분 두개골 아랫면~반지연골(cricoid cartilage) 아래 모서리	코인두 - 공기가 지나가는 통로 입인두 - 음식물이 지나가는 통로 후두인두 - 후두덮개 이하, 식도로 이어지는 음식물의 통로
후두	입인두~기관 사이의 연결통로 경추 3번에서 6번 사이에 존재	발성(성대에서 담당)
후두덮개	후두의 뚜껑	음식물이 기관으로 넘어가지 않게 막음

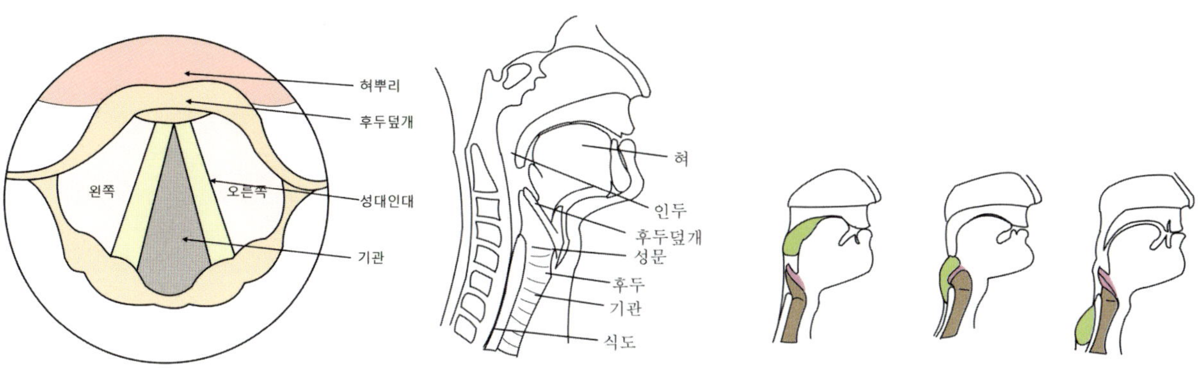

그림 2. 성대와 후두덮개
(왼쪽) 기관지 내시경으로 본 성대의 모습.
(오른쪽) 후두덮개가 후두를 막아 음식물이 기관으로 들어가는 것을 방지한다.

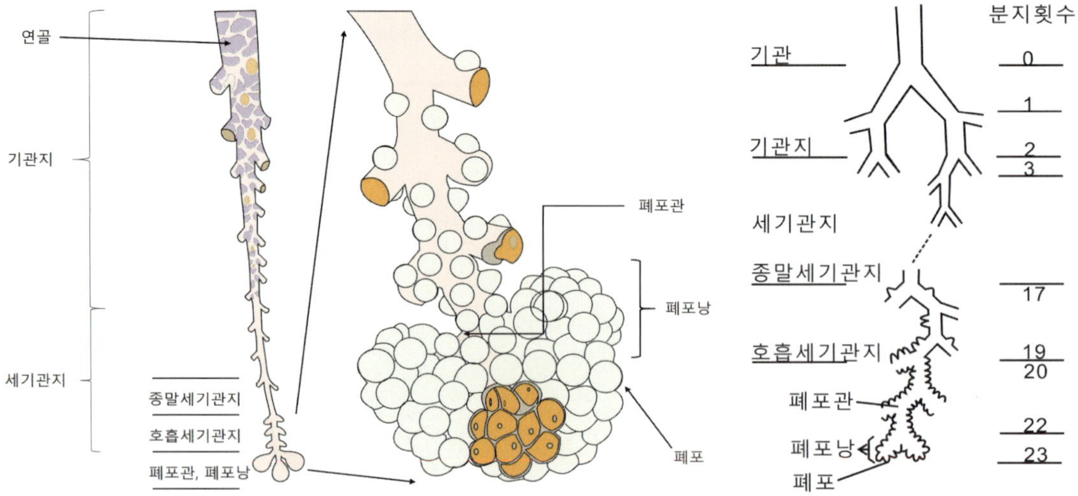

그림 3. 기관지~폐포까지의 해부학적 구조(왼쪽). 기관지의 분지 양상(오른쪽)

후두 아래는 기관으로 연결된다. 기관은 계속 둘로 나뉘는데 약 23회 분지한다. 기관이 계속 분지하면서 명칭도 변한다(그림 3).

기관(trachea) – 기관지(bronchus) – 세기관지(bronchiole) – 종말세기관지(terminal bronchiole) – 호흡세기관지(respiratory bronchiole) – 폐포관(alveolar duct) – 폐포낭(alveolar sac) – 폐포(alveolus) 순이다. 기관지와 세기관지는 연골의 존재유무로 구분한다.

폐포는 17회 분지 지점인 호흡세기관지부터 나타나기 시작한다. 호흡세기관지부터 가스교환이 가능하다. 기관~종말세기관지까지는 가스교환이 없어서 단지 공기의 이동통로로서 작용할 뿐이다. 가스교환이 없다는 의미에서 기관~종말세기관지까지를 무효공간(dead space)이라 부른다. 성인에서 무효공간의 부피는 150mL 정도다.

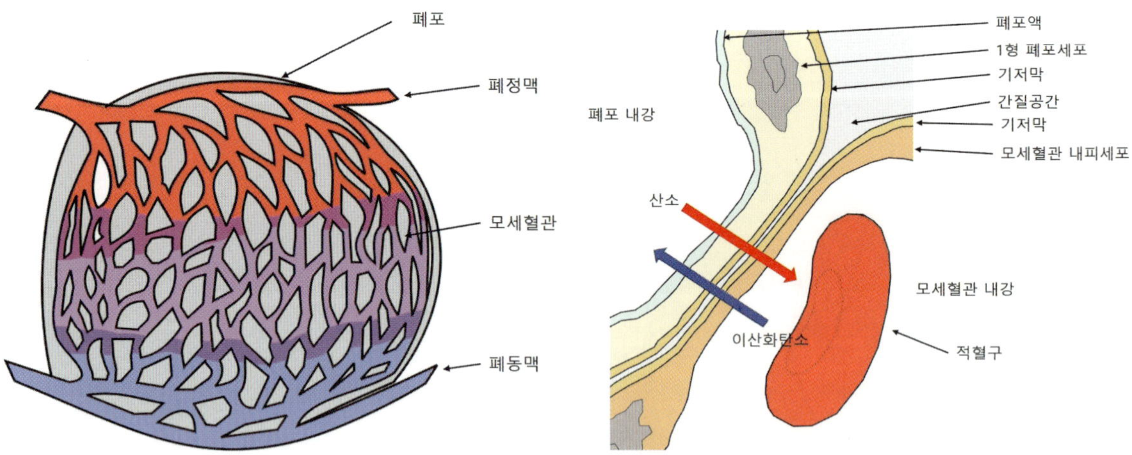

그림 4. 폐포에 분포한 혈관과 폐포 단면

폐포는 가스 교환이 실제로 일어나는 곳이다. 폐포는 한 층의 1형 폐포세포로 피복되어 있어 한 층의 내피세포로 둘러싸인 모세혈관 사이에 가스 교환이 일어나기 쉽다(그림 4).

2. 호흡

폐포에서 가스 교환이 일어나려면 폐포로 공기가 들어오고 나가야 한다. 공기는 압력이 높은 곳에서 낮은 곳으로 이동하므로 폐포로 공기가 들어오려면 폐포의 압력이 대기압보다 낮아져야 하고 폐포에서 공기가 나가려면 폐포의 압력이 대기압보다 높아져야 한다. 폐포의 압력은 폐포의 부피 변화에 따른다. 폐포의 부피는 흉곽, 폐, 그리고 흉막에 의해 결정된다.

1) 흉막

폐는 흉막으로 둘러싸여 있다. 흉막은 폐와 접하는 부분, 흉곽과 접하는 부분으로 나뉘고 그 사이에는 공간(흉막강)이 존재한다. 흉막강에는 흉막액이 차 있다. 흉막은 폐가 늘어나고 줄어들 때 흉벽과의 마찰을 줄여주는 역할을 하며 폐를 흉벽에 밀착시킨다. 흉막강 내에 염증이 생기면 흉막염(pleuritis)이라 부른다.

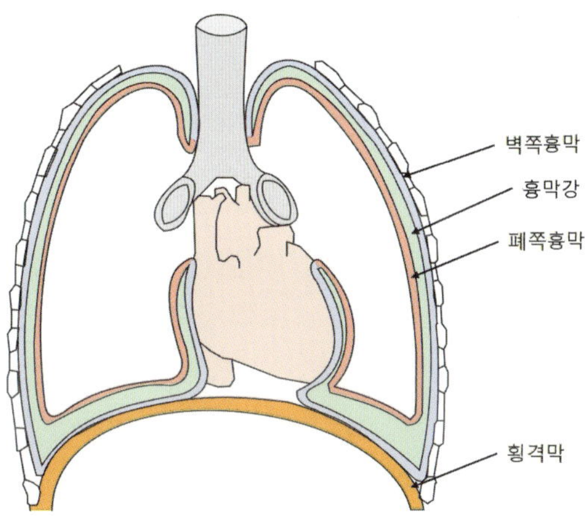

그림 5. 흉막의 구조

흉막을 중심으로 여러 힘이 작용한다(그림 6).

- 흉벽에 작용하는 힘: 뼈와 근육으로 구성된 흉곽은 폐를 담은 그릇이다. 뼈대는 흉곽을 지지하여 일정 부피를 유지하게 한다. 호흡근이 수축하여 숨을 들이쉴 때 흉곽이 커진다. 이때 흉곽이 받는 힘은 폐에서 멀어지는 쪽이다.
- 폐의 탄성: 폐는 탄성이 좋은 조직이다. 자체의 무게도 있어 폐는 찌부러들려고 한다. 이때 폐가 받는 힘은 폐의 내부를 향한다.
- 흉막의 응집력: 맞닿은 비닐을 떼어내기는 쉽지 않다. 비닐과 비닐 사이에 인력이 작용하기 때문이다. 액체가 든 흉막강을 사이에 둔 벽쪽흉막과 폐쪽흉막도 마찬가지다. 폐가 흉곽에 붙어 있을 수 있는 이유는 벽쪽흉막과 폐쪽흉막이 각각 흉곽과 폐에 붙은 채 서로 밀착되어 있기 때문이다.

• 흉막을 사이에 둔 압력차: 밀폐된 공간으로서의 흉막강 속 압력은 대기압보다 낮다(그림 6의 오른쪽 그림). 흉벽과 폐가 받는 힘의 방향이 서로 반대라 흉막강의 부피를 늘리는 쪽으로 작용하는데 이렇게 되면 흉막강 내 압력은 감소한다(보일의 법칙: 압력 × 부피 = 일정한 값, 여기서 부피가 증가하면 압력이 감소하므로). 흉막강 속 압력이 대기나 폐 안쪽의 폐포 압력보다 낮아서 흉벽이나 폐를 흉막에 밀착시킬 수 있는 요인으로 작용한다.

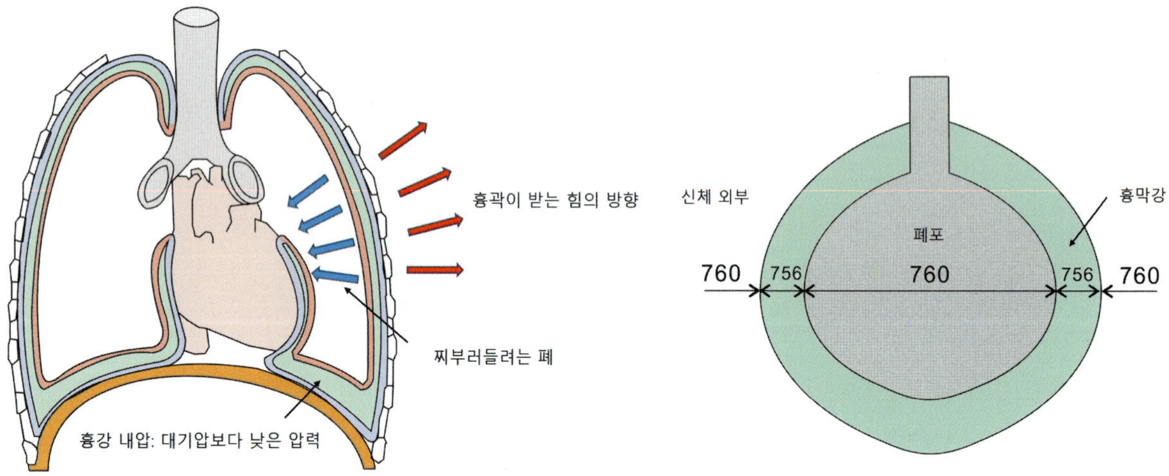

그림 6. 흉막과 폐에 걸리는 힘의 방향 및 압력

2) 들숨, 날숨

공기의 흐름은 폐포의 압력에 의해 정해진다. 폐포 내 압력이 대기압보다 낮으면 들숨이, 대기압보다 높아지면 날숨이 생긴다. 폐포 내 압력은 흉곽이 받는 힘과 폐가 받는 힘의 방향에 의해 정해진다(그림 7)(폐의 탄성력은 항상 폐의 내부를 향한다). 흉곽이 커지면 폐포 부피가 커지고 폐포 내압이 대기압보다 낮아져 들숨이 생긴다. 흉곽이 찌부러들어 압력의 방향이 폐의 내부를 향하면 폐포 부피가 줄어들고 폐포 내 압력은 대기압보다 커져서 날숨이 생긴다.

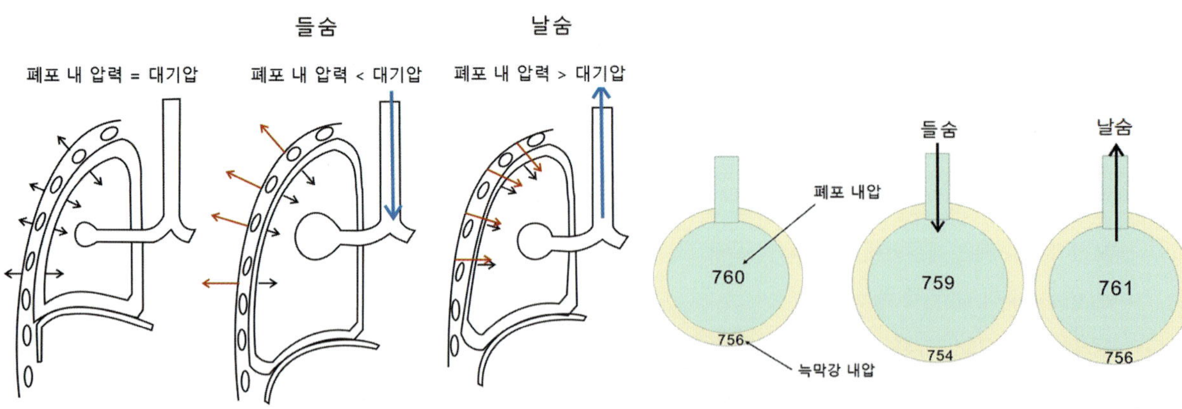

그림 7. 폐포 내압과 대기압 사이의 관계에 따라 정해지는 들숨과 날숨

3) 호흡근(respiratory muscle)

들숨은 흉곽의 부피를 증가시켜 일어난다(그림 8). 흉곽 부피의 증가는 들숨근의 수축을 통해 가능하다. 들숨에는 횡격막과 바깥갈비사이근이 관여하는데 횡격막의 기여도가 더 크다. 숨을 깊게 들이마실 때에는 목에 있는 근육들도 동원된다.

날숨은 들숨에 관여한 근육이 이완하고 폐가 자신의 탄성에 의해 원 위치로 돌아가며 자연스럽게 일어난다. 이 이상으로 숨을 내쉴 때에는 배의 근육과 속갈비사이근이 동원된다.

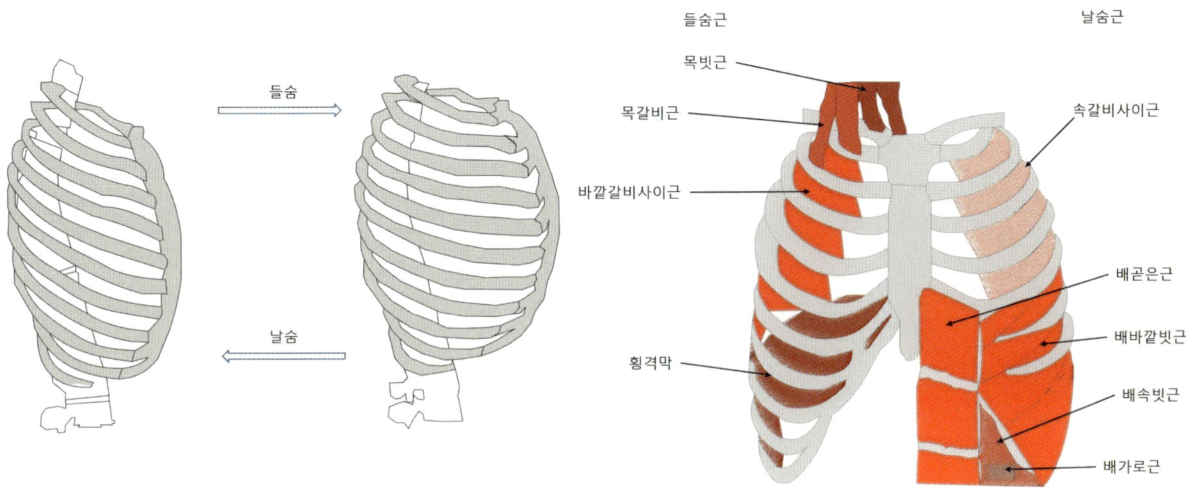

그림 8. 호흡에 관여하는 근육들
(왼쪽) 흉곽의 부피가 커지면 들숨이, 작아지면 날숨이 발생한다.
(오른쪽) 들숨근은 왼쪽, 날숨근은 오른쪽에 표시하였다.

4) 계면활성제(surfactant)

폐포는 확장 가능한 작은 풍선과 같다. 정상적인 호흡을 위해서는 폐포의 확장과 축소가 쉬워야 하는데 폐포 표면에 존재하는 수분에 의한 표면장력은 폐포의 확장을 방해한다. 폐포에 존재하는 2형 폐포세포(type II alveolar cell)에서는 계면활성제(surfactant)를 분비하여 이 문제를 해결한다. surfactant는 surface active agent를 줄인 말이다.

- 표면장력(surface tension): 물분자의 산소와 수소는 전기적으로 끌린다. 물속의 물분자는 모든 방향에서 힘을 받아 전체적인 힘의 합이 0이지만 물 표면에 존재하는 물분자는 물 밖으로부터는 힘을 받지 못해 물분자가 받는 힘의 방향은 결국 물속을 향한다. 이렇게 되면 옆에 있는 물분자와 간격이 좁아지면서 서로를 밀치는 힘이 형성되는데 이것이 표면장력이다. 표면장력은 물의 표면적을 최소화시키는 힘으로 작용한다(그림 9).
- 폐포 표면에 물분자가 존재하면 폐포 표면에 표면장력이 형성되어 폐포의 확장을 어렵게 한다(폐포의 부피를 최소화시키려 들기 때문).

• 계면활성제는 친수성 부분과 소수성 부분을 다 가진 물질이다(설거지용 세제가 대표적 계면활성 물질임). 계면활성 물질은 물분자 사이에 끼어들어 물분자 상호간의 작용을 억제하여 표면장력을 낮춘다(그림 9).
• 폐포 표면에 계면활성제가 있으면 표면장력이 낮아져 확장이 쉽게 된다. 일단 확장이 되면 계면활성제의 밀도가 떨어져 다시 표면장력이 커지므로 폐포가 지나치게 확장되는 것을 방지한다.
• 계면활성제는 dipalmitoylphosphatidylcholine이 주성분이며 임신 7개월 경 2형 폐포세포에서 분비되므로(그림 10) 7개월 이전에 태어나는 조산아는 호흡하기가 쉽지 않다(신생아 호흡곤란 증후군: respiratory distress syndrome). 이런 환자에게는 인공 계면활성제를 투여하여 치료한다.

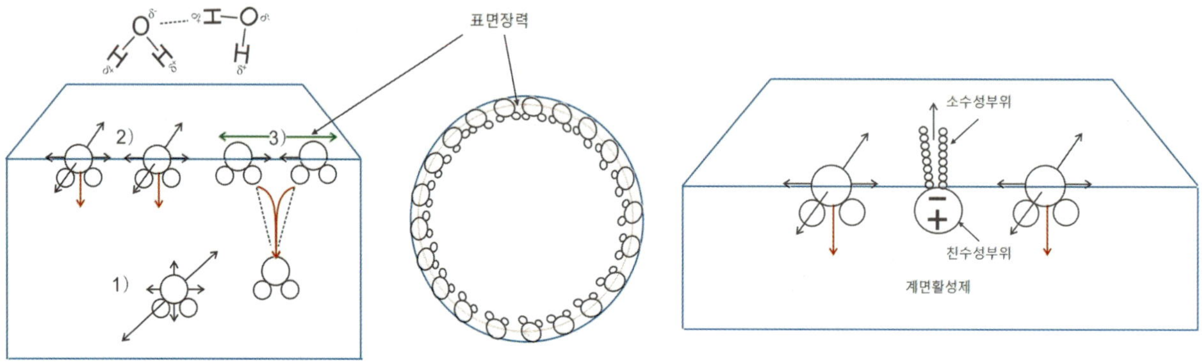

그림 9. 물분자가 받는 힘과 표면장력 사이의 관계(왼쪽, 가운데 그림)
계면활성제(오른쪽 그림)

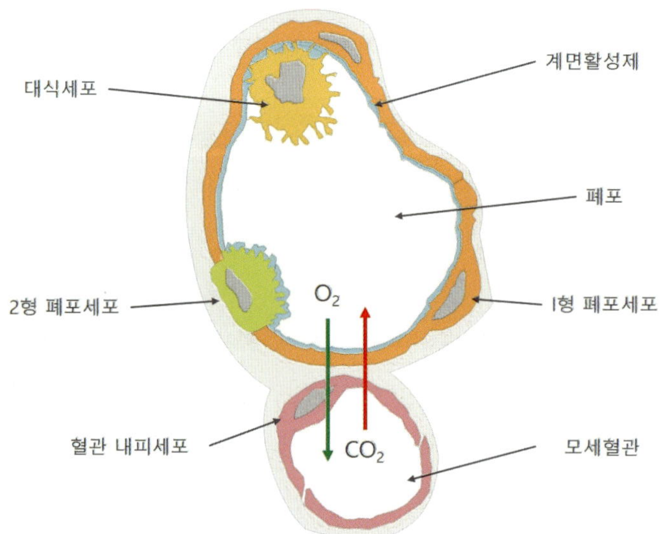

그림 10. 폐포의 단면과 1형, 2형 폐포세포

5) 호흡량

(1) 종류별 호흡량

호흡량은 그림 11과 같이 검사할 수 있다. 도르래를 이용하여 물에 떠있는 통과 펜을 연결하면 검사자의 호흡에 따라 펜이 상하로 움직인다. 돌아가는 원통에 붙은 기록지에 이 펜을 연결하면 숨의 양에 비례하는 움직임을 그려낼 수 있다. 호흡량은 아래 표와 같이 더 세분할 수 있다.

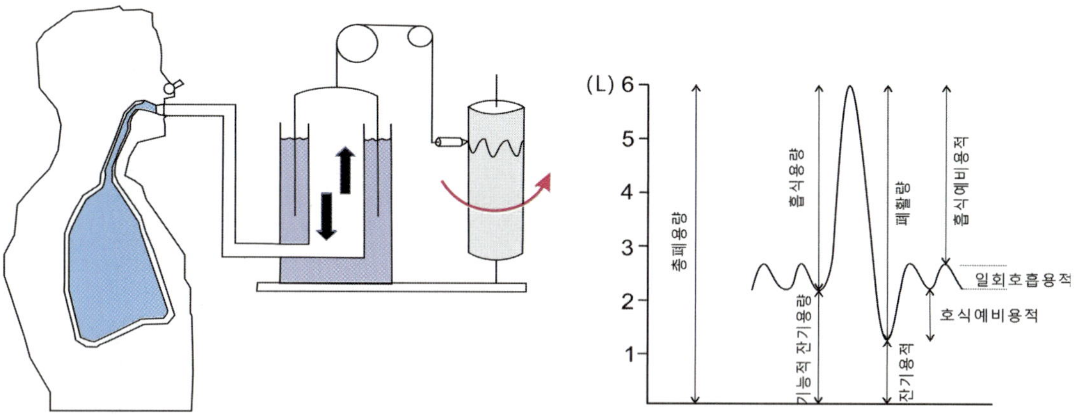

그림 11. 호흡량 검사법(왼쪽)
이 방법으로 얻은 그래프와 호흡량(오른쪽)

일회호흡용적 (tidal volume)	안정 상태에서 정상인의 호흡량 (약 500ml)	흡식용량 (inspiratory capacity)	일회호흡용적 + 흡식예비용적
흡식예비용적 (inspiratory reserve volume)	정상 흡식 후 최대한 더 흡식할 수 있는 양(2500~3500ml)	기능적잔기용량 (functional residual capacity)	호식예비용적 + 잔기용적
호식예비용적 (expiratory reserve volume)	정상 호식 후 최대한 더 호식할 수 있는 양(약 1200ml)	폐활량 (vital capacity)	최대 흡식 후 최대 호식할 수 있는 양(약 4.8L) 일회호흡용적 + 흡식예비용적 + 호식예비용적
잔기용적 (residual volume)	최대 호식 후에도 여전히 폐에 남아있는 양(약 1200ml)	총폐용량 (total lung capacity)	폐활량 + 잔기용적

- 무효공간(dead space): 폐의 가스교환은 호흡세기관지부터 가능하다. 그 이전까지는 공기가 드나드는 통로에 지나지 않는다. 이처럼 가스교환이 일어나지 않는 공간을 무효공간이라 하는데 그 부피는 약 150ml이다. 일회 호흡용적 500ml 중 무효공간을 제외하고 실제로 호흡에 참여하는 공기의 부피는 350ml이다.

(2) 폐기능 검사(pulmonary function test: PFT)

병원에서 실제로 행하는 폐기능 검사기는 위에서 제시한 호흡량 검사기와는 다르다. 통이 물에 떠있는 것도 아니고 기록지가 회전하는 것도 아니다. 공기 흐름을 측정할 수 있는 감지기를 달고 여기서 나오는 전기신호를 컴퓨터에서 처리한다. 검사 방식은 피검자가 공기를 최대한 들이마시게 한 후 최대한 빨리 내뱉도록 하여 공기흐름의 속도와 폐의 부피사이의 관계를 본다.

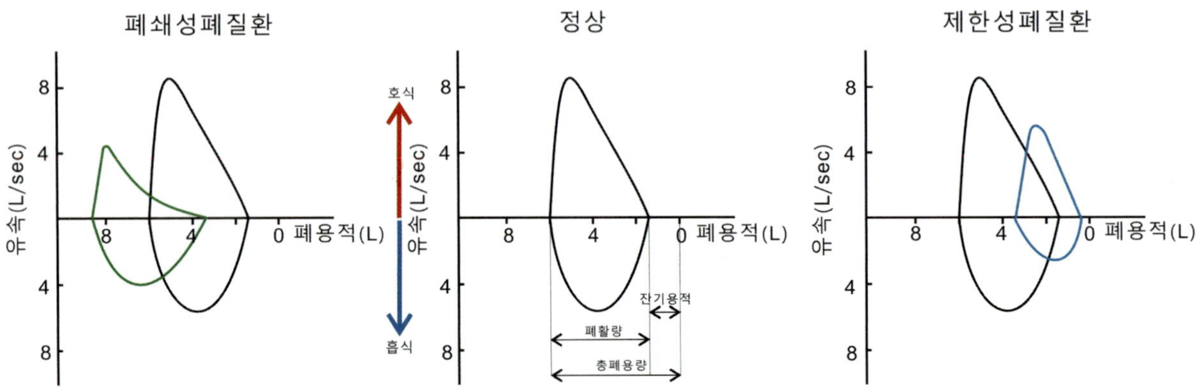

그림 12. 폐 기능검사로 얻은 호식과 흡식 시의 유속과 폐용적 사이의 그래프
x 축 아래쪽은 흡기, 위쪽은 호기를 나타낸다.
폐쇄성폐질환(왼쪽), 정상(가운데), 제한성폐질환(오른쪽)의 경우가 표시되어 있다.

폐질환을 크게 폐쇄성폐질환과 제한성폐질환으로 나누기도 하는데 두 질환의 유속-용적 곡선(flow-volume curve)의 특징은 그림 12에서 볼 수 있듯 매우 다르다. 폐쇄성질환은 공기통로의 폐쇄 때문에 숨을 뱉을 때 유속이 느려지고(기울기가 작아지고) 공기가 폐에 많이 남아 결과적으로 잔기용적과 총폐용량이 증가한다. 제한성폐질환은 폐가 굳어 폐의 확장이 어려워지는 질환으로 숨을 뱉을 때 유속은 정상이나(기울기가 정상이란 뜻) 총폐용량이나 잔기용적이 감소한다.

3. 가스 교환

폐에서는 산소를 받아들이고 이산화탄소를 배출한다. 폐정맥과 폐동맥에서의 산소함량, 이산화탄소 함량은 그림 13과 같다.

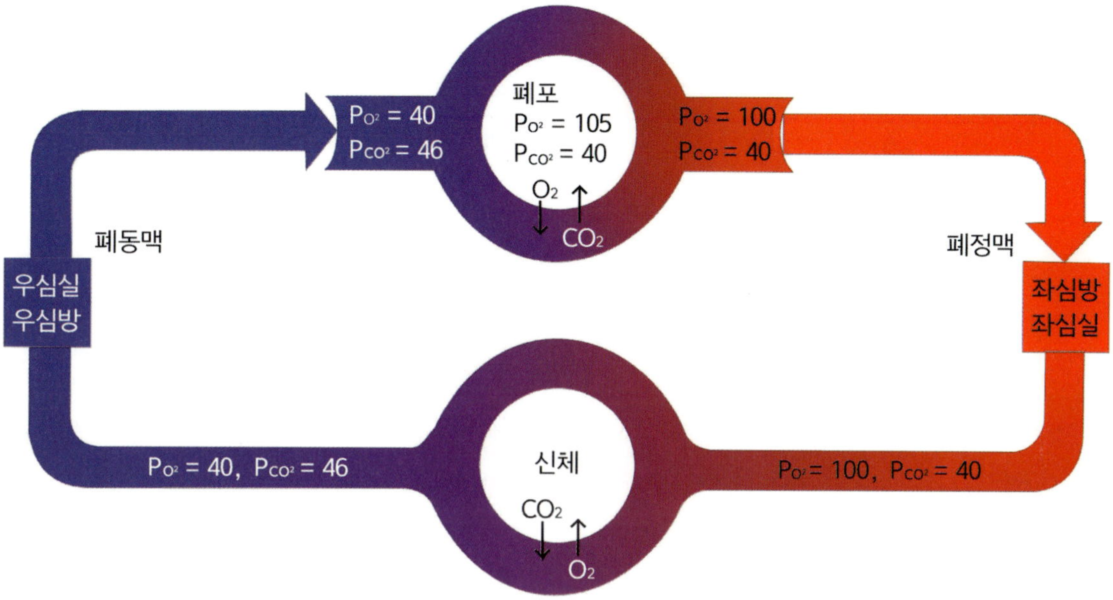

그림 13. 정맥과 동맥에서의 산소, 이산화탄소 분압. 단위는 mmHg

폐를 거친 피가 좌심방으로 돌아올 때 산소분압은 100mmHg, 이산화탄소분압은 40mmHg이다. 대동맥을 거쳐 말초로 가서 산소를 전달하고 이산화탄소를 받으면 산소분압은 40mmHg, 이산화탄소분압은 46mmHg가 된다(그림 13). 병원에서 대부분의 채혈은 정맥혈에서 하지만 동맥혈의 산소 분압, 이산화탄소 분압을 측정해야 하는 경우에는 동맥에서 채혈을 한다(동맥혈가스분석: arterial blood gas analysis). 정상이라면 동맥혈가스분석에서 산소분압 100mmHg, 이산화탄소분압 40mmHg가 나와야 한다.

우리가 들이마시는 공기 중 각 성분의 분압은 다음 표와 같다.

	흡입 공기	폐포 내
수증기	가변적	47 mmHg
이산화탄소	0.03 mmHg	40 mmHg
산소	159 mmHg	105 mmHg
질소	601 mmHg	568 mmHg
전체 압력	760 mmHg	760 mmHg

1) 헤모글로빈

산소를 운반하는 가장 중요한 매체는 적혈구 내의 헤모글로빈이다. 헤모글로빈은 헴(heme)과 글로빈(globin) 단백질이 결합된 형태이다.

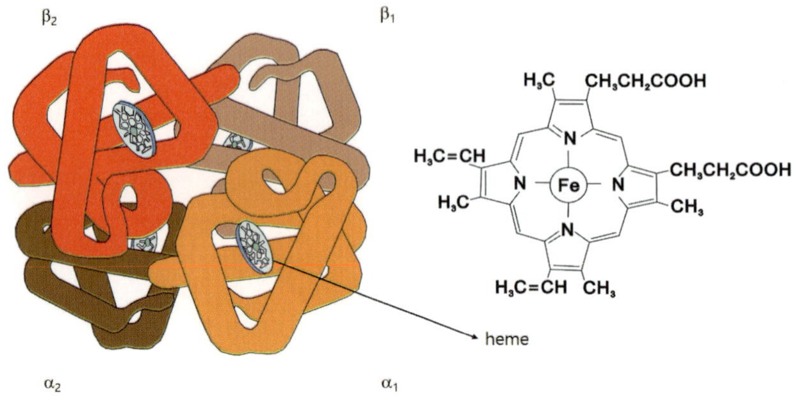

그림 14. 헤모글로빈(왼쪽). heme의 모형(오른쪽)

정상 성인에서 헤모글로빈은 두 개의 α 글로빈과 두 개의 β 글로빈으로 구성된다. 글로빈 단백질에는 아형(subtype)이 존재하는데 어떤 단백질로 구성되어 있느냐에 따라 헤모글로빈의 종류가 달라진다.

유형	α 글로빈과 비슷한 단백질	β 글로빈과 비슷한 단백질	발현시기
Gower 1	ζ	ε	배아기
Gower 2	α	ε	배아기
Portland	ζ	γ	배아기
HbF	α	γ	태아기
HbA_2	α	δ	출생 후(~2.5%)
HbA	α	β	출생 후

- 당화혈색소: 핏속 당은 헤모글로빈과 결합할 수 있다. 이렇게 당과 결합한 헤모글로빈을 당화혈색소라 부르는데 세 가지 유형($HbA1_a$, $HbA1_b$, $HbA1_c$)이 알려져 있다. 이들은 정상적으로 전체의 0.75%($HbA1_a$), 1.5%($HbA1_b$), 3~6%($HbA1_c$)를 차지하는데 혈중 당 수치가 높은 당뇨의 경우 당화혈색소의 비중이 늘어날 수 있다. 적혈구는 수명이 약 120일이라 당화혈색소는 120일 동안 환자가 얼마나 당을 잘 조절했나를 보여주는 지표가 된다.
- 겸상적혈구빈혈(sickle cell anemia): 11번 염색체에 있는 β 글로빈 유전자의 돌연변이에 의해 β 글로빈의 아미노산인 글루탐산(glutamic acid)이 있어야 할 자리에 발린(valine)이 들어온 것이 병의 원인이다. 이렇게 되면 헤모글로빈의 용해도가 낮아져 산소 농도가 낮아지면 헤모글로빈 결정(crystal)이 만들어지고 적혈구가 쉽게 파괴되어 빈혈이 생기며 이때 생성된 결정 때문에 조직이 손상된다.

헤모글로빈의 헴(heme)은

- Fe^{2+} 이온이 가운데 있는 포피린 고리구조(porphyrin ring structure)다.
- 이 고리 구조는 이중결합(double bond)이 많아서 광자(photon)에 의해 쉽게 자극이 된다.
- heme이 산소와 결합하면 Fe^{2+}, 산소, 포피린의 상호작용에 의해 붉은 색을 띤다.
- Fe^{2+}는 산소와 결합할 수 있지만 Fe^{3+}는 산소와 결합하지 못한다(이때를 methemoglobin이라 한다)
- 피 100ml 내에 15.5g의 헤모글로빈이 있고 1g의 헤모글로빈 당 1.34ml의 산소와 결합하므로 동맥혈 100ml는 약 20ml의 산소를 운반할 수 있다(1.34ml/g × 15.5g/100ml = 20.77ml/100ml).
- 정맥혈 내의 산소함량은 100ml 당 약 15.3 ml이므로 동맥혈과 정맥혈의 산소함량의 차이는 약 4.7ml/100ml(20ml/100ml - 15.3ml/100ml)이다. 이 차이는 조직에서 사용된 양이므로 전체 혈류량을 분당 5000ml로 가정했을 때 조직에서 사용되는 산소량은 분당 약 235ml 정도이다 (4.7ml/100ml × 5000ml/min = 235ml/min).

2) 산소포화도곡선(oxygen saturation curve)

헤모글로빈은 산소와 가역적으로 결합한다. 식으로는 $Hb + O_2 \leftrightarrow HbO_2$ 이렇게 표시한다. 전체 헤모글로빈 중 실제로 산소와 결합하고 있는 헤모글로빈의 산소포화도(oxygen saturation)를 백분율로 나타낼 수 있는데 이 산소포화도는 산소의 분압에 따라 달라진다. 이 둘의 관계는 그림 15에서 볼 수 있다.

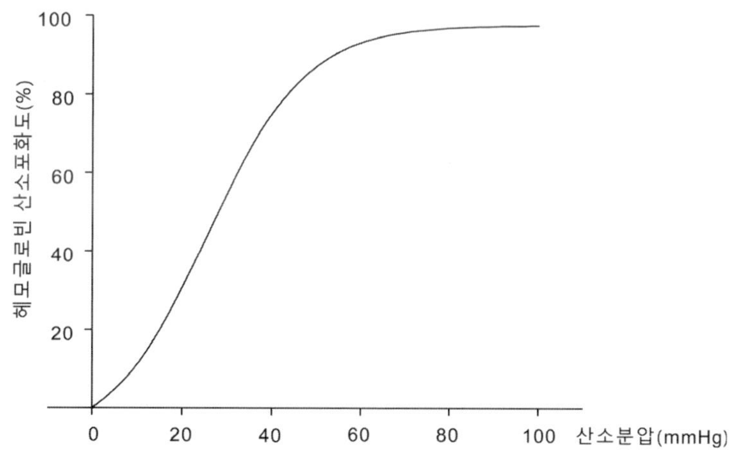

그림 15. 헤모글로빈 산소포화도곡선

그림 15의 그래프는 다음 특징을 가지고 있다.

- 산소 분압이 40mmHg일 때(정맥혈) 산소포화도는 75%이다.
- 산소 분압이 100mmHg일 때(동맥혈) 산소포화도는 97.5%이다.
- 산소 분압이 100~40mmHg 사이일 때 산소포화도는 97.5%에서 75%로 완만하게 감소하지만 40mmHg 이하가 되면 곡선의 기울기가 급해지면서 급격히 떨어진다.
- 이러한 이유로 헤모글로빈은 조직에 도착하기 전에는 산소와 잘 결합하여 운반하고 조직에서는 산

소분압이 낮기 때문에 산소를 쉽게 분리하여 조직에 공급할 수 있다.

근육에서 산소와 결합하는 근육 내 단백질은 미오글로빈이다. 미오글로빈은 산소분압이 낮아도 산소와 잘 결합하므로 헤모글로빈에서 떨어져 나온 산소를 쉽게 저장할 수 있다(그림 16).

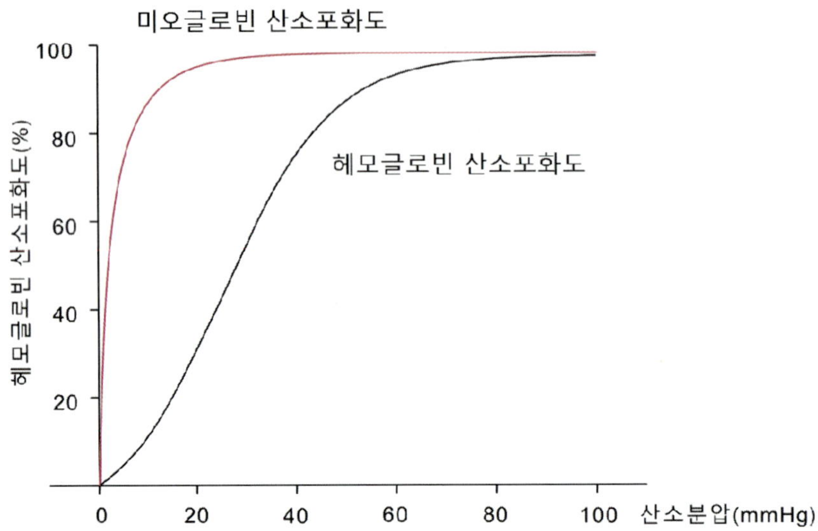

그림 16. 미오글로빈과 헤모글로빈 산소포화도곡선

헤모글로빈의 산소포화도곡선을 이동시키는 요인들로 pH, 이산화탄소 분압, 온도, 2,3-DPG (diphosphoglycerate) 등이 알려져 있다(그림 17). pH가 떨어지거나(산도의 증가), 이산화탄소 분압이 증가하거나(탄산 생성에 의한 산도의 증가), 온도가 올라가거나, 2,3-DPG 생성이 증가하면 포화곡선은 오른쪽으로 이동한다(산소포화도가 떨어진다는 뜻). 오른쪽으로 이동하게 하는 조건들은 조직에서 접할 수 있다. 그 조건들 덕분에 조직으로 산소를 쉽게 내어 놓을 수 있게 된다. 반대의 경우 곡선은 왼쪽으로 이동한다.

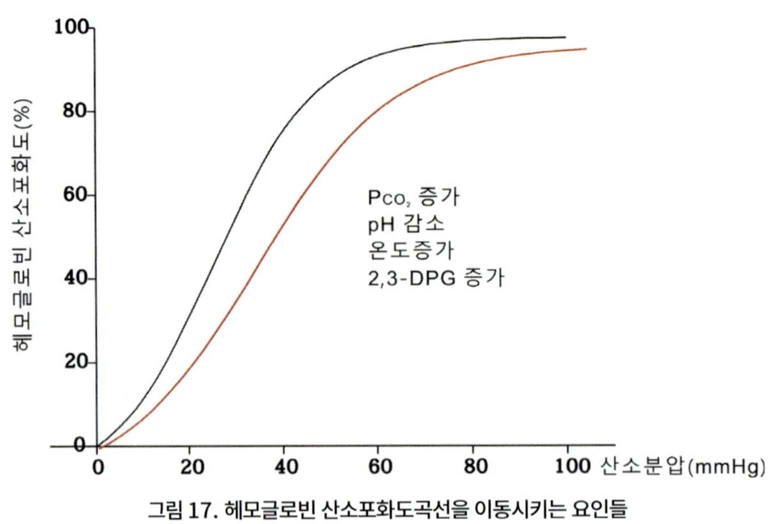

그림 17. 헤모글로빈 산소포화도곡선을 이동시키는 요인들

* 2,3-DPG: 적혈구 내에서 당이 분해되는 과정 중에 생성되는 물질. 헤모글로빈과 가역적으로 결합하여 헤모글로빈의 산소에 대한 친화도를 떨어뜨린다. 혈중 산소함량이 낮은 조직에서는 2,3-DPG 생성이 늘어나 헤모글로빈의 산소친화도가 떨어지므로 조직으로의 산소 공급이 늘어나게 된다.

* 일산화탄소중독: 일산화탄소는 산소에 비해 헤모글로빈에 대한 친화도가 200배 이상 높다. 그리고 일산화탄소는 헤모글로빈의 산소에 대한 친화도를 증가시켜 산소포화도곡선을 왼쪽으로 이동시킨다(그림 18). 연탄가스 중독에 의해 사람이 죽는 이유는 1) 헤모글로빈에 일산화탄소가 붙어 산소와의 결합을 방해하고 2) 헤모글로빈 산소친화도의 증가로 산소가 헤모글로빈에서 떨어지지 않아 조직으로 산소공급이 되지 않기 때문이다. 일산화탄소중독으로 사망한 경우 헤모글로빈에 산소가 결합되어 있는 상태이기 때문에 혈액은 선홍색을 띤다.

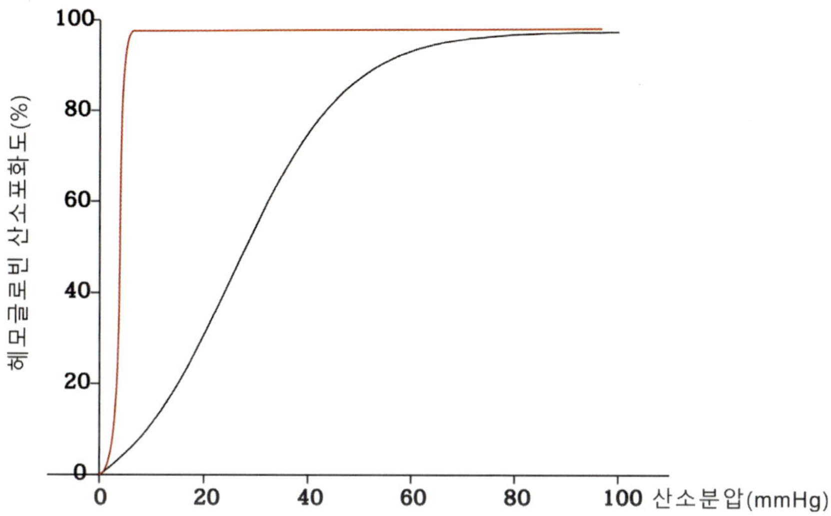

그림 18. 일산화탄소에 의한 헤모글로빈 산소포화도의 변화
정상 포화곡선(검은색)에서 붉은색 곡선으로 변하게 된다.

일산화탄소중독을 치료하려면 고압산소탱크에 환자를 넣어야 한다. 고압 산소를 가하면 헤모글로빈에 붙은 일산화탄소를 떼어 낼 수 있고 산소를 혈액에 더 많이 녹여 산소 공급을 늘릴 수 있기 때문이다.

3) 이산화탄소의 운반

산소는 97%가 적혈구(헤모글로빈)에 의해 운반되고 나머지 3%는 피에 녹아 운반된다. 이산화탄소도 피에 직접 녹아 운반되는 양은 10% 정도이고 나머지는 적혈구와 관련된 운반 방법을 이용한다(그림 19).

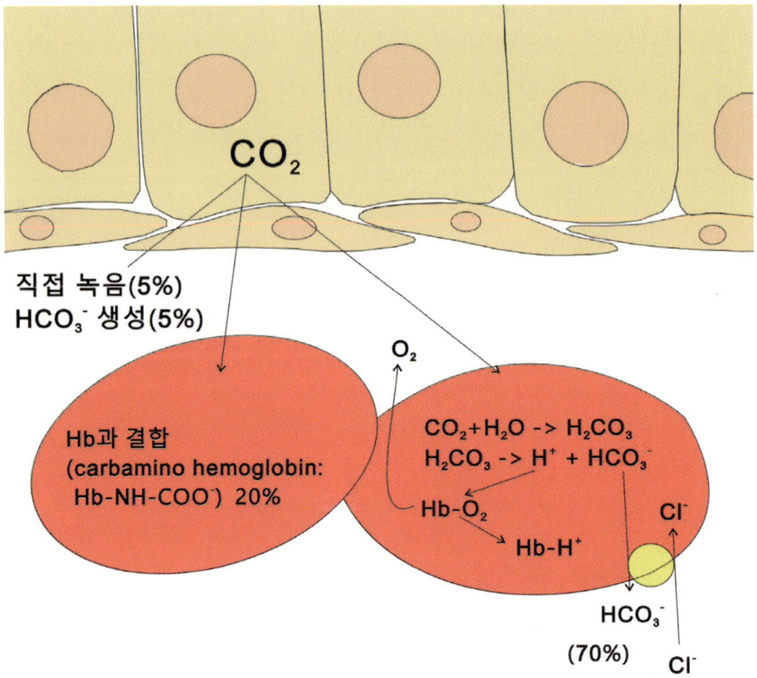

그림 19. 이산화탄소의 운반

- 이산화탄소는 중탄산염(HCO_3^-) 형태로 가장 많이 운반된다(약 70%).
- 중탄산염은 탄산(H_2CO_3)으로부터 만들어진다($CO_2+H_2O \leftrightarrow H_2CO_3 \leftrightarrow H^+ + HCO_3^-$).
- 중탄산염은 혈액 속에서 자연적으로 만들어지기도 하지만(5% 정도) 대부분은 적혈구 내에서 탄산탈수소효소(carbonic anhydrase)의 작용을 통해 형성된다.
- 적혈구 내에서 생성된 중탄산염은 적혈구 밖으로 나가고 이때 전기적 중성을 맞추기 위해 적혈구 밖에서 안으로 염소이온(Cl^-)이 대신 들어간다. 이때 생성된 수소이온(H^+)은 헤모글로빈과 결합하여 완충된다(수소이온 농도의 변화를 최소화한다).
- 수소이온이 헤모글로빈과 결합할 때 떨어져 나온 산소는 조직으로 공급된다.
- 이산화탄소는 헤모글로빈과 직접 결합하여 카바미노헤모글로빈(Hb-NH-COO$^-$)을 형성하여 이동하기도 한다(약 20%).

4. 호흡의 신경조절

성인의 정상적 호흡은 분당 12회~20회 정도다. 호흡은 주기적이고 자동적이며 무의식적이다. 무의식적이란 뜻은 대뇌가 호흡을 일일이 조절하지 않는다는 뜻이다. 실제로 뇌가 없이 태어난 아이도 호흡이 가능하다. 이는 호흡중추가 대뇌에 있지 않고 숨뇌(medulla oblongata)에 있기 때문이다. 그렇다고 대뇌가 호흡과 무관한 것은 아니다. 사람은 숨을 의식적으로 깊게 들이키기도 하고 참을 수도 있다. 이는 호흡을 수의적으로 조절할 수 있다는 뜻이고 호흡의 일정 부분이 대뇌의 통제 아래 있다는 뜻이다.

1) 숨뇌 호흡중추

뇌줄기를 위에서부터 아래로 차례로 잘라나가면 호흡양상이 바뀐다. 숨뇌와 척수 연결부위를 자르면 호흡이 멎는다. 이러한 실험을 통해 호흡의 중추가 숨뇌에 있다는 사실이 알려졌다.

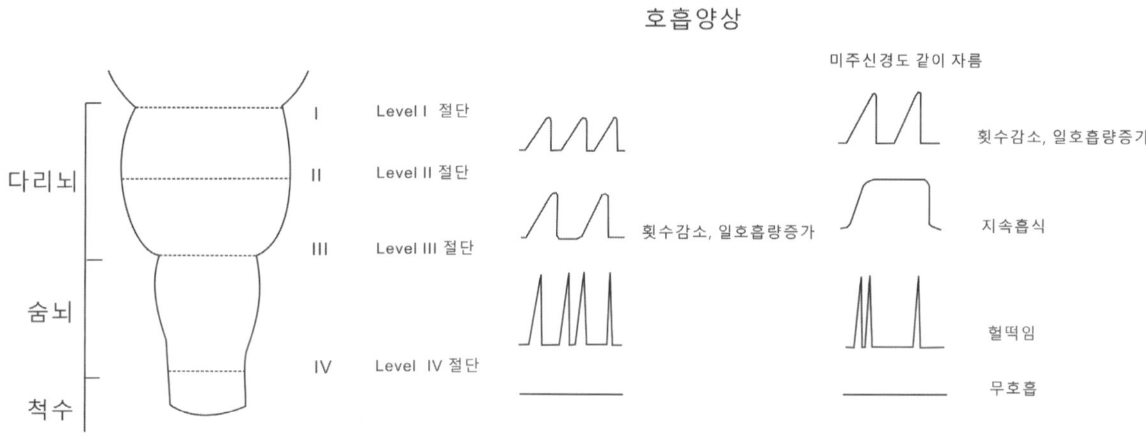

그림 20. 숨뇌 호흡중추, 숨뇌를 여러 곳에서 잘랐을 때의 호흡 변화

숨뇌와 다리뇌(교뇌) 사이를 절단해 숨뇌만으로 호흡을 하면 호흡이 불규칙하게 된다(헐떡임). 다리뇌 사이의 연결이 온전하면 호흡은 규칙적이라도 정상에 비해서는 횟수가 작고 일호흡량도 크다. 미주신경의 역할도 크다. 미주신경이 잘리면 지속적인 흡식이 나타난다. 다리뇌의 위에서 잘리면 정상적인 호흡을 유지할 수 있다. 이 실험결과를 바탕으로 한 모델은 그림 21과 같다.

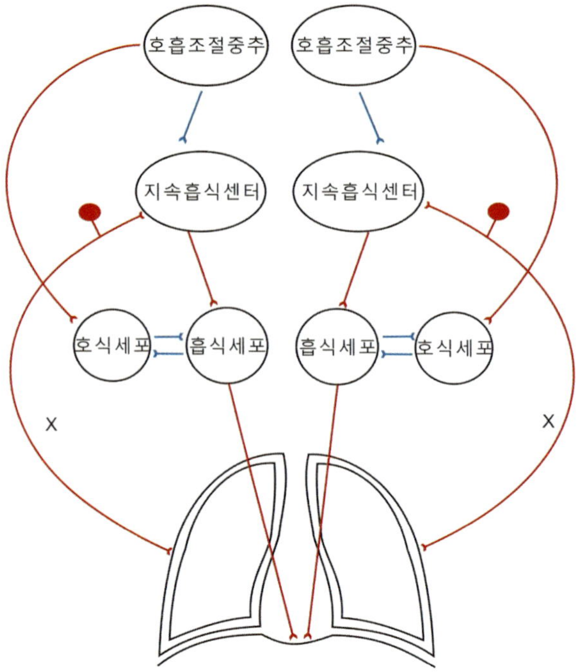

그림 21. 숨뇌 호흡중추 모델

- 숨뇌에는 흡식세포, 호식세포가 있다. 흡식세포는 호식세포를, 호식세포는 흡식세포를 억제한다.
- 다리뇌에는 지속흡식중추가 있어서 숨뇌의 흡식세포를 자극하여 흡식을 유도한다. 지속흡식중추는 다리뇌 상부의 호흡조절중추의 통제를 받고 미주신경으로부터의 정보도 받는다.
- 다리뇌 상부의 호흡조절중추와의 연결이 잘리면 지속적인 흡식이 일어난다.
- 호흡조절중추는 지속흡식중추와 숨뇌의 호식세포를 통제한다.

이 모델 속 중추들에 대한 현재의 학설은 다음과 같다(그림 22 참고).

- 다리뇌의 지속흡식중추 역할로 특정된 신경핵은 아직 발견되지 않았다. 다리뇌 하부에 이런 역할을 하는 세포가 광범위하게 퍼져서 존재할 것으로 생각한다.
- 다리뇌 상부의 호흡조절중추는 안쪽팔곁핵(nucleus parabrachialis medialis)과 근처의 쾰리커 퓨스핵(Kőlliker-Fuse nucleus)에 존재한다.
- 호흡의 자발적 리듬은 뵈찡거 전 복합체(pro-Bőzinger complex)에서 만들어진다.
- 실제로 호흡을 지배하는 가장 중요한 역할은 복측호흡신경이 맡는다. 여기서 자동호흡이 일어난다.
- 배측호흡신경은 말초의 정보를 복측호흡신경으로 전달하는 역할을 맡는다.

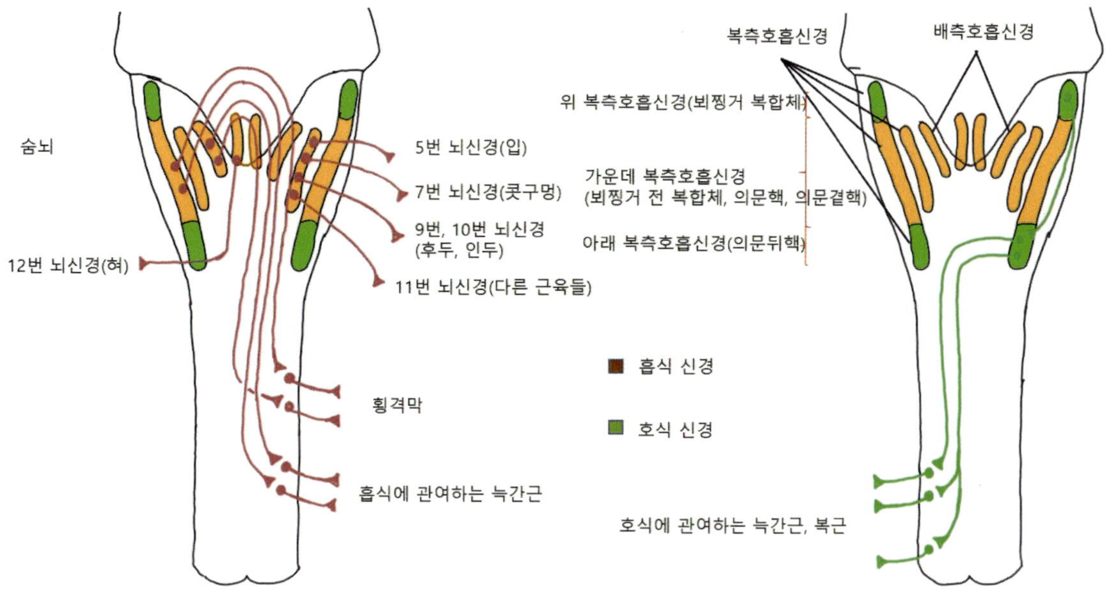

그림 22. 뇌줄기에서 호흡과 관련된 주요 핵들

	배측호흡신경	복측호흡신경		
		위쪽	가운데	아래쪽
위치	숨뇌 배측	숨뇌의 복측과 배측 사이		
주요성분	고립로핵 (nucleus tractus solitarius)	얼굴뒤핵 (nucleus retrofacialis), 뵈찡거 복합체 (Bőzinger complex)	뵈찡거 전 복합체 (pro-Bőzinger complex), 의문핵 (nucleus ambiguus), 의문곁핵 (nucleus para-ambiguus)	의문뒤핵 (nucleus retroambiguus)
활동	말초정보 전달	호식	흡식	호식

2) 화학수용체에 의한 조절

호흡을 하면 혈중 산소, 이산화탄소의 함량이 변하고 이로 인해 피의 산도(pH)가 변한다. 이러한 변화는 호흡에 영향을 미친다.

(1) 말초화학수용체(peripheral chemoreceptor)

- 목동맥토리와 대동맥토리가 있다. 목동맥토리에는 9번 뇌신경(혀인두신경)이, 대동맥토리에는 10번 뇌신경(미주신경)이 분포한다(그림 23).
- 혈액의 산증(acidosis), 저산소(hypoxia), 과탄산혈증(hypercapnia) 등에 반응하여 과호흡을 유발할 수 있다.

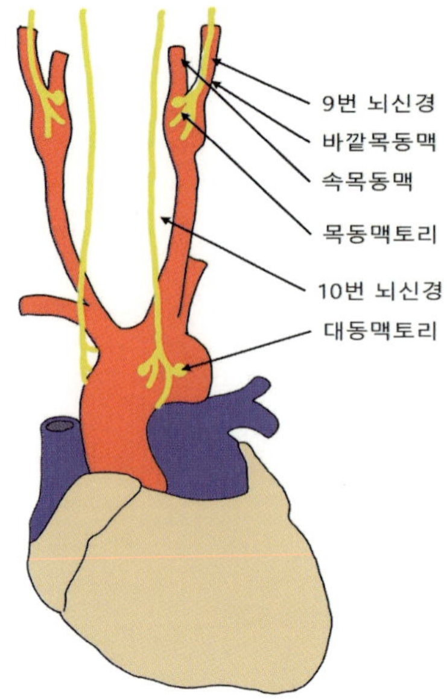

그림 23. 말초화학수용체의 위치와 신경분포

(2) 중추화학수용체(central chemoreceptor)

- 중추화학수용체는 숨뇌(연수)의 복측에 존재한다.
- 숨뇌 외에도 솔기핵(raphe Nu.) 의문핵(ambiguus Nu.), 고립로핵(nucleus tractus solitarius), 청반핵(locus ceruleus), 시상하부(hypothalamus) 등도 중추화학수용체로서 작용할 수 있다.
- 중추화학수용체는 수소이온에 민감하게 반응한다.
- 모세혈관 내의 이산화탄소는 혈액 - 뇌 장벽을 쉽게 통과하여 탄산을 만들 수 있으므로 여기서 생성된 수소이온을 감지하게 된다(그림 24).

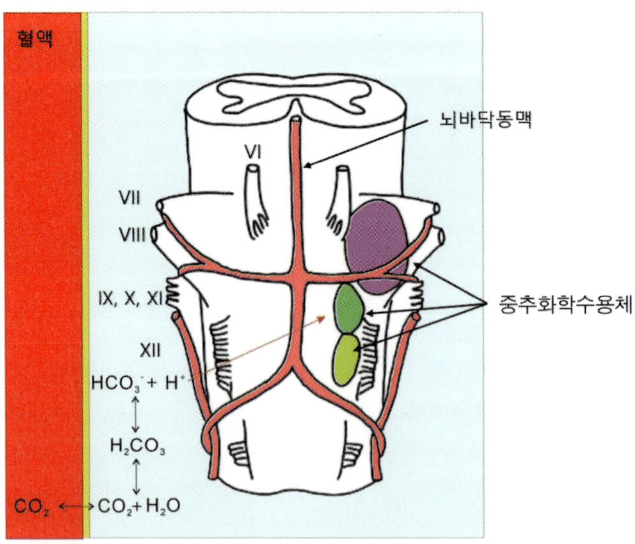

그림 24. 이산화탄소의 중추화학수용체에 대한 영향

3) 비정상 호흡

비정상적 호흡을 통해 기저질환 및 중추신경계 손상 여부를 판단할 수 있다.

	모양		원인
정상 호흡	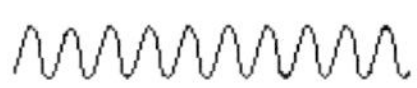	편안하고 규칙적, 분당 12~20회 정도	
느린 호흡	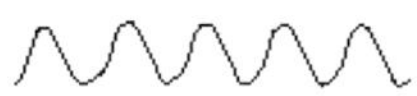	분당 12회 이하	
빠른 호흡	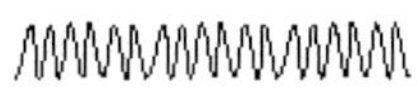	분당 20회 이상	
과호흡	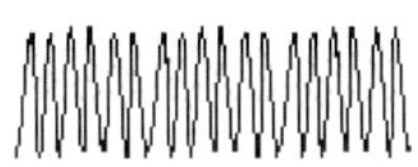	분당 20회 이상, 깊은 숨	공포반응, 대사성산증, 임신, 간경화 등, 중뇌 손상시에도 볼 수 있음
체인-스토크 호흡 (Cheyne-Stokes breathing)	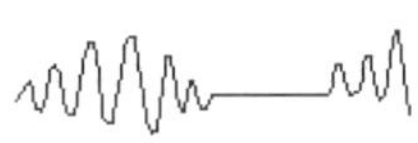	호흡량이 점점 증가하다가 다시 감소하면서 무호흡이 이어지는 형태	양측 뇌 손상, 울혈성 심부전, 고산지대에서의 수면 중 호흡
쿠스말 호흡 (Kussmaul breathing)	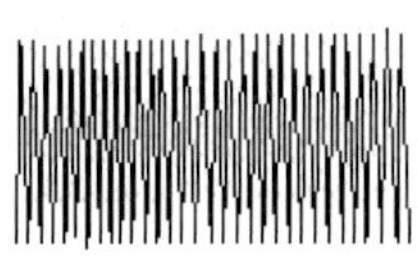	극단적으로 깊고 빠른 호흡	당뇨병성 대사성산증 등에서 볼 수 있음
비오 호흡 (Biot's breathing)	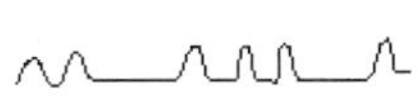	무호흡을 사이에 낀, 호흡량이 일정치 않은 호흡이 몰아서 일어나는 것	다리뇌(pons)나 숨뇌(medulla)의 병변
호흡실조 (ataxic breathing)	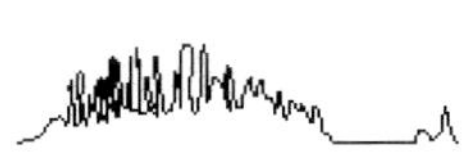	무호흡 사이에 불규칙적인 호흡이 이어지는 것	다리뇌(pons) 아래 혹은 숨뇌(medulla) 위쪽 병변

제7장

콩팥

1. 콩팥의 구조

콩팥에서 하는 일은 다음과 같이 요약할 수 있다.

- 노폐물 제거
- 물과 전해질 수지
- 삼투질 농도 조절
- 산－염기 균형
- 호르몬 분비

1) 콩팥(신장)의 형태

콩팥은 복막 뒤, 12번 흉추에서 3번 요추 사이의 척추 양쪽에 있는 강낭콩 모양의 장기이다. 콩팥의 위치 때문에 콩팥결석 등에 의한 통증은 옆구리나 등에 나타난다.

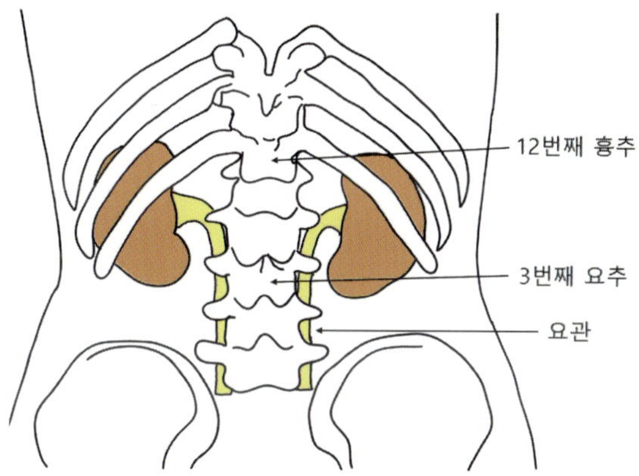

그림 1. 콩팥의 위치

콩팥을 길이방향으로 잘라보면 내부는 색이 비교적 엷으면서 소구조물들이 들어찬 겉질(피질)과 색이 짙고 길이방향으로 달리는 선이 보이는 속질(수질)로 나눌 수 있다. 소변은 콩팥유두, 콩팥작은잔, 콩팥큰잔, 콩팥깔때기, 요관, 방광을 거쳐 요도로 배출된다.

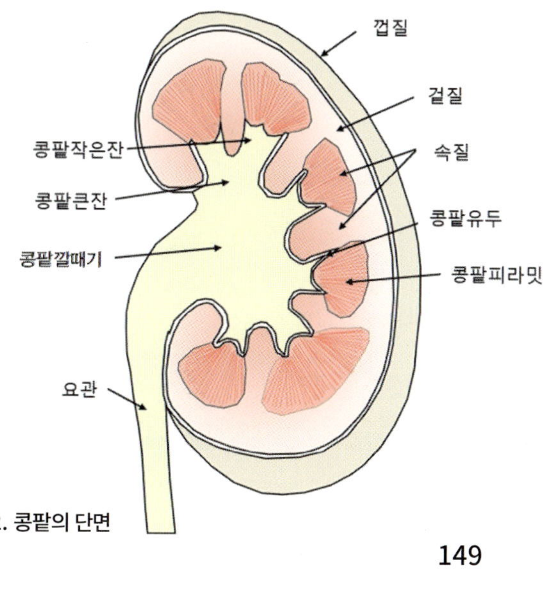

그림 2. 콩팥의 단면

2) 콩팥의 미세구조

콩팥은 혈관과 요관으로 구성된다. 미세구조는 그림 3과 같다.

(1) 혈관

- 구성: 콩팥동맥 – 엽사이동맥 – 활꼴동맥 – 소엽사이동맥 – 수입소동맥 – 사구체 모세혈관 – 수출소동맥 – 세뇨관 주위 모세혈관 – 소엽사이정맥 – 활꼴정맥 – 엽사이정맥 – 콩팥정맥

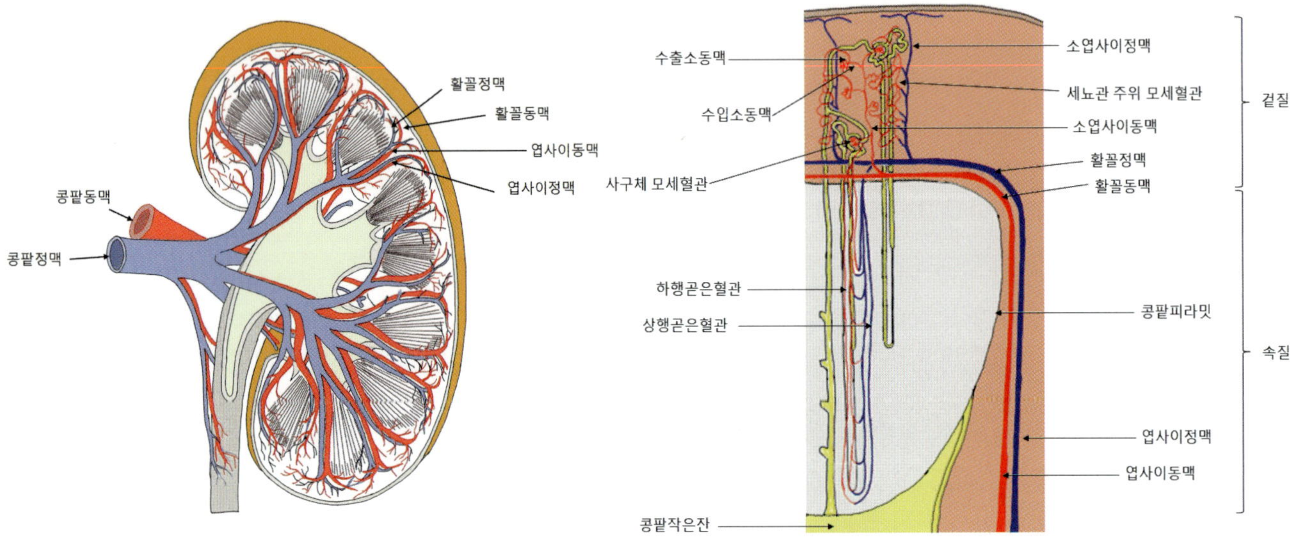

그림 3. 콩팥의 혈관
(왼쪽) 육안으로 본 모습. (오른쪽) 콩팥피라밋 주위를 확대한 그림

- 직행혈관: 겉질과 속질 경계에 놓인 속질옆네프론 사구체의 수출소동맥은 속질 깊이 뻗은 세뇨관을 따라 곧게 내려갔다가 올라오는 직행혈관(vasa recta: 하행곧은혈관과 상행곧은혈관)을 만든다. 직행혈관은 활꼴정맥과 콩팥정맥으로 이어진다. 콩팥으로 들어오는 혈류의 90%는 겉질로, 약 10%의 혈류는 속질옆네프론의 사구체를 거쳐 속질로 연결된다.

* 네프론: 사구체와 세뇨관을 합쳐 부르는 용어로 콩팥기능의 기본단위이다. 콩팥에는 800,000~1,200,000개의 네프론이 있다. 네프론의 위치에 따라 겉질에 있는 겉질네프론과 속질옆네프론으로 구분한다. 속질옆네프론은 소변의 농축에 관여한다.

(2) 세뇨관

세뇨관은 혈관에서 걸러진 여과액(소변이 될 액체)이 지나가는 통로이다(그림 4).

• 구성: 바우만씨 주머니 - 굽은 근위세뇨관 - 곧은 근위세뇨관 - 가는다리 헨리고리 - 굵은다리 헨리고리 - 굽은 원위세뇨관 - 연결세뇨관 - 집합관

* 치밀반: 원위세뇨관 세포의 일종(그림 5). 수입세동맥에 인접하고 있으며 치밀반과 수입세동맥 접합부 이후를 원위세뇨관이라 한다. 세뇨관 내 여과액의 NaCl 농도를 감지하여 여과를 조절하는 기능이 있으며 콩팥 호르몬인 레닌의 분비에 관여한다.

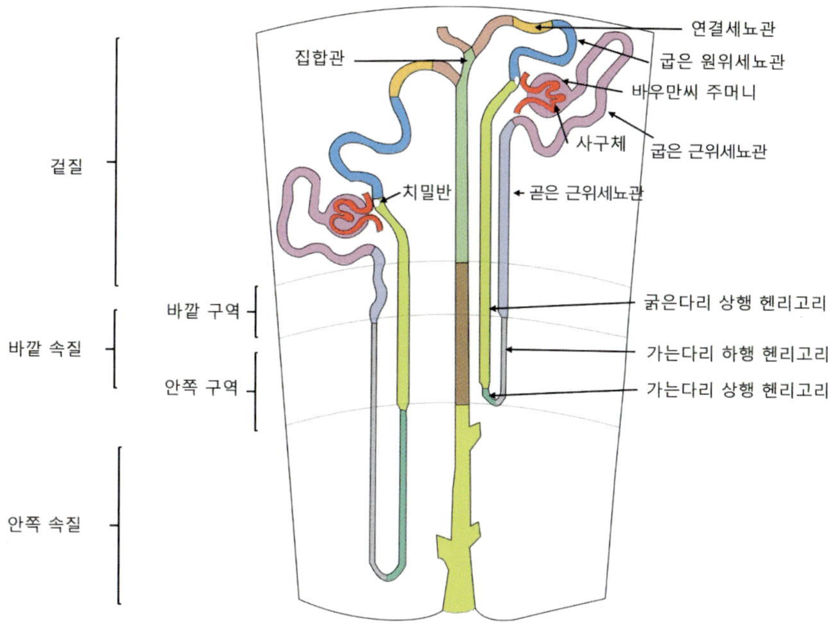

그림 4. 세뇨관의 구조

(3) 콩팥소체(renal corpuscle)

콩팥소체는 혈액의 여과가 처음 일어나는 곳이다.

• 콩팥소체의 구성: 사구체 + 바우만씨 주머니 + 바우만씨 공간(그림 5)

• 형태상 특징: 혈관뭉치를 감싸고 있는 듯한 모양. 혈관과 직접 닿은 부분과 닿지 않은 부분 사이의 공간이 바우만씨 공간이 된다. 혈관과 직접 닿은 부분에는 족세포가, 닿지 않은 부분에는 바우만씨 주머니 벽측세포가 존재한다. 사구체의 혈관은 바우만씨 주머니로 들어와서(수입세동맥) 모세혈관 뭉치를 이루고 빠져나간다(수출세동맥). 혈관이 들어온 쪽 맞은편에는 여과액이 빠져나가는 길(근위세뇨관)이 있다.

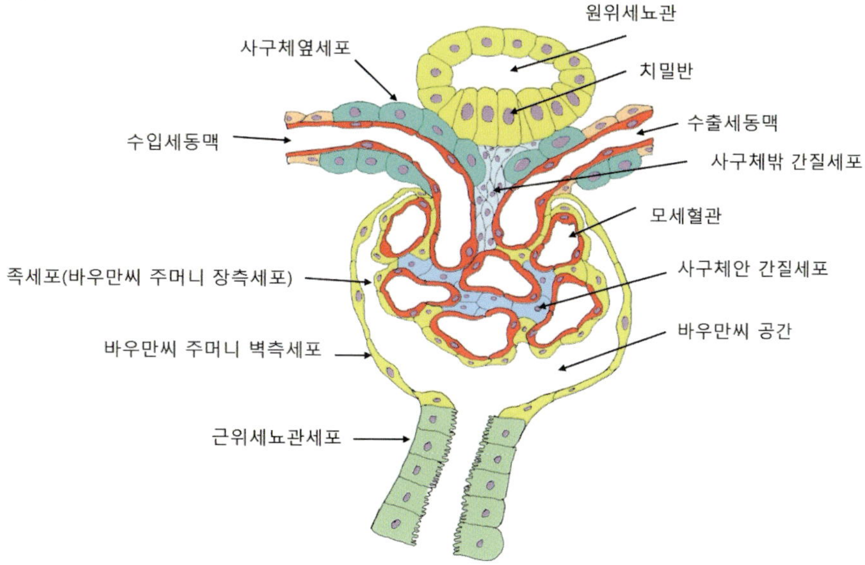

그림 5. 콩팥소체

• 치밀반(macula densa): 굵은다리 상행 헨리고리의 특수한 세포. 세포핵이 크고 밀집되어 있어 치밀반이라 부른다. 사구체의 모세혈관과 접촉하며 치밀반 이후부터가 원위세뇨관이다.

• 토리옆세포(juxtaglomerular cell): 수입세동맥 벽에 있으며 과립세포(granular cell)라고도 불린다. 콩팥의 특수 호르몬인 레닌(renin)을 분비하는 변형 평활근세포다.

• 간질세포(mesangial cell): 사구체 모세혈관을 지지할 수 있는 물질을 분비한다.

(4) 사구체 모세혈관

사구체 모세혈관의 안쪽 공간에서 밖으로 놓인 구조물을 차례대로 나열하면 혈관 내피세포 – 기저막 – 족세포 순서다(그림 6).

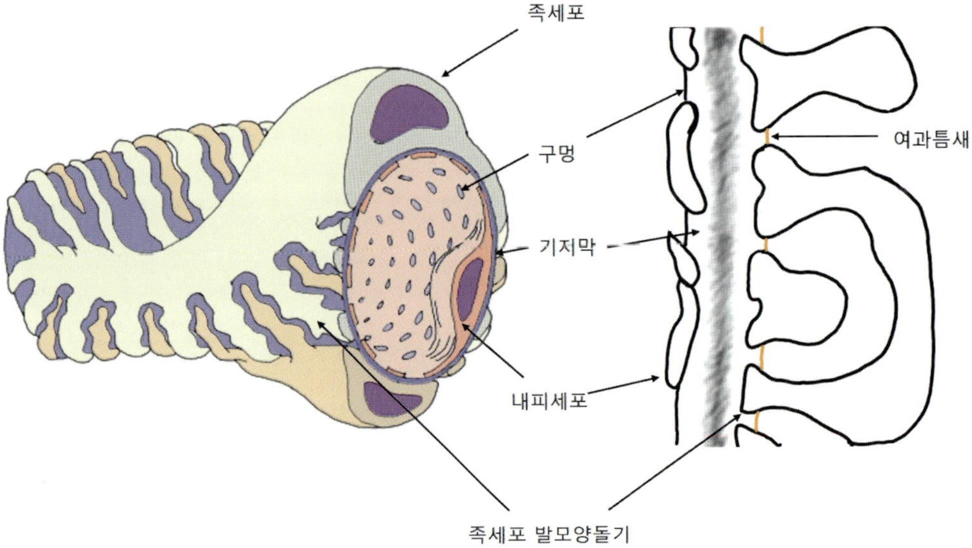

그림 6. 사구체 모세혈관과 족세포

• 혈관 내피세포: 사이에 구멍이 뚫려있어 여과가 일어나기 쉽다. 구멍의 크기는 약 70nm로 물과 단백질을 포함한 작은 분자들이 빠져 나간다.

• 기저막: 전자현미경으로 보면 가운데 진한 부분과 양쪽의 연한 부분으로 구분된다. 기저막 성분(heparan sulfate proteoglycan) 때문에 음전하를 띠고 있는 분자량이 큰 물질은 쉽게 통과하지 못한다(같은 분자량이면 양전하를 띤 물질의 통과가 더 쉽다).

• 족세포: 족세포의 발모양돌기는 손가락을 깍지 끼듯 서로 얽혀있다. 발모양돌기 사이에는 여과틈새(filtration slit)가 존재한다. 여과틈새는 틈새가로막(slit diaphragm)에 의해 덮여있는데 이 가로막에는 4～14nm 정도의 구멍이 존재한다. 족세포, 여과틈새, 틈새가로막은 음전하를 띤 단백질로 덮여있어 음전하를 띤 물질의 통과가 어렵다.

(5) 세뇨관

세뇨관 각 부위는 그 부분에서 일어나는 물질이동에 적합한 구조를 가진다(그림 7).

- 근위세뇨관: 여과액과 맞닿은 부분이나 혈관과 맞닿은 부분(세포 기저부) 모두 표면적이 넓고 기저부 쪽에는 미토콘드리아가 풍부하다. 넓은 표면적은 물질이동에 유리하고 풍부한 미토콘드리아는 에너지를 많이 쓴다는 것을 뜻한다.
- 가는다리 헨리고리: 근위세뇨관과 달리 기저부의 발달이 뚜렷하지 않고 미토콘드리아도 많지 않다. 물질의 능동수송보다는 수동적 이동이 더 많다는 뜻이다.
- 굵은다리 헨리고리, 원위세뇨관: 가는다리 헨리고리에 비해 기저부 발달이 뚜렷하며 미토콘드리아도 많다.
- 집합관: 사이세포와 주세포로 구성된다. 사이세포는 주세포에 비해 미토콘드리아가 많고 여과액과 맞닿은 부분의 표면적이 넓다.

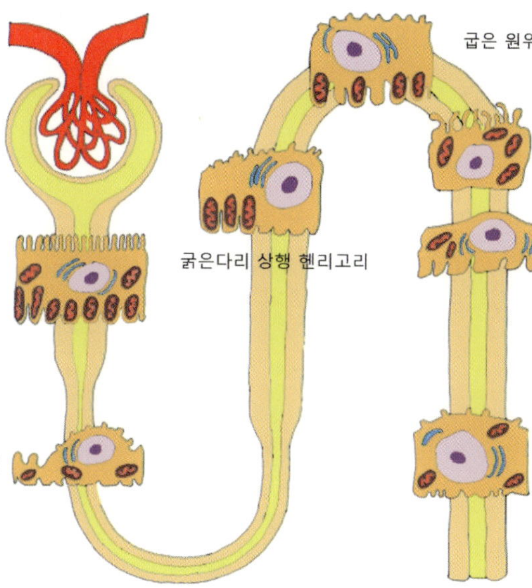

그림 7. 세뇨관 각 부위별 구성세포들의 특징

3) 콩팥 기능의 이해

(1) 콩팥을 통한 배출의 개요

사구체로 들어온 혈액은 사구체 모세혈관에서 여과된다. 이 여과액은 세뇨관을 거치며 최종적으로 소변이 된다. 이 과정 중에 각 세뇨관에서는 인체에 필요한 성분은 재흡수되고 사구체에서 완전히 여과하지 못한 성분은 재분비된다(그림 8). 세뇨관 주위를 달리는 혈관에서 세뇨관으로 물질을 재분비하거나 세뇨관으로부터 물질을 재흡수한다.

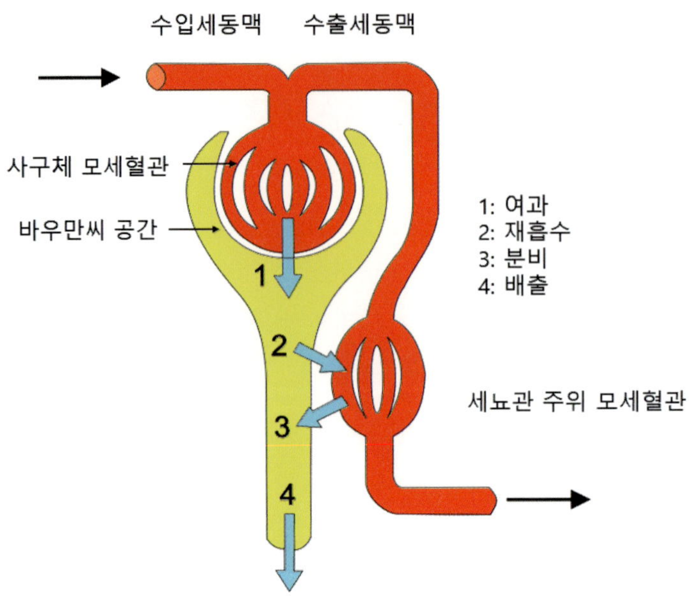

그림 8. 배출량의 구성: 배출량 = 여과량 + 분비량 – 재흡수량

위의 모델을 따르자면 배출량 = 여과량 + 분비량 − 재흡수량의 관계가 성립한다.

* 콩팥에서의 물질이동을 계산할 때는 부피보다는 물질의 양을 기준으로 삼는다. 부피와 농도는 측정할 수 있으므로 이로부터 물질의 양을 구한다.

  (농도($\frac{질량}{부피}$) × 부피 = 물질의 양(질량))

• <배출량 = 여과량 + 분비량 − 재흡수량> 식을 이용한 물질이동 분석의 예

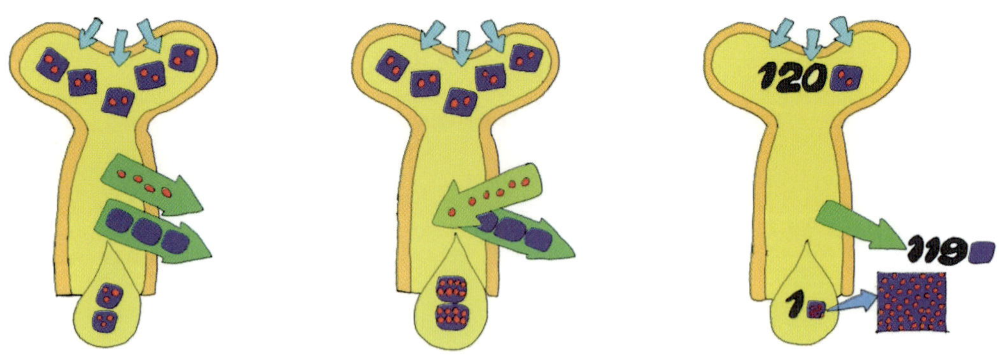

여과: 5 x 2
배출: 2 x 3
차이: 5 x 2 – 2 x 3 = 4(재흡수)

여과: 5 x 2
배출: 2 x 8
차이: 5 x 2 – 2 x 8 = -6(분비)

여과: 120 x 2
배출: 1 x 120
차이: 0 (여과된 것이 모두 배출됨)

그림 9. 재흡수, 분비 또는 여과량 = 배출량인 경우

☞ 첫 번째 그림: 파란색 네모(단위 부피의 물), 빨간색 알갱이(용질). 농도 – 2개/단위부피, 전체 용질의 수 – 5 × 2. 배출 용질의 양 – 2 × 3. 차이는 4개이다. 들어가기는 10개가 들어갔는데 나오기는 6개만 나오니 4개는 다시 재흡수되었다는 뜻이다.

☞ 두 번째 그림: 들어가기는 10개, 나오는 양은 16개. 6개가 더해져서 나왔다. 즉, 6개가 재분비되었다는 뜻이다.

☞ 세 번째 그림: 240개 여과(농도 2개/단위부피의 물뭉치 120개). 240개 배출(물뭉치 1개 속에 240개의 용질이 들어있음). 나머지 119개의 물뭉치는 흡수되었다는 뜻.

(2) 청소율(Clearance)

콩팥은 동맥으로 들어간 물질을 여과해서 소변으로 배출한다. 만약 그 물질이 소변으로 다 나가지 않고 일부가 정맥으로 돌아간다면 아래 식이 성립한다.

〈물질 X의 동맥 내 양 = 물질 X의 정맥 내 양 + 물질 X의 소변 내 양〉

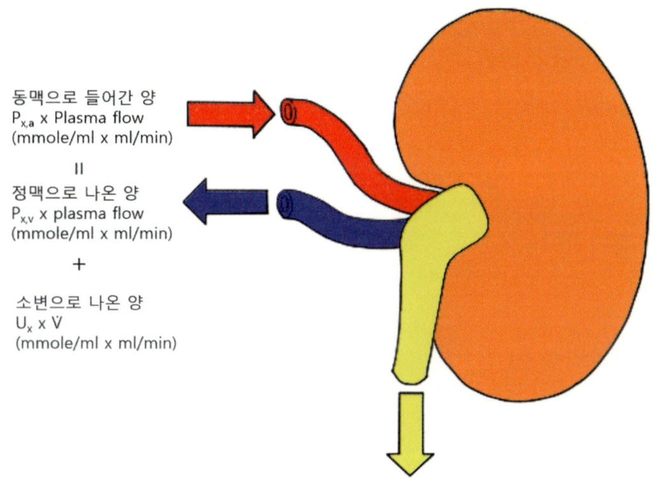

$P_{x,a}$ = x라는 물질의 동맥(artery)에서의 농도(mmole/ml) (mmole = 10^{-3} mole)

$P_{x,v}$ = x라는 물질의 정맥(vein)에서의 농도(mmole/ml) (mmole = 10^{-3} mole)

U_x = 물질 x의 소변에서의 농도(mmole/ml)

V = 생성되는 소변의 분당 유량(ml/min)

plasma flow = 콩팥으로 들어가는 혈장의 분당 유량(ml/min)

동맥으로 들어온 x라는 물질이 정맥으로 나가지 않고 모두 배설되며 콩팥에서 그 물질을 생산, 소비, 저장하지 않는다고 하면 다음 식이 성립한다.

$P_{x,a}$ (mmole/ml) × plasma flow (mmole/min) = 0 + U_x (mmole/ml) × V (mmole/min)

<문제> 어떤 물질 x가 정맥으로 배출되는 양이 없다고 하고 동맥 내 농도($P_{x,a}$) = 1mmole/ml, 소변 내 농도(U_x) = 100mmole/ml, 소변의 분당 유량(V) = 1ml/min 의 조건에서 콩팥 동맥으로 들어가는 혈장의 분당 유량 C는 얼마인가?
답) 1mmole/ml($P_{x,a}$) × C(ml/min) = 100mmole/ml(U_x) × 1ml/min(V)에서 $C = \frac{U_x \times V}{P_{x,a}}$ = 100ml/min
<해석> 혈장 내에 1mmole/ml의 농도로 존재하는 물질 x를 소변 내 농도 100mmole/ml, 생성되는 소변의 분당 유량 1ml/min의 조건으로 소변으로 전부 제거하려면 콩팥으로의 분당 혈류량은 100ml/min여야 한다는 것. 1분 안에 혈장 100ml 내의 용질 x가 소변으로 다 제거되었다는 뜻.

일반적으로 어떤 용질 x를 정해진 시간동안 혈장에서 제거한다는 이미로 청소율(clearance)이라고 표현하고 식으로는 C(clearance) = $\frac{U_x \times V}{P_{x,a}}$로 나타낸다. 단위시간 당 특정 용질이 혈장에서 제거되는 데 필요한 혈장의 부피를 의미한다.

* 청소율을 이해할 때 주의할 점

☞ 청소율의 단위는 $\frac{\text{부피}}{\text{단위시간}}$이다. 보통 $\frac{ml}{\text{min}}$를 쓴다.

☞ 청소율의 부피는 가상의 부피이지 실제 혈장의 부피를 뜻하는 것은 아니다.

(3) 여과율(glomerular filtration rate)

여과율이란 단위시간 당 바우만씨 공간 내로 여과된 용액의 부피를 말한다.

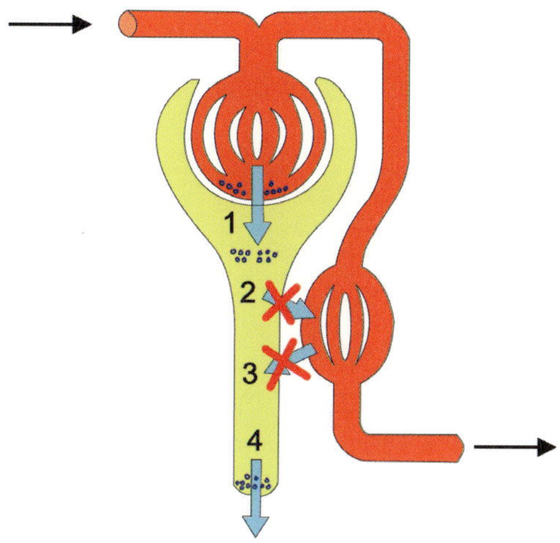

위의 그림처럼 바우만씨 공간 내로 여과된 용질이 세뇨관을 거치면서 재흡수, 분비, 저장되지 않고 소변으로 그대로 나온다고 하면 다음식이 성립한다.

$P_{x,a}$ (mmole/ml) × 여과속도 (mmole/min) = U_x (mmole/ml) × V (mmole/min)

⇒ 여과속도 (mmole/min) = $\dfrac{U_x \times V}{P_{x,a}}$

이 식에서 혈장의 여과속도를 사구체여과율(glomerular filtration rate: GFR)이라 한다. GFR의 R(rate)은 속도의 의미이다. 혈장에서 제거되는 물질 중 세뇨관을 거치며 재흡수되거나 분비되지 않는 물질인 경우, 그 물질의 청소율은 사구체여과율과 같다(GFR과 clearance의 식이 같으므로). 실험실에서 사용하는 inulin이 바로 그런 성질을 가진 물질이다. inulin은 GFR을 실험적으로 측정하는 데 쓰인다.

☞ 대부분의 물질은 바우만씨 공간으로 여과된 것 중 일부만 소변으로 나온다. 그러므로 여과된 양과 배출된 양을 비교하면 배출분율을 알 수 있다.

(배출분율(fractional excretion: FE)) = $\dfrac{\text{배출량}}{\text{여과량}} = \dfrac{U_x \times V}{P_{x,a} \times GFR} = \dfrac{clearance}{GFR}$)

☞ 임상적으로는 혈중 크레아티닌 농도를 이용하여 사구체여과율을 측정한다.

☞ 크레아티닌은 근육의 대사산물이며 남성과 여성, 체중, 나이에 따라 생성되는 크레아티닌의 양은 대부분 일정하다.

☞ 근육에서 생성된 크레아티닌은 세뇨관에서 소량 분비되긴 하지만 여과된 것이 대부분 그대로 배출된다는 점에서 이눌린(inulin)과 비슷하다.

☞ 정상상태에서 Ccr (크레아티닌 청소율) = $\frac{U_{cr} \times V}{P_{cr}}$ = GFR이므로 Pcr × Ccr = Pcr × GFR 이 성립한다.

정상상태에서 Pcr × Ccr은 일정한 값이므로 Pcr과 GFR은 서로 반비례 관계를 가진다(그림 10).

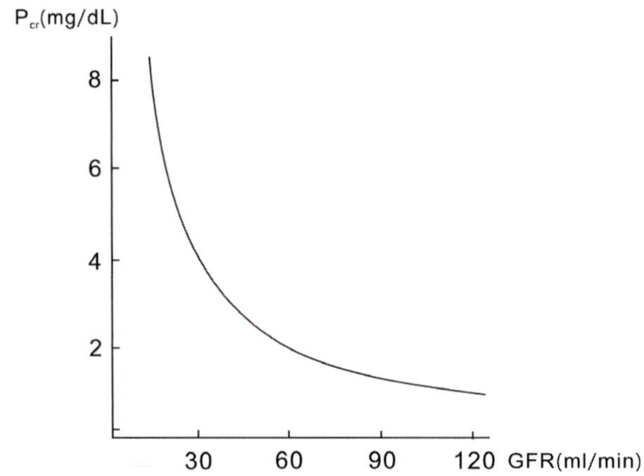

그림 10. GFR과 혈중 크레아티닌의 농도 사이의 관계

☞ GFR의 감소는 콩팥기능이 감소했다는 것을 의미한다. 정상 GFR 범위는 성인 남성 124 ± 25.8 ml/min, 성인 여성 119 ± 12.8 ml/min이다(약 180L/day).

(4) 사구체여과율의 조절

사구체에서의 여과는 정수압과 삼투압의 평형으로 설명한다.

- 사구체 모세혈관에서 바우만씨 공간으로 향하는 힘(A): 사구체 모세혈관 정수압(50mmHg) + 바우만씨 공간 내 삼투압(≒0mmHg)
- 바우만씨 공간에서 사구체 모세혈관으로 향하는 힘(B): 바우만씨 공간 내 정수압(10mmHg) + 사구체 모세혈관 삼투압(>25mmHg)

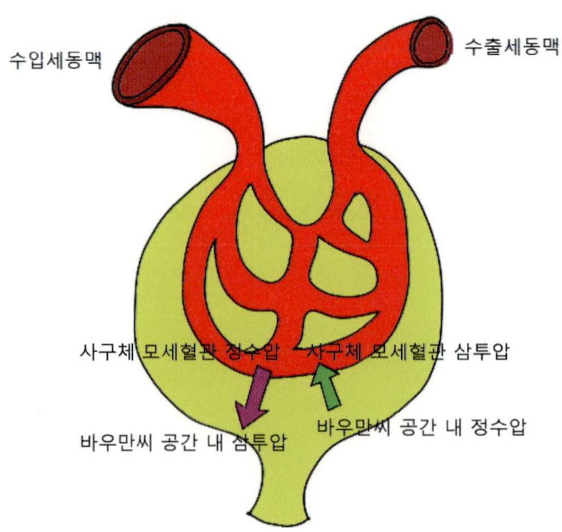

실제 GFR은 다음 식으로 정한다.

GFR = K × {(사구체 모세혈관 정수압 - 바우만씨 공간 정수압) – (사구체 모세혈관 삼투압 - 바우만씨 공간 삼투압)}

바우만씨 공간 내에는 단백질 농도가 낮기 때문에 삼투압은 거의 0mmHg에 가깝다. 사구체 모세혈관을 한 줄로 길게 늘여놓았다고 가정했을 때 위치에 따른 압력의 변화는 아래와 같다. 사구체 모세혈관 내 삼투압이 점점 증가하는 것은 여과가 진행됨에 따라 단백질의 농도가 증가하기 때문이다. 아래 오른쪽 그래프에서 노란색으로 표시한 부위가 A - B를 나타낸다. 아래 오른쪽 그래프에서 빨간색 곡선과 파란색 직선이 만나는 지점에서 여과가 멎는다.

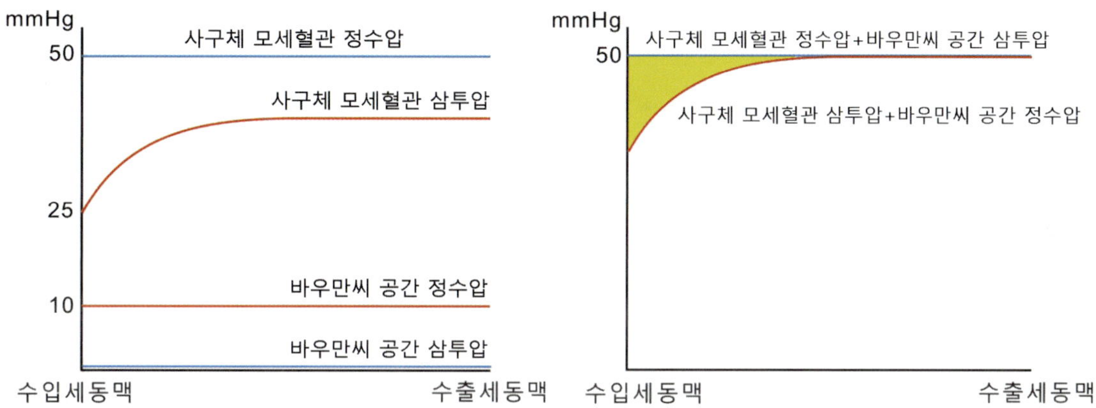

그림 11. 수입세동맥에서 수출세동맥에 이르기까지의 혈관과 바우만씨 공간 내 정수압과 삼투압의 변화

콩팥으로의 혈장량이 증가할 경우 사구체 모세혈관은 평소 처리하던 양보다 더 많은 혈류가 들어와 여과가 멎는 지점은 수출세동맥 쪽으로 이동한다. 사구체 모세혈관 내에 액체의 부피가 평소보다 증가하고 그 결과 모세혈관 내 단백질 농도는 천천히 증가하여 그래프의 모양은 아래처럼 바뀐다.

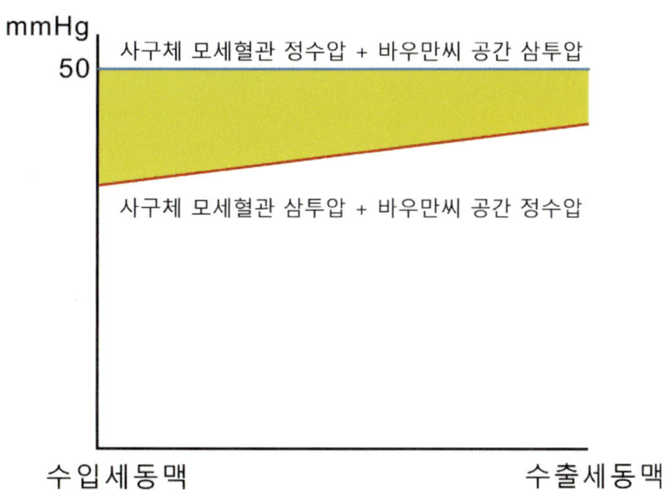

그림 12. 혈류량이 증가에 따른 모세혈관 및 바우만씨 공간 정수압, 삼투압의 변화

(5) 콩팥 혈류

- 그림 12에서 보듯 사구체여과율은 콩팥 혈장량의 영향을 받는다.
- 콩팥으로의 혈류량 1L/min 중(심박출량 5L/min 기준) 혈장량은 약 600ml/min이다(콩팥 혈장량 = (1 − 적혈구부피 분율) × 신혈류량, 적혈구부피분율(hematocrit)을 0.4로 잡은 경우임).
- 정상 GFR을 125ml/min로 잡으면 분당 혈장량 600ml 중 125ml가 여과되는 셈이고 여과분율은 0.2(125/600 = 0.2)이다.

콩팥 혈장량을 측정하는 데 쓰이는 물질은 para-aminohippuric acid(PAH)이다. PAH는 정상적으로 몸 안에 존재하는 물질은 아니지만 콩팥 사구체에서 여과되고 남은 것을 세뇨관을 통해 분비하여 콩팥 정맥에서는 검출되지 않기 때문에 콩팥 혈장량을 측정하기에 좋은 물질이다.

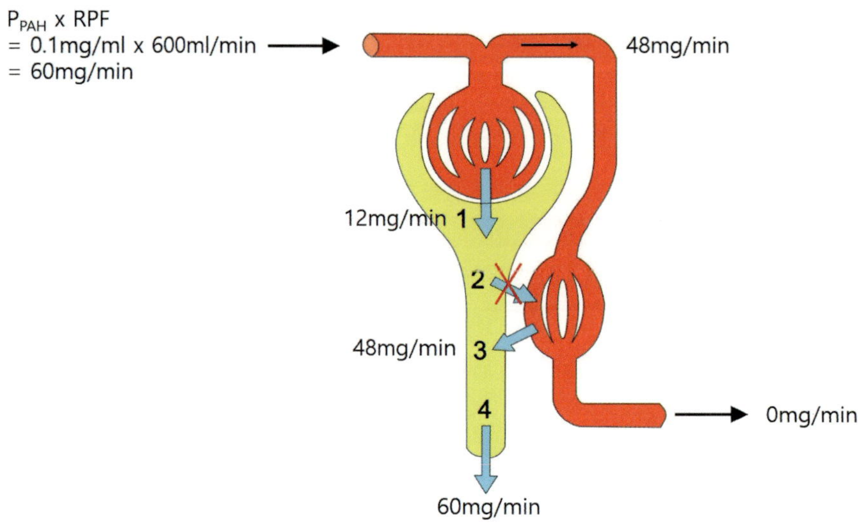

그림 13. PAH의 배출 특성

* GFR을 측정할 때 쓰는 inulin도 여과된 후 재흡수되지는 않지만 사구체로 들어온 혈장의 일부만 여과되기 때문에 inulin을 신혈장량 측정에 쓸 수는 없다.

* GFR과 콩팥 혈류는 콩팥동맥의 압력이 넓은 범위에서(80mmg~170mmHg) 변해도 비교적 일정하게 유지된다(자동조절). 1) 수입세동맥이 혈압에 비례하여 수축 또는 이완하거나 2) 세뇨관 - 사구체 되먹임에 의해 조절되기 때문이다.

☞ 세뇨관 - 사구체 되먹임(Tubulo-glomerular feedback)

사구체로 들어오는 혈류량이 증가하면 세뇨관으로의 여과액 내 Na^+, Cl^-의 양도 증가한다. 증가한 Na^+, Cl^-은 굵은 상행관 헨리고리의 치밀반 세포를 흥분시켜 치밀반 세포에서 혈관수축물질(ATP, adenosine, thromboxane 등)을 분비하고 이것이 수입세동맥을 수축시켜 혈류량을 감소시킨다.

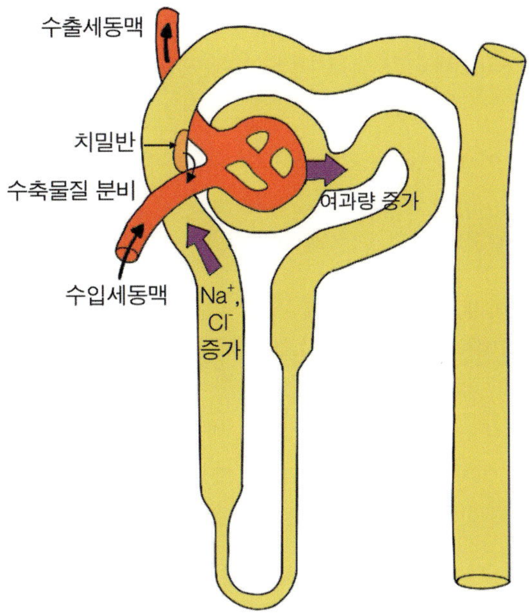

그림 14. 세뇨관 – 사구체 되먹임

4) 세뇨관에서의 물질이동

(1) 근위세뇨관

바우만씨 공간으로 들어온 여과액이 가장 먼저 통과하는 곳은 근위세뇨관이다. 근위세뇨관에서는 여과된 용질의 대부분을 재흡수한다. 재흡수는 근위세뇨관 세포에 대한 여과액 Na^+의 농도경사를 이용한다. 근위세뇨관 세포의 혈관 쪽 Na-pump가 세뇨관 세포 내 Na^+ 농도를 낮춰서 Na^+이 세포 내로 잘 들어오도록 한다. Na^+이 들어올 때 당이나 아미노산 등이 운반체를 통해 함께 이동한다.

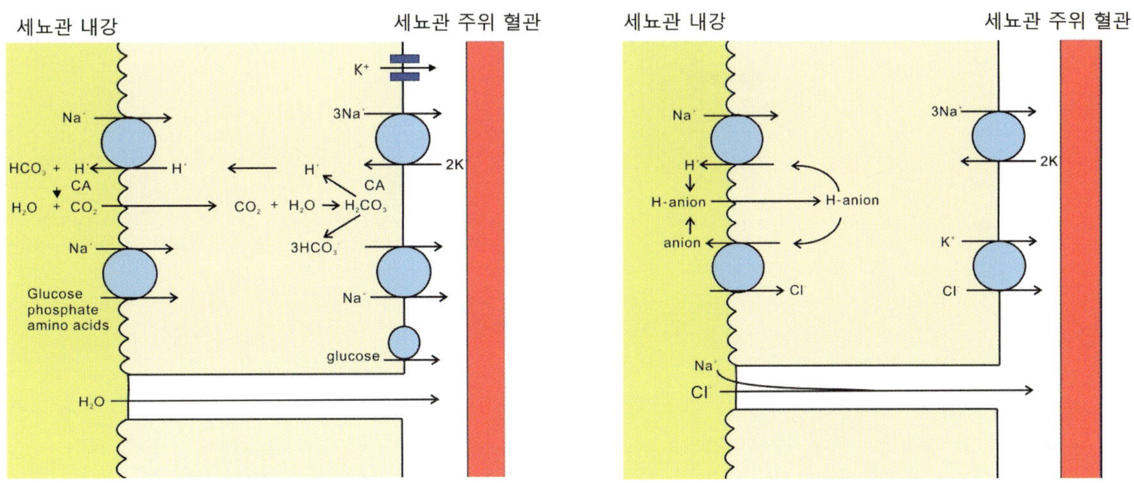

근위세뇨관 전반부　　　근위세뇨관 후반부

그림 15. 근위세뇨관 전반부와 후반부의 물질이동

근위세뇨관 전반부

- 세뇨관 세포 혈관 쪽 Na-pump: 세뇨관 세포 내 Na^+ 농도 낮춤 → Na^+ 의존성 운반체 작동(당, 아미노산 등 세포 내 이동)
- 세뇨관 주위 간질 내 당이나 아미노산 농도가 증가하며 삼투압 증가 → 세포 사이 공간으로 물흡수
- 여과액 쪽 막에 존재하는 Na/H 교환운반체: 여과액 쪽으로 수소이온 배출 → 여과액 내의 중탄산염(HCO_3^-)과 결합하여 탄산(H_2CO_3) 형성 → 막에 존재하는 탄산탈수소효소(carbonic anhydrase: CA)에 의해 CO_2와 H_2O로 분해 → CO_2는 세포막을 통해 세뇨관 세포로 들어옴. 세포 내에서 물과 결합하여 탄산이 되었다가 탄산탈수소효소에 의해 다시 HCO_3^-가 됨 → Na^+와 함께 혈관으로 이동

근위세뇨관 후반부

- 근위세뇨관 전반부에서 중탄산염을 주로 재흡수하면서 Cl^-의 농도가 상대적으로 높아짐
- Cl^-는 Cl/anion 교환운반체에 의해 세포 내로 이동하거나 세포 사이 공간으로 Na^+와 함께 이동

(2) 헨리고리

헨리고리는 가는다리 부위와 굵은다리 부위의 용질과 물의 이동이 다르다. 가는다리도 하행과 상행이 다르다. 내용은 아래 그림과 같다.

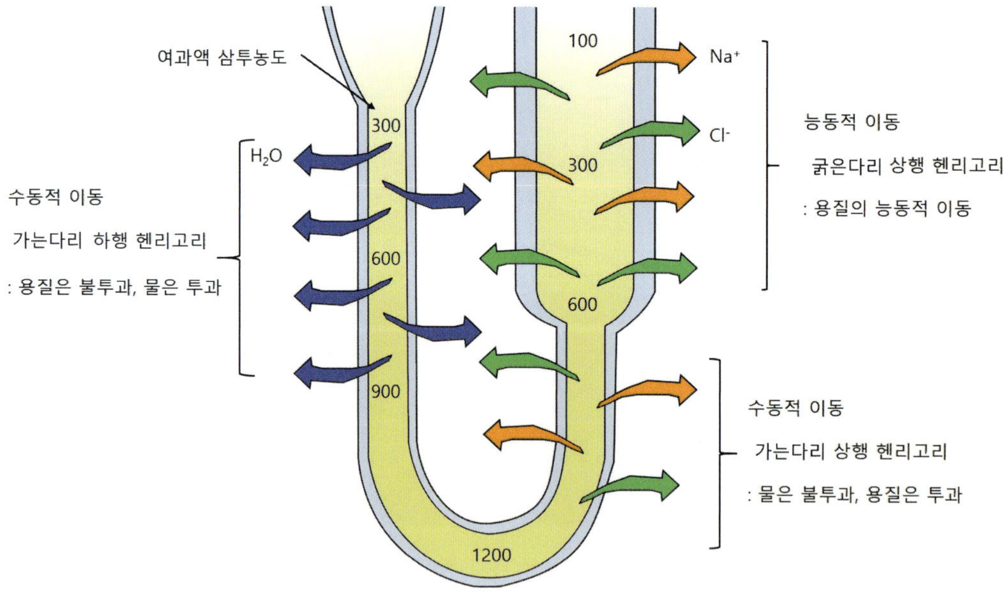

그림 16. 헨리고리에서의 물질이동

- 하행: 물이 수동적으로 빠져나간다. 주위 간질의 삼투압이 높기 때문이다(간질 삼투압이 높은 이유는 상행고리에서 용질을 간질 쪽으로 퍼내기 때문이다). → 고리 끝으로 내려갈수록 농축된다.
- 상행: 물은 빠져나가지 못하고 용질만 이동한다. 가는다리에서는 농도경사에 의해 수동적으로, 굵은다리에서는 능동적으로 빠져 나간다. → 올라갈수록 여과액은 점점 묽어진다.

* 굵은다리 헨리고리의 Na^+ 이동

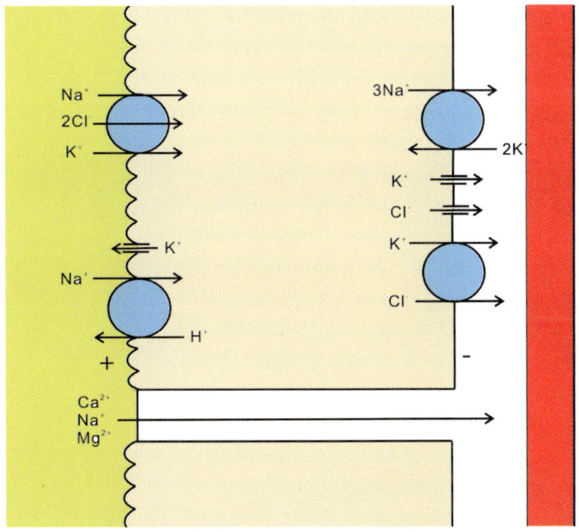

그림 17. 굵은다리 헨리고리의 물질이동
노란색이 여과액이 지나가는 곳, 붉은 색이 혈관이다.

- 여과액 쪽 막 Na/2Cl/K 공동운반체와 Na/H 교환운반체를 통해 이동.
- 혈관 쪽 막 Na-pump로 세포 내 Na^+ 농도 낮게 유지.
- 여과액 쪽의 상대적인 양전압을 이용하여 세포 사이로 이동.

(3) 원위세뇨관

물 투과성 없음. Na/Cl 공동운반체를 이용한 Na^+ 흡수

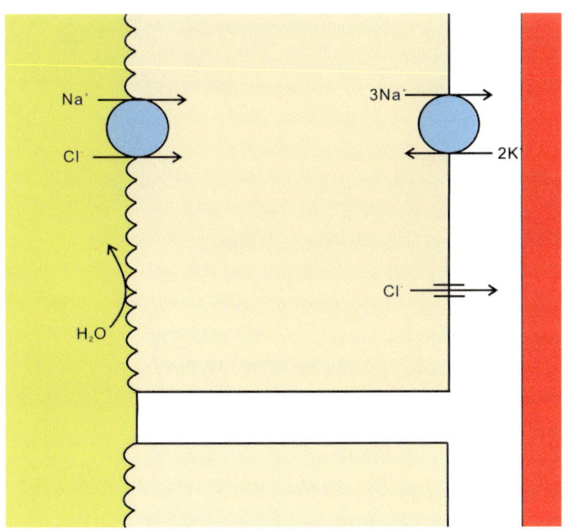

그림 18. 원위세뇨관에서의 물질이동

(4) 집합관

- 주세포와 사이세포가 존재하며 주세포에서는 Na^+과 물을 재흡수하고 K^+을 분비한다. 사이세포에서는 H^+ 혹은 HCO_3^-를 분비하여 혈액의 pH 조절에 관여한다(그림 19).
- 항이뇨호르몬(anti-diuretic hormone: ADH)을 통한 물흡수의 마지막 조절: ADH에 의해 물통로(water channel: aquaporin, AQP) 발현을 촉진하여 이뤄진다(그림 20). 혈관 쪽에도 AQP3나 APQP4 통로가 있지만 ADH의 영향 아래 있는 것은 AQP2이다.

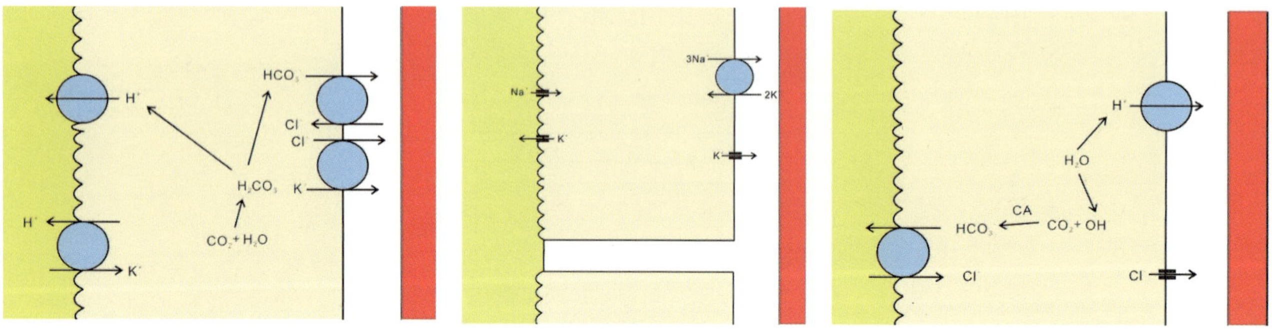

A형 사이세포 주세포 B형 사이세포

그림 19. 집합관 주세포와 사이세포에서의 물질이동

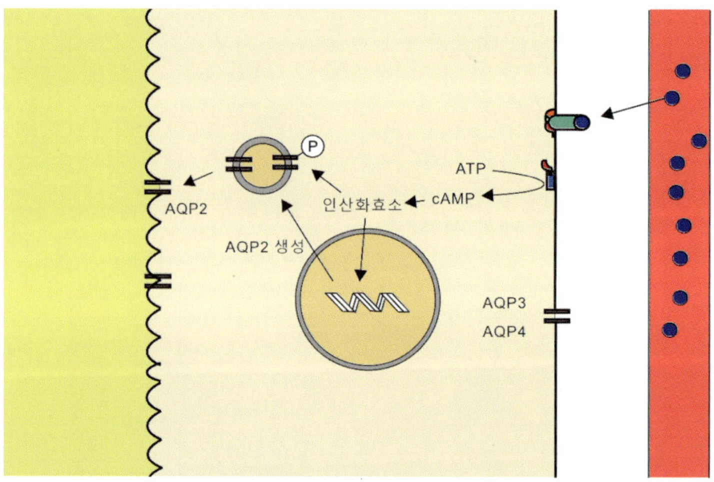

그림 20. ADH의 집합관에서의 작용

혈관 속 ADH(푸른색 동그라미)가 집합관 세포의 수용체와 결합하여 AQP2의 발현을 촉진한다.

ADH 분비와 관련된 질환

☞ 요붕증(Diabetes Insipidus): 뇌하수체 후엽에서 ADH가 제대로 분비되지 않거나 분비되더라도 콩팥에 문제가 있어서 작용하지 않아 생기는 병이다. 소변이 농축되지 않아 다량의 소변을 누고 그로 인한 수분손실을 보충하기 위해 물을 많이 마신다. 배뇨와 수분섭취 등으로 수면장애가 발생하며 물을 쉽게 섭취할 수 있는 경우에는 환자 자신도 모르고 지낼 수 있으나 물을 섭취할 수 없는 환경이 되면 탈수 현상이 나타난다.

☞ 항이뇨호르몬 분비이상증후군(syndrome of inappropriate ADH: SIADH): ADH의 과다분비로 인하여 체내 수분량 증가, 혈액 내 Na^+ 농도 감소 등이 나타나고 심할 경우 뇌부종 등으로 사망할 수도 있는 질환이다.

• aldosterone: 부신겉질에서 생성되어 집합관에 작용하며 Na^+ 흡수를 돕고 K^+ 분비를 촉진한다(그림 21).

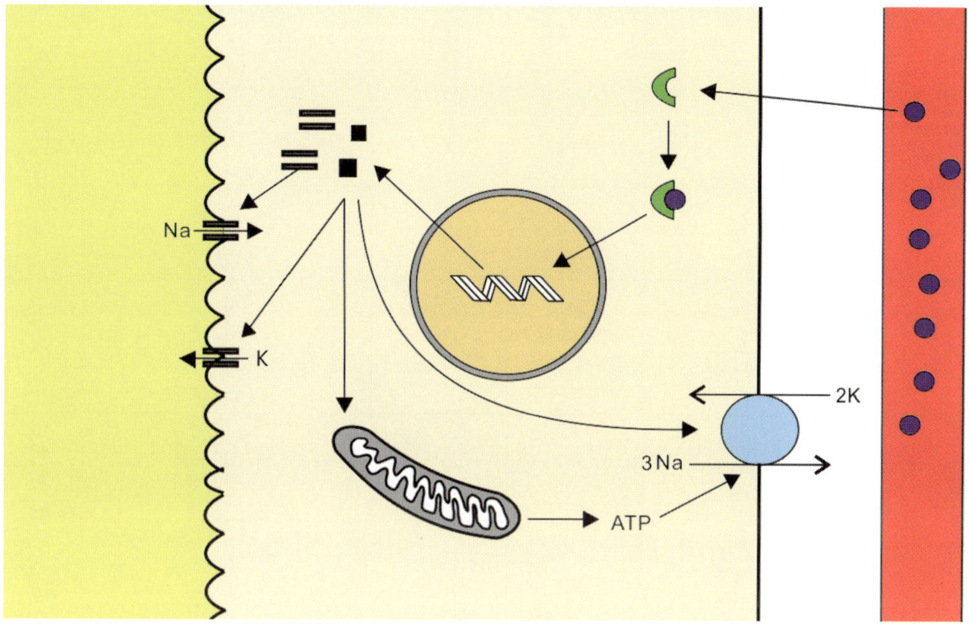

그림 21. 알도스테론의 집합관에 대한 작용

알도스테론(혈관 속 보라색 동그라미)이 집합관 세포 속 수용체와 결합하여 Na^+, K^+ 통로, Na-pump 등의 발현과 미토콘드리아 대사를 촉진한다.

(5) 주요 물질의 각 부위별 농도: 바우만 주머니에 여과된 양을 100%로 잡았을 때

	근위세뇨관	근위세뇨관 말단	굵은다리 헨리고리	굵은다리 헨리고리 말단	원위세뇨관~연결세뇨관	집합관	배출
Na^+	67% 흡수	33% 남음	25% 흡수	8% 남음	5% 흡수	3% 흡수	약 0.4%
K^+ 소량 섭취 시	80% 흡수	20% 남음	10% 흡수	10% 남음	2% 흡수	6% 흡수	2%
K^+ 정상~과량 섭취 시	80% 흡수	20% 남음	10% 흡수	10% 남음	20~180% 세뇨관으로 분비	30~190% 남음 (이 중 20~40% 재흡수)	10~150% 배출
HCO_3^-	80% 흡수	20% 남음	10% 흡수	10% 남음	6% 흡수	4% 흡수	~0.01%
urea	50% 흡수	50% 남음	100% (헨리고리 가는다리에서 50% 분비됨)		30% 흡수	70% 남음	15% (55%는 내측 속질로 흡수)
glucose	98% 흡수	2% 남음 (나머지는 그 이하에서 흡수)					0%
아미노산	99% 흡수	1% 남음 (나머지는 그 이하에서 흡수)					0%

위에서 제시한 물질 중 urea의 이동을 그림으로 표시하면 다음과 같다.

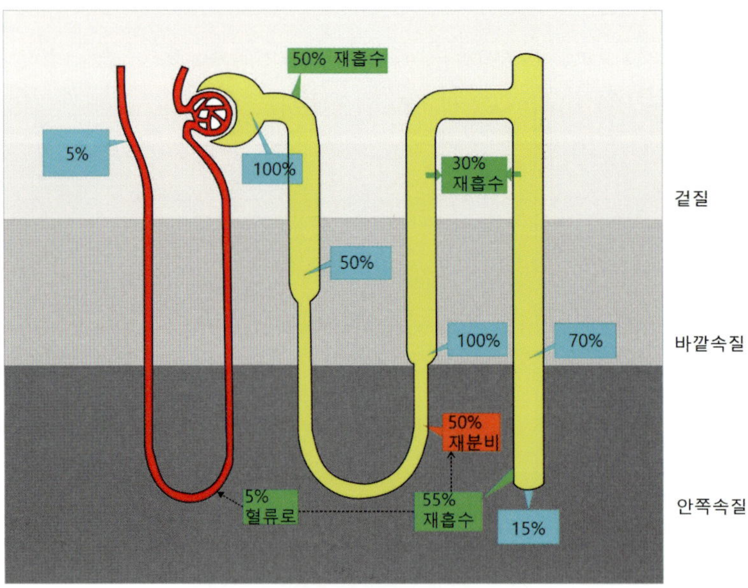

그림 22. urea의 세뇨관 이동

5) 요의 농축

하루 동안 몸으로 들어오고 나가는 물의 경로와 양은 아래 표와 같다.

들어옴	
경로	양(ml)
직접 물을 마심	1200
음식 중에 포함	1000
대사 중에 생성	300
총량	2500
나감	
소변	1500
대변	100
피부를 통한 소실/땀 배출	550
호흡을 통한 배출	350
총량	2500

몸은 하루에 약 600mosmole 정도의 용질을 배출해야 하는데 배출되는 용질과 소변량, 소변의 삼투압 농도 사이에는 아래의 관계가 성립한다.

하루에 배출하는 용질(osmole/day) = 소변의 삼투압 농도(U_{Osm}) × 하루 동안의 소변량(V)

하루 배출되는 소변의 양은 1500ml 정도이므로 이것을 식에 넣으면

600mosmole/day = U_{Osm} × 1.5L/day, U_{Osm} = 400mOsm/L(정상적인 소변의 삼투압 농도)

만약 물을 잘 먹을 수 없어 체내 수분을 보존해야 하는 경우 몸은 콩팥을 통한 소변량을 제한하게 되는데 그러한 경우라도 600mosmole의 용질은 항상 배출하게 된다. 소변의 삼투압 농도는 1200mOsm/L까지도 증가할 수 있는데 이때의 소변량은 위의 식에 의해 0.5L/day가 된다.

600mosmole/day = 1200mOsm/L × V, V=0.5L/day

반대로 물을 많이 섭취하여 소변이 묽어지는 경우 소변의 삼투압 농도는 30mOsm/L 까지 감소할 수 있는데 이때의 소변량은 위의 식에 의해 20L/day가 된다.

600mosmole/day = 30mOsm/L × V, V=20L/day

혈장의 삼투압 농도 300mOsm/L에 비추어 콩팥은 소변을 4배 농축시킬 수도 있고 10배 희석시킬 수도 있는 셈이다. 요의 농축과 관련된 기전은 아래와 같다.

(1) 반류 배가(counter-current multiplication)

헨리고리는 부위별로 수분 및 용질 투과성이 다르다. 간략히 정리하면,

- 하행 헨리고리는 물의 투과성이 높지만 용질 투과성은 낮고
- 상행 헨리고리는 물의 투과성은 낮지만 용질 투과성이 높다.
- 상행 헨리고리 굵은다리는 용질을 능동적으로 간질로 이동시킨다.
- 이러한 방법을 통해 세뇨관 주위 간질은 겉질에서 속질로 삼투농도 경사가 형성된다.
- 이러한 삼투농도 때문에 집합관을 지나는 여과액이 아래로 내려올수록 농축된다.

300mOsm/L 여과액이 들어와서 헨리고리를 지나는 동안 삼투농도변화를 나타내면 아래 그림과 같다.

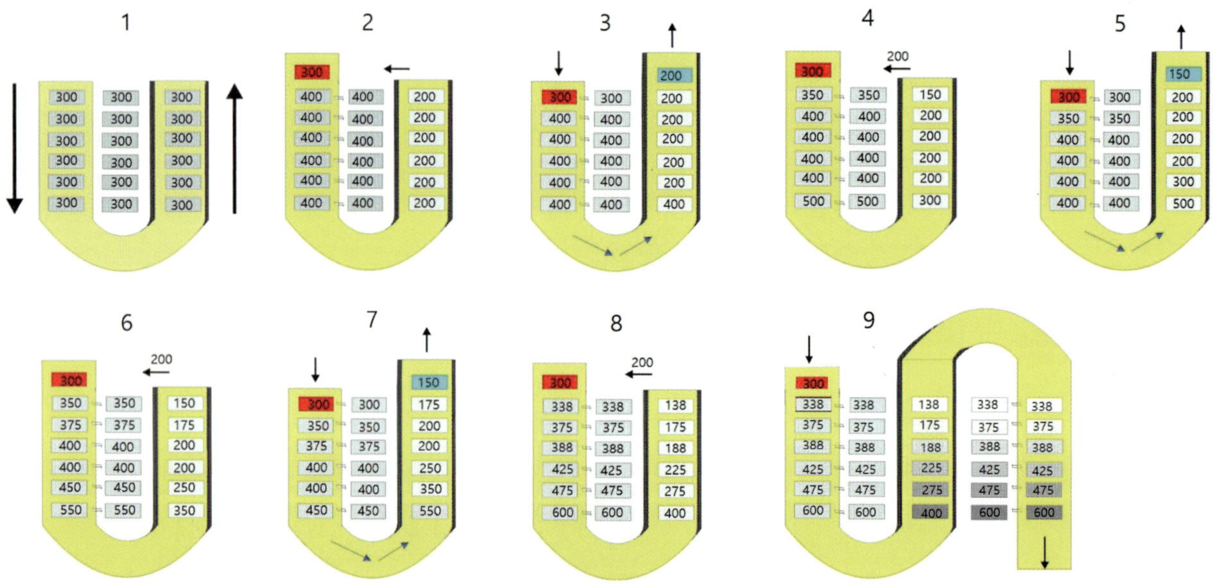

그림 23. 여과액이 세뇨관을 지날 때의 농도변화

위 그림의 설명은 다음과 같다.

1: 300mOsm/L 여과액이 헨리고리에 들어와 간질과 평형을 이룬다.

2: 굵은다리에서 농도 차이가 200mOsm/L이 될 때까지 능동적으로 용질을 간질로 이동시킨다.

3: 300mOsm/L 농도의 여과액이 밀려들어와 간질과 평형을 이룬다(위쪽 간질 삼투농도 300mOsm/L). 그보다 아래쪽 간질의 삼투농도는 400mOsm/L를 유지하고 있다.

4: 다시 굵은다리에서 농도 차이가 200mOsm/L이 될 때까지 용질을 간질 쪽으로 이동시킨다.

5: 삼투농도가 300mOsm/L인 여과액이 다시 밀려들어오고 여과액은 헨리고리 위쪽으로 이동한다.
6: 다시 굵은다리에서 농도 차이가 200mOsm/L이 될 때까지 용질을 간질 쪽으로 이동시킨다.
7: 삼투농도가 300mOsm/L인 여과액이 다시 밀려들어오고 여과액은 헨리고리 위쪽으로 이동한다.
8: 다시 굵은다리에서 농도 차이가 200mOsm/L이 될 때까지 용질을 간질 쪽으로 이동시킨다.
9: 이러한 과정을 통해 상행 굵은다리와 집합관 사이 간질의 삼투압 농도는 겉질에서 속질로 향하는 삼투압 경사가 형성되고 이것 때문에 집합관을 지나는 여과액은 아래로 내려올수록 점점 진해지게 된다.

위 그림에서는 9번까지의 과정을 거치는 동안 집합관을 나오는 여과액의 농도가 600mOsm/L로 증가함을 보였다. 이러한 과정이 계속 반복된다면 집합관을 나오는 여과액의 농도는 더 증가할 수 있다. 이러한 작용을 반류 배가(counter-current multiplication)라 부른다.

(2) 곧은혈관의 기여

- 반류 배가 기전이 작동하기 위해서는 간질의 깊이에 따른 삼투농도 경사가 유지되어야 한다.
- 만약 간질 내 용질이 혈관으로 들어가 제거된다면 삼투농도의 경사는 유지될 수 없다.
- 간질에 분포하고 있는 혈관은 U자 형태이므로 주위 간질과 삼투농도의 평형을 이루기 쉽게 한다. 이런 방식으로 간질의 삼투 경사를 유지할 수 있다.

(3) 요소의 기여

단백질 분해산물인 요소(urea)는 여과량의 15% 정도만 배출된다(그림 22). 여과된 요소가 안쪽속질을 지날 때 안쪽속질의 간질로 재흡수되고 이 중 대부분이 가는다리 헨리고리로 이동한다. 헨리고리 - 집합관 - 안쪽속질 - 헨리고리의 순환이 이뤄지는 셈이다. 이 과정을 통해 안쪽속질의 삼투농도가 더 증가하게 되어 소변의 농축에 기여한다.

단백질 섭취가 늘어나면 소변을 농축하는 능력이 증가하는 것도 요소 때문이라 할 수 있다. 반대로 단백질 섭취가 줄어들면 콩팥 소변 농축 능력이 감소하는 것도 같은 이유다.

(4) 항이뇨호르몬(anti - diuretic hormone(ADH) – arginine - vasopressin(AVP)이라고도 불린다)

여과액 내 물의 양은 집합관을 지날 때 최종적으로 조절된다. 집합관에서의 물 재흡수는 뇌하수체후엽(posterior lobe of pituitary gland)에서 분비되는 항이뇨호르몬에 의한다. 항이뇨호르몬이 분비되면 집합관 세포 여과액과 접한 쪽에 물통로(aquaporin 2: AQP2)가 만들어져 물을 재흡수한다. 집합관 세포 혈관쪽 막에도 물통로(aquaporin 3, 4)가 있지만 이 통로들은 항이뇨호르몬의 영향을 받지 않는다.

* 물이 가장 많이 흡수되는 곳은 근위세뇨관과 가는다리 하행 헨리고리이다. 여기에 있는 물통로는 AQP1 형이며 항이뇨호르몬과 관계없다.

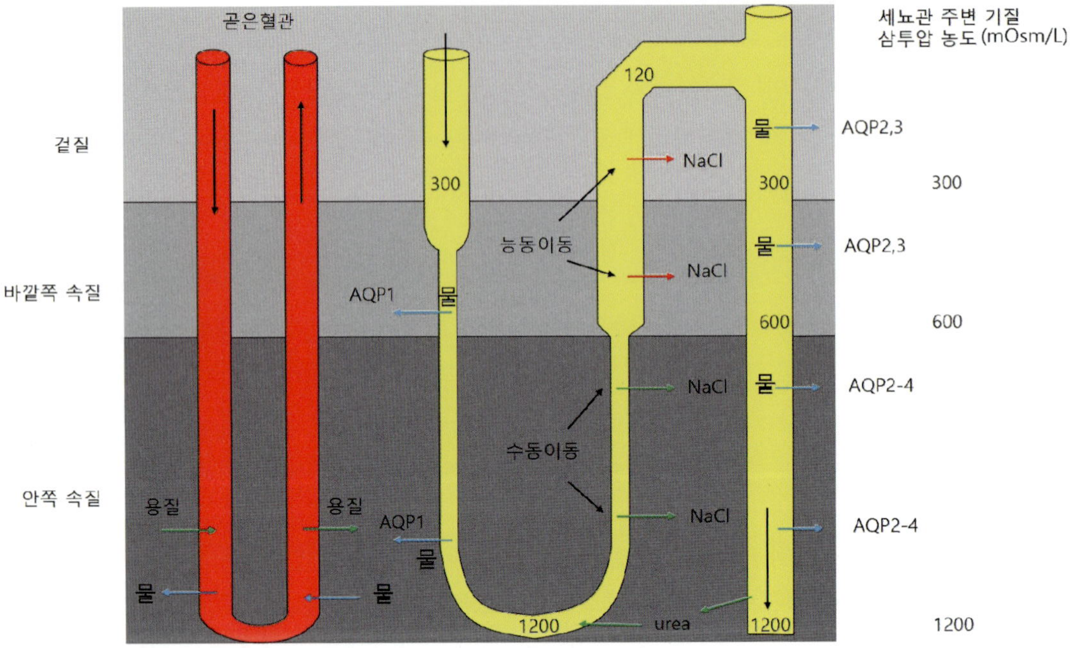

그림 24. 항이뇨호르몬에 의한 소변의 농축

제8장

산 – 염기 균형

1. 산 – 염기

• 산: H^+을 낼 수 있는 화합물(예: CH_3COOH, NH_4^+)
• 염기: H^+을 받을 수 있는 화합물(예: CH_3COO^-, NH_3)

※ Henderson – Hasselbalch 식

$HA \leftrightarrow H^+ + A^-$ 이 식에서 해리상수(K)를 다음과 같이 정의하면

$K = \frac{[H^+][A^-]}{[HA]}$ 이 식은 $\frac{1}{[H^+]} = \frac{[A^-]}{K[HA]}$ 로 쓸 수 있고 양변의 상용로그를 취하면

$\log\frac{1}{[H^+]} = \log\frac{1}{K} + \log\frac{[A^-]}{[HA]}$ 가 된다. 이 식은 $pH = pK + \log\frac{[A^-]}{[HA]}$ 가 된다($pH = \log\frac{1}{[H^+]}$, $pK = \log\frac{1}{K}$). $pH = pK + \log\frac{[A^-]}{[HA]}$ 를 Henderson-Hasselbalch 식이라 한다. 이 식은 $[A^-]$와 [HA]의 비에 의해 pH가 정해짐을 보여준다.

1) 완충제(buffer)

수소이온과 가역적으로 결합하여 수소이온 농도 변화를 최소화시킬 수 있는 물질. 약산과 짝염기의 혼합으로 구성하는 경우가 많다. 아래 그림에서 약산은 H_2CO_3, 짝염기는 HCO_3^-다.

완충제가 있을 때와 없을 때 산이 첨가되면 다음과 같은 변화를 볼 수 있다.

(1) 완충제가 없을 때

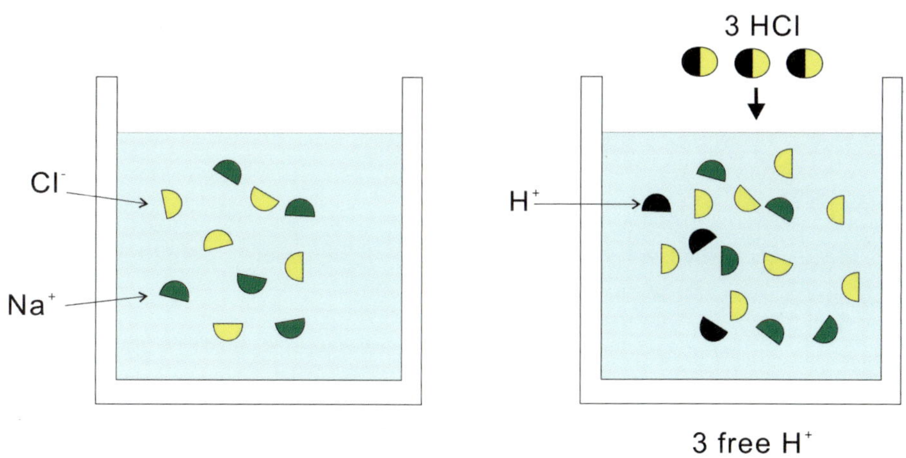

그림 1. 완충제가 없는 상태에서 산을 첨가했을 때 H^+ 농도의 증가

(2) 완충제가 있을 때

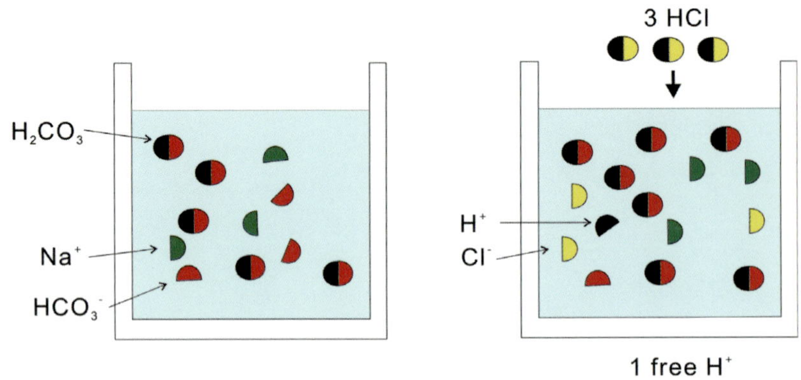

그림 2. 완충제가 있는 상태에서 산을 첨가했을 때 H^+ 농도의 변화

(3) 신체 완충제

- HCO_3^- 완충제(CO_2/HCO_3^-)
- 인산염 완충제($H_2PO_4^-/HPO_4^{2-}$)
- 단백질 완충제(H · Protein/Protein⁻)
- 헤모글로빈 완충제(H · Hb/Hb⁻, H · HbO_2/HbO_2^-)

완충제의 크기: 세포 내 완충 > 세포 외 완충

완충제 작동 순서: 세포외액 → 호흡을 통한 보상 → 세포내액 → 콩팥을 통한 보상

가. 산, 중탄산염(HCO_3^-)

산(70kg 남성 기준)

- CO_2 생성(탄산) - 15000mmole/day(탄수화물, 지방, 단백질 대사를 통해) – 폐에서 배출
- 비탄산 생성 - 20mmole/day(섭취) + 10mmole/day(OH^- 소실) + 40mmole/day(탄수화물, 단백질, 지방, 유기산, 황이나 인을 포함한 화합물의 대사로부터) = 70mmole/day - 콩팥에서 배출(인산염($H_2PO_4^-$) 혹은 암모니아(NH_4^+) 형태로 배출)

중탄산염(HCO_3^-)

- 콩팥에서 걸러지는 양: GFR/day × 혈장 농도 = 180L/day × 24 mmole/L = 4320 mmole/day - 콩팥에서 모두 재흡수
- 콩팥에서 배출되는 비탄산의 양만큼(70mmole/day) 콩팥에서 새로 만들어짐 - 70mmole/day

☆ 소변으로 배출되는 산(H^+)의 총량 = 인산염 형태로 배출되는 것 + 암모니아 형태로 배출되는 것 - 여과된 중탄산염(HCO_3^-) 중 재흡수 되지 않고 배출되는 것

중탄산염의 재흡수 및 배출: 정상적일 경우 여과된 중탄산염은 모두 재흡수되어 배출되는 양이 거의 없지만 체내 중탄산염이 정상보다 많아질 경우에는 콩팥을 통해 배출되므로 위 식에서 이것을 고려해야 함.

산과 중탄산염의 흐름을 그림으로 표시하면 아래와 같다.

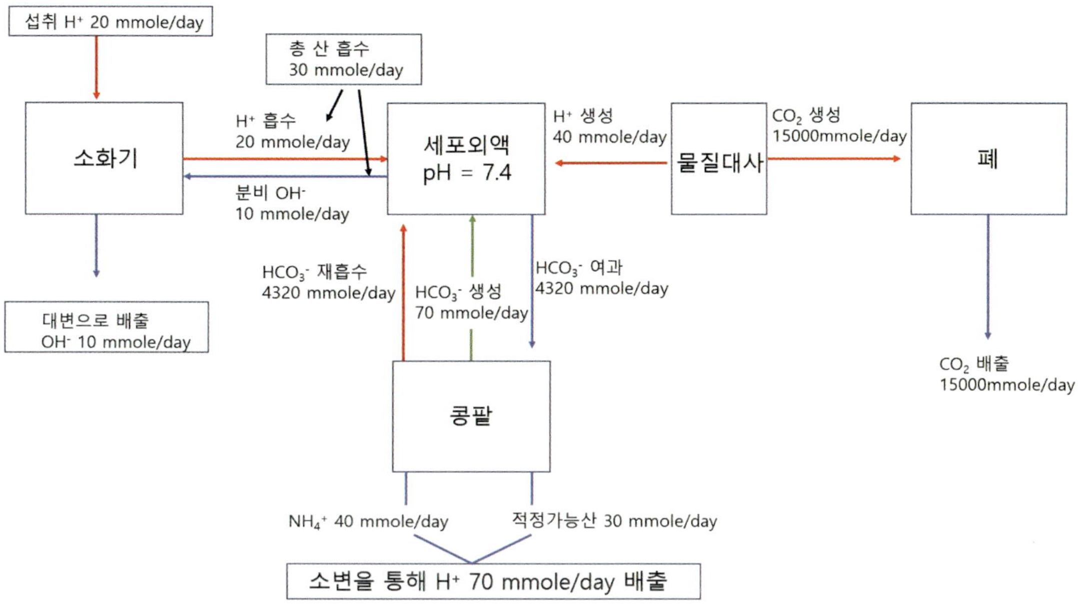

그림 3. 수소이온의 배출과 생성

중탄산염의 재흡수와 생성을 모식적으로 표현하면 아래 그림과 같다.

① 중탄산염의 재흡수: 주로 근위세뇨관에서 재흡수된다.

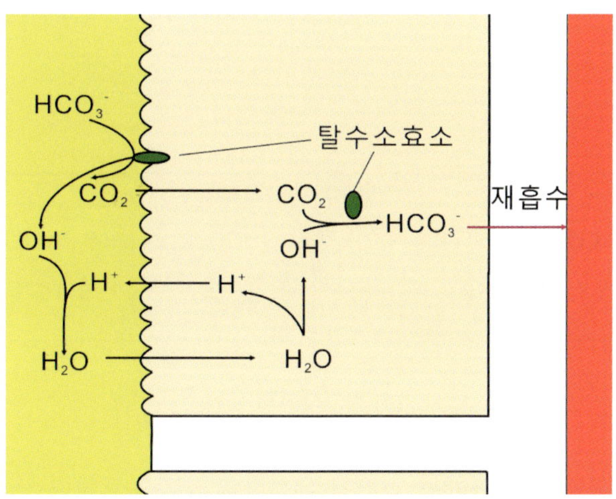

그림 4. 근위세뇨관에서의 중탄산염의 재흡수

② 중탄산염의 생성: 주로 근위세뇨관에서 생성된다.

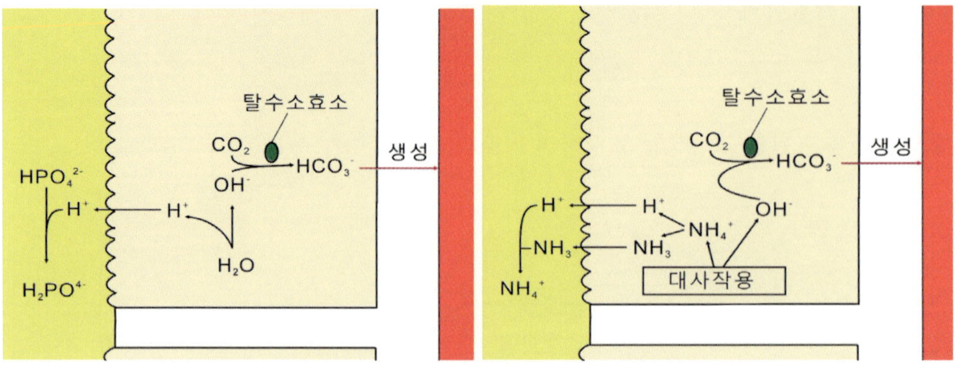

그림 5. 근위세뇨관에서의 중탄산염 생성
산의 배출은 중탄산염의 생성과 동일한 의미이다

나. 완충작용

① CO_2/HCO_3^- 완충계: 인체의 가장 중요한 완충계

체내 산의 가장 큰 공급원은 대기 중 이산화탄소(CO_2)다. 이산화탄소가 물을 만나면 일어나는 반응은 다음과 같다.

1) $CO_2 + H_2O \rightarrow H_2CO_3$
(이 반응은 느리게 일어나지만 체내에서는 carbonic anhydrase에 의해 빠르게 일어난다.)

2) $H_2CO_3 \rightarrow H^+ + HCO_3^-$
(이 과정은 효소의 작용이 없어도 빨리 일어난다.)

위 반응은 $CO_2 + H_2O \leftrightarrow H^+ + HCO_3^-$ 로 다시 쓸 수 있고 여기서 해리상수를 다음과 같이 정의하면 $(K = \frac{[H^+][HCO_3^-]}{[CO_2]})$ $pH = pK + \log\frac{[HCO_3^-]}{[CO_2]} = pK + \log\frac{[HCO_3^-]}{s.PCO_2}$ 로 쓸 수 있다.

(s: 용해계수, 체온에서 0.03mM/mmHg, PCO_2는 폐속 이산화탄소 분압이고 동맥혈일 경우 40mmHg이다)

동맥혈에서의 pH

CO_2/HCO_3^-의 pK 값 37℃에서 6.1, $[HCO_3^-]$ = 24mM을 적용하면

$$pH = 6.1 + \log\frac{24mM}{(0.03mM/mmHg) \times 40mmHg} = 7.4$$ 를 얻는다.

→ $pH = pK + \log\frac{[HCO_3^-]}{[CO_2]} = pK + \log\frac{[HCO_3^-]}{s.PCO_2}$ 식에서 $[HCO_3^-]$는 콩팥에서, PCO_2는 폐에서 조절한다. $[HCO_3^-]$와 $[CO_2]$의 비율이 20:1을 유지하는 것이 중요하다.

→ $[HCO_3^-]$와 pH의 관계는 위 식을 변환하면 얻는다: $[HCO_3^-] = s \cdot PCO_2 \cdot 10^{(pH-pK)}$

$[HCO_3^-]$ (단위 mEq)			
pH	PCO_2 = 20mmHg	PCO_2 = 40mmHg	PCO_2 = 80mmHg
7.1	6	12	24
7.2	8	15	30
7.3	10	19	38
7.4	12	24	48
7.5	15	30	60
7.6	19	38	76
7.7	24	48	96

PCO_2=40mmHg 일 때 그래프로 그리면 아래와 같다.

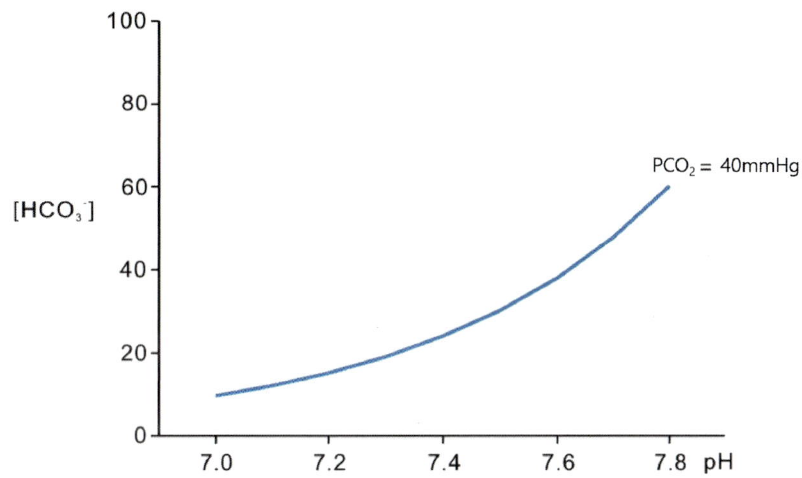

그림 6. 이산화탄소 분압이 40mmHg로 일정할 때 혈액 pH와 중탄산염 농도의 관계

호흡이 일정하다고 할 때 체내에 산이 첨가되거나 염기가 첨가되면(대사적 변화가 발생하면) pH와 $[HCO_3^-]$의 변화는 이 그래프 위에서 일어난다.

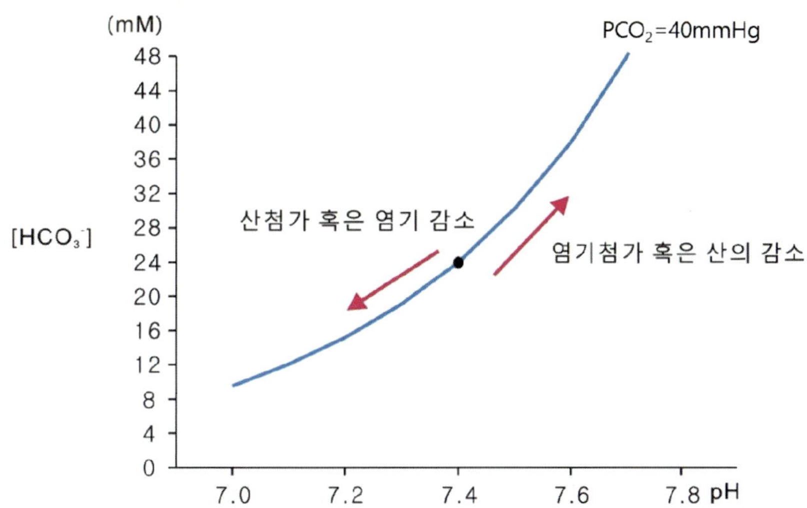

그림 7. 이산화탄소 분압이 일정할 때(40mmHg) 산 혹은 염기 첨가에 의한 중탄산염 농도의 변화

이산화탄소의 압력이 일정할 때 그릴 수 있는 그래프 위의 한 점은 호흡량의 증가 혹은 감소에 따라 기존의 그래프와 교차하는 직선 위를 움직이게 된다. 곡선과 직선으로 이뤄진 이 그래프를 Davenport diagram 이라 한다.

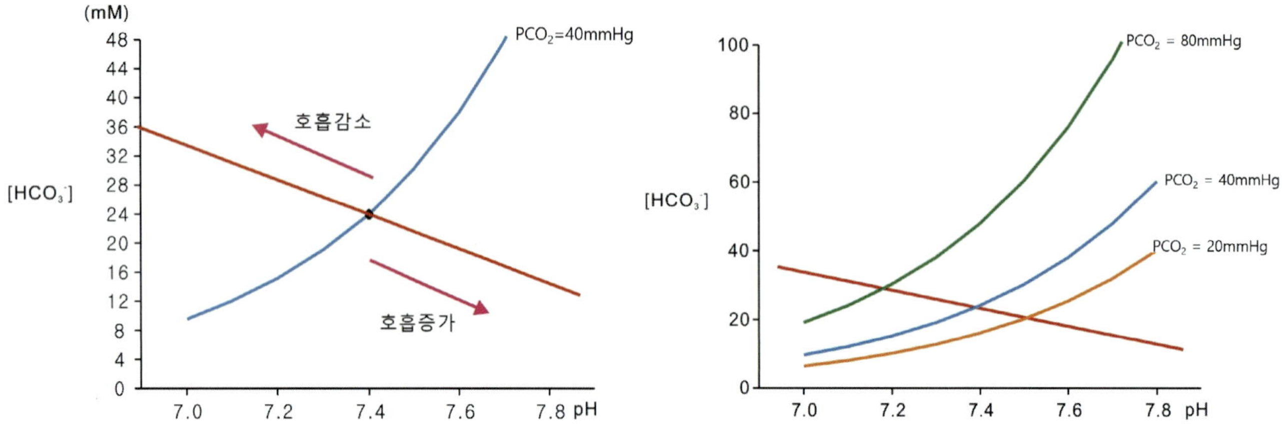

그림 8. Davenport diagram

(왼쪽) 이산화탄소 분압이 40mmHg일 때 pH 7.4, [HCO_3^-]=24mEq인 점은 호흡이 증가하거나 감소함에 따라 주황색 직선 위를 움직이게 된다. 호흡이 달라져서 혈중 이산화탄소 분압이 달라지면 녹색, 푸른색, 옅은 주황색 곡선을 얻게 되는데 이 경우가 왼쪽 그래프의 확장에 해당한다.

Daven port diagram 위 직선은 CO_2/HCO_3^-를 제외한 다른 완충제들(헤모글로빈이나 세포 내 단백질 등)에 의해 정해지며 직선의 기울기는 완충제들의 완충능력에 의해 결정된다. 만약 완충제들의 완충능력이 없으면(0이면) 직선은 X축과 평행하게 되고 완충능력이 무한대이면 수직으로 서게 된다(완충능 = pH 1만큼 증가 혹은 감소시키는 데 필요한 염기 혹은 산의 양. 기울기가 수직일 때는 완충능이 무한대가 된다).

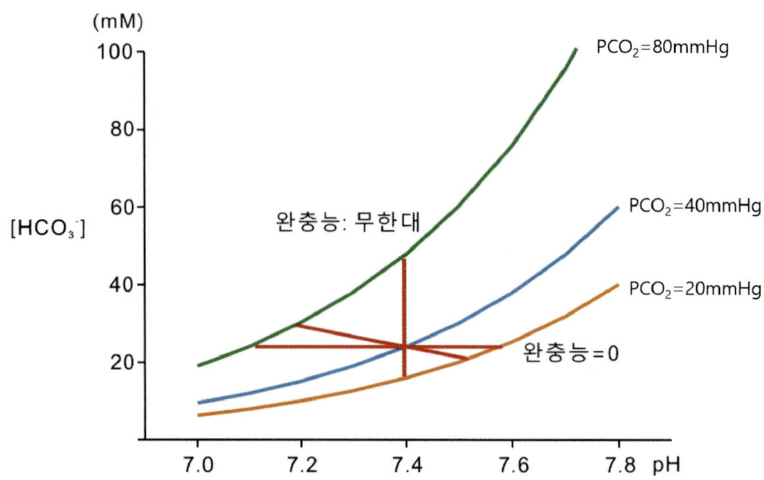

그림 9. 완충능에 의한 직선의 기울기 결정

Davenport diagram을 이용하면 체내에 산이 증가하거나 염기가 증가할 때의 변화를 쉽게 추적할 수 있다.

② PCO_2가 일정할 경우 산이나 염기가 첨가될 때의 변화

10mM 수산화나트륨(NaOH)이 우리 몸에 첨가되었는데 호흡의 변화없이 PCO_2가 40mmHg로 일정하게 유지되었다고 하자. 이 상태에서 Davenport diagram 상의 변화는 그림 10과 같이 추적할 수 있다.

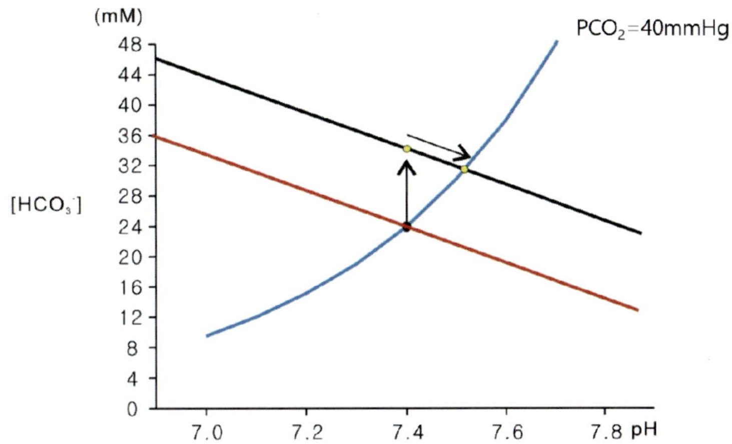

그림 10. 몸에 10mM 수산화나트륨이 첨가되었을 때의 변화

- step1: 그림 10에서 위쪽으로 그려진 화살표의 경우이다. NaOH 10mM이 첨가되면 탄산에서 더 많은 HCO_3^-가 만들어지면서 HCO_3^- 농도가 증가한다.
- step2: 그림 10의 노란색 지점에서 빨간색 선과 평행한 직선을 그린다. 이 직선이 파란색 선과 만나는 지점이 새로운 평형에 도달했을 때 pH-HCO_3^- 상태를 반영한다. 이 과정은 비탄산에 의한 완충작용을 나타낸다. 완충이 완전하지 않아 pH가 다소 오른다.

10mM 만큼의 HCl이 첨가되어도 마찬가지다. 위 두 step을 합쳐서 그리면 아래와 같다.

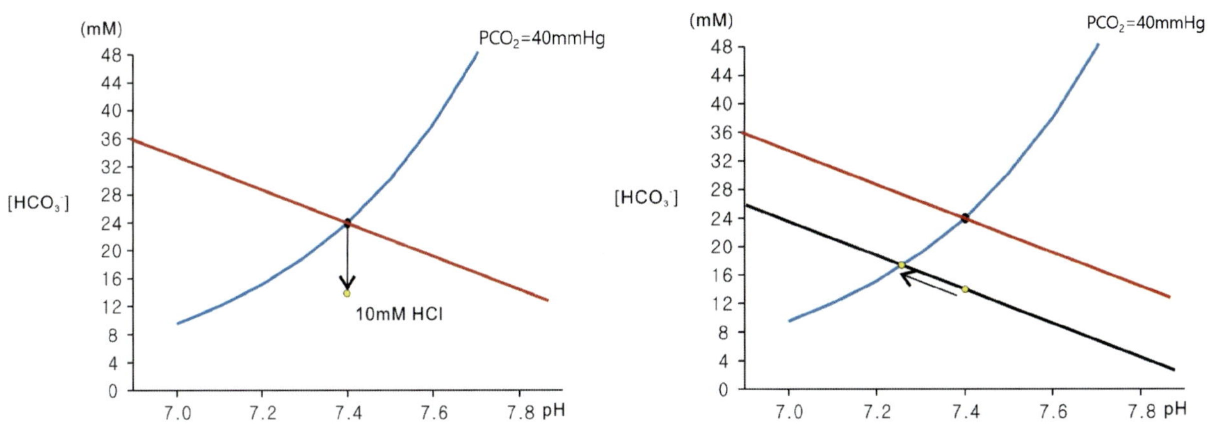

그림 11. HCl이 첨가되었을 때의 변화. step 1 (왼쪽), step 2 (오른쪽)

③ 호흡량 변화에 따른 산, 염기의 변화에 대응하는 방식: 대사성 보상작용

$pH = pK + \log\frac{[HCO_3^-]}{[CO_2]} = pK + \log\frac{[HCO_3^-]}{s.PCO_2}$ 식에서 HCO_3^-는 콩팥에서, PCO_2는 폐에서 조절한다. 콩팥에서의 조절을 대사성 조절, 폐에서의 조절을 호흡성 조절이라 한다. 호흡이 억제되어 몸에 CO_2가 쌓임으로써 발생하는 호흡성산증의 경우 몸은 콩팥을 통해 H^+ 배출을 늘리거나 HCO_3^- 흡수를 촉진하여 대응한다(보상작용). Davenport diagram 상의 변화는 그림 12와 같다.

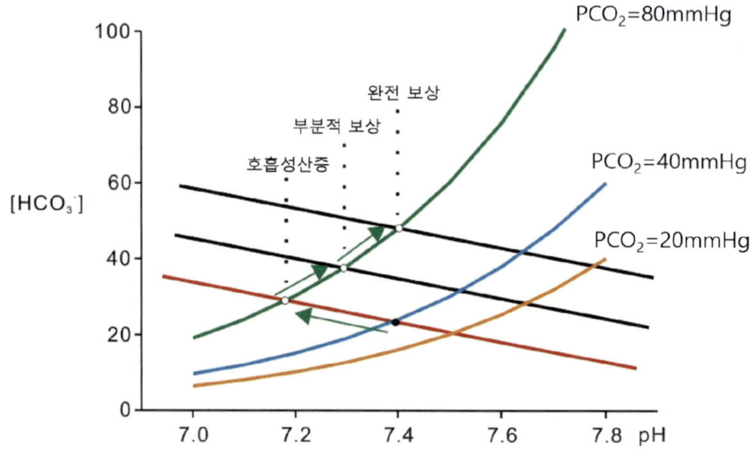

그림 12. 호흡성산증에 대한 콩팥 보상작용으로 인한 Davenport diagram의 변화

pH가 7.4로 완전히 회복되는 것을 완전 보상이라고 한다. H-H 식으로 표현하면 다음과 같다.

$$pH = 6.1 + \log\frac{48mM}{(0.03mM/mmHg)\times 80mmHg} = 7.4$$

PCO_2가 두 배 된 것만큼 HCO_3^-의 농도도 두 배 되면 pH의 변화는 없다(분수식이므로 분자 분모의 비가 중요하다. 정상에서는 20:1이다). 과호흡에 의한 호흡성알칼리증도 마찬가지다. Davenport diagram 상의 변화는 그림 13과 같다.

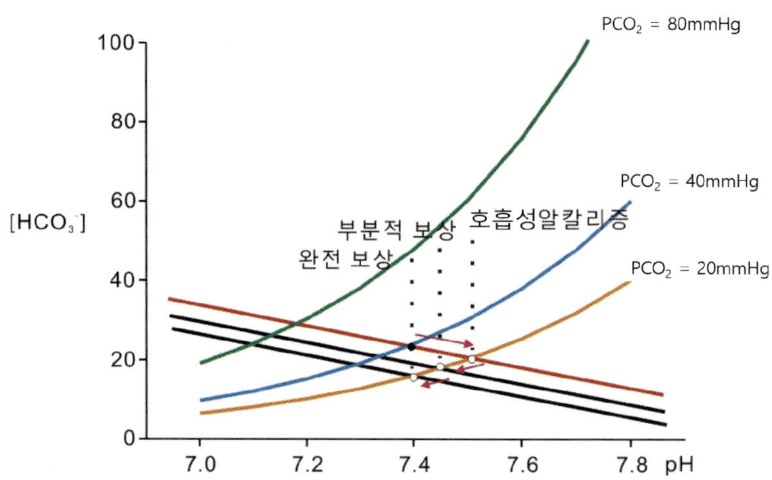

그림 13. 호흡성알칼리증에 대한 콩팥 보상작용으로 인한 Davenport diagram의 변화

④ 대사성 변화에 따른 산, 염기의 변화에 대응하는 방식: 호흡성 보상작용

호흡의 문제가 아니라 대사성 원인에 따라 산이나 염기가 첨가되는 경우 몸은 호흡량을 조절하여 이에 대응한다. 아래 왼쪽 그림은 대사성산증에 과호흡으로 대응하는 경우, 오른쪽은 대사성염기증에 호흡량을 낮춰 대응하는 것이다.

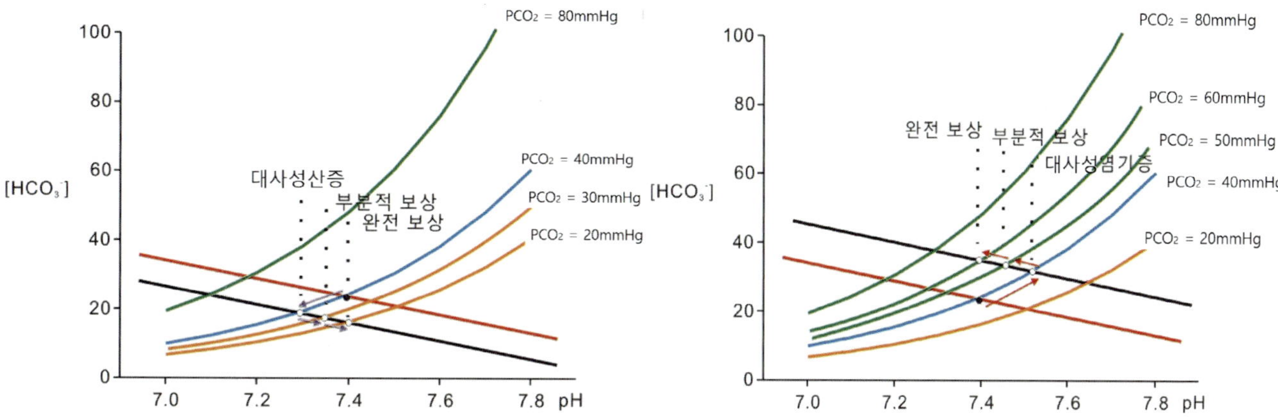

그림 14. 대사성산증(왼쪽), 대사성 염기증(오른쪽)이 오면 산증은 호흡을 촉진해서, 염기증은 호흡을 억제해서 대응한다.

⑤ H-H 식과 보상작용

대사성 조절의 장애가 왔을 때 나타나는 호흡성 보상이나 호흡성 조절의 장애가 왔을 때 나타나는 대사성 보상은 중탄산염(HCO_3^-)과 이산화탄소의 혈중 농도를 조절하는 데 목표를 둔다. H-H 식에 의하면 중탄산염:이산화탄소 농도가 20:1이 되면 혈중 pH는 7.4를 유지할 수 있다.

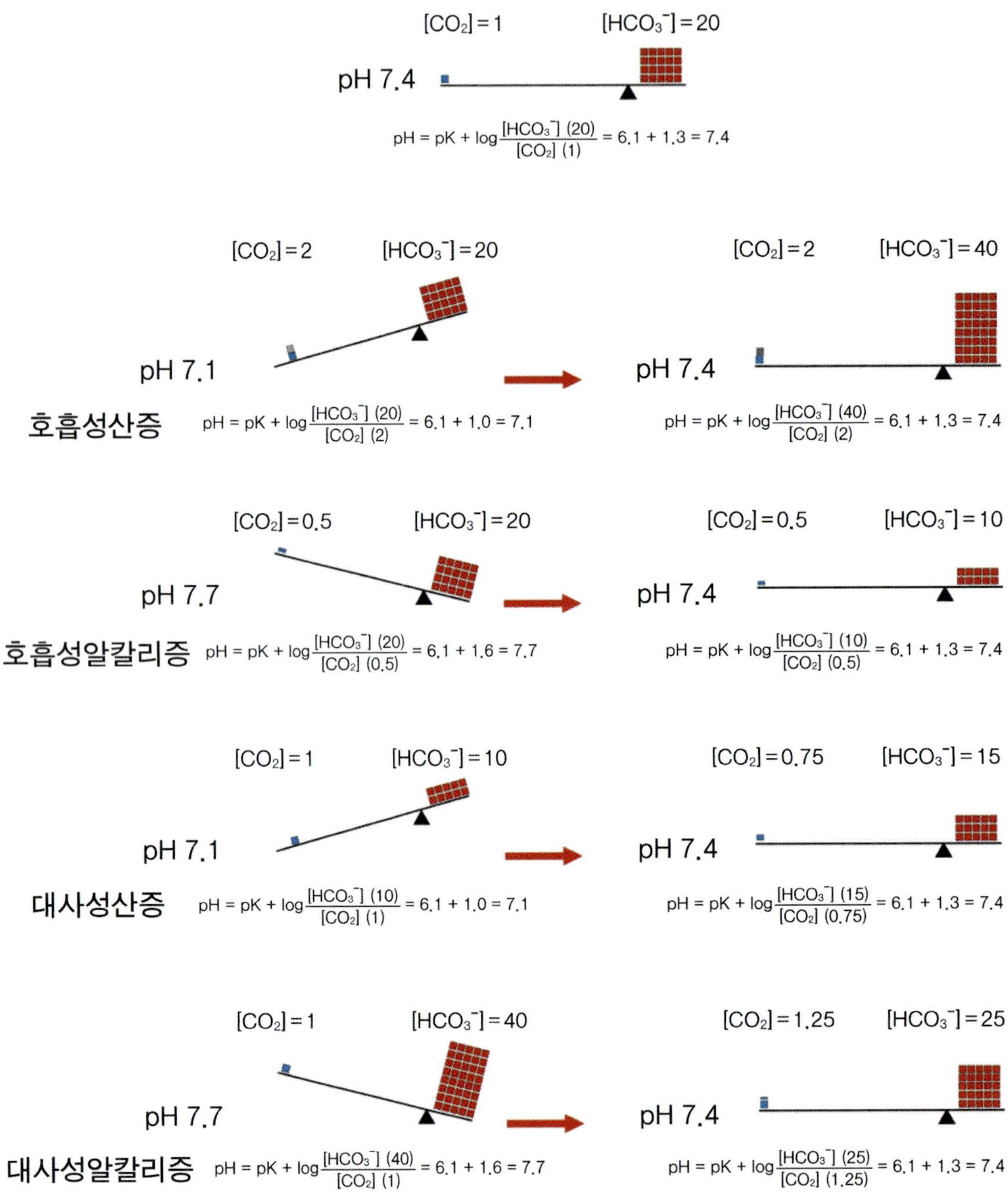

그림 15. 산증이나 염기증이 왔을 때 몸의 대응방식
이산화탄소의 분압과 중탄산염의 비율을 20:1로 유지하기 위해 노력한다.

다. 산증, 염기증

산증의 구분에 음이온차(anion gap)를 이용한다. 혈장 내 양이온들과 음이온들의 농도의 합은 각각 155mEq/L로 서로 균형을 이루고 있다.

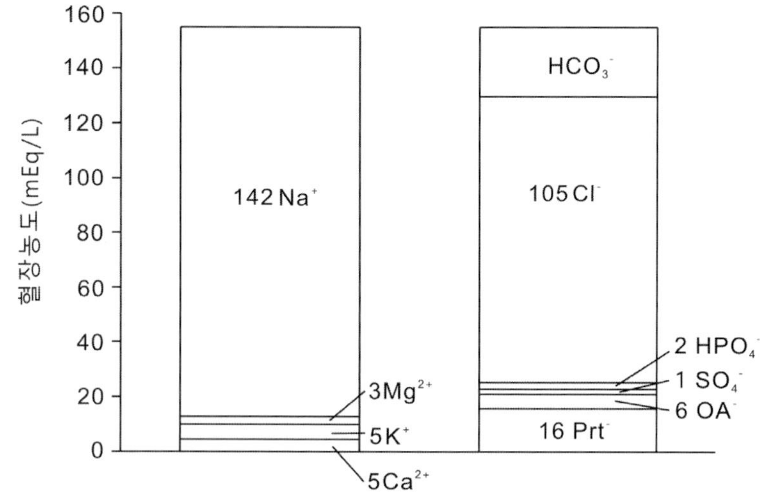

음이온차는 $(Na^+ + K^+) - (HCO_3^- + Cl^-)$ 혹은 $Na^+ - (HCO_3^- + Cl^-)$를 말한다.

정상적이라면 이 값은 8~16mEq/L 범위여야 한다. 음이온차가 증가하는 경우라면 1) HCO_3^- 혹은 Cl^- 이외의 음이온의 증가 2) Na^+ 혹은 K^+ 이외의 양이온의 감소 3) 수분 손실 4) 대사성염기증 등을 들 수 있다.

① 대사성산증(metabolic acidosis)

ㄱ) 음이온차가 증가하는 경우

- 당뇨병성 케토산증(diabetic ketoacidosis)
- 질소혈증(azotemia)
- 락트산혈증(lactic acidosis)
- 살리실산 중독(salicylate intoxication)
- 기타 산 중독: 메탄올, 포름산(formic acid), 각종 유기산 등

ㄴ) 음이온차가 정상범위인 경우: 중탄산염의 소실과 보상적 염소이온 증가가 동반되는 경우

- 염화물을 함유한 염의 과다 섭취: NH_4Cl, $NaCl$, $CaCl_2$ 등
- 알칼리 소실: 설사, 이뇨제인 탄산탈수소효소(carbonic anhydrase) 억제제 섭취
- 신세뇨관산증(renal tubular acidosis)
- 정맥 영양제 과다투여

② 대사성염기증(metabolic alkalosis)

산(수소이온)이 많이 배출되거나 알칼리(중탄산염)가 많이 쌓일 때 발생한다.

- 산의 소실: 구토나 대장의 종양으로 인한 산 배출 증가
- 중탄산염 같은 염기성 염을 과다 섭취한 경우
- 설사 등으로 K^+을 과다 배출할 경우: 콩팥에서 K^+ 흡수가 증가하면서 H^+을 과량 배출함
- 이뇨제에 의한 H^+ 소실
- 알도스테론 과다분비(부신 종양 혹은 쿠싱 증후군): 알도스테론에 의해 Na/H 교환운반체 활성화 → H^+ 과다배출

③ 호흡성산증(respiratory acidosis)

호흡을 잘 못하게 되어 혈중 이산화탄소 농도가 높아지는 경우

- 중추성 억제: 중추신경계 질환, 약 과다복용, 마취, 수면 무호흡증 등
- 흉곽 주변 근육 수축의 문제: 중증근무력증, 길렌-바 증후군, 과다비만 등
- 호흡계 병변이 있는 경우: 폐부종, 폐렴, 기관지 협착, 기흉, 폐섬유화, 기관지 확장증 등
- 기계 호흡의 설정이 잘못된 경우

④ 호흡성알칼리증(respiratory alkalosis)

과호흡으로 인하여 혈중 이산화탄소 농도가 낮아져 발생

- 불안에 의한 과호흡(가장 흔한 원인)
- 중추신경계 내 병변에 의한 과호흡
- 감염이나 내분비적 요인, 각종 중독 등에 의한 대사 항진의 이차적 결과
- 심박출량 증가에 따른 이차적 결과: 빈혈, 과다한 운동 등
- 잘못된 설정에 의한 기계 호흡
- 폐 병변, 고 고도 지역 거주 등

제9장

소화기

1. 소화기계의 구성

소화기계는 음식물이 입으로 들어와 항문으로 나갈 때까지 음식물의 소화와 흡수에 관여하는 장기들로 이뤄져 있다. 전체적인 구성은 아래 그림과 같다.

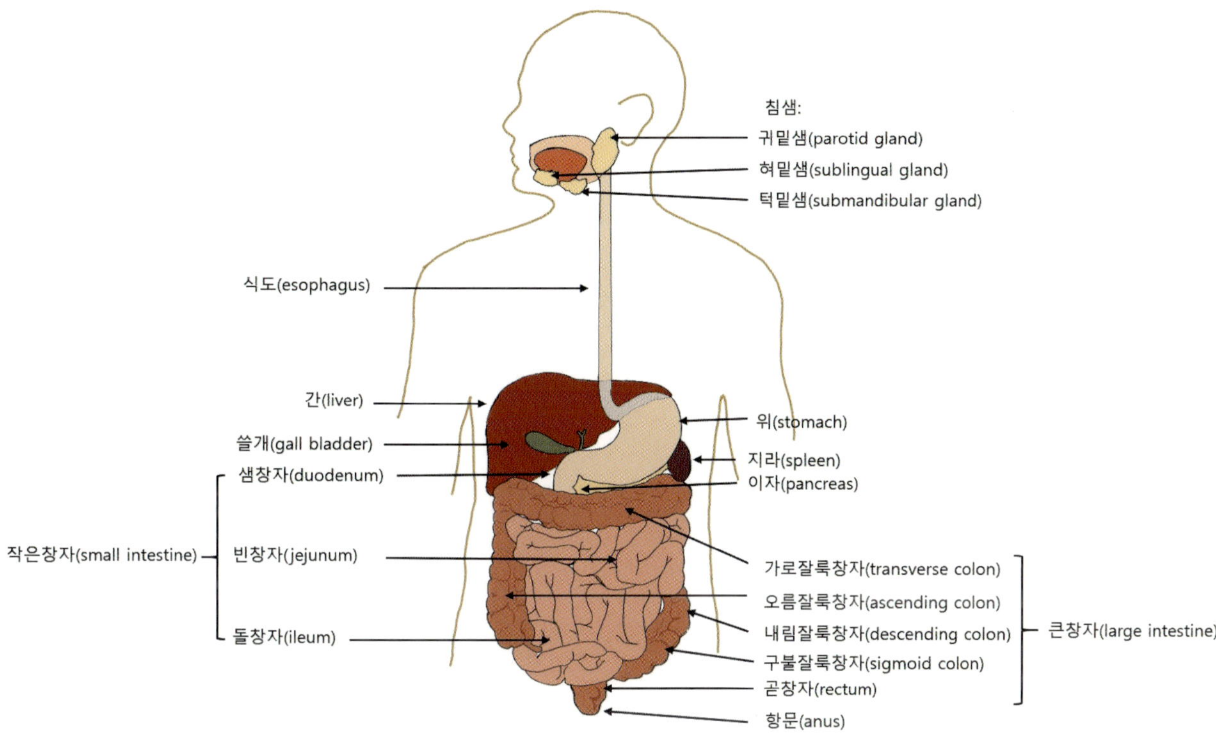

그림 1. 소화기계의 전반적 구성

1) 소화기계의 일반적 구조

소화기계 내강에서 장막까지의 구조는 그림 2와 같다. 소장을 예로 들어 순서대로 나열하면

① 점막(mucosa): 상피(epithelium), 고유층(lamina propria), 점막근육판(muscularis mucosa)으로 이뤄진다.

② 점막밑(submucosa): 결합조직, 혈관, 림프관, 점막밑신경얼기(submucosal plexus: Meissner's plexus 라고도 함) 등이 위치한다.

③ 근육층(muscularis externa): 안쪽에는 돌림근(circular muscle), 바깥쪽은 세로근(longitudinal muscle)이 존재한다. 그 사이에는 근육층신경얼기(myenteric plexus, Auerbach's plexus라고도 함)가 있다.

④ 장막(serosa): 위장관의 가장 바깥층으로 뱃속 장기를 지지하는 장간막(mesentery)의 일부다.

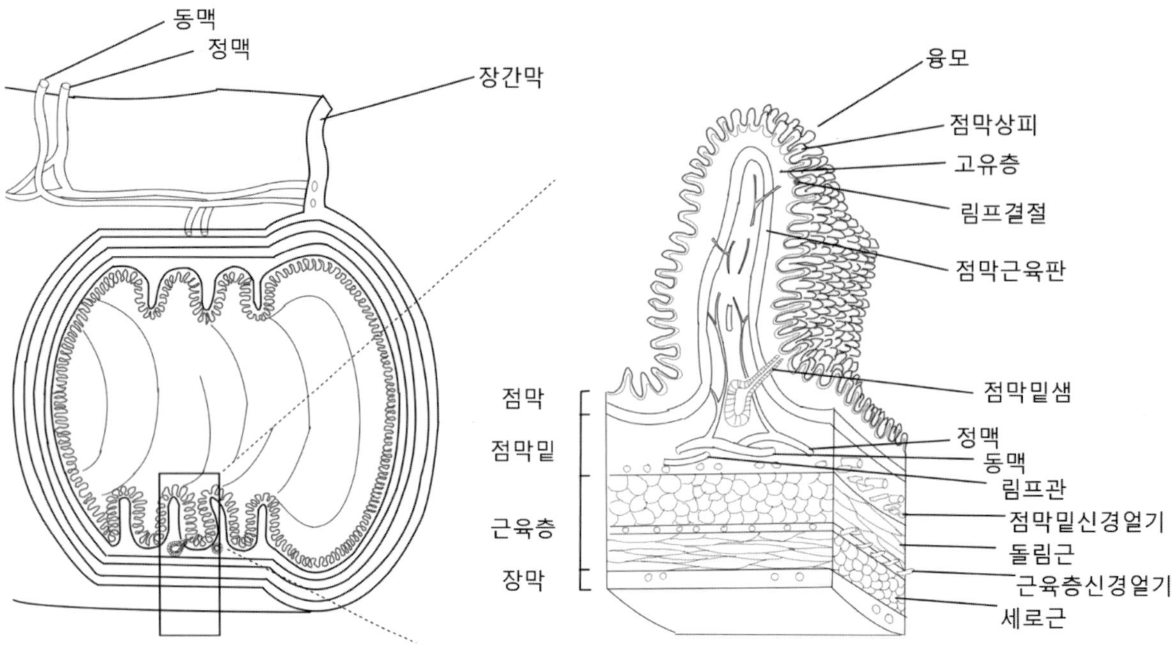

그림 2. 소장의 구조

2) 소화기계의 운동성

(1) 느린파와 자발적 수축

소화기를 구성하는 평활근은 자발적 수축이 가능하다. 이러한 자발적 수축은 막전압의 자발적 변동에 따른 결과다. 평활근 세포막 전압의 자발적 변동은 매우 느리게 발생하여 느린파(slow wave)라 불린다. 빈도는 위장관의 부위별로 다르다(위: 3~5회/분, 작은창자: 12~20회/분, 큰창자: 3~5회/분). 느린파는 평활근의 조율기 세포인 카할 사이질세포의 영향을 받으며 내인성, 외인성신경 및 호르몬 등에 의해서 조절된다.

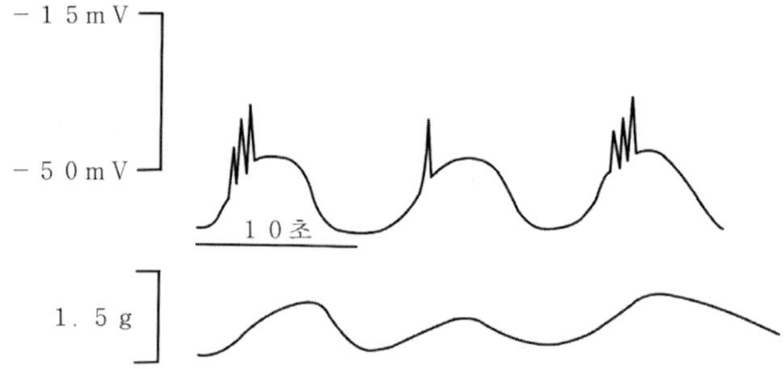

그림 3. 위장관에서 기록할 수 있는 느린파(slow wave)
위 그림은 느린파, 아래 그림은 장력의 변화를 나타내고 있다.

• 카할 사이질세포(interstitial cells of Cajal: ICC)

점막아래(submucosal ICC), 근육층내(intramuscular ICC), 내인성신경내(myenteric ICC), 장막아래(subserosal ICC) 위치하여 조율기, 근육 신전에 대한 수용체로 작용한다. 내인성신경의 신호를 전달하여 자발적 수축과 이완에 기여할 것으로 추정한다.

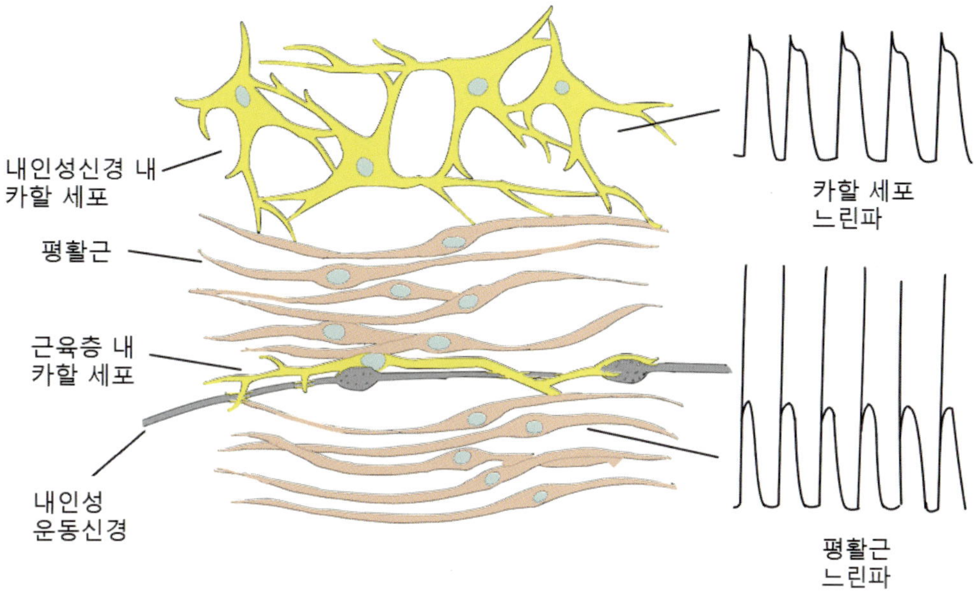

그림 4. 카할 사이질세포

오른쪽에 있는 그림은 카할 세포와 평활근에서 기록한 느린파

(2) 위장관 신경계를 통한 운동 조절

위장관 신경계는 내인성신경계와 외인성신경계로 나뉜다. 내인성신경계는 점막밑신경얼기(submucosal plexus)와 근육층신경얼기(myenteric plexus)를(그림 2), 외인성신경계는 자율신경인 교감신경과 부교감신경을 말한다.

가. 내인성신경계

내인성신경계 안에는 구심성신경, 사이신경, 원심성신경이 모두 존재하여 그 자체로서 자율적인 기능 단위로 작동할 수 있다. 내인성신경계의 신경세포 수는 척수의 신경세포 수만큼 많아 작은 뇌로 불리기도 한다. 외인성신경인 자율신경의 신경전달물질은 아세틸콜린이나 노어에피네프린 정도로 단순한 데 비해 이 신경계 안에는 상당히 많은 종류의 신경전달물질이 존재한다.

나. 외인성신경계

① 부교감신경(parasympathetic nerve)

소화관에 대한 부교감신경은 뇌줄기의 미주신경과 엉치척수의 골반신경이다. 각 신경절이전(preganglionic) 신경세포체는 각각 숨뇌와 12번째 허리뼈~첫 번째 엉치뼈 수준의 척수 가쪽회색뿔(lateral gray horn)에 있다.

미주신경은 뇌줄기에서 나온 후 장기 근처에 있는 부교감신경절(parasympathetic ganglion)에서 신경절이후(postganglionic)신경이 되어 가슴 안의 장기들과(심장, 식도, 기관, 폐) 배 안의 장기들(위, 간, 췌장, 콩팥, 작은창자, 큰창자 일부)에 분포한다. 신경절이후신경은 장기 내 내인성신경과 시냅스한다(그림 5). 각 단계마다 아세틸콜린을 신경전달물질로 사용한다.

② 교감신경(sympathetic nerve)

교감신경은 1번 등척수~3번 허리척수의 중간가쪽기둥(intermediolateral column)에 신경세포체가 있다. 척수에서 나온 신경은 척추 옆의 교감신경절(sympathetic ganglion)에서 시냅스를 한 후 교감신경절 위 아래로 연결되거나 시냅스이후(postsynaptic)신경이 되어 척추앞신경절(prevertebral ganglion)에서 새로운 시냅스를 형성한다. 여기서 나온 신경절이후(postsynaptic)신경이 최종 장기에 분포한다.

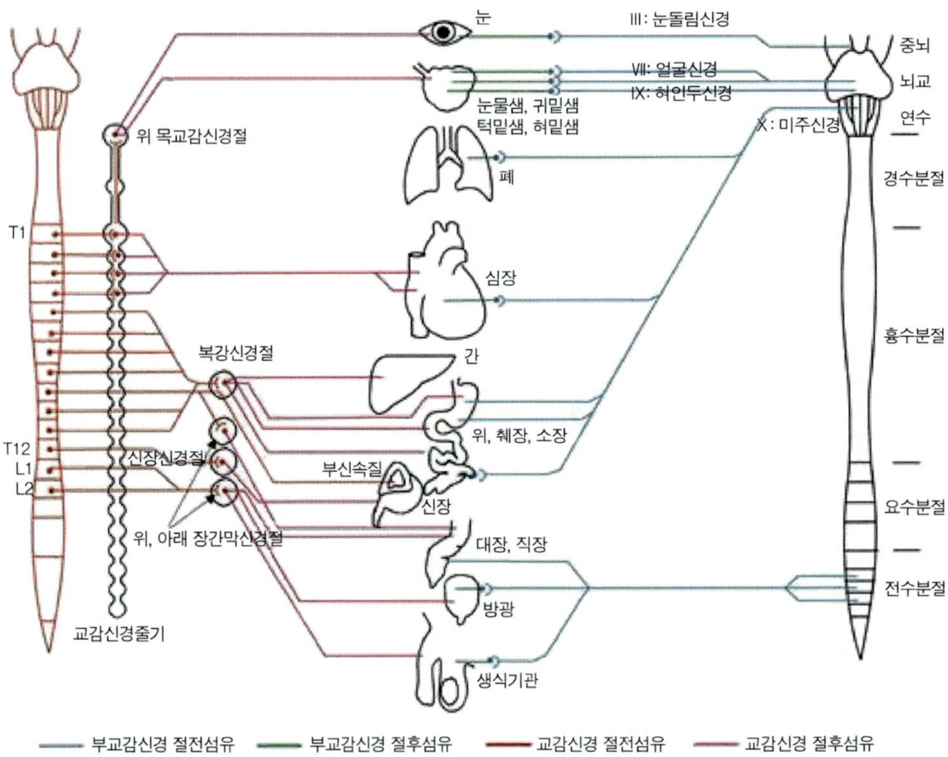

그림 5. 교감, 부교감신경계

일반적으로 부교감신경계가 흥분하면 소화기의 운동성이 증가하고 교감신경계가 흥분하면 억제된다.

• 부교감신경의 소화기에 대한 작용

표적장기	작용
침샘	분비 촉진
기관지	수축, 분비 촉진
위	연동운동 촉진, 위액 분비 촉진
췌장	소화액 분비 촉진
작은창자, 큰창자	연동운동 촉진, 소화액 분비 촉진
방광	수축촉진, 내괄약근 이완

다. 내인성신경계와 외인성신경계의 협업을 통한 운동의 조절

내인성신경계에는 구심성신경, 사이신경, 운동신경이 다 존재한다. 위장관에 음식물이 들어와 점막 상피를 기계적, 화학적으로 자극하면 점막밑신경얼기에 존재하는 구심성신경이 그 정보를 근육층신경얼기의 사이신경을 통해 운동신경으로 전달한다. 이때 입쪽에 위치한 운동신경은 평활근을 수축시키고 항문쪽 운동신경은 평활근을 이완시켜 연동운동이 일어난다고 생각한다. 부교감신경이나 교감신경은 내인성신경 운동신경을 활성화시키거나 억제하여 평활근의 운동을 조절할 것으로 생각한다.

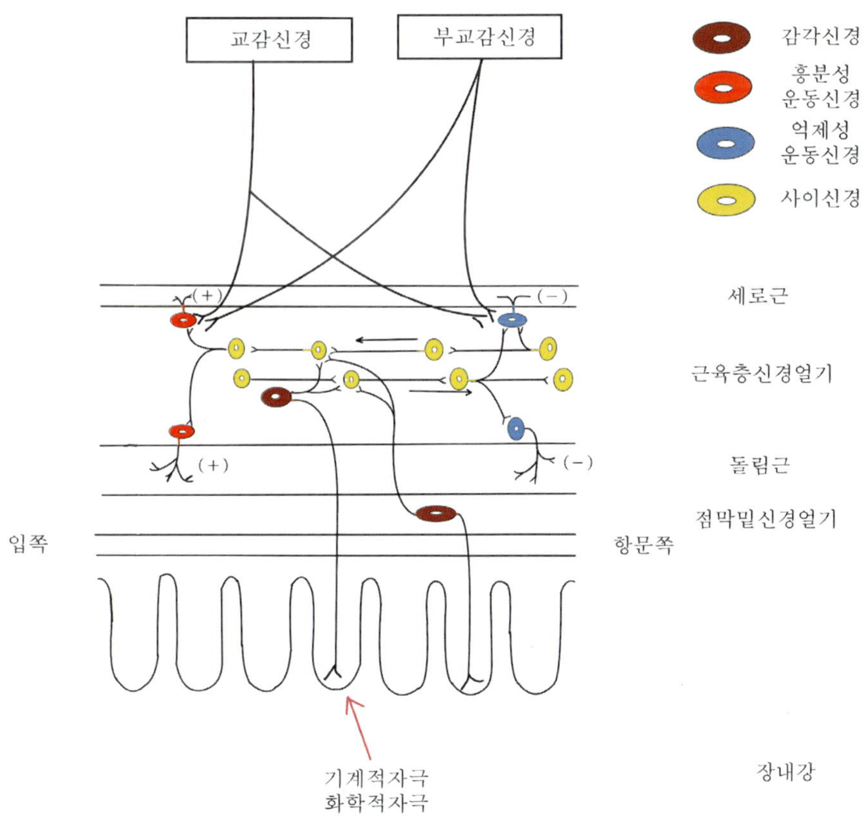

그림 6. 외인성신경과 내인성신경의 통합작용

• 카할 사이질세포의 개입 가능성

위에서 제시한 모델은 내인성신경계에 의한 연동운동 발생에 외인성신경계가 조절을 하는 형태라 할 수 있다(아래 그림의 왼쪽). 카할 사이질세포가 이 과정에 개입하여 운동성을 조절할 수 있다는 가설도 제시된 바 있다(아래 그림의 오른쪽).

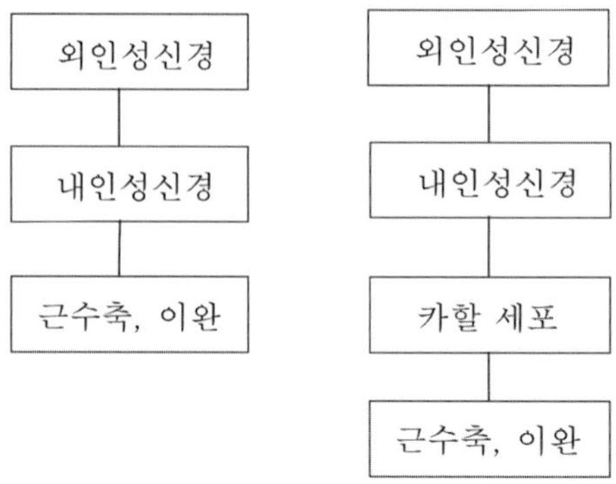

라. 위장관 운동의 호르몬성 조절

위장관 운동은 위장관 호르몬에 의해서도 조절된다. 대부분의 호르몬들은 소화를 돕기 위하여 운동성을 떨어뜨리는 반면 위에서 분비되는 가스트린, 샘창자에서 분비되는 콜레시스토키닌, 샘창자나 빈창자에서 분비되는 모틸린 등은 위장관의 운동성을 증가시킨다.

※ 이동성운동복합체(migrating motor complex: MMC)

위장관에서는 공복기 동안 위에서 시작하여 말단 회장까지 진행하는, 이동성운동복합체(migrating motor complex: MMC)라 불리는 수축이 발생한다. 이 수축은 샘창자와 빈창자 점막의 움(crypt)에 있는 모세포(Mo cell)에서 분비되는 모틸린(motilin)에 의해 유발되며 장내에 소화되지 않고 남은 물질과 세균을 큰창자로 밀어내어 공복 시 위장관의 청소부 역할을 한다.

2. 소화기 부위별 기능

1) 입

입은 음식물을 씹어 잘게 부수어 넘기기 좋게 만들고 침과 섞어 맛을 느끼게 한다. 입안에 들어온 음식물은 혀와 뺨의 반사적 작용을 통해 자동적으로 이동한다. 침은 세 쌍의 침샘(귀밑샘, 턱밑샘, 혀밑샘)에서 분비되며 위치는 아래 그림과 같다.

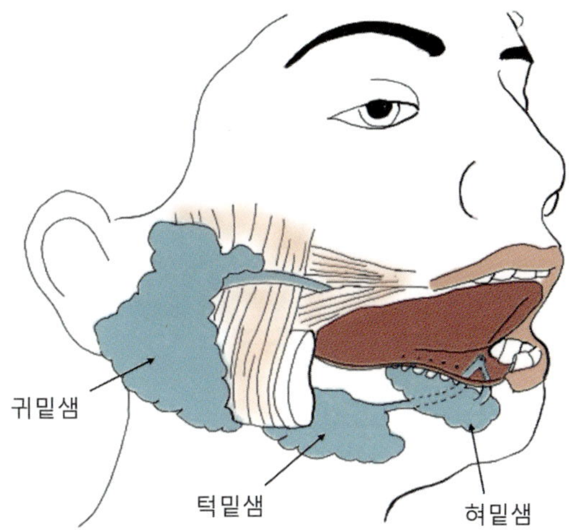

그림 7. 침샘의 위치

침의 성분과 기능

- 침의 성상은 점액성(mucous), 장액성(serous) 두 가지다.
- 장액성: α-amylase 풍부, 점액성: mucin 풍부

침샘	성분	뇌신경
귀밑샘	장액성(serous) 전체 양의 25% 정도	혀인두(IX)
턱밑샘	장액성과 점액성이 혼합됨 70% 정도	얼굴(VII)
혀밑샘	점액성(mucous) 전체 양의 5% 정도	얼굴(VII)

- 침의 일차적 기능 – 구강 내부 건조 억제, 윤활작용, 위생 유지(음식 찌꺼기 배출, 항균)

성분	기능
proline이 풍부한 단백질	윤활작용, 항균작용, 상피세포 보호작용
mucin	윤활작용
α-amylase lipase ribonuclease	탄수화물 분해 지방분해 RNA 분해
lactoperoxidase, lactoferrin, lysozyme, IgA	항균작용
각종 전해질	

* 쇠그렌 증후군(Sjögren syndrome): 침샘에 대한 자가면역질환. 침의 분비가 감소하고 맛을 잘 느끼지 못하며 마른 음식 섭취나 길게 말하는 것에 불편함을 느낀다. 구강 위생 상태가 나빠지고 귀밑샘이 붓는 경우가 발생한다. 근본적 치료가 어려워 수분섭취로 대응해야 한다.

2) 식도

음식물이 식도로 넘어오면 식도는 연동운동(peristalsis)을 통해 음식물을 위로 전달한다. 식도 연동운동은 불수의적이다. 식도에는 상부와 하부에 괄약근이 존재하여 인두와 식도, 식도와 위를 구분한다.

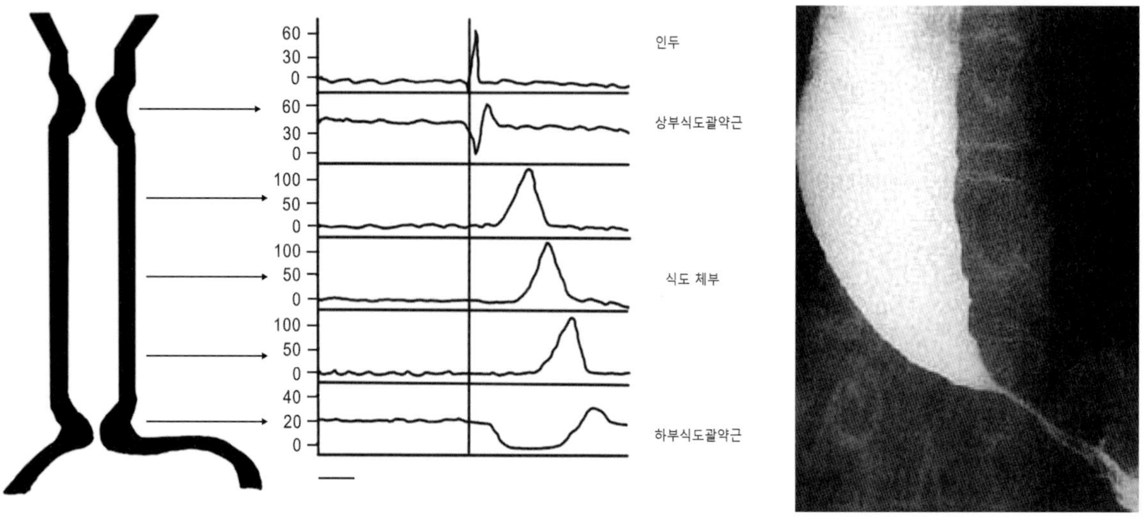

그림 8. 식도 부위별 압력(왼쪽). 식도이완불능증의 X선 사진(오른쪽)
가늘게 좁아진 부위에 병변이 있다.

- 음식물이 식도 진입에 의해 유발되는 연동운동을 1차 연동운동, 남아있는 음식물 또는 위로부터 역류하여 들어온 음식물에 의해 유발되는 것을 2차 연동운동이라 한다.
- 상부식도괄약근은 음식물이 도착하기 전에 근육이 이완되고 음식물이 통과한 후 다시 수축한다(그림 8).
- 하부식도괄약근은 상부식도괄약근의 이완과 수축이 끝나고 안정 시의 압력으로 돌아온 후에 이완되기 시작하며 음식물이 하부괄약근을 통과한 후에 안정 시 압력으로 돌아간다.
- 식도의 연동운동은 숨뇌의 삼킴중추(swallowing center)의 조절 하에 있다.
- 하부식도괄약근이 평소에 잘 닫혀져 있지 않으면 위산 역류에 의한 식도염이 발생한다.
- 하부식도괄약근 이완을 조절하는 억제성신경이 없으면 식도이완불능증이 발생한다(그림 8).

3) 위

위는 음식물을 보관, 분쇄하여 음식물의 크기를 줄인 후 샘창자로 보낸다. 부위별 명칭은 그림 9와 같다.

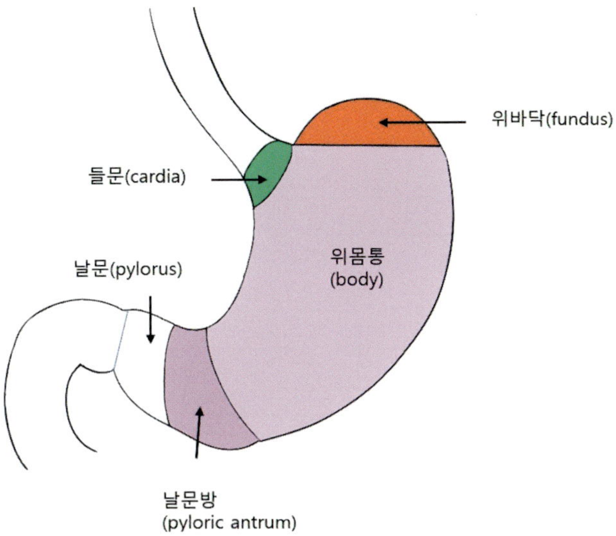

그림 9. 위의 부위별 명칭

(1) 음식물의 수용

- 식도로 음식물을 삼키거나 삼키지 않고 공기만 삼켜도 식도하부괄약근과 위의 연결부위가 이완된다(수용성이완: receptive relaxation). 위에 분포한 미주신경과 nitric oxide가 이완에 관여한다.
- 음식물로 위의 부피가 늘어나더라도 이에 비례하여 압력이 증가하지는 않는다. 그러나 어느 한계에 도달하면 위의 내압은 급격히 증가한다.

(2) 교반운동

음식물이 샘창자로 넘어가는 속도는 음식물의 성상에 달려있다. 액체에 가까우면 빨리 넘어가고 산성이나 염기성, 지질 성분이 많으면 늦어진다. 음식물 덩어리의 크기도 중요하며 2mm보다 작아져야 샘창자로 넘어간다.

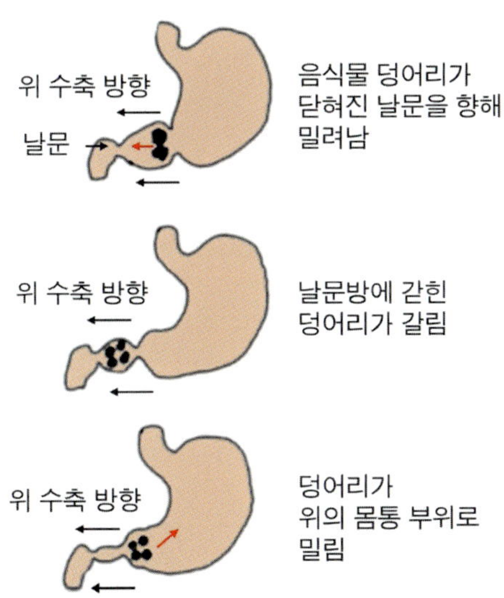

(3) 위액분비와 점막 세포들

위는 하루 약 2L의 위액을 분비한다. 분비세포들은 위점막이 함몰된 틈새에 있다.

세포의 종류	분비물	작용
점액세포	점액(mucus)	점막보호, 윤활작용
주세포	펩시노겐(pepsinogen)	단백질 소화효소 전구물질
벽세포	염산(HCl)	펩시노겐 활성화, 소화, 살균
	내재인자(intrinsic factor)	Vit.B_{12} 흡수
호르몬 분비세포		
G세포	가스트린(gastrin)	염산 분비 촉진
장크롬친화성세포유사세포	히스타민(histamine)	염산 분비 촉진
D세포	소마토스타틴(somatostatin)	염산 분비 억제

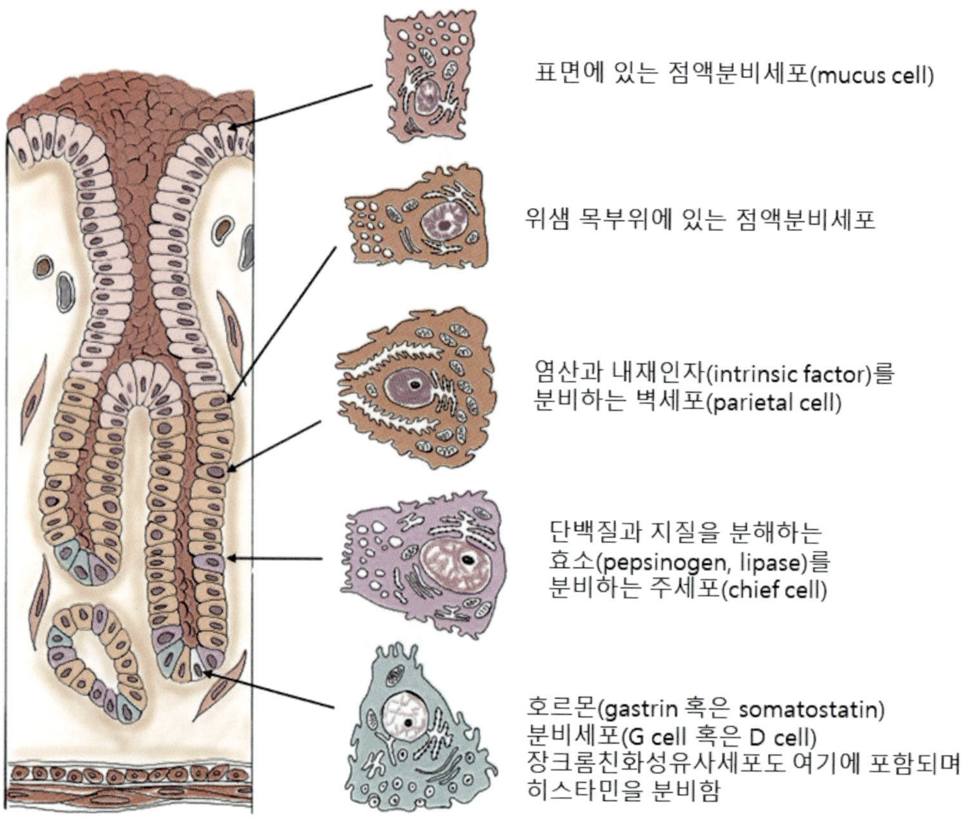

그림 10. 위액분비세포

* 내재인자(intrinsic factor): 조혈작용의 필수요소인 Vit.B_{12}는 사람 몸에서 생성되지 않아 섭취해야만 한다. Vit.B_{12}는 위의 벽세포에서 분비되는 내재인자와 결합하여 돌창자(ileum)에서 흡수되므로 위에서 내재인자를 만들 수 없는 조건(수술적 제거, 혹은 염증)일 때 빈혈이 발생할 수 있다.

(4) 위산 분비

- 위점막의 벽세포에서 분비된다.
- 위내강을 향해 벽세포의 H-K 교환운반체가 수소이온을 분비한다.
- 염산의 Cl^-은 HCO_3^-과의 맞교환을 통해 공급되고 H^+과 HCO_3^-은 탄산탈수소효소의 작용을 통해 만들어진다.
- Na/K 펌프는 H-K 펌프의 K^+의 공급원이 된다(그림 11).
- omeprazole이 H/K pump를 억제할 수 있어 위산억제제로 쓴다.

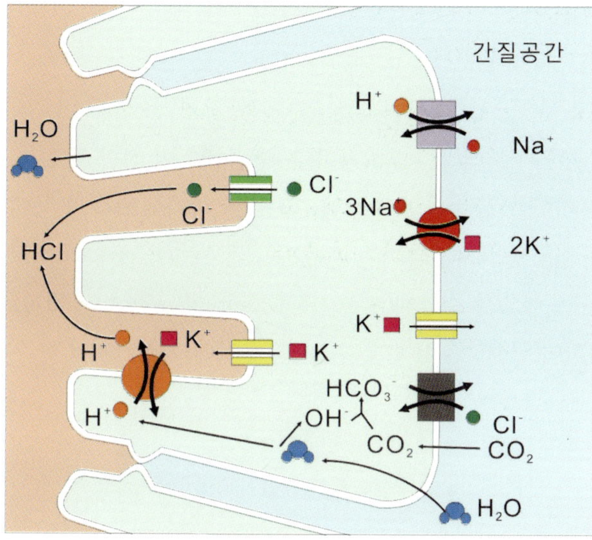

그림 11. 위 벽세포에서의 수소이온 분비

- 미주신경에서 분비되는 아세틸콜린, 위점막 세포에서 분비되는 가스트린(gastrin), 장크롬친화성세포유사세포(enterochromaffin cell-like(ECL) cell)에서 분비되는 히스타민(histamine)에 의해 분비가 촉진된다.
- D 세포에서 분비되는 소마토스타틴(somatostatin)은 위산 분비를 억제한다.

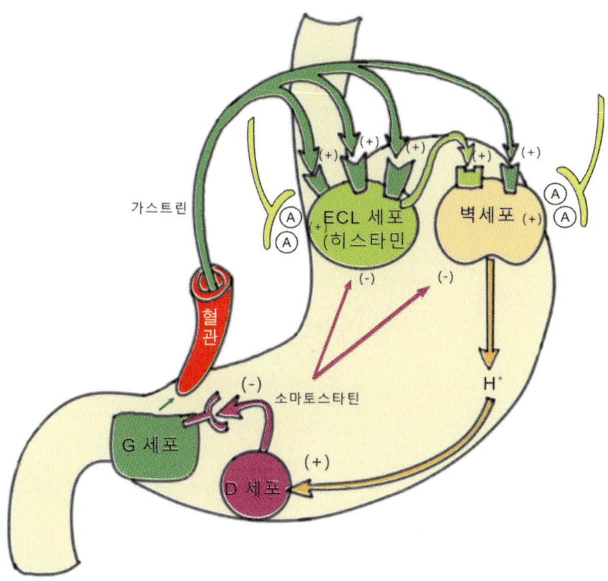

그림 12. 위산 분비에 관여하는 세포들

가. 위산 분비의 세 시기

- 뇌상(cephalic phase): 시각, 후각, 미각 자극이 뇌로 전달됨 → 미주신경에서 아세틸콜린 분비 → 벽세포의 산 분비 촉진. 위산 분비의 약 30% 차지.
- 위상(gastric phase): 음식이 위를 팽창시키면 미주신경에서 아세틸콜린 분비 → 위산 분비 증가. 위에서 부분적으로 소화된 단백질(peptone)도 위산 분비 촉진에 기여함. D세포의 소마토스타틴 분비도 늘어나 G세포 가스트린 분비를 억제하기 시작함.
- 장상(intestinal phase): peptone이 샘창자 G세포 자극 → 가스트린 분비 → 위산 분비 촉진. 위 내용물이 줄어 자극이 감소하면 위산 분비도 점차 감소함.

나. 위점막 방어기전

- 위점막 점액분비세포에서 분비하는 mucin 성분의 점액층이 점막 보호.
- 위점막 세포에서 분비하는 중탄산염이온(HCO_3^-)은 상피세포층 근처에 머물면서 점액층을 지나 확산되어 들어온 위산을 중화시킨다.
- 아스피린이나 비스테로이드성 소염제(nonsteroidal antiinflammatory drugs: NSAIDs)는 점액과 중탄산염의 분비를 억제하여 위궤양을 유발할 수 있다. 스트레스와 커피 또한 위궤양을 악화시킬 수 있다.

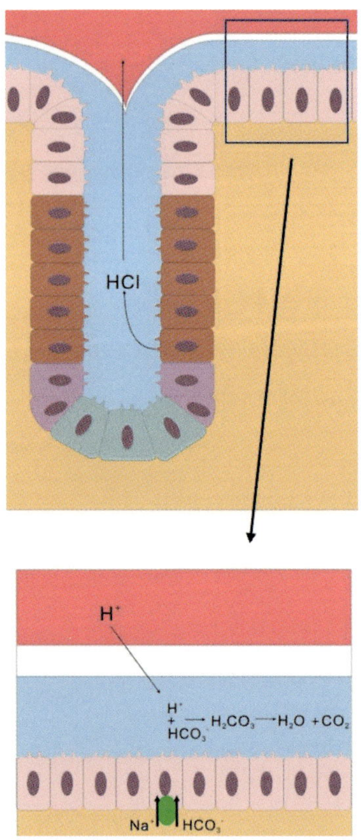

그림 13. 점막에서의 위산 방어기전

다. 위 소화효소의 분비

- 위 소화효소는 단백질분해효소인 펩시노겐(pepsinogen)과 지방분해효소인 리파제(lipase)가 있다.
- 탄수화물분해효소는 분비되지 않으나 침에 있는 탄수화물분해효소(amylase)가 위로 넘어와 작용한다.
- 침에 섞여 넘어 온 지방분해효소는 위액 내 지방분해효소와 함께 지방을 분해한다.
- 분비된 펩시노겐은 위산에 의해 펩신(pepsin)으로 활성화된다.
  - pH 3~5: 펩신으로의 전환이 느리게 일어남.
  - pH 3 이하: 펩신으로의 전환이 빠르게 일어남.
- 활성화된 펩신은 펩시노겐을 펩신으로 바꾼다.
- 펩신의 활성은 위산의 산도에 의존적이다.
  - pH 3.5 이상: 가역적으로 불활성화 됨.
  - pH 7.2 이상: 비가역적으로 불활성화 됨.
- 펩신에 의해 분해된 단백질인 펩톤(peptone)은 G세포를 자극하여 가스트린 분비를 촉진하고 이에 의해 위산 분비가 증가한다.

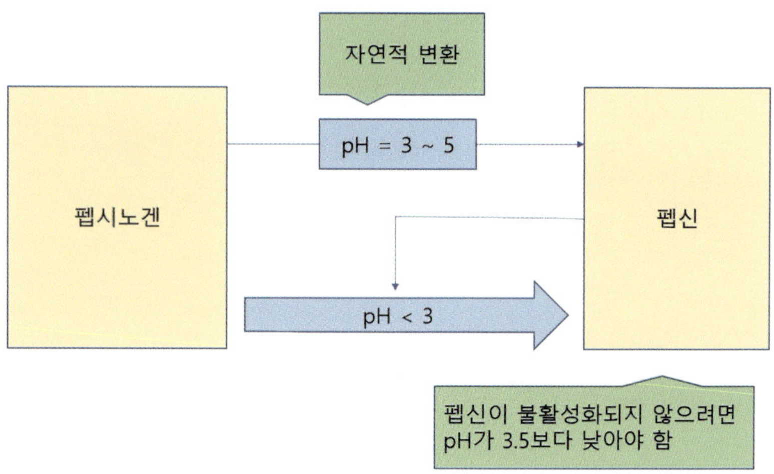

라. 음식물의 샘창자로의 이동

- pH가 낮은 위액이 샘창자로 넘어오면 샘창자의 S세포를 자극하여 세크레틴(secretin)을 분비시킨다.
- 세크레틴은 췌장액 분비를 촉진하고 췌장액 내 포함된 중탄산염(HCO_3^-)이 위액을 중화한다.
- 위액은 샘창자에서도 중탄산염의 분비를 촉진한다.

4) 소장

- 소장의 구성: 샘창자(duodenum), 빈창자(jejunum), 돌창자(ileum)
- 소장의 기능: 소화와 흡수가 일어나는 곳. 영양분의 흡수는 소장에 국한되어 일어남.

(1) 흡수에 적합한 소장의 구조

소장의 구조는 표면적을 극대화하여 영양분의 흡수에 적합하도록 되어 있다.

구조물	표면적 확대 효과(단순 원통형 관일 때에 비해)
장주름	3배
융모	30배
미세융모	600배

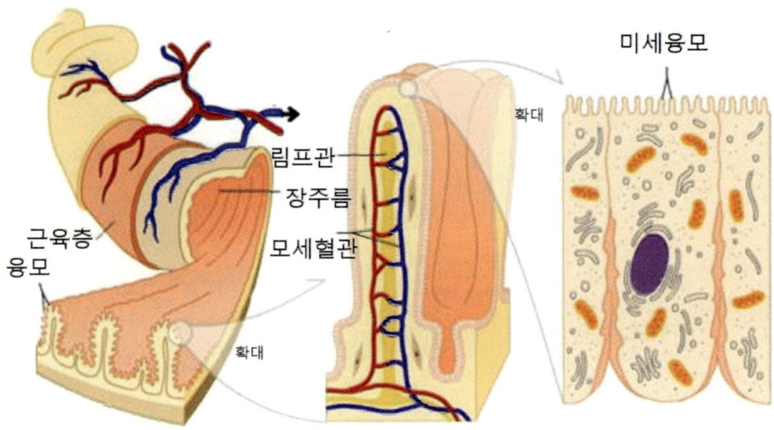

그림 14. 표면적을 넓히기 위한 소장 구조물들

(2) 작은창자 분비 관련 구조물

작은창자의 융모와 움에 있는 여러 세포들이 창자 내강으로 점액과 효소, 호르몬 등을 분비한다. 융모와 움에 있는 분비와 관련된 세포와 조직은 다음과 같다.

① 부루너 샘(Brunner's gland): 샘창자의 점막 밑에 존재한다. 염기성 점액을 생산하여 산성인 위액이 샘창자로 넘어올 때 샘창자를 보호하고 샘창자 내로 분비되는 췌장 소화효소들을 활성화시킨다.

② 술잔세포(goblet cell): 점액을 분비하여 상피세포를 보호한다.

③ 장내분비세포(enteroendocrine cell): 각종 호르몬 분비(아래 표 참조).

④ 파네스 세포(Paneth cell): 움 깊숙이 위치하고 있으며 항생물질을 분비하여 면역과 자기방어를 담당한다.

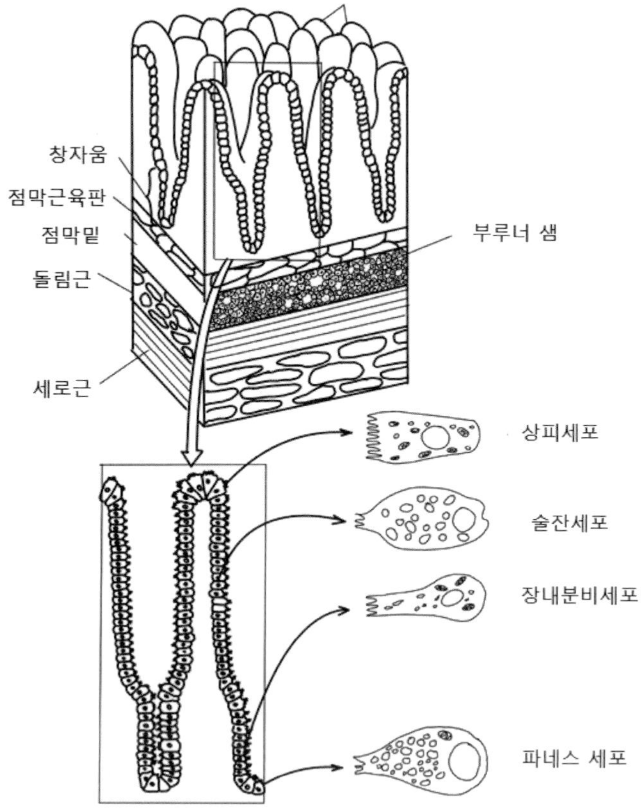

그림 15. 작은창자 분비세포

위장관 호르몬	분비 장소	분비 유발 자극	작용장소	효과
가스트린	위 방(antrum)과 샘창자 G세포	장의 기계적 신장, 소화물 성분 (펩티드, 아미노산), 미주신경 자극	위몸통의 장크롬성세포, 벽세포	위산 분비 촉진(벽세포) 히스타민 분비 (장크롬성세포)
세크레틴	샘창자 S세포	산성 소화물	췌장 관세포 위의 벽세포	중탄산염 분비 촉진(췌장 관세포) 위산 분비 억제(벽세포)
콜레시스토키닌	샘창자와 빈창자 I세포	단백질 분해산물, 지방	췌장 꽈리세포	담낭수축 소화효소 분비 촉진 (췌장 꽈리세포)
당의존성인슐린자극 펩티드 (glucose-insulinotropic peptide: GIP)	샘창자와 빈창자 K세포	지방산, 포도당	췌장 베타세포	인슐린 분비 촉진 (췌장 베타세포)
모틸린(motilin)	샘창자 Mo세포	공복		MMC 유발
글루카곤 유사 펩티드 (glucagon like peptide: GLP)	장내분비세포 (L세포)	지방산, 포도당, 단백질 분해산물	췌장 베타세포	인슐린 분비 촉진 (췌장 베타세포)

5) 췌장

소장에서는 모든 영양소가 소화된다. 췌장에는 그에 맞는 소화효소가 다 있다. 췌장은 내분비 기관이자 외분비 기관이다. 소화액은 췌장꽈리에서 생성되어 췌장관을 거쳐 샘창자로 분비된다. 췌장관은 총담관과 연결되므로 췌장액은 담즙과 섞이게 된다(그림 16).

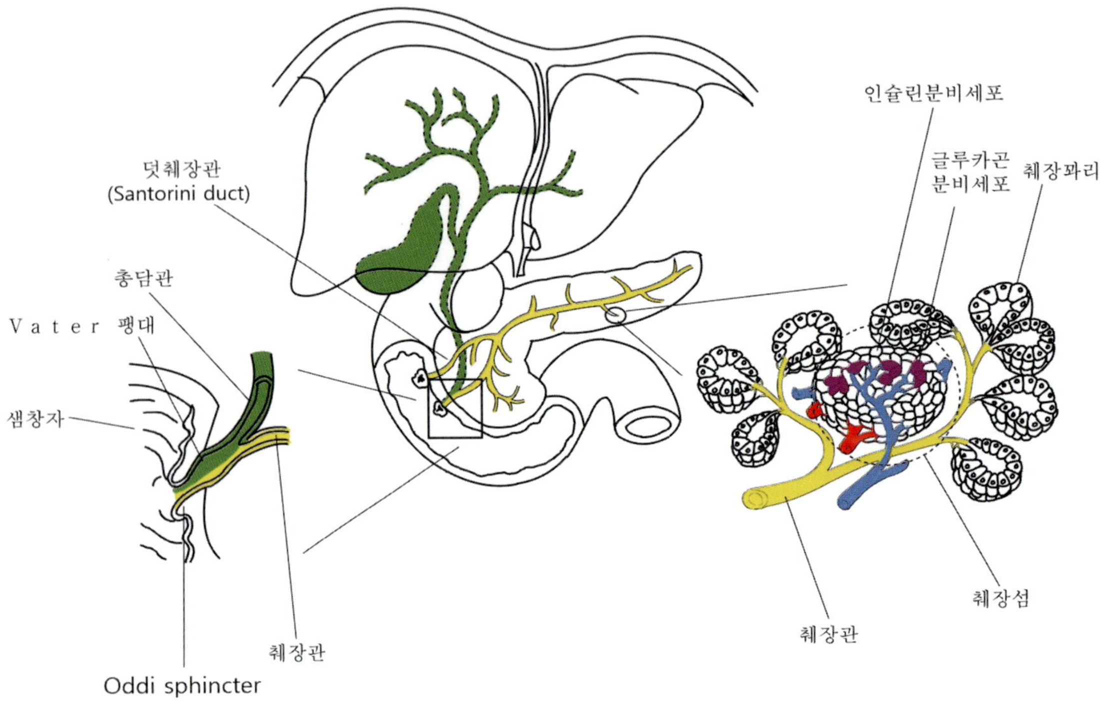

그림 16. 췌장의 구조

• 췌장액과 소화효소

췌장 외분비액에는 위의 산성 소화산물을 중화시키기 위한 중탄산염과 각종 소화효소가 다 들어있다. 중탄산염에 의한 산성 소화물의 완충작용은 소화효소의 활성화를 위해 필수적이다. 췌장 소화효소에는 장으로 들어온 모든 영양소의 소화에 필요한 효소가 다 존재한다. 소화효소는 장으로 나오기 전에는 활성을 갖지 않는 불활성 전구물질 상태로 분비된다.

효소로는 단백질분해효소(trypsinogen, chymotrypsinogen, procarboxypeptidase, proelastase), 지방분해효소(lipase, colipase, cholesterol esterase, phospholipase, lecithinase), 탄수화물분해효소(α-amylase), 핵산분해효소(nuclease) 등이 존재한다. 단백질분해효소의 활성화 과정은 그림 17과 같다.

trypsinogen —(enterokinase / Trypsin(자가활성작용))→ trypsin

chymotrypsinogen —(trypsin)→ chymotrypsin

proelastase —(trypsin)→ elastase

Procarboxypeptidase A 혹은 B —(trypsin)→ Carboxypeptidase A 혹은 B

그림 17. 췌장 소화효소 활성화

췌장액은 미주신경 반사기전과 샘창자로 들어온 위의 산성 소화물에 의해 분비가 자극된다. 샘창자의 S세포는 산성 소화물에 자극되어 세크레틴(secretin)을 분비하고 이것이 췌장에 작용하여 중탄산염 분비를 증가시킨다.

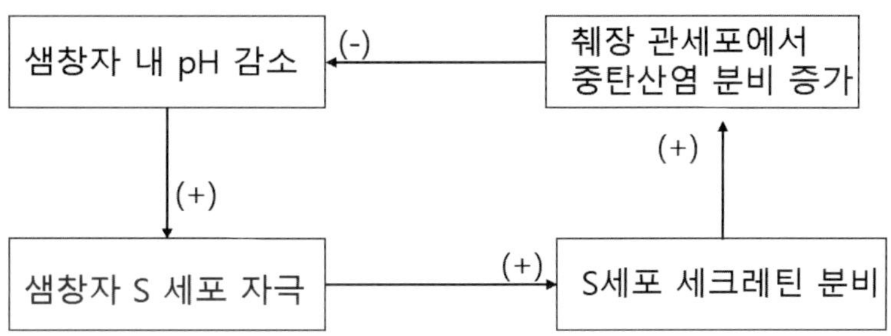

그림 18. 세크레틴에 의한 췌장 중탄산염 분비

콜레시스토키닌(cholecystokinin: CCK) 또한 췌장액 분비에 기여한다. CCK는 샘창자와 빈창자의 I 세포에서 분비된다. 소화산물 중 단백질, 지방에 의해 분비가 자극되며 췌장의 꽈리세포에 작용하여 췌장액 분비를 촉진한다. CCK는 담낭을 수축시키고 오디조임근을 이완시켜 지질의 흡수에 도움을 주는 담즙 분비를 돕는다.

6) 작은창자에서의 소화와 흡수

(1) 탄수화물

우리가 섭취하는 탄수화물은 단당류(monosaccharides)와 다당류(polysaccharides)로 나눌 수 있다. 다당류의 대표는 녹말이며 약 45~60% 정도를 차지하고 있다. 다당류의 일종인 이당류(disaccharides)에는 설탕(sucrose)과 젖당(lactose), 단당류에는 포도당(glucose)과 과당(fructose) 등이 대표적인 당이다.

탄수화물의 소화는 두 가지 과정, a) 장관 내 소화, b) 작은창자 미세융모 솔가장자리(brush border)에서의 소화로 나뉜다.

가. 장관 내 소화

침과 췌장액의 탄수화물분해효소인 α-amylase에 의한다(그림19). 녹말은 α-amylase에 의해 단당류인 포도당으로 완전히 분해되지 못하고 maltose, maltotriose, α-limit dextrin 등이 만들어진다. 더 분해되기 전에는 소장상피가 이들을 흡수하지 못한다.

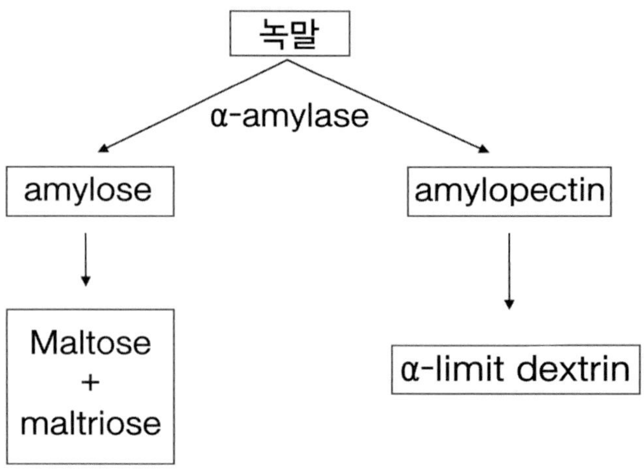

그림 19. 아밀라제에 의한 녹말의 장관 내 소화

나. 솔가장자리에서의 소화

소장상피 솔가장자리(brush border)에 탄수화물분해효소가 존재한다. 분해효소는 빈창자(jejunum) 근위부에 가장 많다.

- lactase(젖당분해효소): 젖당(lactose)을 포도당(glucose)과 갈락토스(galactose)로 분해.
- glucoamylase(maltase로 불림): maltose, maltotriose, α-limit dextrin, 올리고당의 끝부분 α-1,4 연결 부위를 분해.

• sucrase(sucrase-isomaltase의 부분): maltose, maltotriose, α-limit dextrin의 끝부분 α-1,4 연결 부위를 분해, 설탕(sucrose)을 포도당(glucose)과 과당(fructose)으로 분해.
• isomaltase(sucrase-isomaltase의 부분): maltose, maltotriose, α-limit dextrin의 끝부분 α-1,4 분해, α-limit dextrin의 α-1,6 연결을 분해(그림 20).

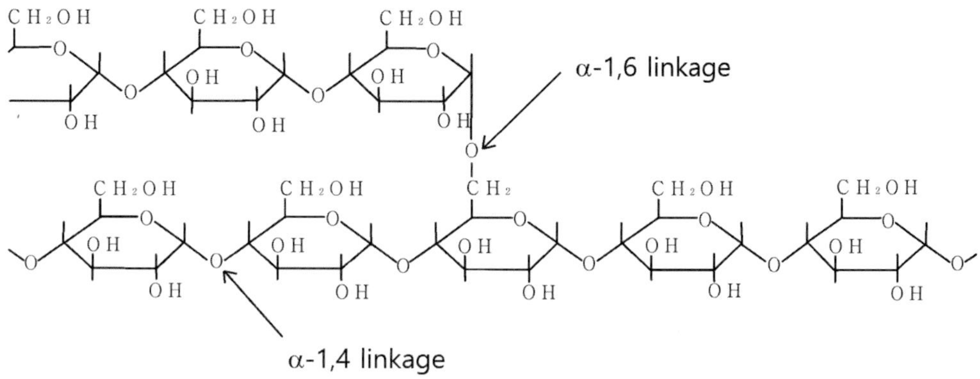

그림 20. 당 연결부위 α-1, 4, α-1, 6 linkage

다. 탄수화물의 흡수

탄수화물이 분해되어 만들어진 포도당(glucose), 갈락토스(galactose), 과당(fructose)은 솔가장자리에 존재하는 1형 Na^+-포도당 공동운반체(sodium-glucose cotransporter 1: SGLUT1) 혹은 5형 포도당운반체(glucose transporter 5: GLUT5)에 의해 상피 내로 들어온다(그림 21). 상피세포의 기저부에 있는 Na-pump가 세포 내 Na^+ 농도를 낮춰서 SGLUT1의 활동을 돕는다. 상피세포로 들어온 단당류가 상피세포 주변 혈관으로 이동할 때는 2형 포도당 운반체(GLUT2)가 관여한다(그림 22).

* 탈수증을 치료할 때 포도당을 투여하는 이유는 SGLUT1을 통해 포도당이 흡수되면서 Na^+ 흡수도 같이 일어나기 때문이다. Na^+ 흡수가 증가하면 물의 흡수도 같이 증가한다.

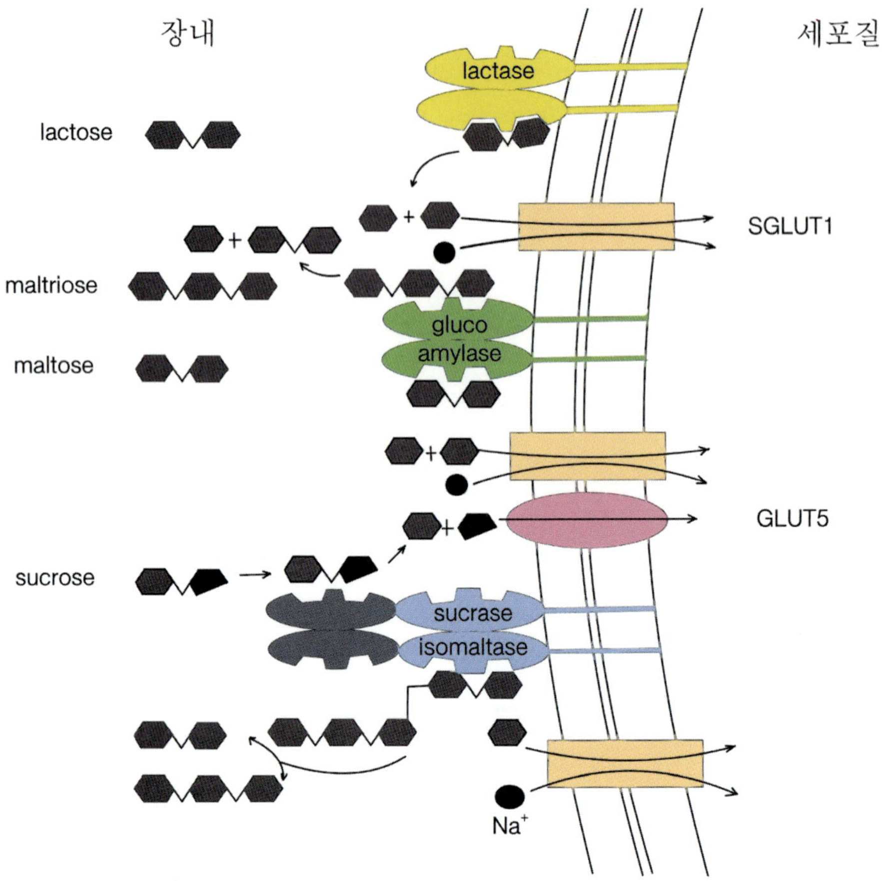

그림 21. 솔가장자리에서의 탄수화물 흡수

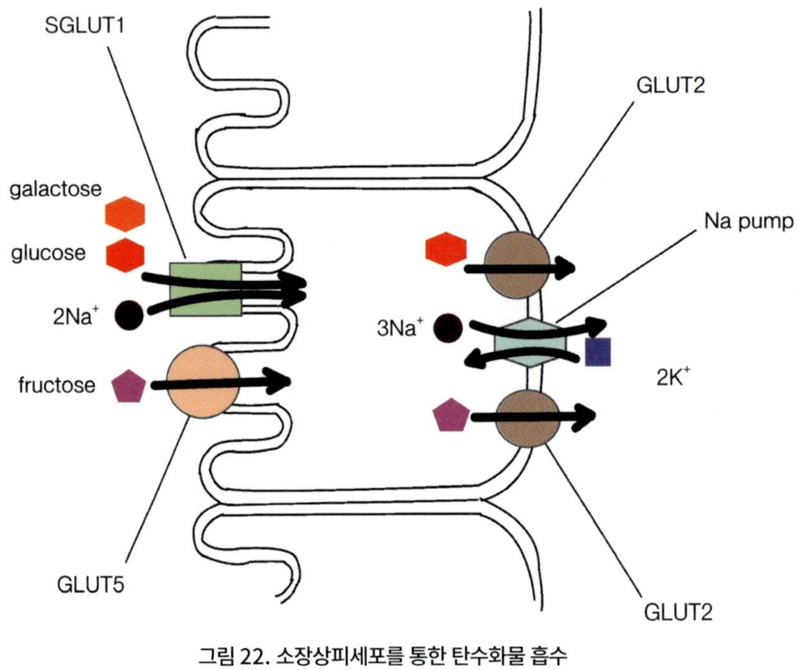

그림 22. 소장상피세포를 통한 탄수화물 흡수

라. 단백질 소화와 흡수

단백질도 탄수화물의 소화, 흡수와 비슷하다. i) 장 내에서 효소에 의해 먼저 분해된 산물은 ii) 솔가장자리의 효소에 의해 분해되어 상피세포 내로 들어가고 iii) 상피세포 내에서 더 분해된 산물이 최종적으로 혈관으로 들어간다.

① 장관 내 단백질 분해

- 위에서의 소화: 주세포에서 펩시노겐(pepsinogen) 분비 → 위산에 의해 펩신으로 활성화 → 단백질 분해. 펩신이 분해하는 단백질은 비교적 드물어서 위에서는 펩신에 의한 단백질 분해가 활발하지 않다.
- 췌장액 단백질분해효소에 의한 장 내에서의 소화

췌장 단백질분해효소는 아래 표와 같다. 처음에는 활성화되지 않은 전구물질로 분비된다.

proenzyme	activating agent	active enzyme	작용	산물
trypsinogen	enterokinase, pepsin	trypsin	endopeptidase	oligopeptide (2-6 amino acids)
chymotrypsinogen	trypsin	chymotrypsin	endopeptidase	oligopeptide (2-6 amino acids)
proelastase	trypsin	elastase	endopeptidase	oligopeptide (2-6 amino acids)
procarboxypeptidase A	trypsin	carboxypeptidase A	exopeptidase	single amino acids
procarboxypeptidase B	trypsin	carboxypeptidase B	exopeptidase	single amino acids

샘창자와 빈창자의 솔가장자리에 존재하는 enterokinase는 췌장 소화효소들을 활성화시킨다.

단백질들은 분해되어 2~4개의 아미노산의 짧은 oligopeptide가 되거나 단일한 아미노산이 된다. 솔가장자리에 존재하는 단백질분해효소들도 이 과정에 기여한다. 아미노산의 종류가 24종이므로 분해과정에 관여하는 효소는 종류가 많을 것으로 추정된다.

② 솔가장자리에서의 흡수

소화된 짧은 oligopeptide들이 H^+/oligopeptide 공동운반체(PepT1)를 통해 작은창자 상피세포 내로 들어온 뒤 상피세포 내의 분해효소에 의해 단일 아미노산이 된다.

이미 최종 단계까지 분해되어 작은창자 내에 존재하는 아미노산들은 여러 운반체(transporter)를 통해 상피세포 내로 들어온다. 가장 잘 알려진 것은 SLC6A19라는 중성 아미노산을 운반할 수 있는 운반체다. 아미노산의 종류(산성, 염기성, 이미노산 등)에 따라 전용 운반체가 개별적으로 존재한다. 아미노산들은 바닥가쪽막 운반체를 통해 모세혈관으로 이동한다(그림 23).

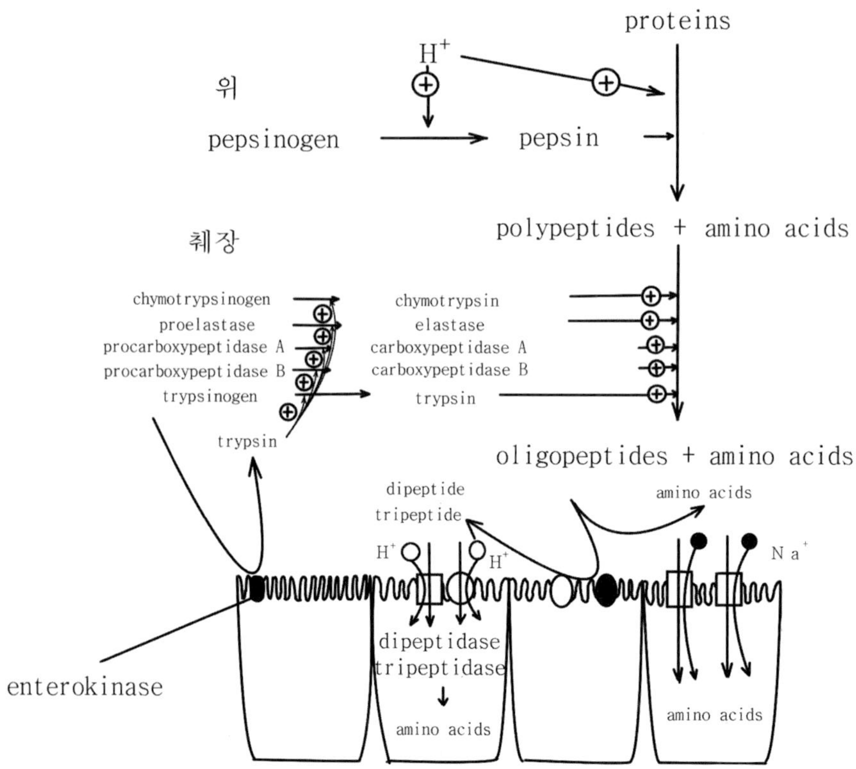

그림 23. 소장에서의 단백질 흡수

* 아미노산이 작은창자 상피세포에서 흡수가 되지 않는 질환들이 있다. Hartnup 질환은 중성아미노산의 흡수를 담당하는 운반체의 이상, Cystinuria는 염기성아미노산의 흡수 운반체의 이상이다. Hartnup 질환은 피부의 변화, 소뇌성실조증, 정신과적 문제가, Cystinuria는 콩팥결석이 주증상인 경우가 많다.

마. 지질 소화와 흡수

음식으로 섭취하는 지질의 대부분은 트리아실글리세롤(triacylglycerol)이고 인지질과 콜레스테롤이 그 다음이다. 간에서 분비되는 담즙에서 유래한 지질(특히 레시틴이 대부분인 인지질과 콜레스테롤), 탈락한 장 상피로부터 유래하는 지질, 장 내 세균에서 유래하는 지질도 존재한다. 소화 순서는 아래와 같다.

① 입, 위에서의 소화

입과 위에서는 기계적 소화가 먼저 이뤄진다. 지방분해효소인 리파제(lipase)에 의한 화학적 소화도 이뤄지나 15% 정도에 그친다. 지질은 작은창자에서 대부분 소화된다.

입과 위를 거치며 기계적 화학적 소화가 이뤄진 지방 분해 산물은 유화된 지질방울(emulsion droplet)이 되고 이들의 표면을 지질, 단백질, 당 등이 덮어 서로 융합하지 않도록 만든다.

② 작은창자에서의 소화

위의 소화산물이 샘창자로 넘어오면 CCK가 분비된다. CCK는 담낭을 자극하여 담즙이 샘창자로 들어오게 하고 췌장의 소화액 분비를 촉진한다. 췌장 지방분해효소로는 췌장 리파제(lipase), carboxy ester hydrolase, phospholipase A_2 등이 있다. 이 중 췌장 리파제는 보조리파제(colipase)를 필요로 한다(그림 24).

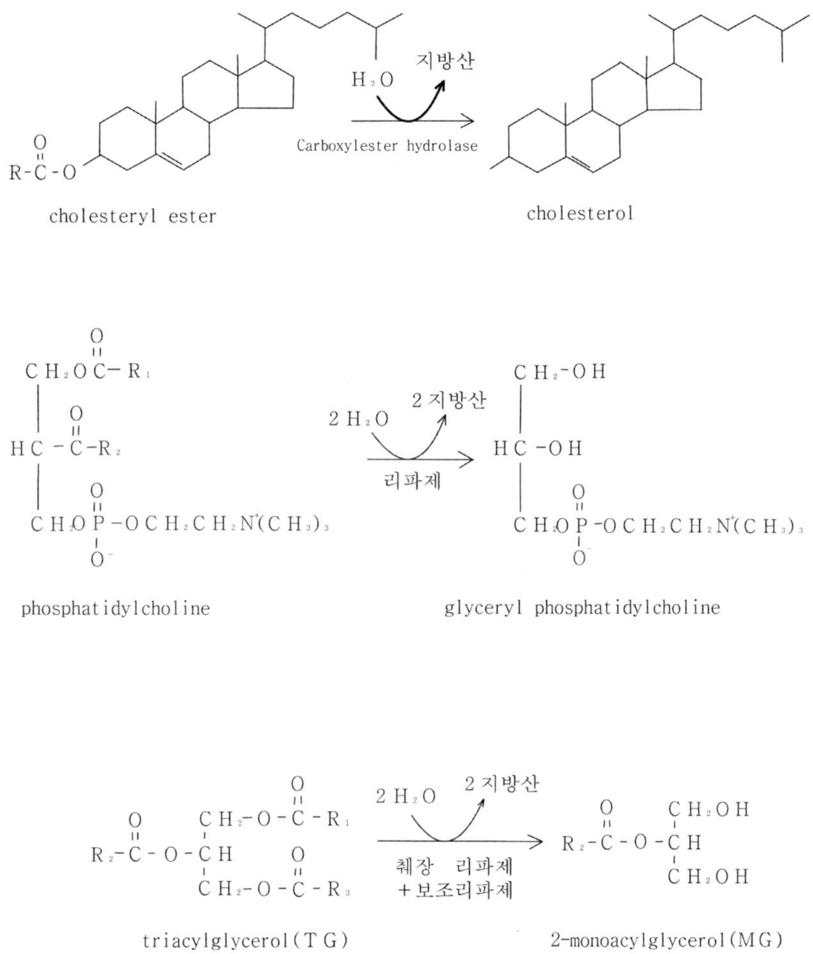

그림 24. 지방산 분해효소에 의한 지질 분해

췌장 리파제는 보조리파제(colipase), 담즙염(bile salt)과 함께 위 리파제에 의해 더 작게 만들어진 유화된 지질 방울과 결합, 분해하여 점점 더 작게 만든다. 여기에 지방산과 모노아실글리세롤(monoacylglycerol) 등이 들어가 혼합미포(mixed micelle)가 된다(그림 25). 혼합미포는 담즙염과 지질 분해산물(지방산, 콜레스테롤, 라이소인지질(lysophospholipid), 모노아실그리세롤(monoacylglycerol))로 이뤄진다. 담즙염 덕분에 친수성, 소수성을 띠게 된 혼합미포는 상피세포로의 접근이 쉽다.

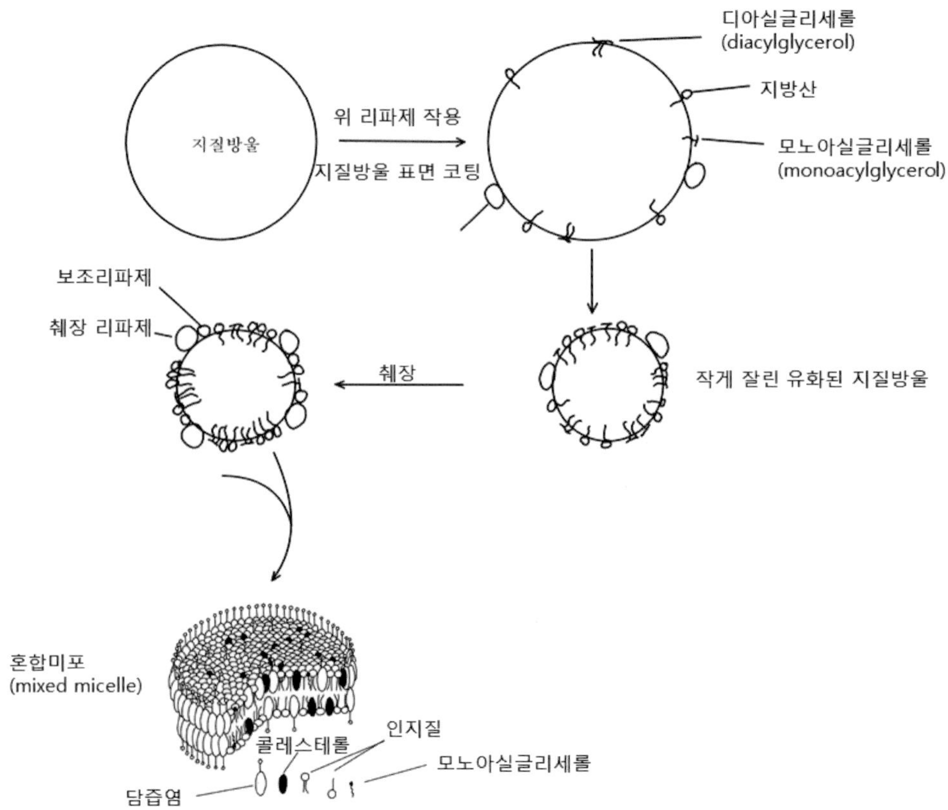

그림 25. 혼합미포 형성

③ 상피세포에서의 흡수

상피세포 솔가장자리의 Na/H 교환운반체 때문에 상피세포 표면은 산성을 띠고 있다. 혼합미포 지방산은 수소이온과 결합하여 혼합미포를 떠나 상피세포로 쉽게 흡수된다. 콜레스테롤이나 인지질 또한 혼합미포를 떠나 상피세포 내로 이동한다. 콜레스테롤의 상피세포 흡수에는 솔가장자리의 특정 운반체(Niemann-Pick C1-Like 1)가 관여하는데 ezetimibe라는 약은 이 과정을 억제하여 혈중 콜레스테롤 농도를 낮출 수 있다. 혼합미포의 담즙염은 작은창자 내강에 남아서 말단 돌창자까지 내려가 흡수되어 다시 간으로 돌아간다.

④ 상피세포 내에서의 변화

상피세포 내로 들어온 지질분해산물은 재합성 과정을 거친다. 긴사슬지방산(long chain fatty acid), 모노아실글리세롤(monoacylglycerol)은 triacylglycerol로 재합성되고 lysophospholipid, 콜레스테롤도 esterification을 통해 인지질, 콜레스테롤에스터가 된다(그림 26). 이들은 이후 아포지질단백(apolipoprotein)과 결합하여 암죽미립(chylomicron: CM)이 되고(그림 27) CM은 림프관을 통해 혈류로 들어가게 된다. 중간사슬지방산(medium chain fatty acid)인 경우에는 이 과정을 거치지 않고 직접 문맥순환으로 들어간다.

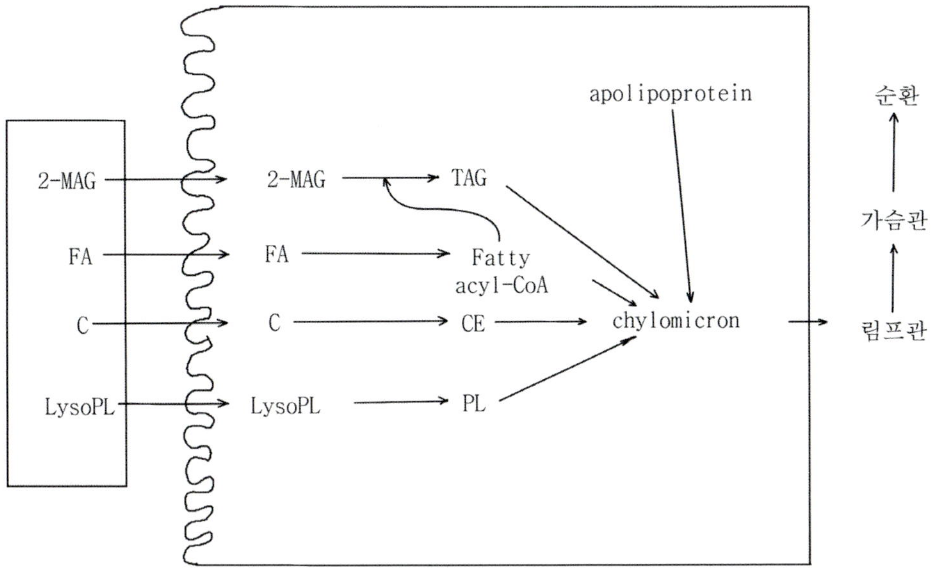

그림 26. 소장상피세포에서 흡수된 지질분해산물의 재합성

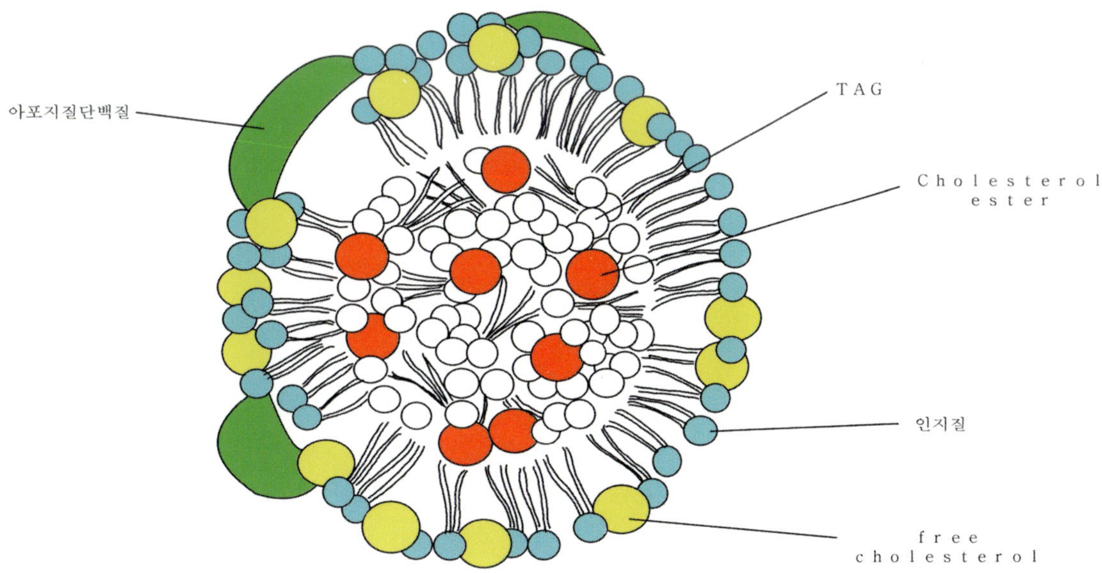

그림 27. 암죽미립(chylomicron)

바. 비타민, 이온, 물의 흡수

① 비타민

• **지용성 비타민**: 지용성 비타민 A, D, E, K는 지질의 소화와 흡수의 과정을 따른다. 혼합미포를 형성하여 상피세포 근처로 접근한 후 확산 또는 운반체를 통해 상피세포로 들어가고 상피세포 내에서 암죽미립(CM)이나 초저밀도지질단백(very low density lipoprotein: VLDL) 들과 결합 후 림프관으로 들어간다. 지질을 흡수하지 못하는 경우 지용성 비타민의 흡수에도 장애가 온다.

• **수용성 비타민**: 작은창자에서 운반체나 수동확산을 통해 상피세포로 들어간다. 이들 중 Vit.B_{12}, 엽산(folic acid)에 대해 기술하면 아래와 같다.

– 엽산(folic acid 혹은 pteroylmonoglutamate(PteGlu1)): 엽산은 DNA 구성성분인 티민(thymine)과 퓨린(purine)을 만들 때 꼭 필요하다. 결핍 시 거대적아구성빈혈(megaloblastic anemia)이 나타난다. 음식 속에서는 folate polyglutamate(Pte(Glu)n) 형태로 존재하며 장 내에서 PteGlu1 형태로 바뀐 후 운반체(folate-OH^- 교환운반체)를 통해 흡수된다.

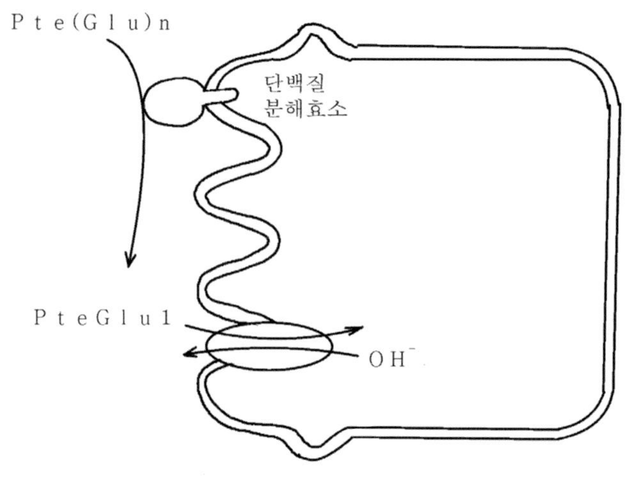

그림 28. 소장에서의 엽산 흡수

– Vit.B_{12}(cobalamin): 위액 내의 합토코린(haptocorrin)과 결합하여 샘창자에 도달한 Vit.B_{12}는 샘창자의 염기성 환경에서 합토코린과 떨어져서 위의 벽세포에서 분비되어 샘창자에 도달한 내재인자(intrinsic factor: IF)와 결합한다. Vit.B_{12}-IF 복합체는 돌창자에서 수용체와 결합하여 상피세포에서 흡수된다(그림 29).

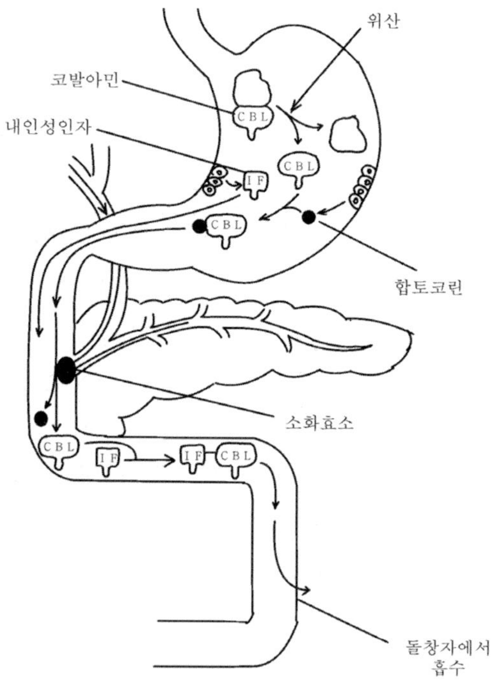

그림 29. 소장에서의 Vit.B_{12} 흡수

② 이온

ㄱ. **칼슘**: 칼슘은 작은창자 전반에서 수동적으로 흡수되지만 샘창자에서는 능동수송을 통해서 흡수된다. 칼슘 능동수송은 Vit.D에 의해 활성화된다. 상피세포 내로 들어온 칼슘은 칼슘 결합단백질인 칼바인딘(calbindin)과 결합하거나 세포 내 소포체(endoplasmic reticulum) 내에 저장된다. 세포 바닥가쪽막에 존재하는 칼슘펌프와 Na/Ca 교환운반체를 통해서 상피세포 밖으로 나간다(그림 30).

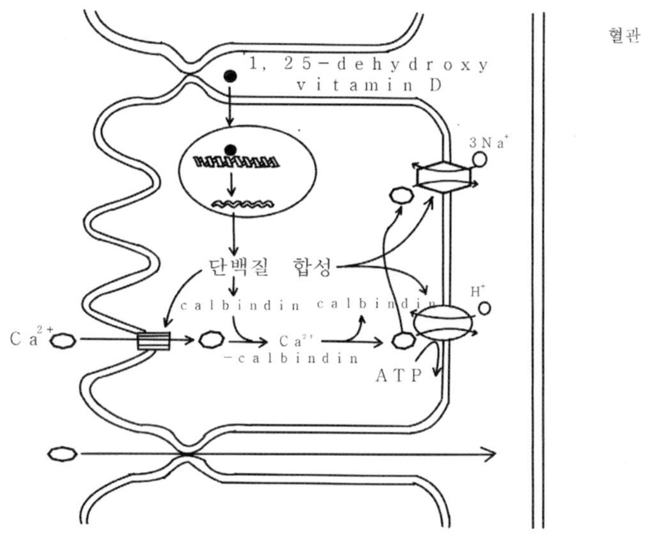

그림 30. 소장에서의 칼슘 흡수

Vit.D가 칼슘의 능동수송, 칼슘-칼바인딘 결합, 칼슘펌프, Na/Ca 교환운반체 등을 모두 활성화시킨다.

ㄴ. 철: 철의 흡수는 주로 샘창자에서 이뤄진다. 샘창자의 솔가장자리 운반체(2가 이온 금속 운반체: divalent metal transporter, DMT)가 2가 철과 수소이온을 흡수한다. 3가 이온은 효소에 의해 2가 이온으로 환원된 후 운반체가 흡수한다. 세포 내에서 운반체(mobilferrin)와 결합 후 바닥가쪽막의 운반체(ferroportin)에 의해 세포 밖으로 나간다. 세포 밖으로 나와 3가 이온으로 산화된 후 트랜스페린(transferrin)과 결합하여 이동하고 순환계로 들어간 후 주로 간과 망상내피계로 가서 저장철(ferritin)의 형태로 저장된다. 철과 분리된 헴은 빌리베르딘(biliverdin)을 거쳐 빌리루빈(bilirubin)으로 변한다(그림 31).

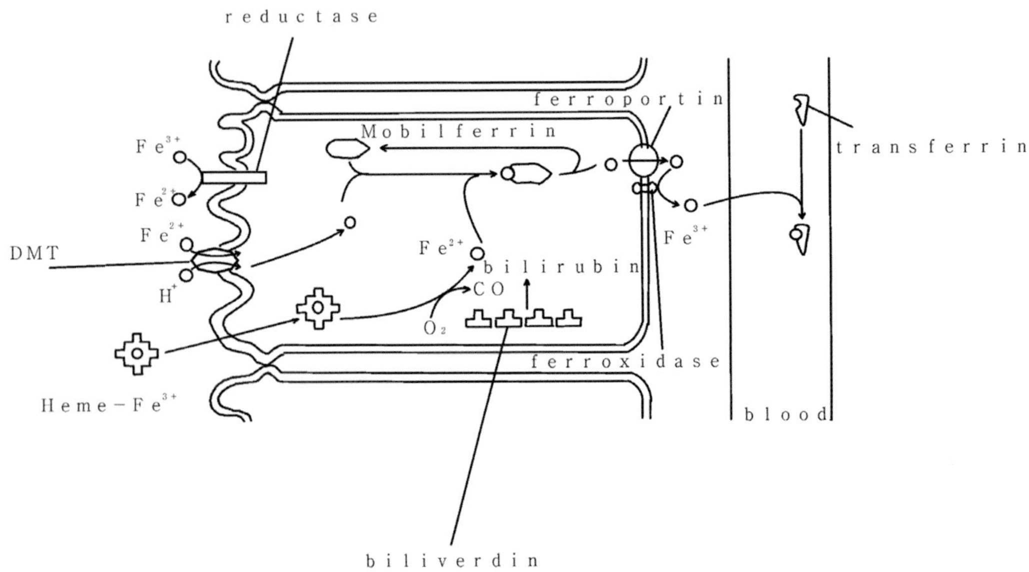

그림 31. 소장에서의 철 흡수

ㄷ. 나트륨: 작은창자와 큰창자 모두 Na^+을 흡수한다. 흡수하는 방식은 여러 가지가 있다(그림 32 참조).

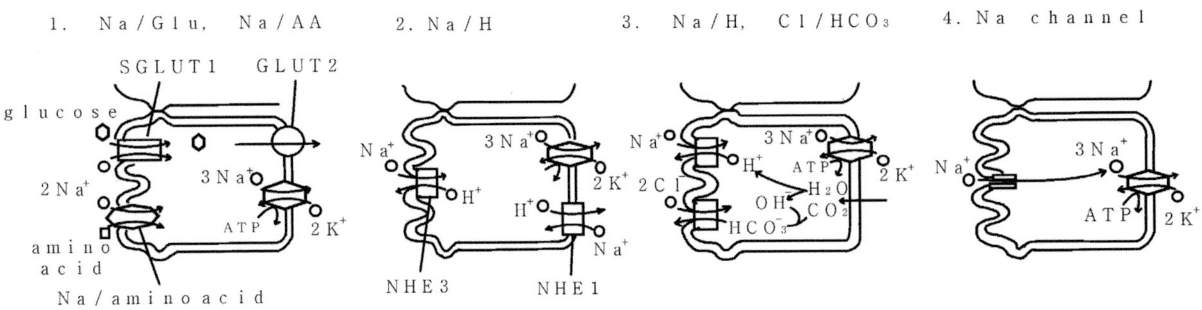

그림 32. 소장에서의 나트륨 흡수

Na/Glu(나트륨-글루코스 공동 운반). Na/H(나트륨-수소이온 맞교환)

• 나트륨의 당 혹은 아미노산과의 공동운반: 식후 작은창자 내에 당이나 아미노산 농도가 높아졌을 때 작은창자 상피세포 내부로 운반되는 주요 기전이다(그림 32 첫 번째 그림)(설사 등으로 탈수가 왔을 때 식염수에 당이나 아미노산을 첨가하는 이유).

• 나트륨 수소이온 교환: 소화액의 분비로 작은창자 내 중탄산염 이온(HCO_3^-) 농도가 증가하면 상피세포 Na/H 교환운반체를 활성화시킨다(그림 32 두 번째 그림).
• Na/H 맞교환 + Cl/HCO_3^- 맞교환: Na/Cl 공동 운반이 아니라 Na/H, Cl/HCO_3^- 맞교환을 통해 Na^+, Cl^- 흡수(그림 32 세 번째 그림).
• 상피세포 나트륨 통로: 큰창자의 뒤쪽에서 Na^+을 흡수하는 주요 기전 중 하나(그림 32 네 번째 그림).

ㄹ. 염소(Cl^-): 작은창자와 큰창자 모두 흡수한다. 흡수하는 방식은 Na^+과 연결되어 있다.

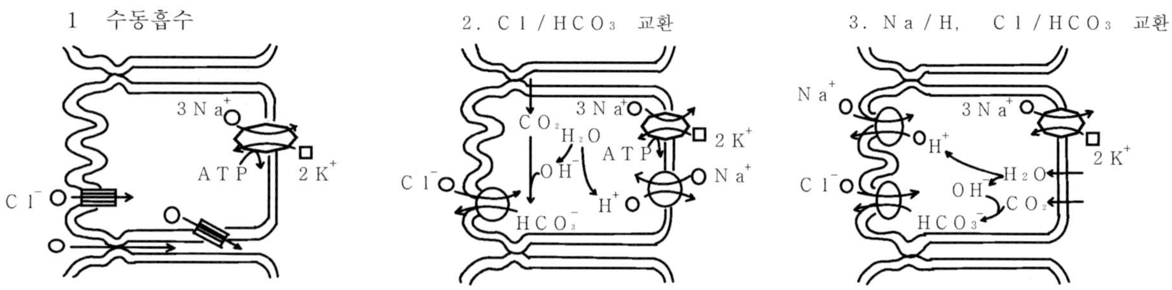

그림 33. 소장에서의 염소이온 흡수

• Na^+이 세포 안으로 들어오게 되면 세포 내 양이온의 증가와 창자 내 음이온 증가에 의해 Cl^-가 상피세포 내로 쉽게 이동할 수 있게 된다. 빈창자와 큰창자 뒤쪽에서 일어난다(그림 33 첫 번째 그림).
• Cl/HCO_3 교환운반체: 상피세포 내의 HCO_3^-와 장 내의 Cl^-이 맞교환되는 경우이다. 1:1 교환이므로 교환 시 전기적 중성이 유지된다. 돌창자와 큰창자에서 일어난다(그림 33 두 번째 그림).
• Na/H, Cl/HCO_3 맞교환의 협업(그림 33 세 번째 그림)

* 염소이온의 분비: 장에서는 염소이온의 분비보다 흡수가 더 많이 일어난다. 그러나 병적인 경우 염소이온의 과다분비와 설사로 이어질 수 있다. 염소이온의 과다분비를 유발하여 설사로 이어질 수 있는 경우는 1) 세균성 독소(콜레라, 대장균 등), 2) 호르몬이나 신경전달물질(VIP, acetylcholine, serotonin 등), 3) 면역 반응 산물(histamine, prostaglandin 등), 4) 설사약 등이다.

ㅁ. 칼륨: 작은창자에서 큰창자에 이르기까지 장 전반에서 흡수와 분비가 모두 일어나나 전체적으로 보면 작은창자에서는 주로 흡수가, 큰창자에서는 분비가 주로 일어난다.

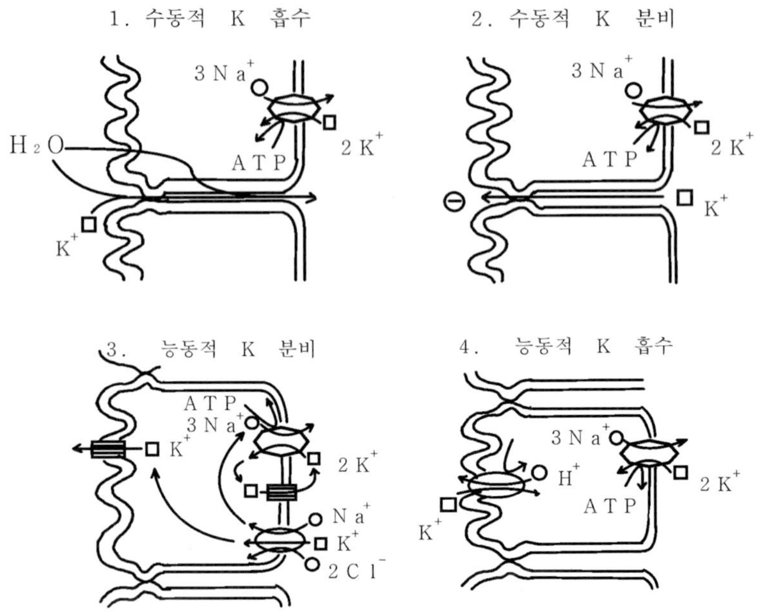

그림 34. 소장에서의 K^+ 흡수

- 수동적 흡수: 세포와 세포 사이로 물과 함께 이동할 것으로 생각한다. 빈창자와 돌창자에서 주로 일어난다(그림 34의 첫 번째).
- 수동적 분비: 큰창자에서는 칼륨의 분비(수동적, 능동적)와 흡수(능동적) 모두 일어나는데 전체적으로는 분비되는 양이 흡수되는 양보다 많다. 수동적 분비는 창자 안쪽의 음전압에 의하며 음전압이 가장 큰 큰창자의 아래쪽 부위에서 가장 활발하다(그림 34의 두 번째).
- 능동적 분비: 큰창자 바닥가쪽막에서 나트륨펌프에 의해 들어온 칼륨이 솔가장자리쪽으로 나가는 것을 말한다. 콩팥에서와 마찬가지로 알도스테론이 분비를 촉진한다(그림 34의 세 번째).
- 능동적 흡수: 큰창자 끝쪽에서 칼륨을 능동적으로 흡수할 수 있다. H/K 맞교환을 이용한다(그림 34의 네 번째).

ㅂ. **수분**: 작은창자 내로 들어오는 수분의 총량은 하루 약 8.5L 정도다. 이 중 약 6.5L는 작은창자에서 흡수되고 대장에서는 나머지 2L 중 1.9L 정도가 흡수되어 배설되는 양은 0.1L 정도에 불과하다.

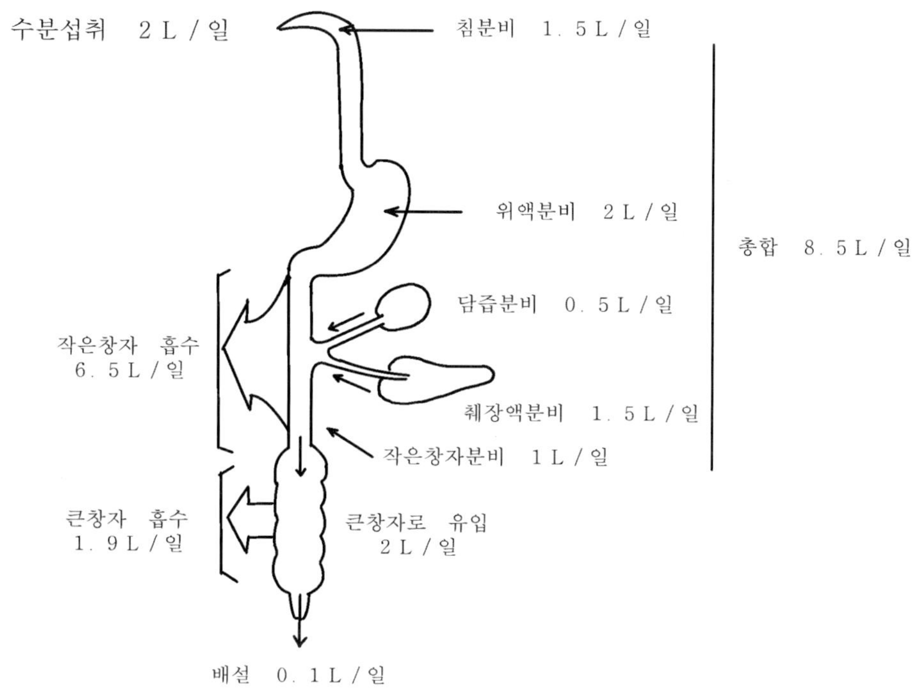

그림 35. 수분 흡수

7) 큰창자

주요기능은 다음과 같다.

- 염과 수분의 흡수
- 소화시키고 남은 물질을 덩어리 형태로 만들어 저장했다가 배설함

(1) 대변의 생산과 배출

큰창자에는 평활근의 일종인 큰창자띠(taenia coli)가 장의 길이방향으로 존재하여 이들의 수축을 통해 장을 팽대(haustra)라 불리는 주머니 형태로 만든다. 팽대는 고정되지 않고 팽대수축(haustral contraction)에 따라 새로이 만들어지며 일단 팽대가 형성되면 오래 유지되면서 내용물의 염과 수분을 흡수하고 잔여물을 덩어리로 만든다.

큰창자 내에서 형성된 대변은 하루에 1~3회 정도 큰창자의 강한 수축을 통해 곧창자로 이동한다. 이와 같은 신속한 이동을 집단이동(mass movement)이라 하는데 곧창자 쪽의 이완과 그 위쪽 잘록창자들의 수축을 통해 이뤄진다(그림 36).

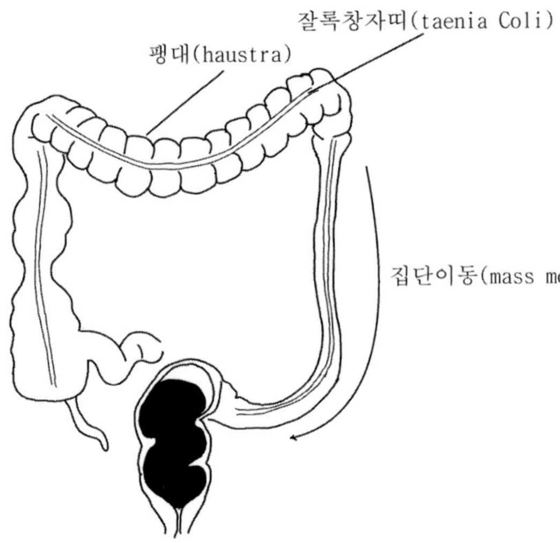

그림 36. 대변 형성과 이동

곧창자에 대변이 차면 곧창자 신장수용체가 자극되어 배변반사(defecation reflex)가 일어난다. 속항문조임근(internal anal sphincter)은 이완하고 곧창자와 구불잘록창자가 수축하여 대변을 밀어내게 된다. 배변의 마지막 관문은 바깥항문조임근(external anal sphincter)이다. 바깥항문조임근은 속항문조임근과 달리 골격근이며 의지에 의해 조절할 수 있다. 적절한 상황이 되면 바깥항문조임근을 이완시키고 복압을 증가시켜 배설하게 된다(그림 37).

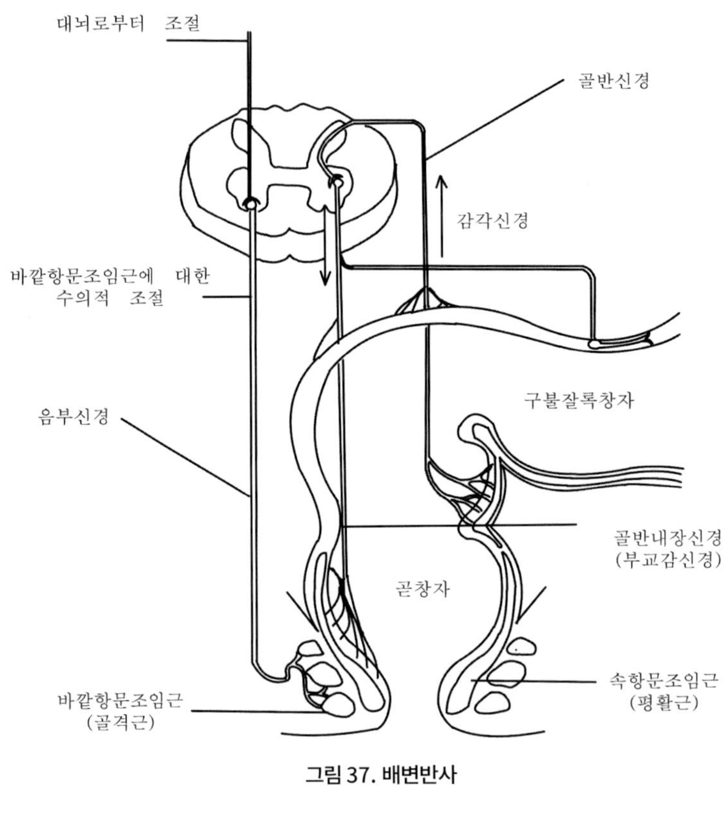

그림 37. 배변반사

(2) 큰창자 내 세균의 역할

큰창자 내에는 많은 종류의 세균이 번식하고 있다. 이 세균들은 인체와 공생하며 잠재적인 병원성 세균의 증식을 억제한다. 그들의 역할은 이 외에도 a) 장 상피세포의 분화를 돕고 b) 장 점막의 면역계를 발달시키며 c) 소화산물을 이차적으로 변형시켜 재흡수하거나 분비하고 d) 가스(방귀)를 만드는 것 등이 있다. 세균에 의해 생성되는 물질들은 아래 표와 같다.

물질	생산물
체내 생성물	
요소	암모니아
빌리루빈	유로빌리노겐(urobilinogen), 스테르코빌린(stercobilin)
일차담즙산	이차담즙산
섭취한 물질	
섬유소	지방산, 가스(수소, 이산화탄소, 메탄)
아미노산	암모니아, 중탄산염
시스테인, 메치오닌	황화수소

8) 간 및 담도

간은 소화 흡수된 영양분이 도달하는 첫 번째 장기다. 간에서는 영양분의 대사 대부분이 이뤄지며 대사산물을 배출하기 쉽게 변환시킨다. 기능은 크게 a) 영양소 대사, b) 해독작용, c) 노폐물 배설, 이 셋으로 구분할 수 있다.

가. 간의 해부학

간은 육안상 육각형의 소엽으로 구성된다. 중심에는 정맥이 위치하며 각 꼭짓점에는 문맥정맥(portal vein), 간동맥(hepatic artery), 쓸개관(bile duct)이 놓인다. 문맥정맥과 간동맥은 합쳐져서 굴모세혈관(sinusoid)이 되고 이것이 중심정맥(central vein)으로 연결된다. 중심정맥은 간정맥(hepatic vein)으로 이어진다. 쓸개모세관(bile canaliculus)은 간세포 사이사이에 놓이며 쓸개관으로 연결된다(그림 38).

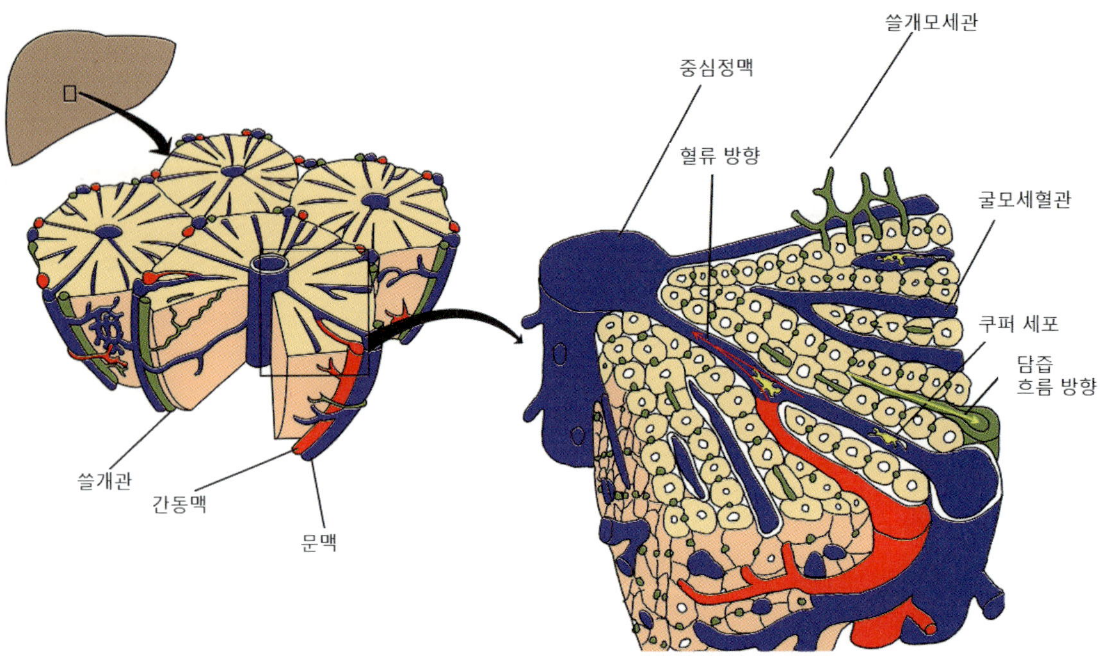

그림 38. 간의 미세구조와 담도 및 혈관

집합쓸개관은 점차 합쳐져 오른간관(right hepatic duct), 왼간관(left hepatic duct)이 되고 이들이 합쳐져 온간관(common hepatic duct)이 된다. 온간관은 다시 쓸개주머니관(cystic duct)을 만나 온쓸개관(common bile duct)이 된다(그림 39).

소엽의 꼭짓점을 기준으로 했을 때 혈류의 방향과 담즙의 방향은 서로 반대다. 혈류는 중심 정맥, 즉 소엽의 중앙을 향해 흐르고 담즙은 꼭짓점을 향해 흐른다(그림 38).

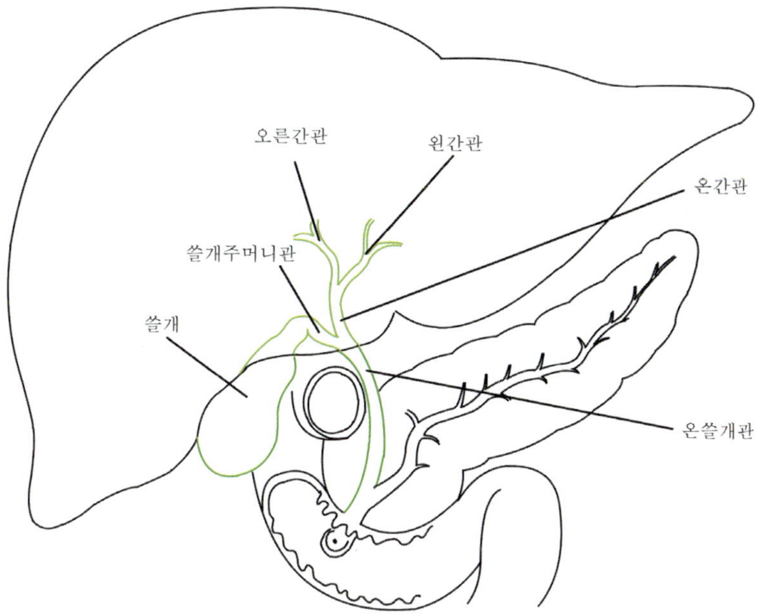

그림 39. 담도

간세포와 굴모세혈관 사이 공간(Space of Disse)에는 별세포(stellate cell)가 있고 굴모세혈관 안에는 쿠퍼 세포가 있다(그림 40). 별세포는 간 손상 시 수축성근섬유아세포(myofibroblast)로 변하여 콜라겐을 분비할 수 있기 때문에 간경화와 관련이 있을 것으로 추정하고 있다. 쿠퍼 세포는 대식세포의 일종이다.

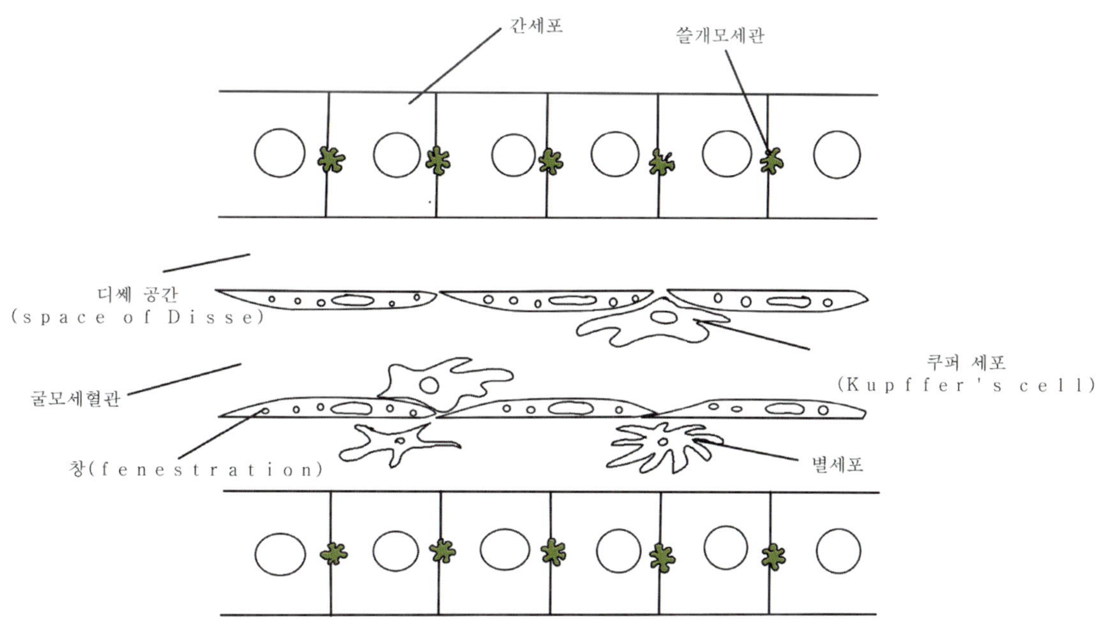

그림 40. 간세포와 모세혈관의 미세구조

나. 간의 대사기능

① 탄수화물

음식을 섭취하여 혈중 포도당 농도가 높아지면 간은 포도당을 글리코겐(glycogen)으로 변환시켜 저장한다. 포도당이 필요한 경우에는 글리코겐에서 포도당을 만들어 혈액으로 보낸다.

글리코겐에서 포도당을 만들기도 하지만 젖산, 글리세롤, 아미노산 등을 이용하여 새로 포도당을 만들기도 한다. 이를 당신생성(gluconeogenesis) 이라 한다(그림 41).

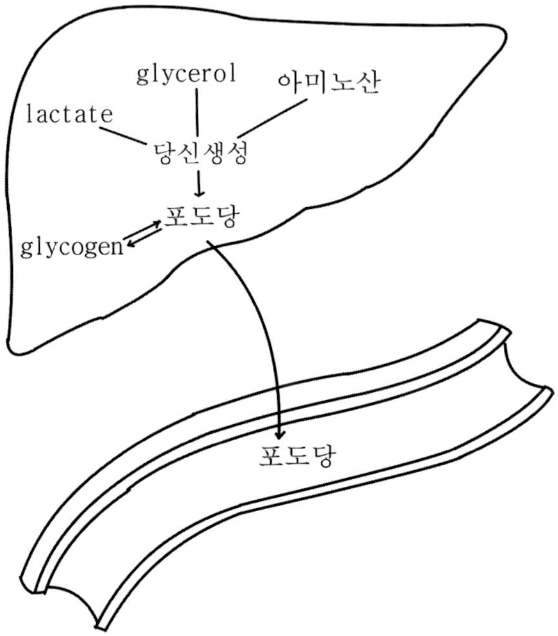

그림 41. 간에서의 당신생성

글리코겐으로 합성되고도 남을 정도의 포도당이 공급되면 잉여 포도당들은 트리글리세리드(triglyceride: TG)로 변환되어 지방조직으로 이동한다.

② 지질

작은창자에서 소화, 흡수된 TG, 인지질, 콜레스테롤 등은 암죽미립(chylomicron) 형태로 포장되어 림프관을 거쳐 순환계로 들어간다. 지방세포와 근육 혈관의 내피세포에 존재하는 지질단백분해효소(lipoprotein lipase)는 암죽미립을 분해하여 지방산과 글리세롤을 방출하고 암죽미립은 작아져 잔류암죽미립(remnant chylomicron)이 된다(그림 42). 방출된 지방산은 근육 세포로 들어가 ATP 생산에 쓰이고 지방세포에서는 TG 합성에 쓰인다.

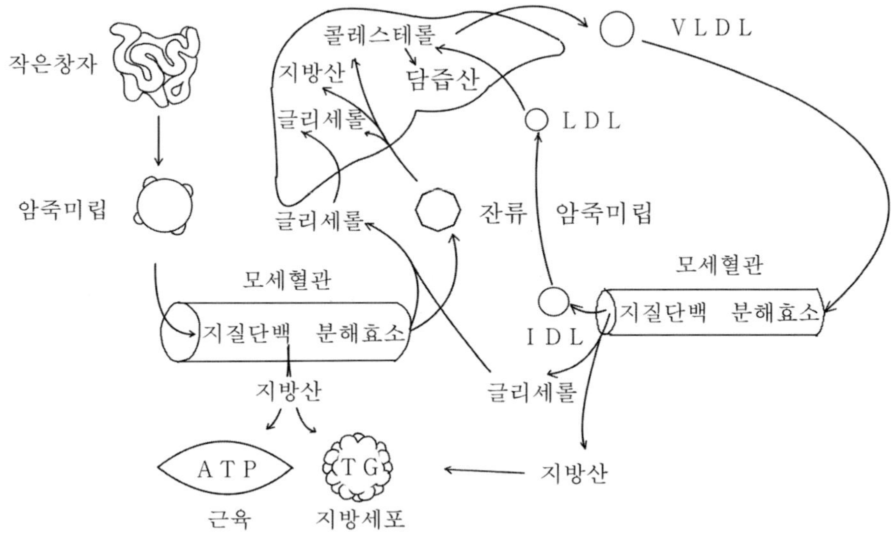

그림 42. 간에서의 지질대사

간은 콜레스테롤 대사에서도 중요한 역할을 한다. 콜레스테롤은 1) 음식물 소화산물인 잔류암죽미립을 통해서 간으로 들어오기도 하고 2) 간에서 직접 생산하기도 하고 3) 저밀도지질단백(low density lipoprotein: LDL)을 통해 들어오기도 한다. 이렇게 들어온 콜레스테롤은 담즙산을 생성하는 데 쓰이거나 초저밀도지질단백(very low density lipoprotein: VLDL) 형태로 배출되어 순환계로 나간다(그림 43).

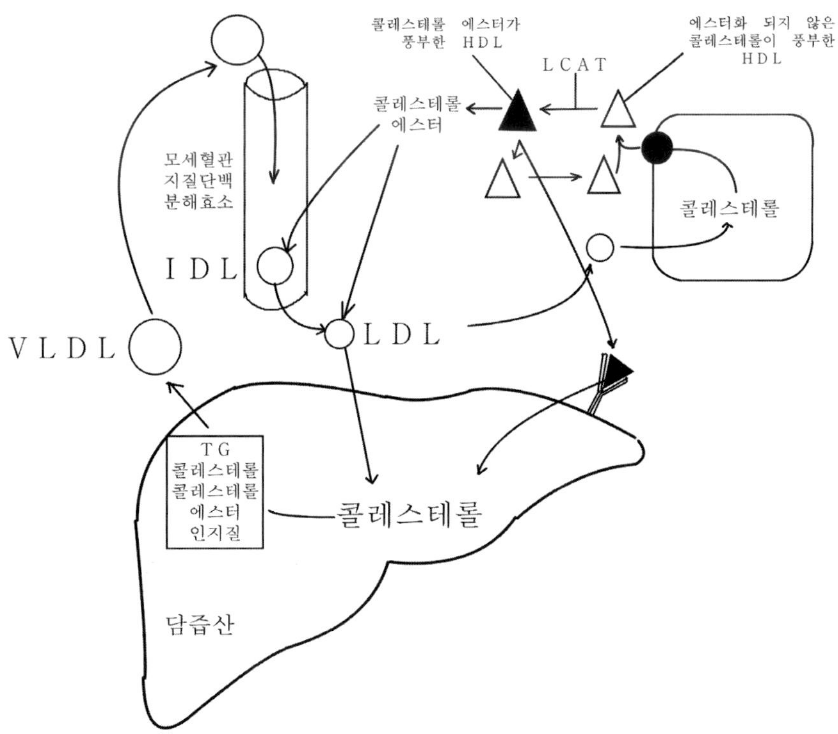

그림 43. 간에서의 콜레스테롤 대사

간에서 배출된 VLDL은 근육과 지방세포의 혈관에서 지질단백분해효소에 의해 분해되어 지방산과 글리세롤을 방출하고 이들은 근육에서 ATP를 만들거나 지방세포로 들어가 TG 합성에 쓰인다. 지질단백분해효소에 의해 분해된 VLDL은 IDL 혹은 LDL이 된다. LDL은 다시 간이나 다른 세포로 콜레스테롤을 공급한다(그림 43).

콜레스테롤 대사를 담당하는 또 다른 축은 고밀도지질단백(high density lipoprotein: HDL)이다. HDL은 콜레스테롤을 받아 콜레스테롤에스터(cholesterol ester) 형태로 바꿀 수 있다. 콜레스테롤 에스터가 풍부한 HDL은 간세포로 직접 들어가 간세포에 콜레스테롤을 공급하거나 VLDL, IDL, LDL 등에 콜레스테롤에스터를 전달하고 이들이 간에 들어감으로써 간접적으로 간에 콜레스테롤을 공급할 수 있다(그림 43). HDL은 이런 방식으로 콜레스테롤을 간으로 보내 담즙 형태로 제거하므로 혈관 내 콜레스테롤 농도를 낮추는 데 기여한다.

* 지질단백의 종류와 특성

	암죽미립 (chylomicron)	초저밀도지질단백 (very low density lipoprotein: VLDL)	중밀도지질단백 (intermediate density lipoprotein: IDL)	저밀도지질단백 (low density lipoprotein: LDL)	고밀도지질단백 (high density lipoprotein: HDL)
밀도(g/cm3)	〈0.95	〈1.006	1.006~1.019	1.019~1.063	1.063~1.210
직경(nm)	1,200	30~80	25~35	18~25	50~120
분자량(kDa)	400,000	10,000~80,000	5,000~10,000	2,300	175~360
표면단백함량(%)	1.5~2.5	5~10	15~20	20~25	40~55
표면인지질함량 (%)	7~9	15~20	22	15~20	20~35
표면 콜레스테롤 함량(%)	1~3	5~10	8	7~10	3~4
내부 TG 함량(%)	84~89	50~65	22	7~10	3~5
콜레스테롤 에스터 함량(%)	3~5	10~15	30	35~40	12
아포지질단백	A-I, A-II, B-48, C-I, C-II, C-III, E	B-100, C-I, C-II, C-III, E	B-100, C-III, E	B-100	A-I, A-II, C-I, C-II, C-III, D, E

암죽미립에서 HDL로 갈수록 크기는 점점 작아지고 밀도는 증가하며 TG 함량은 작아지고 인지질 함량은 증가하는 특징을 가지고 있다.

③ 단백질

간은 각종 단백질을 생성하는 장기다. 간에서는 혈장 삼투압 유지에 필수적인 알부민을 비롯하여 면역에 관여하는 단백질, 혈액응고에 관여하는 단백질, 운반에 관여하는 단백질, 각종 호르몬, 아포지질 단백 등 상당히 많은 종류의 단백질이 생산된다.

단백질 구성성분인 아미노산의 대사도 활발히 일어난다. 아미노산 대사의 전반적인 과정은 그림 44와 같다.

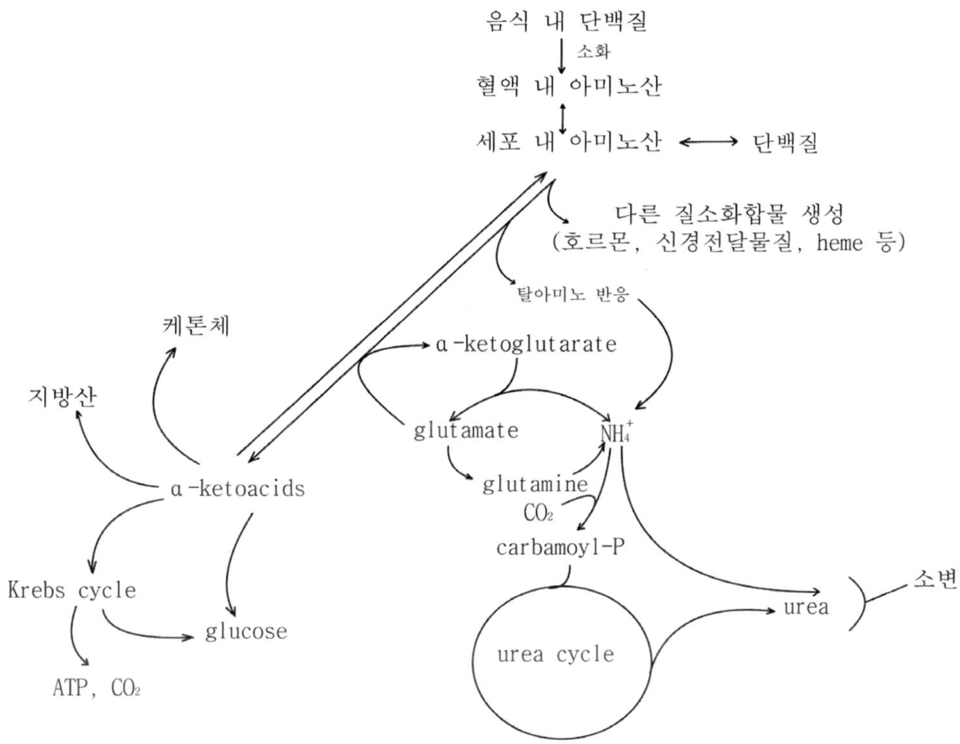

그림 44. 간에서의 아미노산 대사

① 섭취한 단백질은 아미노산으로 소화된 후 여러 세포들에서 흡수되어 단백질 생성이나 질소를 함유하고 있는 물질(호르몬, 신경전달물질 등) 생성에 쓰인다.
② 아미노산은 분해되어 α-keto acid와 NH_4^+를 만드는데 NH_4^+는 간의 요소회로(urea cycle)를 통해 요소가 되어 소변으로 배출되고 α-keto acid는 케톤체나 지방산을 거쳐 에너지 생성에 쓰이거나 Krebs 회로를 거쳐 ATP, 포도당을 만든다.

* 케톤체(ketone body)

케톤 그룹을 가지고 있는 acetoacetate, β-hydroxybutyrate 등을 말한다(그림 45). 오랜 금식, 장기간의 과도한 운동, 조절되지 않는 1형 당뇨병 같은 경우 세포 내 포도당 이용이 감소하게 되는데 이렇게 되면 신체에서는 혈중 포도당 농도를 올리기 위해 글리코겐을 분해하거나 아미노산이나 지방산을 이용해서 포도당을 새로 만들게 된다. 이 과정을 당신생성(gluconeogenesis)이라고 하며 이 과정에서 케톤체도 생성된다.

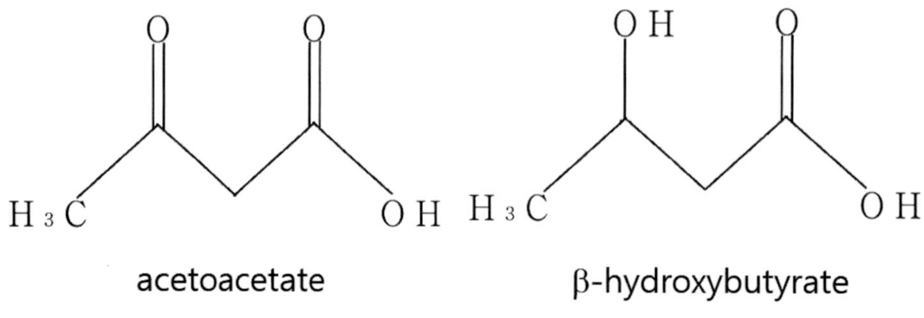

그림 45. 케톤체

이렇게 생성된 포도당은 주로 뇌에 공급된다(다른 장기들은 에너지원을 포도당에서 지방산으로 전환하여 포도당 사용량을 낮춘다). 그러나 금식이나 기아 등으로 포도당 공급이 원활하지 않으면 뇌도 케톤체를 이용하여 에너지를 생산하게 된다. 만약 케톤체 생성이 콩팥에서 배출되는 것보다 많아지면 혈중 농도가 높아지고 결국 케톤산증(ketoacidosis)이 나타난다.

④ 지용성 비타민(A, D, E, K)

- Vit.A: 작은창자에서 흡수된 뒤 암죽미립 또는 VLDL을 타고 이동하여 간으로 들어온 후 간세포나 별세포(stellate cell)에 저장된다. 간에서는 retinoic acid로 변환, glucuronate와 결합한 뒤 담즙을 통해 배설되어 장간순환(enterohepatic circulation)에 들어가거나 체외로 배설된다.
- Vit.D: 피부에서 합성되거나 섭취하여 체내로 들어온 Vit.D는 간에서 변환되어 생물학적 활성을 갖는다.
- Vit.E: α 혹은 γ 토코페롤 형태로 섭취한 Vit.E는 다른 지용성 비타민과 마찬가지로 암죽미립 또는 VLDL을 타고 이동하여 간으로 들어온다. α 토코페롤은 다시 간에서 배설되고 γ 토코페롤은 간에서 대사된다.
- Vit.K: 혈액응고요소(II, VII, IX, X)의 작용을 위해 필수적인 이 비타민 또한 다른 지용성 비타민과 비슷한 경로로 흡수된다.

⑤ 구리, 철

- 구리: 특정 효소의 기능에 필수적인 구리는 대부분 빈창자에서 흡수되어 간에 도달한 후 구리를 필요로 하는 효소로 연결되거나 담즙을 통해 배설된다. 구리가 몸에 쌓이는 질환인 Wilson's dsease은 잉여 구리를 담즙을 통해 배설하는 기능과 연관된 펌프의 돌연변이에 의해 발생한다.
- 철: 체내 흡수된 철은 간에서 생성된 트랜스페린(transferrin)과 결합하여 간으로 들어온 뒤 페리틴

(ferritin)과 결합하여 저장철 형태로 남게 된다. 저장 능력 이상의 철이 들어오면 혈색소침착증(hemochromatosis)으로 나타날 수 있다.

다. 간에서의 물질 변환

간은 체외에서 들어오거나 체내에서 생산된 물질을 대사시키는 장소이다. 어떤 물질은 간세포에서 완전히 분해되고 어떤 물질은 화학구조를 바꿔서 배출되기 쉽게 만든다(그림 46). 화학구조를 바꾸는 방식은 크게 두 단계로 이뤄지는데 첫 단계는 산화 또는 환원 과정이다. 이때 cytochrome P-450이 관여한다. 다음 단계는 산화 또는 환원된 물질에 다른 그룹(glucuronate, sulfate, glutathione 등)을 붙여(conjugation) 수용성을 높이는 것인다(그림 46). 이렇게 하면 담즙을 통한 배출이 쉬워진다.

$$\text{RH} \xrightarrow{\text{1 단계}} \text{ROH} \xrightarrow{\text{2 단계}} \text{RO-Conjugate}$$

그림 46. 간에서의 물질 변환

① 담즙의 생산

담즙은 1) 간에서 대사된 많은 물질들의 배출, 특히 콩팥에서 배출되지 않는 물질들의 배출과 2) 지질의 소화와 흡수에 기여한다. 담즙은 간세포에서 쓸개모세관으로 분비된 후 담관을 통해 쓸개로 내려가는 동안 물과 중탄산염(HCO_3^-)이 첨가된다. 식사와 식사 사이에는 담즙이 쓸개에 저장되어 있으면서 농축되므로 주요 용질의 농도가 증가한다. 식후에는 간에서 생성되어 내려오는 담즙과 쓸개에 있던 농축 담즙이 함께 내려가 섞인다.

* 담즙 성분

	간에서 생성된 담즙	쓸개에서 농축된 담즙
pH	7.5	6.0
Na^+(mM)	141～165	220
K^+(mM)	2.2～6.7	14
Ca^{2+}(mM)	1.2～3.2	15
Cl^-(mM)	77～117	31
HCO_3^-(mM)	12～55	19
total phosphorus(g/L)	0.15	1.4
bile acid(g/L)	3～45	32
total fatty acid(g/L)	2.7	24
bilirubin(g/L)	1～2	3
phospholipids(g/L)	1.4～8.1	34
cholesterol(g/L)	1～3.2	6.3
protein(g/L)	2～20	4.5

② 담즙산의 합성

담즙산은 담즙 유기물 성분의 80%를 차지하고 지질흡수에 있어서는 미포(micelle)의 계면활성제로서의 역할을 담당한다. 또한 콜레스테롤 대사의 마지막 종착지로서 체내 콜레스테롤 수지(balance)를 맞추는 데 기여한다.

① 간세포에서 콜레스테롤에 수산기(-OH: hydroxyl group)를 붙여 일차담즙산인 콜산(cholic acid)이나 키노디옥시콜산(chenodeoxycholic acid)을 만든다.

② 일차담즙산은 glycine, taurine 등과 결합하여 담즙염 형태로 배출된다(그림 47 아래 그림).

③ 담즙염은 샘창자에서 이온화된 상태를 유지할 수 있어 수용성도 높아지고 지질과도 더 쉽게 섞일 수 있어 지질 흡수에 도움을 준다.

④ 배출된 담즙염은 장내 세균에 의해 glycine, taurine 등이 제거되어 다시 일차담즙산이 된 뒤 재흡수되거나 돌창자 말단이나 큰창자에서 이차담즙산인 디옥시콜산(deoxycholic acid), 우르소디옥시콜산(ursodeoxycholic acid) 혹은 리토콜산(lithocholic acid)이 된다. 일부 담즙염은 돌창자 말단에서 능동적으로 재흡수된다.

⑤ 리토콜산을 제외한 이차담즙산 대부분은 다시 장간순환(enterohepatic circulation)을 통해 간으로 재흡수된다(그림 48).

⑥ 장간순환에 들어가지 못한 담즙산은 대변을 통해 배설된다. 배설되는 양은 생성되는 양과 균형을 이룬다.

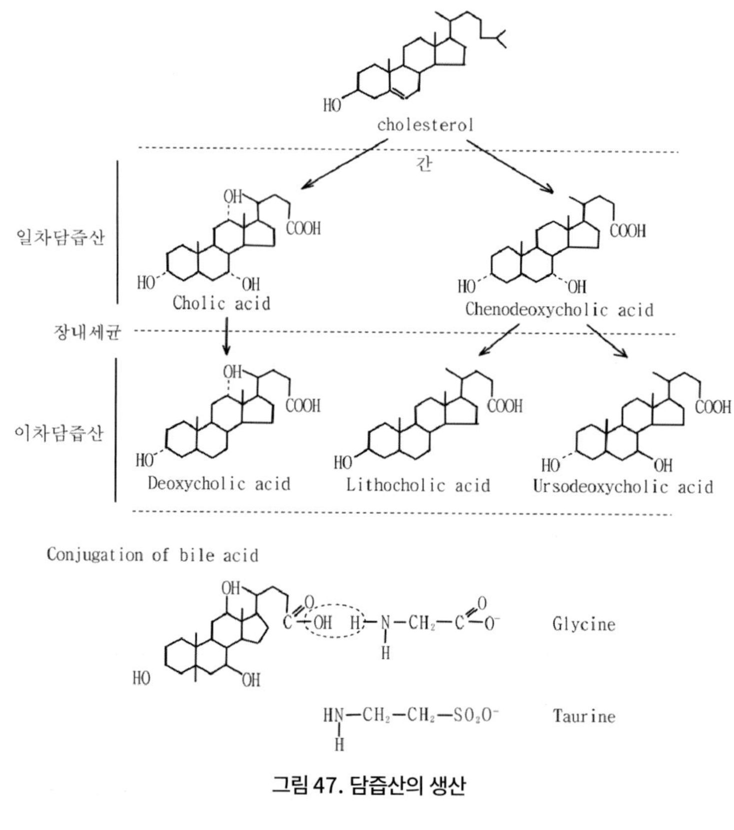

그림 47. 담즙산의 생산

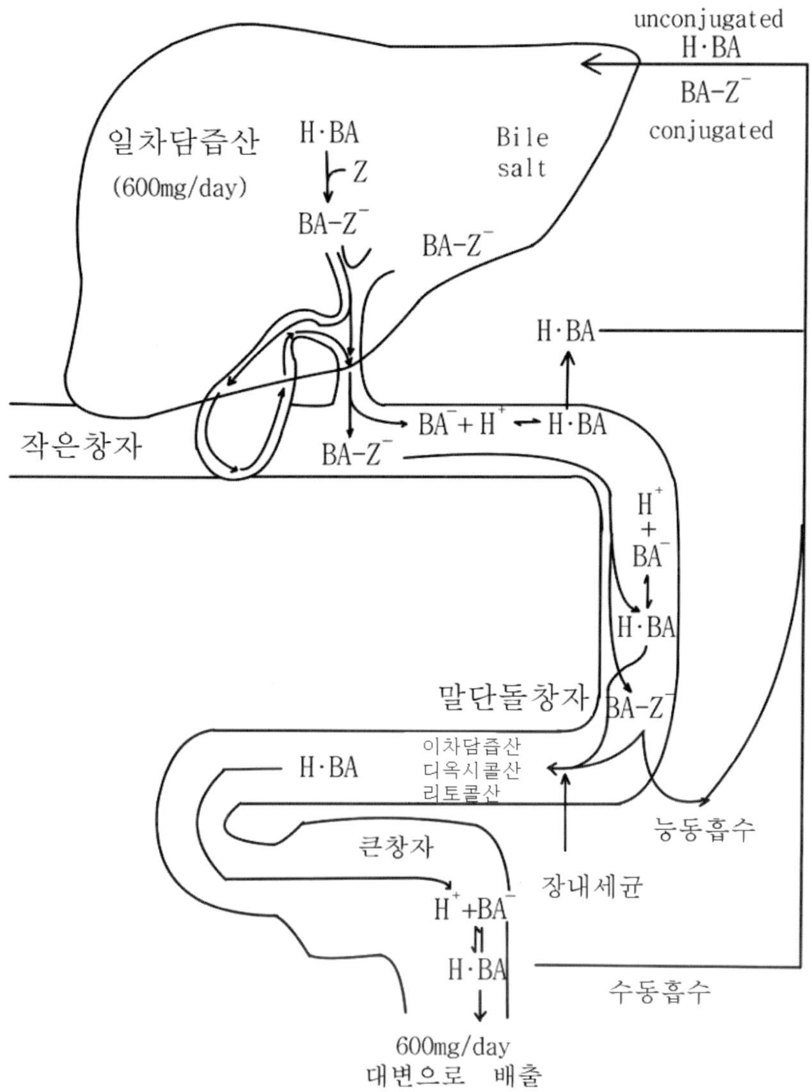

그림 48. 담즙산의 장간순환

• 빌리루빈(bilirubin) 대사

간은 빌리루빈의 배설에도 관여한다. 빌리루빈은 헴(heme)의 대사산물로 몸에 과도하게 축적될 경우 황달을 유발하는 독성물질이다. 적혈구의 수명이 다하면 간이나 비장의 대식세포가 이를 파괴하는데 이때 hemoglobin은 heme과 globin으로 분리되고 heme은 빌리베르딘(biliverdin)이 되고 이것이 다시 빌리루빈(bilirubin)이 된다.

빌리루빈은 알부민과 결합하여 간으로 가서 glucuronic acid와 결합한 뒤 담즙으로 분비된다. 큰창자에서 빌리루빈 결합체는 장내 세균에 의해 대사되어 유로빌리노겐(urobilinogen)으로 변환된 뒤 재흡수되고 일부는 스테르코빌린(stercobilin)이 되어 배설된다. 재흡수된 유로빌리노겐 일부는 콩팥에서 유로빌린(urobilin)으로 배설된다(그림 49).

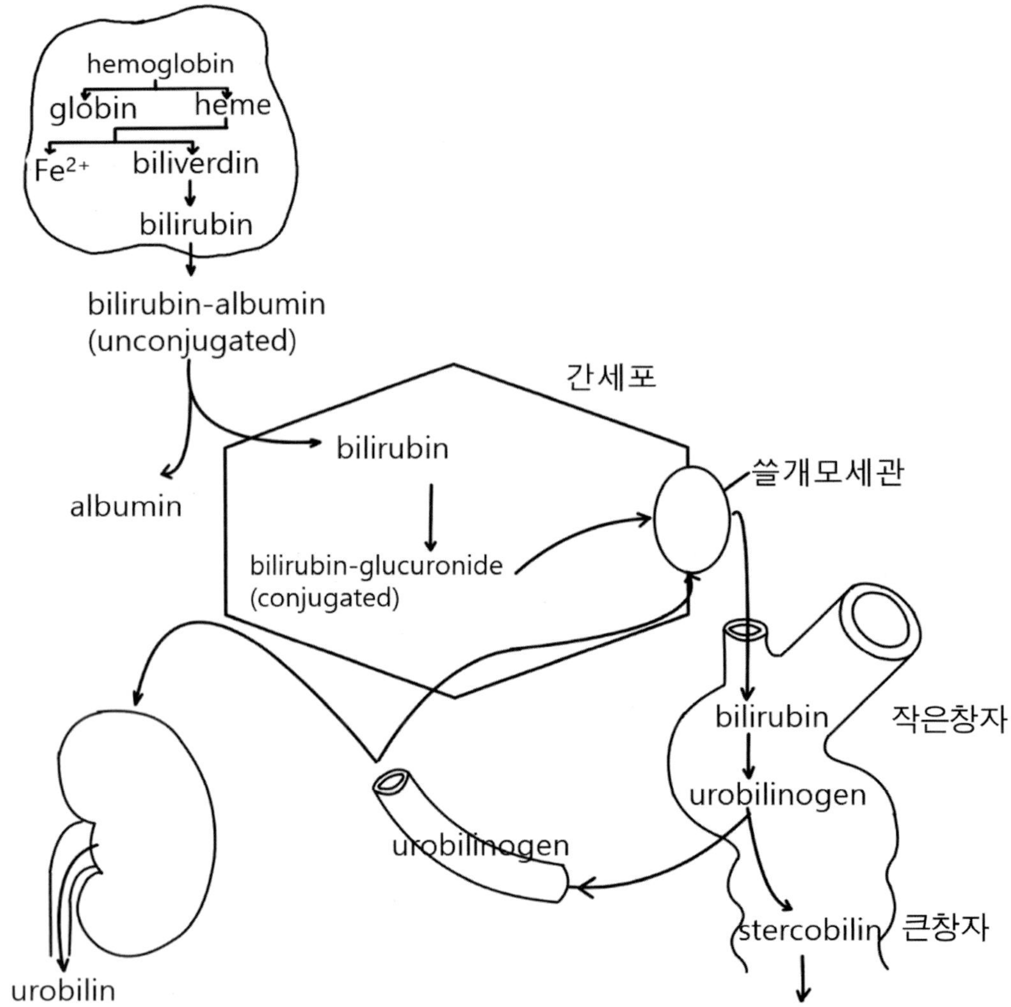

그림 49. 빌리루빈 대사

* 황달

황달은 피부와 안구가 노랗게 되는 것을 말한다. 황달은 빌리루빈의 혈중 농도가 증가하여 발생하는데 이때의 빌리루빈은 glucuronic acid와 결합한 형태 혹은 결합하지 않은 형태 두 가지로 나눌 수 있다. 용혈에 의한 황달에서는 결합하지 않은 형태의 빌리루빈이 증가하고, 간염 등에 의한 간세포의 파괴가 원인이라면 결합한 형태와 결합하지 않은 형태가 모두 증가한다. 담도가 막히는 경우라면 결합한 형태의 빌리루빈 증가가 황달로 이어진다.

* 신생아황달

신생아는 태어난 직후 황달이 발생할 수 있는데 이는 신생아의 적혈구가 성인에 비해 수명이 짧기 때문이기도 하고 간에서 빌리루빈과 glucuronic acid를 결합시켜주는 효소(UDP glucuronyl transferase)가 미성숙하여 결합체 형성이 잘 일어나지 않기 때문이기도 하다.

제10장

내분비

1. 소개

내분비(endocrine)는 특정 세포에서 분비된 물질(호르몬)이 혈류를 거처 멀리 떨어진 장기에 영향을 미치는 것을 말한다. 바로 옆에 있는 세포에 영향을 주는 경우엔 주변분비(paracrine), 분비한 세포 자신에게 영향을 주는 경우는 자가분비(autocrine)란 용어를 쓴다.

호르몬을 분비하는 장기들은 뇌의 뇌하수체에서부터 생식샘에 이르는 축 상에 놓여있어서 이를 뇌하수체–생식샘 축(hypophysis-gonadal axis)이라고 표현한다. 호르몬을 생산하는 장기들은 아래 그림과 같다.

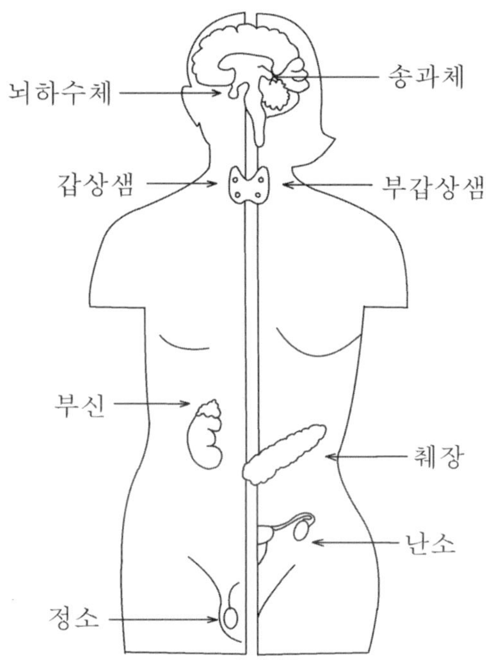

그림 1. 뇌하수체–생식샘 축

호르몬은 화학적으로 크게 세 가지(단백, 아미노산 유도체, 스테로이드) 호르몬으로 구분한다. 성호르몬과 코티솔, 알도스테론 등은 스테로이드 호르몬이고 갑상샘호르몬, 카테콜아민 등은 아미노산 유도체 호르몬, 나머지는 단백 호르몬이다.

호르몬이 표적장기에 도달하면 단백 호르몬이나 아미노산 유도체 호르몬은 막수용체와 결합하여 작용하고 스테로이드 호르몬은 세포 내 혹은 핵 내 수용체와 결합한 후 단백질을 생성하여 작용한다(그림 2).

단백 호르몬이나 아미노산 유도체 호르몬과 결합하는 막수용체는 G단백과 이와 연결된 효소 및 이차전령계를 통해 작용하는 경우, 수용체 자체가 효소작용을 하는 경우, 또는 세포질 안쪽의 효소를 작동시켜 작용하는 경우로 나눈다.

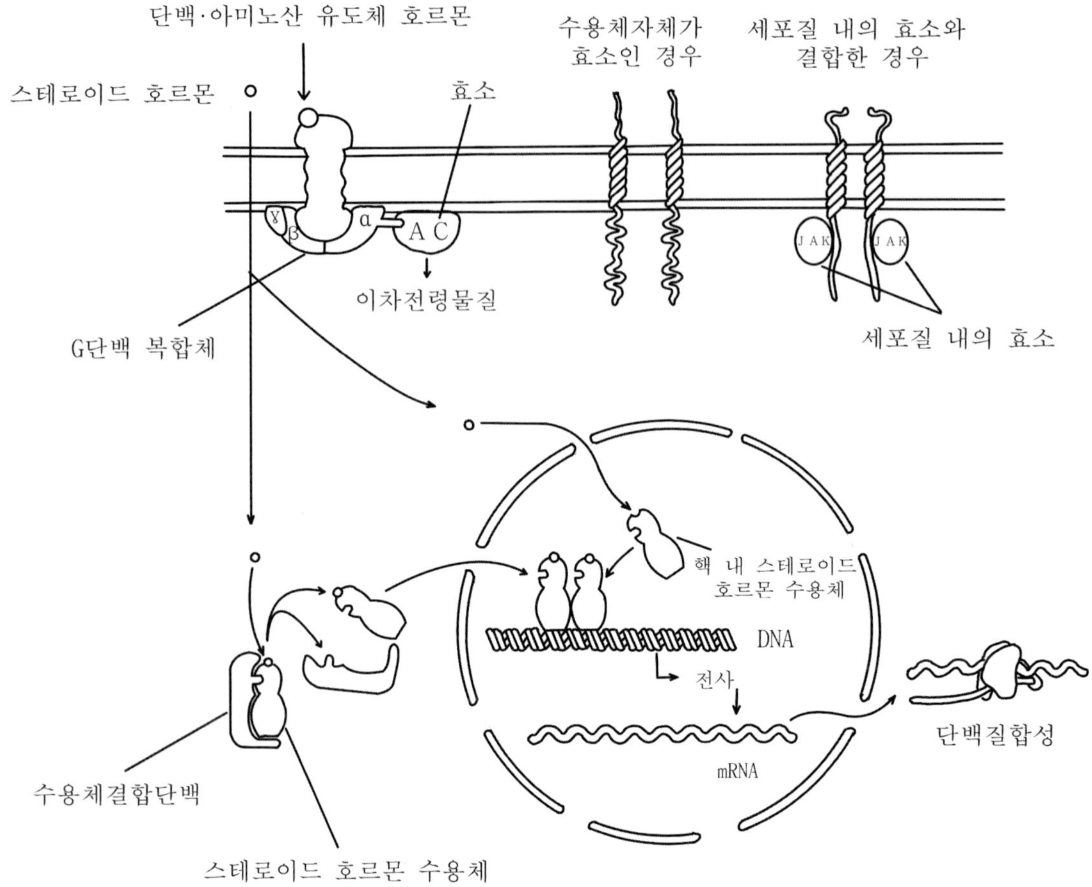

그림 2. 호르몬 수용체의 종류

구분	호르몬	G단백과 결합한 효소	생성물
G단백과 결합한 경우	PTH	adenylyl cyclase	cAMP
	TRH	phospholipase C	IP3, DAG
	ANP	guanylyl cyclase	cGMP
		수용체 효소 type	세포 내 효소 type
수용체 자체가 효소인 경우	insulin	tyrosine kinase	
수용체가 세포 내 효소와 결합한 경우	GH		tyrosine kinase의 JAK-STAT family

1) 호르몬 작동방식

(1) 음성되먹임(negative feedback)

호르몬의 혈중 농도는 좁은 범위 내에서 음성되먹임에 의해 조절된다. 음성되먹임을 통한 층위적 조절의 예를 들면 아래와 같다.

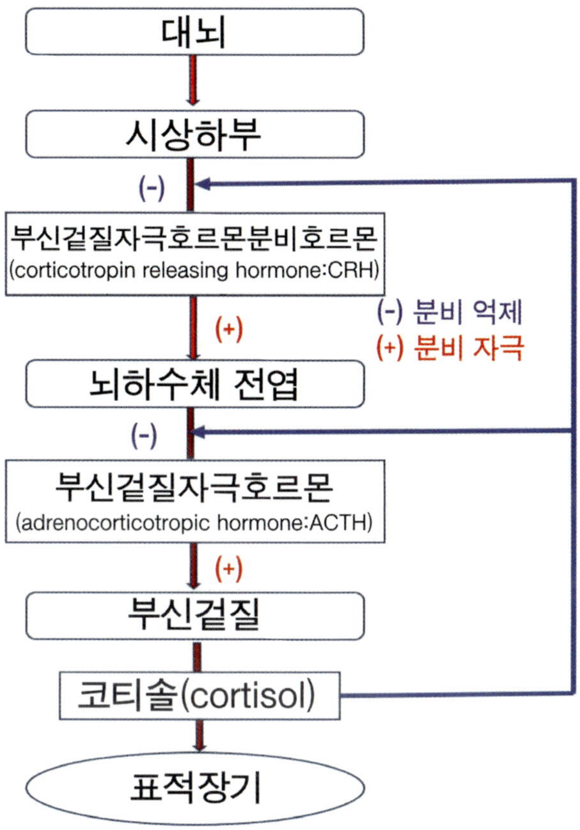

(2) 양성되먹임(positive feedback)

대부분이 음성되먹임을 통해 작용하지만 양성되먹임을 통한 작용도 있다. 월경주기 중 에스트로겐 농도가 임계 농도 이상으로 증가하면 시상하부의 생식샘자극호르몬분비호르몬(gonadotropin releasing hormone: GnRH), 뇌하수체 황체형성호르몬(luteinizing hormone: LH), 난포자극호르몬(follicle stimulating hormone: FSH) 분비를 급격히 증가시켜 배란을 유도하는데 이때 이 반응은 양성되먹임 작용을 통한다.

(3) 수용체 조절

호르몬과 결합하는 수용체의 수를 증감시키거나 호르몬과의 결합 친화도를 변화시킨다.

2) 시상하부 및 뇌하수체 분비 호르몬

뇌하수체는 전엽과 후엽으로 구분할 수 있다. 조직학적으로 뇌하수체 전엽은 샘뇌하수체(adenohypophysis)라 불리는, 호르몬을 생산하는 조직이고, 후엽은 신경뇌하수체(neurohypophysis)라 불리는 신경조직이다.

- 전엽: 뇌하수체에는 두 개의 모세혈관망이 시상하부에서 뇌하수체를 향해 직렬로 배열되어 있다. 시상하부에 있는 신경세포에서 분비된 자극 또는 억제 호르몬을 뇌하수체 본체에 전달하는 데 쓰인다. 시상하부의 신경세포들은 시각교차앞핵(preoptic Nu.), 뇌실옆핵(paraventricular Nu.) 등 셋째 뇌실을 둘러싼 곳에서 발견된다(그림 3).
- 후엽: 뇌실옆핵(paraventricular Nu.)이나 시각로위핵(supraoptic Nu.)에 있는 신경세포에서 만들어진 바소프레신(arginine-vasopressin: AVP)과 옥시토신(oxytocin)은 축삭을 타고 뇌하수체후엽까지 내려온 후 후엽의 모세혈관망을 통해 전신으로 퍼진다(그림 3).

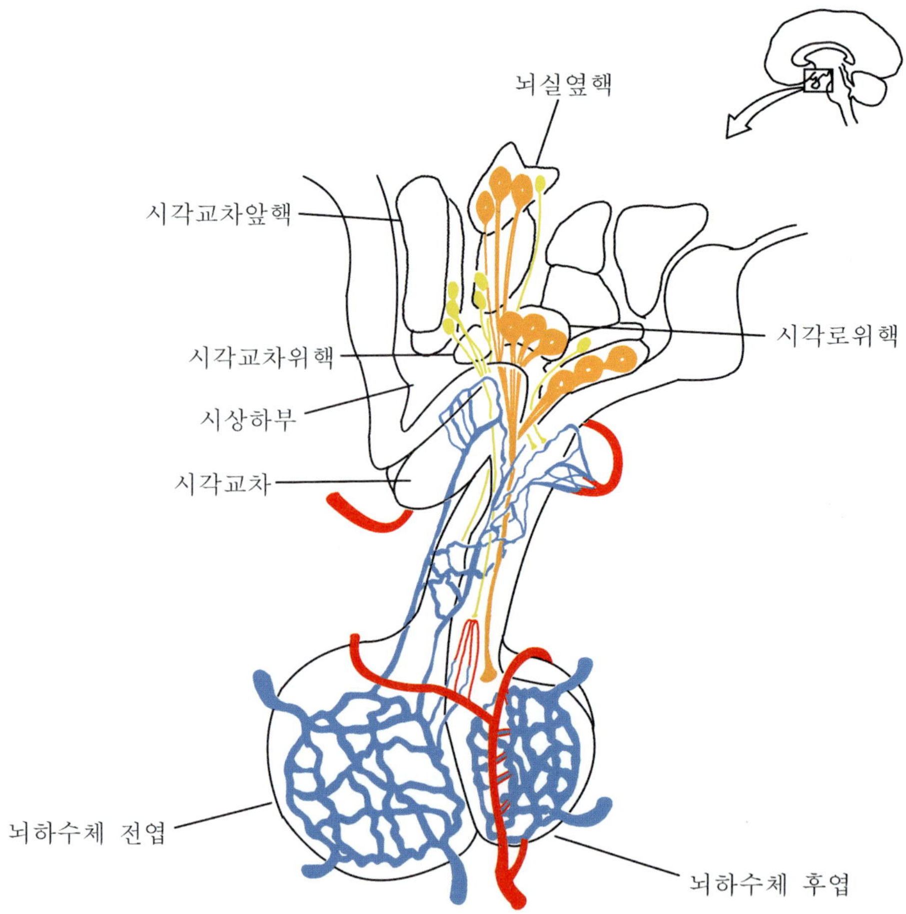

그림 3. 뇌하수체 전엽과 후엽 그리고 시상하부와의 연결

시상하부와 뇌하수체에서 분비되는 호르몬은 아래 표와 같다.

뇌하수체 전엽		
뇌하수체 호르몬 분비를 자극 혹은 억제하는, 시상하부 호르몬	시상하부 자극에 의해 전엽에서 분비되는 호르몬	뇌하수체 전엽 호르몬의 표적 세포 또는 장기
GHRH (growth hormone releasing hormone: 성장호르몬분비자극호르몬)	GH (growth hormone: 성장호르몬)	체내의 여러 조직에서 IGF-1 (insulin like growth factor-1) 생성 증가
TRH (thyrotropin releasing hormone: 갑상샘자극호르몬분비호르몬)	TSH (thyroid stimulating hormone: 갑상샘자극호르몬)	갑상샘
CRH (corticotropin releasing hormone: 부신겉질자극호르몬분비호르몬)	ACTH (adrenocorticotropic hormone: 부신겉질자극호르몬)	부신
GnRH (gonadotropin releasing hormone: 생식샘자극호르몬분비호르몬)	FSH (follicle stimulating hormone: 난포자극호르몬)	난포
	LH (luteinizing hormone: 황체형성호르몬)	레이디히 세포
dopamine (PRL 분비 억제)	PRL (prolactin)	유선세포

뇌하수체 후엽		
시상하부에서 생성되는 호르몬	후엽으로 분비되는 호르몬	후엽 호르몬의 표적장기
AVP (arginine-vasopressin: 바소프레신)	AVP	콩팥 집합관세포
oxytocin(옥시토신)	oxytocin	유방, 자궁

(1) 뇌하수체 전엽 호르몬

가. 성장호르몬(growth hormone: GH)

아동기에 성장호르몬 분비가 부족하면 소인증(왜소발육증: dwarfism)이 나타나고 분비가 과하면 거인증(gigantism)이 나타난다(그림 4의 왼쪽). 성인에서 뇌하수체 종양에 의해 성장호르몬이 과다분비되면 말단비대증(acromegaly)이 나타난다(그림 4의 오른쪽).

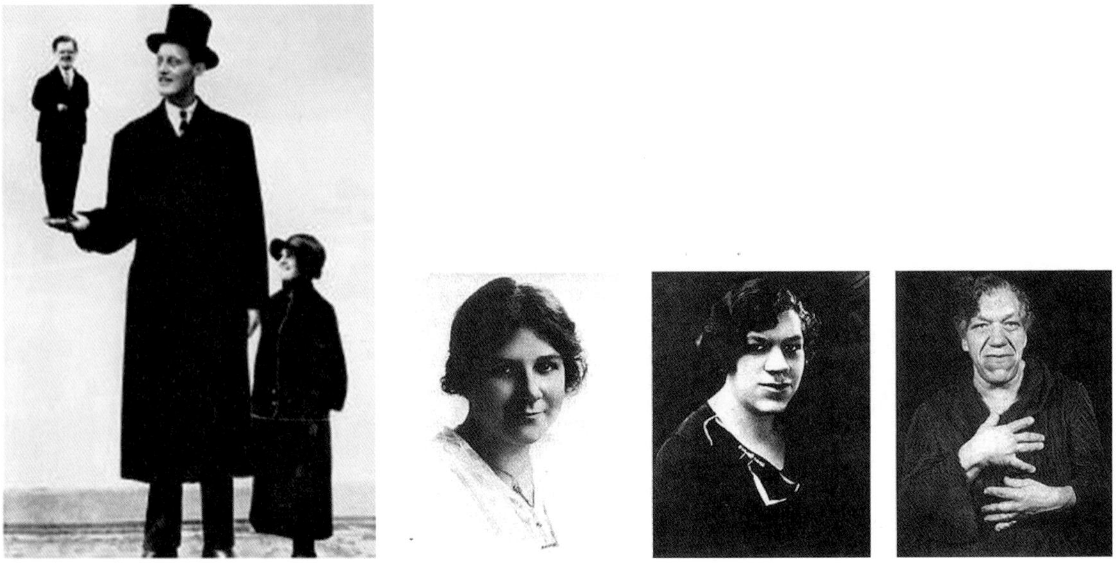

그림 4. 성장호르몬 분비 이상
(왼쪽) 소인증 및 거인증, (오른쪽) 말단비대증

① 성장호르몬 분비와 조절

뇌하수체에서의 성장호르몬은 낮과 밤에 걸쳐 간헐적, 주기적으로 분비되며 잠을 자는 동안 낮보다 더 많이 분비된다. 운동이나 스트레스, 고단백 식사, 금식 등도 성장호르몬 분비를 촉진시킨다. 성장호르몬은 스트레스 호르몬 중 하나다.

시상하부에서 분비되는 호르몬은 뇌하수체 성장호르몬 분비를 촉진하거나 억제한다. 성장호르몬분비자극호르몬(growth hormone releasing hormone: GHRH)은 성장호르몬 분비를 촉진시키고 소마토스타틴(somatostatin)은 억제한다(그림 5).

성장호르몬은 표적장기(근육, 간, 뼈, 인대 등)에서 인슐린유사성장인자-1(insulin like growth factor-1: IGF-1)을 분비시키며 이 IGF-1이 성장호르몬 분비를 억제한다. IGF-1의 대부분은 간에서 만들어진다. 억제 방식은 뇌하수체 전엽에 직접 작용하거나 시상하부 GHRH 분비 억제 혹은 somatostatin 분비 촉진 등의 방식을 택한다. 전엽에서 분비된 성장호르몬도 성장호르몬 분비세포에 직접적으로 작용하여 분비를 억제한다.

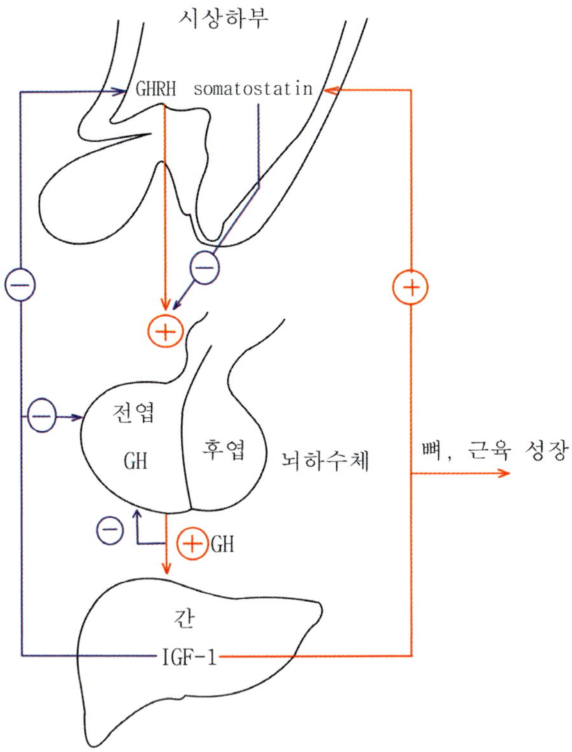

그림 5. 성장호르몬과 음성되먹임

② 성장호르몬의 효과

• 단기 효과

표적장기	효과
근육	당흡수 감소
지방	지방분해 증가
간	당신생성(gluconeogenesis) 증가
근육, 지방, 간	인슐린 저항성 증가

성장호르몬은 단기적으로 표적장기에서 위의 표와 같은 반응을 유도하여 혈당을 높인다. 이처럼 혈당을 올리기 때문에 스트레스 호르몬이라 불리는 것이다.

• 장기 효과

성장호르몬은 장기적으로 조직의 성장을 돕는다. 그러나 조직의 성장은 성장호르몬 단독으로는 이뤄지지 않으며 IGF가 있어야만 가능하다. IGF가 발견되기 이전에 성장호르몬의 작용을 돕는 이 물질을 somatomedin이라고 명명했다. 이름에는 조직(somato~)에 대한 효과를 매개(medin)한다는 뜻이 담겼다. 나중에 이 물질이 IGF와 같다는 사실이 밝혀졌다. 인슐린을 투여했을 때와 비슷하게 저혈당을 유발하기 때문에 인슐린과 유사하다는(insulin like) 이름이 붙여졌다.

나. 프로락틴(prolactin)

뇌하수체 전엽에서 분비되는 프로락틴은 유방 젖샘 조직의 성장과 모유 분비의 시작과 유지에 기여한다. 프로락틴 분비의 가장 강력한 자극은 아기가 젖을 빠는 행위이다. 아기를 출산하고 3주 동안 모체의 프로락틴 농도는 상승된 상태를 유지하나 이후에는 점차 감소한다. 만약 모유수유를 하지 않으면 임신 전 수준으로 감소하고 모유수유를 하면 모유수유가 지속되는 동안 프로락틴 분비는 높게 유지된다.

프로락틴 분비를 조절하는 대표적 호르몬은 다음과 같다.

① 촉진: 갑상샘자극호르몬분비호르몬(thyrotropin releasing hormone)

② 억제: dopamine

* 젖빨기반사

아기가 젖을 빨면 시상하부로부터 분비되는 생식샘자극호르몬분비호르몬(gonadotropin releasing hormone: GnRH) 분비의 감소, 옥시토신(oxytocin) 분비 증가, 도파민(dopamine) 분비 감소로 이어진다(그림 6).

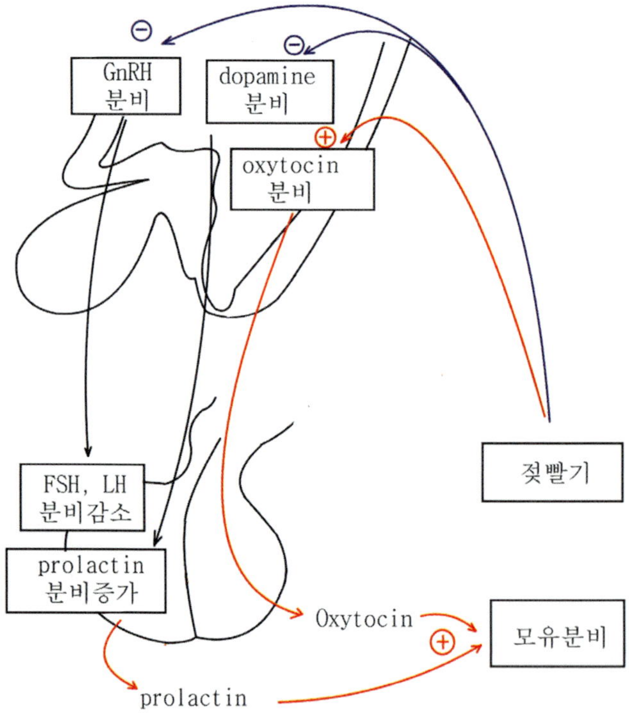

그림 6. 젖빨기 반사

옥시토신은 젖샘에 분포하고 있는 근상피세포(myoepithelial cell)를 수축시켜 모유 분비를 촉진한다. 프로락틴 분비를 억제하는 도파민 분비의 억제는 프로락틴 분비의 증가로 이어져 결국 모유 생성의 증가로 나타난다.

생식샘자극호르몬분비호르몬(GnRH)의 분비 감소는 생식샘자극호르몬인 난포자극호르몬(follicle stimulating hormone: FSH), 황체형성호르몬(luteinizing hormone: LH)의 분비 감소로 이어져 그 결과 배란이 억제된다. 아기에게 계속 모유수유를 할 경우 자연적인 피임이 되는 이유이다. 하지만 모유수유를 계속하더라도 배란이 영구적으로 억제되는 것은 아니다. 모유수유를 계속 하더라도 2년 정도 후에는 다시 배란이 정상적으로 일어난다.

(2) 뇌하수체 후엽 호르몬

뇌하수체 전엽 호르몬은 위에서 언급한 성장호르몬과 프로락틴 외에도 더 있지만 다른 호르몬들은 내분비 기관을 언급하며 함께 기술하도록 한다.

가. 옥시토신(oxytocin)

시상하부의 시각로위핵(supraoptic Nu.)에서 생성되어 축삭을 타고 내려와 뇌하수체 후엽에서 분비된다. 젖샘 근상피세포(myoepithelial cell)와 자궁을 수축시킨다. 자궁근육의 옥시토신 수용체의 수는 임신 20주부터 점점 증가하여 36주에 이르면 20주 이전에 비해 80배가 되고 분만 초기에는 그 수가 200배까지 증가한다. 분만이 시작되면 모체 옥시토신 분비가 폭발적으로 증가하여 자궁수축을 돕는다.

나. 바소프레신(arginine－vasopressin)

항이뇨호르몬(anti-diuretic hormone: ADH)이라고도 불리는 바소프레신은 혈장 삼투압 농도의 변화에 민감하게 반응하여 뇌하수체 후엽에서 분비된다. 정상 혈장 삼투압 농도는 290mOsm 정도이며 분비 역치는 그보다 낮은 280mOsm 정도이다.

뇌활밑기관(subfornical organ)이나 종말판혈관기관(organum vasculosum of the lamina terminalis) 같은 뇌실 주변에 있는 감지기에서 혈장 삼투농도의 변화를 감지하여 그 정보를 뇌실옆핵(paraventricular Nu.)이나 시각로위핵(supraoptic Nu.)에 있는 신경세포로 전하면 바소프레신(arginine-vasopressin: AVP)이 만들어진다. 이후 축삭을 타고 내려와 뇌하수체 후엽에서 분비된다.

항이뇨호르몬은 콩팥 집합관(collecting duct)의 물투과성을 높여 소변으로 나가는 물의 양을 줄여줌으로써 세포외액의 수분량을 늘리는 데 기여한다.

3) 갑상샘호르몬(thyroid hormone)

갑상샘은 목의 앞쪽에 위치하며 기관을 감싸고 있다. 조직을 잘라서 염색해보면 콜로이드가 가득 찬 소포를 관찰할 수 있다(그림 7). 갑상샘호르몬을 만들기 위해서는 요오드(iodide) 섭취가 필수적이며 결핍 시에는 갑상샘종(goiter)이 생길 수 있다. 호르몬은 몸의 대사 작용과 아동기의 정신적 신체적 발달에 관여한다.

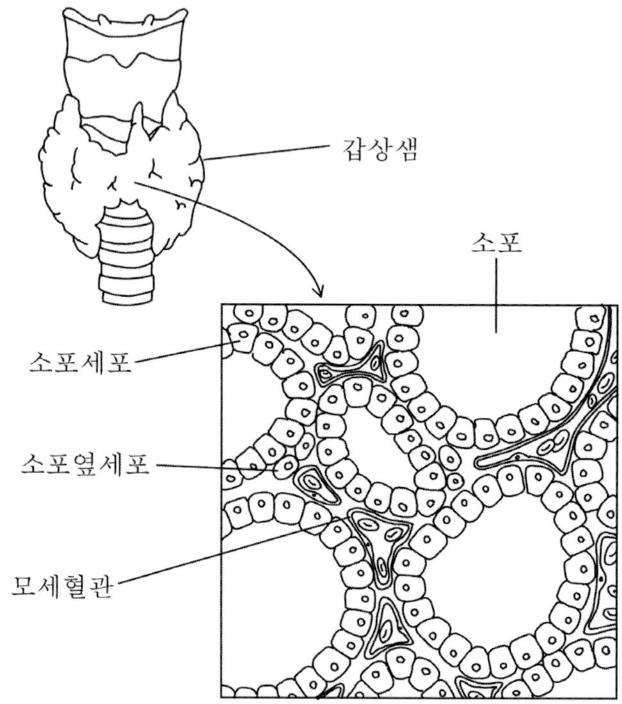

그림 7. 갑상샘의 위치와 미세구조

(1) 호르몬의 생성

- 요오드이온(I^-)이 2Na/I 공동운반체를 통해 소포세포 내로 들어온 뒤 소포 내강으로 이동, 내강에서 산화하여 요오드(iodine)가 된다.
- 이렇게 만들어진 요오드는 소포내강의 갑상샘글로불린(thyroglobulin)에 붙어있는 티로신(tyrosine)과 결합하여 모노요오드티로신(monoiodotyrosine: MIT) 혹은 디요오드티로신(diiodotyrosine: DIT)이 된다.
- 소포내강에서 MIT와 DIT는 결합하여 T_3(triiodothyronine) 혹은 T_4(tetraiodothyronine, thyroxine)를 만든다(MIT + DIT → T_3, DIT + DIT → T_4)
- 소포내강에서 갑상샘글로불린과 결합한 상태로 존재하는 MIT, DIT, T_3, T_4는 세포내섭취(endocytosis)를 통해 소포세포 내로 들어오고 endosome 내에서 분해된 후 DIT, MIT는 호르몬 재합성에 쓰이고, T_3, T_4는 혈관으로 분비되어 표적장기로 향한다(그림 8).

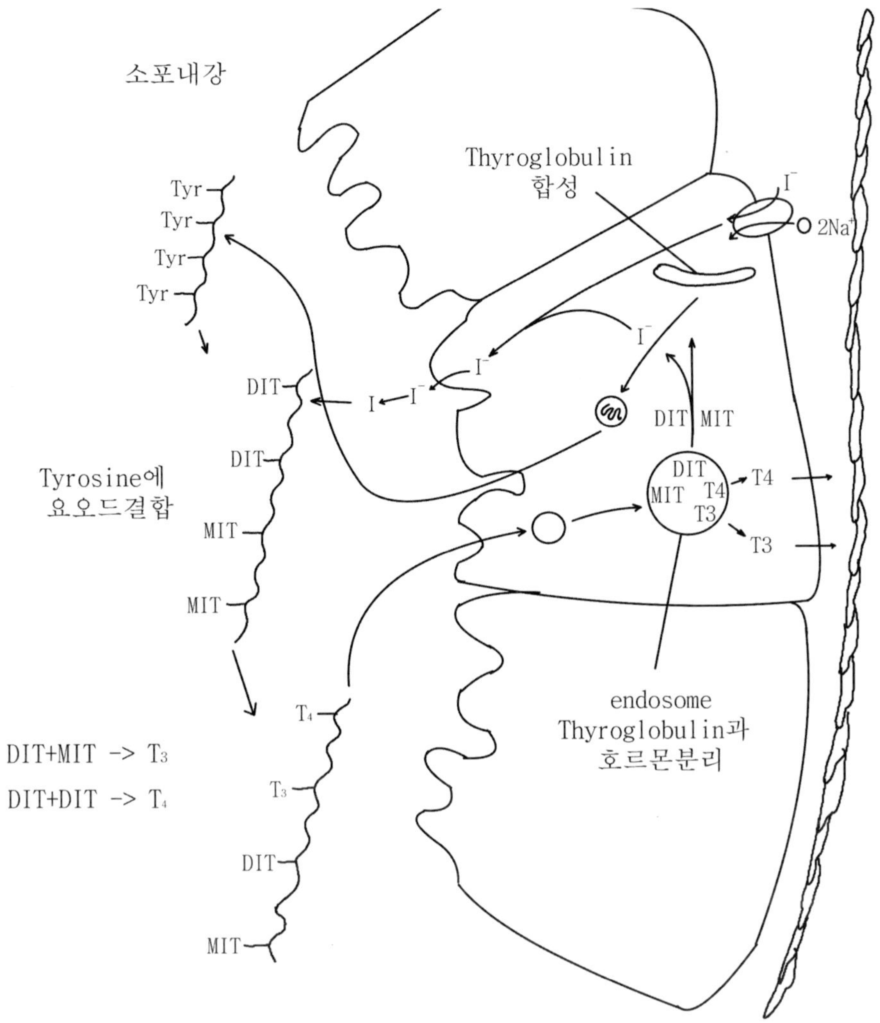

그림 8. 갑상샘호르몬의 생성

(2) 호르몬 분비 조절

갑상샘호르몬 분비를 촉진하는 갑상샘자극호르몬(thyroid stimulating hormone: TSH)은 뇌하수체 전엽에서 분비된다. TSH 분비를 자극하는 갑상샘자극호르몬분비호르몬(thyrotropin releasing hormone: TRH)은 시상하부에서 분비된다. 갑상샘에서 분비된 T_3, T_4는 뇌하수체 전엽 혹은 시상하부에 작용하여 TSH 분비를 억제한다. 시상하부에서 분비되는 도파민(dopamine)과 소마토스타틴(somatostatin)은 TSH 분비를 억제한다(그림 9).

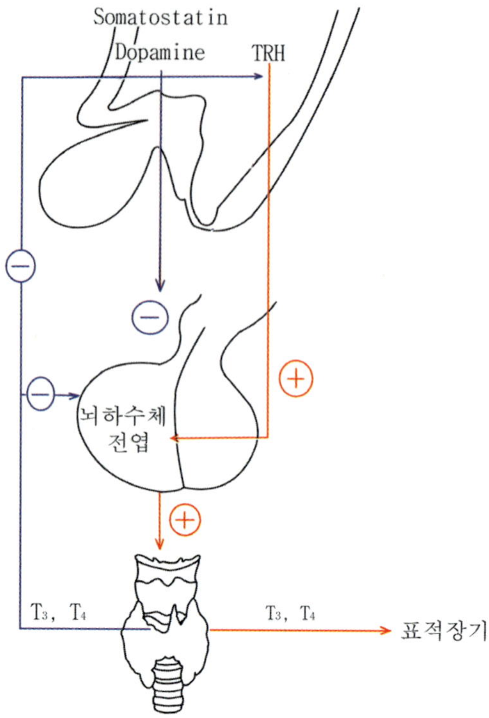

그림 9. 갑상샘호르몬 분비의 음성되먹임

(3) 갑상샘호르몬

가. 갑상샘호르몬 수용체

갑상샘호르몬은 단백 호르몬이지만 수용체는 핵 안에 있다. 호르몬과 수용체가 결합하면 특정 유전자의 활성을 증대시켜 단백질 생성으로 이어진다. 갑상샘호르몬인 T_3, T_4 중에서 농도는 T_4가 더 높지만 활성은 T_3가 훨씬 크다. T_4가 결합단백과 더 단단하게 붙어있기 때문이기도 하고 T_3의 핵 내 수용체 수가 더 많기 때문이기도 하다.

나. 기본 대사율 증진

탄수화물, 단백질, 지질 등 영양소 전반의 대사를 증가시키고 신체 온도를 상승시킨다.

다. 정상 발달

신생아에서 갑상샘호르몬 결핍이 있을 때 크레틴 병(cretinism: 선천성갑상샘기능저하증)이 나타난다. 신생아임에도 불구하고 전반적 활력이 떨어져 있으며 배를 받치고 들어 올리면 축 늘어진다. 정신지체, 작은 키, 운동 기능 장애, 크고 두꺼운 혀와 피부 등의 특징을 보인다. 치료하지 않고 방치하면 증상이 어른까지 이어진다.

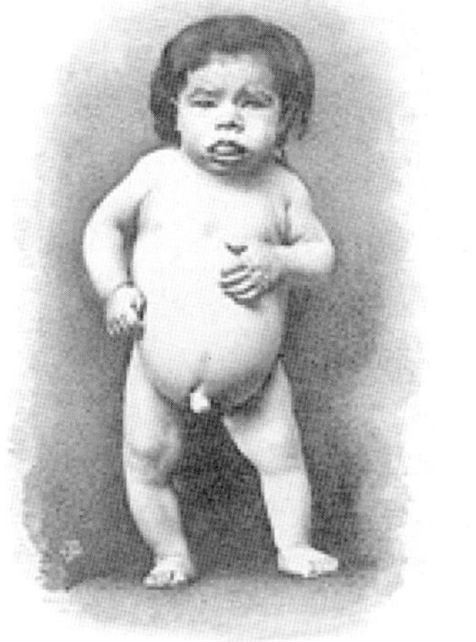

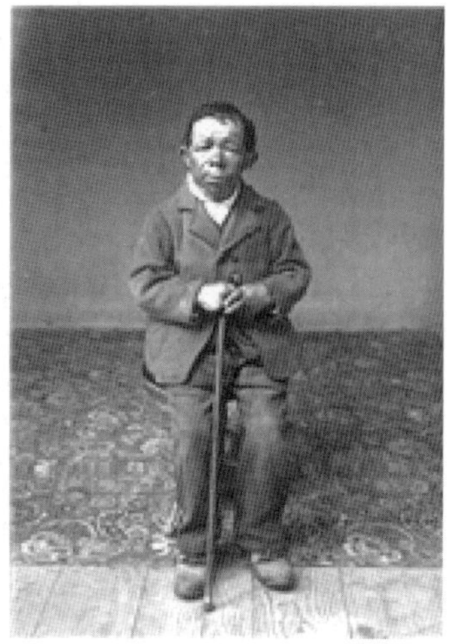

그림 10. 갑상샘호르몬 결핍: 크레틴병

* 점액부종(갑상샘기능저하증: hypothyroidism)

정상이던 사람에서 갑상샘 기능저하가 발병할 때 극단적인 경우 점액부종이 나타난다. 물질 대사를 촉진하는 갑상샘호르몬 부족으로 체내에 대사되지 않는 뮤코다당류-단백질 복합체가 피부에 쌓여 눌러도 들어가지 않는 부종이 생긴다. 전반적 대사 저하로 추위를 많이 타고 쉬 피로해지며 생리가 불규칙해진다(주로 생리과다로 나타난다). 산부인과에 오는 생리불순 환자들을 대상으로 갑상샘 기능검사를 한다.

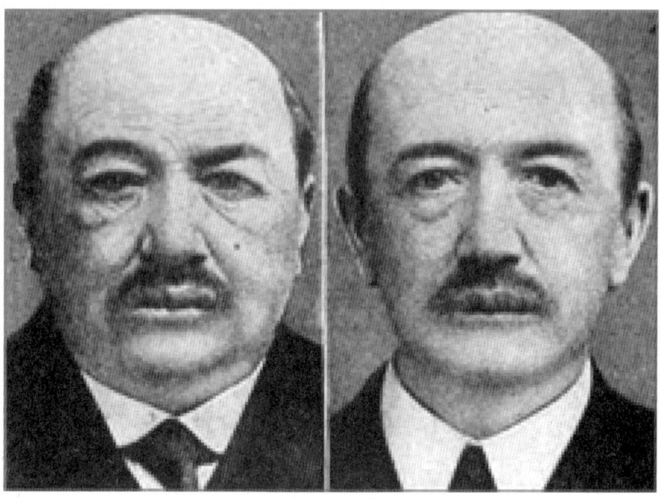

그림 11. 갑상샘 기능저하에 의한 점액부종(왼쪽)과 치료된 후의 모습(오른쪽)

* 하시모토 갑상샘염(Hashimoto's thyroiditis)

갑상샘글로불린(thyroglobulin)이나 갑상샘과산화효소(thyroid peroxidase) 등에 대한 자가면역항체가 생성되는 자가면역질환으로 갑상샘이 파괴되어 갑상샘기능저하증이 나타나는 질환이다.

* 갑상샘기능항진증(hyperthyroidism)

갑상샘호르몬 과다 생성에 따른 대사기능 항진에 의한 증상(식은땀, 발열, 짧고 빠른 호흡, 체중감소, 근육감소, 빈맥, 식욕증가, 생리불순(과소월경 혹은 무월경))이 주로 나타난다. 심해지면 안구돌출이 보일 수도 있다(그림 12).

갑상샘기능항진증을 보이는 질환 중 하나인 그레이브스 병(Grave's disease)은 B림프구에서 갑상샘자극호르몬과 유사한 항체(면역글로불린)가 계속 생산되는 것이 원인이다.

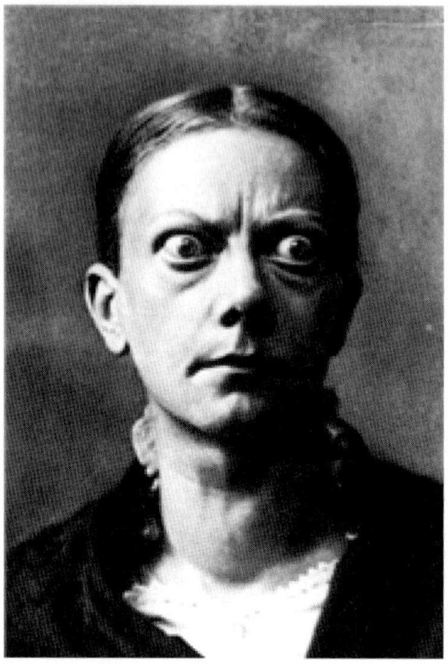

그림 12. 갑상샘 기능 항진증의 예: 그레이브스 병 환자

* 갑상샘종(goiter)

그림 12의 사진에서도 볼 수 있는 갑상샘종은 갑상샘기능항진증이나 저하증에서 모두 볼 수 있다. 요오드 결핍에 의한 갑상샘기능저하증과 같은 경우 갑상샘 기능이 떨어져 갑상샘호르몬을 제대로 만들지 못하기 때문에 뇌하수체에서 TSH 분비가 늘어나게 되는데 이것이 갑상샘종의 원인이 된다. 뇌하수체 종양에 의해 TSH 분비가 늘어난 환자 또한 TSH 자극에 의한 갑상샘종이 나타나는데 이때 갑상샘은 정상적으로 작동하기 때문에 갑상샘호르몬의 분비가 늘어나 갑상샘기능항진증으로 나타난다.

4) 부신호르몬

콩팥 바로 위에 붙어 있는 내분비 기관인 부신은 겉질과 속질로 구성된다. 겉질은 조직학적으로 여러 층(토리층, 다발층, 그물층)으로 구분할 수 있다. 토리층에서는 알도스테론(aldosterone), 다발층과 그물층에서는 코티솔(cortisol), 남성호르몬인 디히드로에피안드로스테론(dehydroepiandrosterone: DHEA), 안드로스텐디온(androstenedione), 속질에서는 에피네프린(epinephrine)이 만들어진다(그림 13).

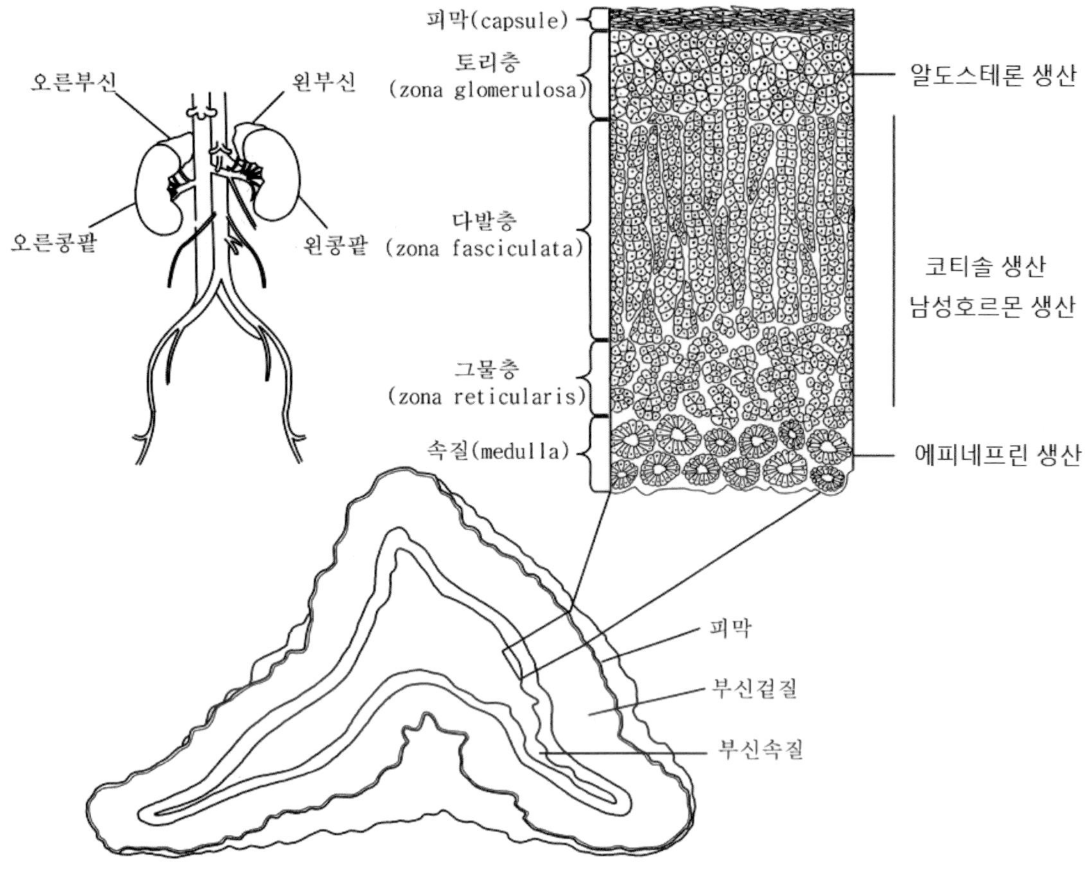

그림 13. 부신의 위치와 미세구조

부신호르몬의 재료는 콜레스테롤이다(그림 14). 콜레스테롤을 원재료로 부신 여러 층에 있는 세포들의 미토콘드리아나 활면소포체(smooth endoplasmic reticulum: SER)에서 여러 효소를 이용하여 호르몬을 만든다.

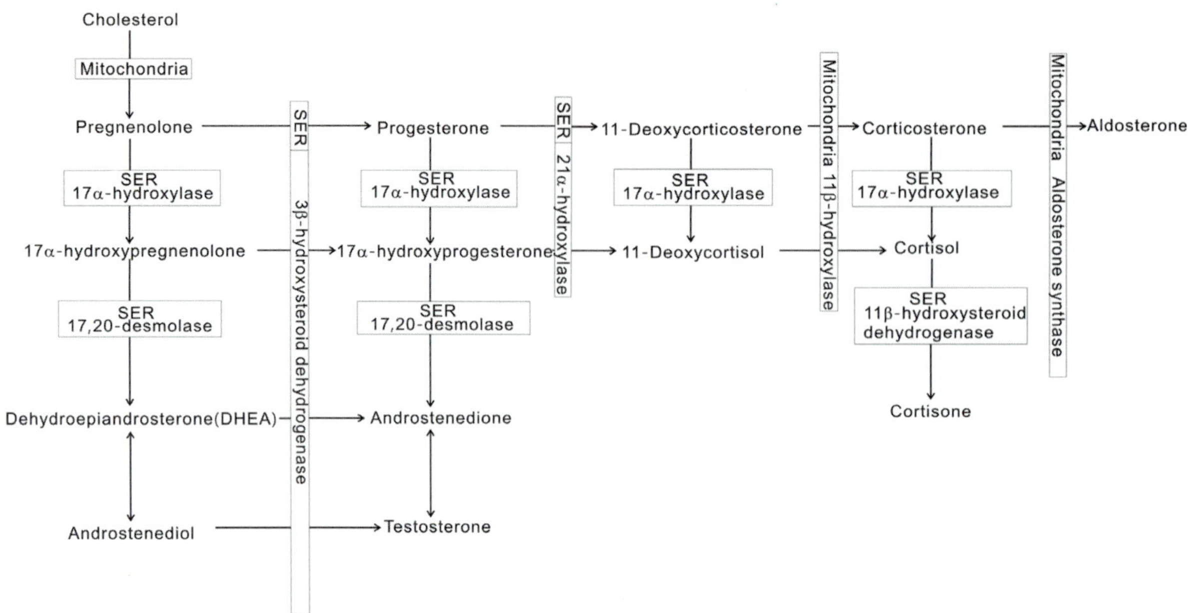

그림 14. 부신에서의 스테로이드 생산

(1) 코티솔

가. 코티솔 분비의 자극

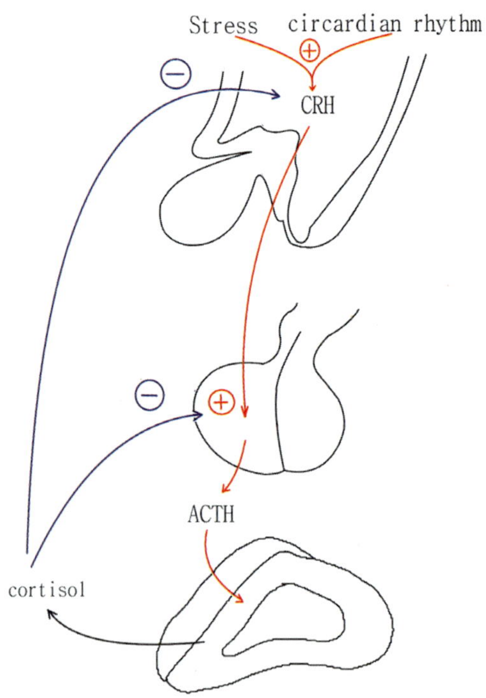

그림 15. 부신 코티솔 분비의 조절

시상하부에서 분비된 부신겉질자극호르몬분비호르몬(corticotropin releasing hormone: CRH)에 의해 뇌하수체의 부신겉질자극호르몬(adrenocorticotropic hormone: ACTH)이 분비되면 ACTH가 부신에서 코티솔 분비를 자극한다. 분비된 코티솔은 뇌하수체와 시상하부의 CRH, ACTH 분비를 억제한다.

CRH 분비는 대뇌의 지배를 받으며 스트레스나 생체리듬에 의해 분비가 조절된다. ACTH 분비 또한 맥동적(pulsatile)이며 하루 동안에도 변동이 심하다. 주로 이른 아침에 분비가 잘되고 늦은 오후와 이른 밤에 분비가 줄어들며 야밤에 증가한다.

나. ACTH

ACTH는 풋아편흑색소부신겉질자극호르몬(pro-opiomelanocortin: POMC) 유전자로부터 만들어진다. 이 유전자에는 γ-MSH(melanocyte-stimulating hormone: 멜라닌세포자극호르몬) 정보도 들어 있는데 ACTH를 과량으로 분비하는 환자들 중에 피부의 색소침착이 과하게 나타나는 경우와 관련이 있을 것으로 생각하고 있다.

다. 코티솔의 작용

① 대사 작용: 코티솔은 당질코르티코이드(glucocorticoid)라 불린다. gluco란 단어에서 알 수 있듯 혈당을 올리는 작용을 한다.

ㄱ. 간에서 포도당 생성을 늘린다.
ㄴ. 근육과 지방조직의 포도당 흡수를 낮춘다.
ㄷ. 지방분해를 늘려 포도당 대신 지방을 에너지원으로 사용하도록 한다.
ㄹ. 근육과 피부에서 단백질 분해를 증가시킨다(근육량 감소).

② 심혈관에 대한 작용: 카테콜아민 작용을 강화하여 혈압과 심박출량을 증가시킨다.
③ 항염증 및 면역억제 작용: 염증을 억제하는 작용이 있어서 코티솔을 류마티스 관절염 환자 같은 자가면역질환자에게 투여하면 증상이 완화된다. 면역력 또한 억제하여 이식장기에 대한 거부반응을 억제할 때도 코티솔 유사약물을 쓴다.
④ 뼈에 대한 작용: 뼈 분해 증가. 창자와 콩팥에서의 칼슘 재흡수 감소 → 코티솔 유사약물 장기 사용 시 골다공증 가능성 증가
⑤ 피부에 대한 작용: 섬유모세포(fibroblast)의 증식과 콜라겐 생성 억제 → 피부 얇아짐
⑥ 콩팥에서의 작용: 사구체여과율 증가 → 소변량 증가
⑦ 태아에 대한 작용: 태아 장기(중추신경계, 눈, 피부, 위장관 및 허파 등)의 정상적 발달에 기여한다.

라. 코티솔 결핍 또는 과다 때의 증상

① 쿠싱 증후군(Cushing syndrome)

만성 염증성 질환으로 코티솔 유사약물을 장기간 투여하거나 종양(코티솔을 생산하는 부신의 종양 혹은 ACTH를 과다 생산하는 뇌하수체 종양이 있는 경우)에 의해 코티솔의 혈중 농도가 장기간 상승되어 있는 경우 쿠싱 증후군이 나타난다. 환자들의 겉모습은 그림 16과 같다. 고혈압, 당뇨, 정서적 불안정, 생리 불순, 성기능 장애, 발기 부전, 체모의 과한 성장 등도 동반한다. 모두 코티솔의 정상적 생리작용이 과하게 나타난 결과이다.

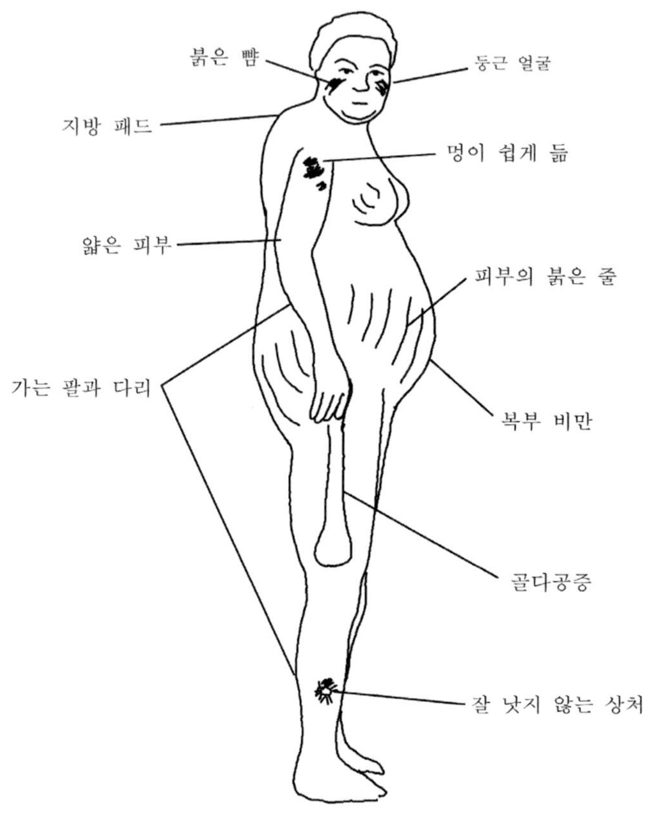

그림 16. 쿠싱 증후군 환자의 전형적인 모습

② 에디슨 병(Addison's disease: 부신부전)

부신에서 코티솔 분비가 정상적으로 되지 않아 코티솔 분비 결핍에 의한 증상이 나타나는 질환이다. 부신 결핵 또는 자가면역질환에 의한 부신 손상이 원인이다. 스트레스에 대한 저항력 감소, 저혈당, 피로 및 체중감소, 피부 색소침착, 저혈압 등이 나타나며 급성기에는 의식소실, 저혈당, 저혈압, 경련, 구토 및 설사 등이 나타나 응급처치가 필요하다.

(2) 남성호르몬(androgen)

부신 그물층(zona reticularis)에서는 남성호르몬인 디히드로에피안드로스테론(dehydroepiandrosterone: DHEA)과 안드로스텐디온(androstenedione)이 만들어진다. 피부나 지방조직에서 DHEA나 안드로스텐디온은 테스토스테론(testosterone)으로 변환된다. ACTH가 DHEA나 안드로스텐디온 생산을 촉진한다.

남성인 경우 남성호르몬은 주로 고환에서 생산되고 부신에서 생산되는 호르몬의 기여도는 낮다. 여성에서는 부신이 남성호르몬의 유일한 공급처다. 이들은 치모의 성장, 피부 기름샘 자극, 성욕 증진, 골다공증 억제 등의 작용을 한다.

* 선천성부신과형성증(congenital adrenal hyperplasia)

부신겉질에서 만들어지는 호르몬은 코티솔, 남성호르몬, 알도스테론이다. 이들의 원재료는 콜레스테롤이며 특정한 효소들의 작용을 통해 만들어진다. 선천성부신과형성증은 알도스테론과 코티솔을 만들 때 필요한 효소 결핍으로 알도스테론과 코티솔보다 남성호르몬 생산이 증가하게 된 것이 원인이다. 코티솔 생성이 줄어들면 뇌하수체와 시상하부에 대한 음성되먹임 작용이 줄어들어 CRH, ACTH 분비량이 늘어나게 되고 그 결과 남성호르몬 생산이 더 증가하게 된다(코티솔 생산 감소 → 뇌하수체에 대한 음성되먹임 감소 → CRH, ACTH 분비 증가 → 남성호르몬 생산만 더 증가). 그렇게 되면 갓 태어난 여아의 성기가 남성 성기처럼 변하게 되어 남아로 오인하게 된다.

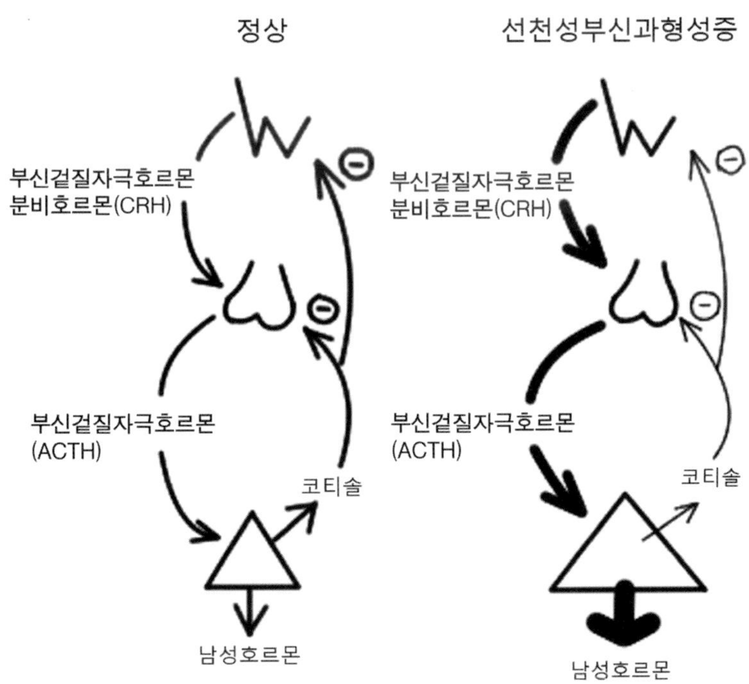

그림 17. 선천성부신과형성증의 기전

(3) 알도스테론(aldosterone)

염류코르티코이드(mineralocorticoid)인 알도스테론은 부신의 토리층(zona glomerulosa)에서 생산된다. ACTH, 안지오텐신 II, 혈중 K^+ 농도 이 세 가지가 알도스테론 생산을 자극하는 요소다. 분비된 알도스테론은 콩팥 집합관(collecting duct) 주세포(principal cell)에서 Na^+ 흡수를 촉진하고, K^+ 배출을 촉진한다. Na^+ 혈장 농도가 증가하면 삼투현상에 의해 물이 이동하므로 결과적으로 혈장 내의 수분량이 증가하게 된다.

(4) 부신속질호르몬

부신속질에서는 에피네프린(epinephrine)과 소량의 노어에피네프린(norepinephrine)이 생산된다. 혈중의 에피네프린은 전량 부신속질에서 생산된 것이며 혈중 노어에피네프린은 일부만이 부신속질에서 생산된 것이고 대부분은 교감신경 말단에서 분비되어 혈중으로 들어간 것이다. 에피네프린 생산과정은 다음과 같다.

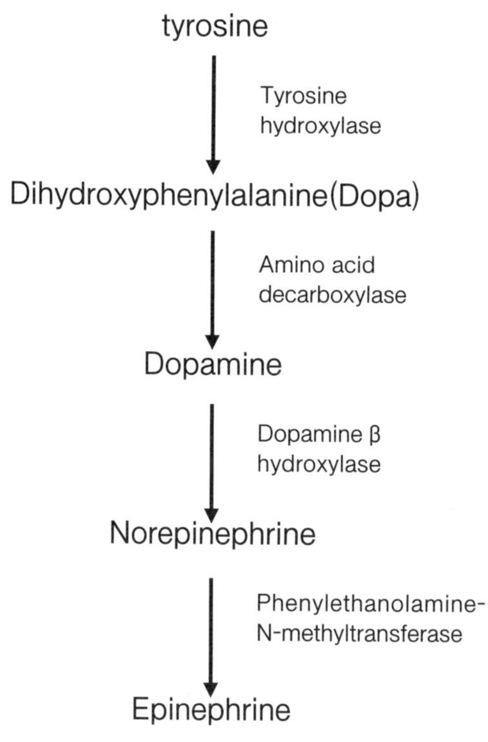

그림 18. 에피네프린 생산 과정

에피네프린은 싸우거나 도망해야 하는 상황에 긴요한 호르몬이다. 심박수가 증가하고 기도가 확장되고 동공이 커지며 털이 곧추서고 위장관 활동이 감소한다. 대사적으로는 글리코겐과 지방 분해가 증가되어 당신생성이 늘어남과 동시에 인슐린 분비도 증가하여 근육에서의 당흡수가 증가한다.

* 갈색세포종(pheochromocytoma)

부신속질 혹은 부신속질 밖 부신속질 세포와 유사한 크롬친화성 세포가 암으로 변한 것이다. 카테콜아민 과다분비에 의한 발작성 고혈압, 빈맥, 두통, 발한, 불안, 손떨림, 당불내성(glucose intolerance) 등의 증상이 나온다.

5) 췌장호르몬

췌장은 소화액을 분비하는 소화기관(외분비기관)이지만 호르몬을 분비하는 내분비기관이기도 하다. 췌장호르몬 분비세포들의 군락인 랑게르한스 섬(islet of Langerhans)에는 적어도 4종류의 세포(α, β, δ, F)가 존재하며 이들이 분비하는 호르몬은 다음과 같다(그림 19).

α: glucagon
β: insulin, proinsulin, C–peptide, amylin
δ: somatostatin
F: pancreatic polypeptide

여기서는 glucagon, insulin, somatostatin에 관해서만 기술한다.

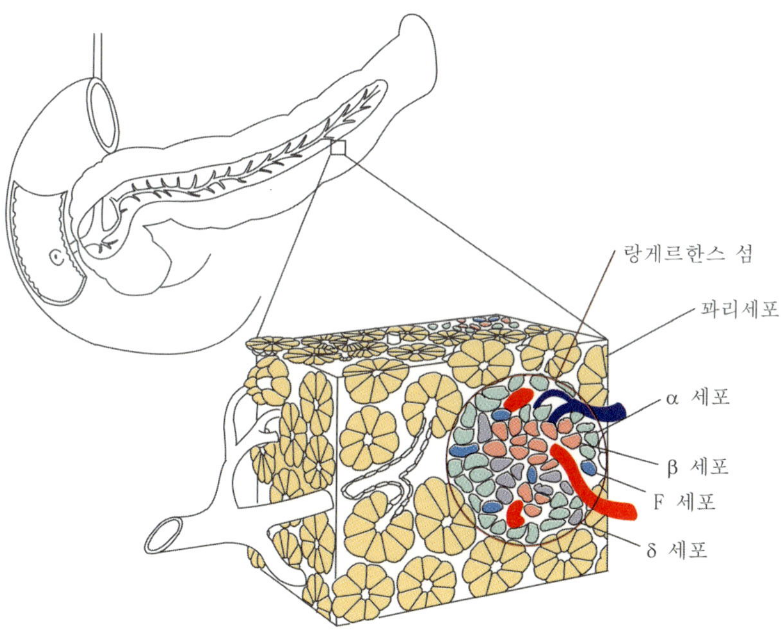

그림 19. 췌장 랑게르한스 섬 세포

(1) 인슐린(insulin)

인슐린은 혈당을 떨어뜨리는 호르몬이다. 음식을 섭취해서 혈당이 증가하면 인슐린 분비가 늘어나 지방, 아미노산, 탄수화물의 조직으로의 이동이 촉진된다.

가. 인슐린 합성

인슐린은 췌장 랑게르한스 섬 β세포 세포질그물(endoplasmic reticulum)에서 풋호르몬(prohormone) 형태(활성인슐린 분자인 A, B 사슬과 이와 연결된 C-단백(C-peptide)으로 구성)으로 만들어진다. 골지체에서 변형되어 인슐린과 C-단백이 떨어진 채 골지체 분비 소포에 들어 있다가 혈당 상승 시 함께 분비된다.

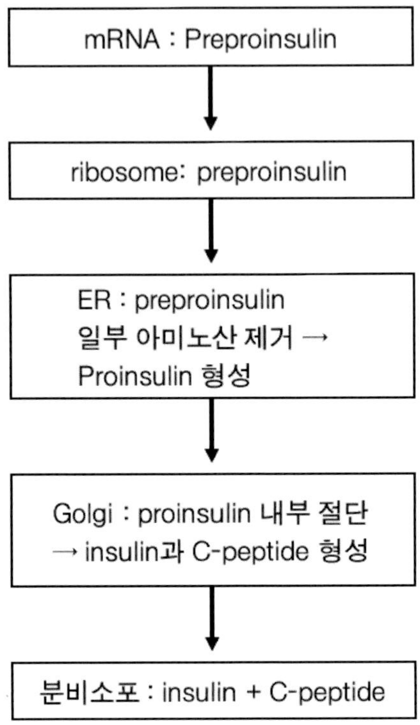

그림 20. 인슐린 생산과정

혈중으로 분비된 인슐린은 간을 거치면서 60% 정도가 제거되지만 C-단백은 그렇지 않아 인슐린 분비의 지표로 쓰인다.

나. 인슐린 작용

① 간에서의 작용: 글리코겐 분해를 억제하고 생성을 촉진한다. 간에 지방을 저장하고 단백질 생성도 촉진한다. 당의 신생성은 억제한다.

② 근육에서의 작용: 근육은 인슐린의 주요 표적장기이다. 인슐린은 근육세포막에 GLUT4(glucose transporter 4) 단백의 발현을 증가시켜 근육세포 내로 당의 이동을 증가시킨다. 세포 내로 이동한 당은 글리코겐으로 합성된다. 단백 생산을 증가시키고 기존 단백질의 분해는 억제된다.

③ 지방세포에서의 작용: 근육에서처럼 GLUT4를 통한 당의 흡수를 촉진한다. 간과 근육과 달리 흡수된 당은 글리코겐으로 합성되지 않고 TG(triglyceride)로 변환된 후 저장된다.

다. 인슐린 분비의 조절

① 자율신경에 의한 조절: 췌장 랑게르한스 섬(islet of Langerhans)에는 자율신경이 풍부하게 분포하고 있으며 이들의 활성에 의해 인슐린 분비가 조절된다.

ㄱ. 부교감신경: 미주신경을 통해 인슐린 분비를 촉진한다.

ㄴ. 교감신경: 교감신경이 활성화될 때 α수용체를 통해서는 분비 억제, β수용체를 통해서는 분비 증가가 나타난다.

② 운동에 의한 조절: 운동을 하게 되면 교감신경계 α수용체 활성화를 통한 인슐린 분비 억제가 나타난다. 인슐린 농도 증가는 근육으로의 당 흡수 증가, 근육에서의 당신생성 억제, 글리코겐 생성 증가, 지방분해 억제 등을 야기해서 저혈당을 유발할 수 있는데 α수용체 활성화를 통한 인슐린 분비 억제는 과도한 저혈당이 발생하는 것을 억제하는 효과가 있다.

③ 식사에 의한 조절: 음식을 보는 것만으로도 부교감신경 활성화에 의해 인슐린이 분비되기 시작하고 실제로 음식을 먹으면 인슐린 분비는 급격히 늘어난다. 일반적으로 정맥주사를 통한 당의 주입보다 먹었을 때 인슐린 분비가 더 크다. 소화관에서 분비된 다른 호르몬들도 관여한다.

라. 당뇨병의 종류

① 인슐린 의존성 당뇨병: 1형 당뇨병이라 불린다. 췌장 β세포가 자가면역질환 등에 의해 파괴되어 인슐린을 생산하지 못하여 발생한다. 세포 내로 당을 흡수하지 못하여 고혈당이 발생하며 당 대신 지방을 원료로 사용하여 만들어진 지방산이 간에서 케톤체로 변하면 이로 인해 케톤산증이 나타날 수 있다.

② 인슐린 비의존성 당뇨병: 2형 당뇨병이라 불린다. 발병 원인은 1형에 비해 복잡하다. 혈당 증가에 반응하여 췌장 β세포에서 인슐린을 만들지 못하거나 표적장기가 인슐린에 대한 저항성을 보인다. 1형과 같은 케토산증 발생 확률은 낮다. 고혈압, 고지혈증, 비만이 동반되는 경우가 많다.

마. 당뇨병의 증상

① 다뇨(polyuria): 콩팥으로 당이 배출되면서 수분 배출이 늘어나는 경우이다.
② 다음(polydipsia): 소변 배출이 늘면서 나타난 수분 부족에 의한 2차적 현상이다.
③ 다식(polyphagia): 당의 세포 내 흡수가 불가하여 나타난 기아 상태를 반영한다.
④ 신경계 증상: 이상감각, 자율신경계 반응 이상
⑤ 혈관염: 망막, 발, 콩팥 침범으로 눈이 멀거나 발을 자르거나 콩팥이 망가질 수 있다.
⑥ 발기부전
⑦ 상처가 생기면 잘 낫지 않는다.

(2) 글루카곤(glucagon)

글루카곤은 췌장 랑게르한스 섬 α세포에서 분비된다. 인슐린처럼 풋호르몬(prohormone) 형태로 분비되며 혈당이 증가하면 분비가 억제되고 감소하면 분비가 증가한다. 분비된 글루카곤은 인슐린 분비를 촉진한다.

글루카곤의 표적장기는 간이다. 간에서 당의 생성을 촉진한다. 지방대사에도 관여하여 지방의 산화를 촉진시켜 ATP와 케톤체를 만든다. 음식을 섭취하지 못하는 경우 인슐린 분비가 줄어들고 글루카곤 분비가 늘어나는데 글루카곤에 의해 형성된 케톤체는 뇌에서 에너지원으로 쓰일 수 있다.

(3) 소마토스타틴(somatostatin)

췌장 δ세포 외에도 소화관의 D세포나 시상하부에서도 분비된다. 처음에는 시상하부에서 분비되어 뇌하수체의 성장호르몬 분비를 억제하는 호르몬으로 알려졌다. 소마토스타틴은 성장호르몬 외에도 인슐린, 글루카곤, 가스트린, VIP, TSH 등의 분비를 억제한다. 이 성질을 이용하여 성장호르몬, 인슐린 등을 분비하는 종양의 치료에 사용한다.

6) 칼슘 관련 호르몬들

칼슘은 근육 수축, 신경전달물질의 분비, 효소 활성화 등 생리적 활성을 위한 필수적 이온으로 혈중 농도가 좁은 범위 안에서 조절되어야 한다. 인산은 ATP의 구성요소로서 세포 에너지 대사와 관계가 깊지만 칼슘만큼 농도가 엄격하게 조절되지는 않는다. 이 둘은 뼈의 구성원으로 서로 밀접한 관계가 있으며 동일한 호르몬들(부갑상샘호르몬, Vit.D, 칼시토닌)에 의해 조절된다.

(1) 부갑상샘호르몬(parathyroid hormone)

부갑상샘은 갑상샘 좌·우 후면 위·아래에 총 4개 있다(그림 21). 부갑상샘호르몬(parathyroid hormone: PTH)을 분비한다.

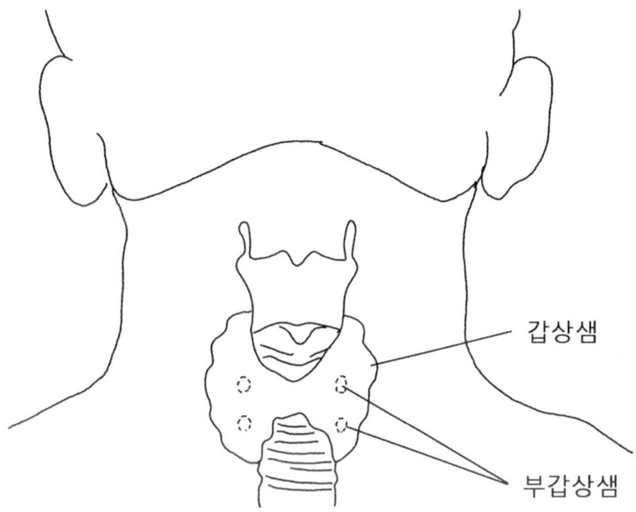

그림 21. 부갑상샘의 위치

가. 부갑상샘호르몬의 합성과 분비

부갑상샘의 으뜸세포(chief cell)에서 픗호르몬 형태로 합성된 후 변형을 거쳐 분비 소포에 저장되었다가 분비된다. PTH가 핏속으로 들어가면 금방 대사된다. 반감기는 약 4분 정도다. 간을 거치면서 N-말단을 포함하는 부분과 C-말단을 포함하는 부분 두 조각으로 쪼개진다. 호르몬의 활성은 주로 N-말단을 포함하는 부분에 있으며 N-말단을 포함하는 부분은 콩팥에서 분해된다.

나. 부갑상샘호르몬 작용

혈중 칼슘농도가 떨어지면 PTH 분비가 늘어난다. 반대로 혈중 칼슘농도가 증가하면 PTH 분비는 줄어든다. PTH의 작용은 아래와 같다.

① 콩팥

굵은오름가지(thick ascending limb)와 원위세뇨관(distal tubule)에서 칼슘의 재흡수를 촉진한다. 근위세뇨관(proximal tubule)과 원위세뇨관(distal tubule)에서의 인산염(PO_4^{3-}) 재흡수는 억제되어 소변으로 인산염의 배출이 늘어난다. 정상적인 경우 칼슘과 인산염은 핏속에서 녹은 상태로 평형을 유지하고 있는데 PTH 분비 증가로 칼슘이 늘어날 경우 침전이 생길 수 있다. 콩팥에서의 인산염 배출은 이러한 침전 가능성을 낮춰준다.

② 뼈

PTH가 계속 상승해 있으면 혈중 칼슘농도가 상승한다. 이는 PTH가 뼈모세포(osteoblast)에서 사이토카인 분비를 촉진하여 뼈파괴세포(osteoclast) 활성을 증가시켜 뼈흡수가 늘어나기 때문일 것으로 생각한다.

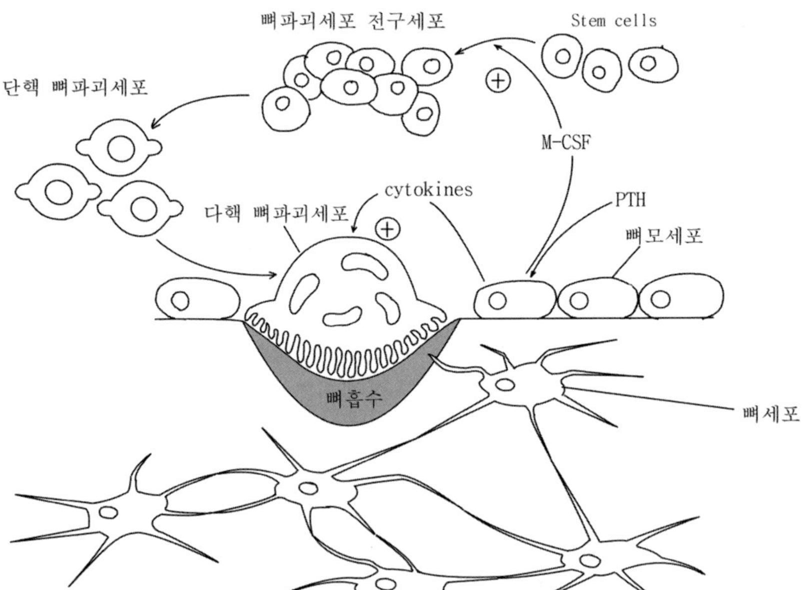

그림 22. 뼈세포들에 대한 부갑상샘호르몬의 작용

PTH가 지속적으로 상승해있지 않고 가끔씩 증가하는 경우라면 뼈의 생성을 촉진하기도 한다. PTH가 뼈세포의 칼슘통로를 활성화시켜 뼈세포로의 칼슘이동을 활성화시키면 이 칼슘이 뼈모세포로 전달되고 뼈모세포가 세포 외부로 칼슘을 방출하면서 칼슘의 침착이 일어나기 때문이다. 실제로 PTH를 골다공증 치료제로 쓰기도 한다.

(2) Vit.D

1920년대까지만 해도 구루병(rickets)은 소아에서 흔한 질환이었다. 저칼슘혈증과 골격근의 이상이 주증상인 이 질환은 Vit.D가 발견되고 식품에 첨가되면서 발생률이 크게 감소하게 되었다.

Vit.D는 D_2, D_3 형태로 존재한다. D_2는 ergocalciferol이라 불리며 주로 식물에서 섭취할 수 있다. cholecalciferol이라 불리는 D_3도 간유나 계란, 우유 등을 통해 섭취할 수 있으며 체내에서 합성도 된다. D_3의 합성 과정은 그림 23과 같다.

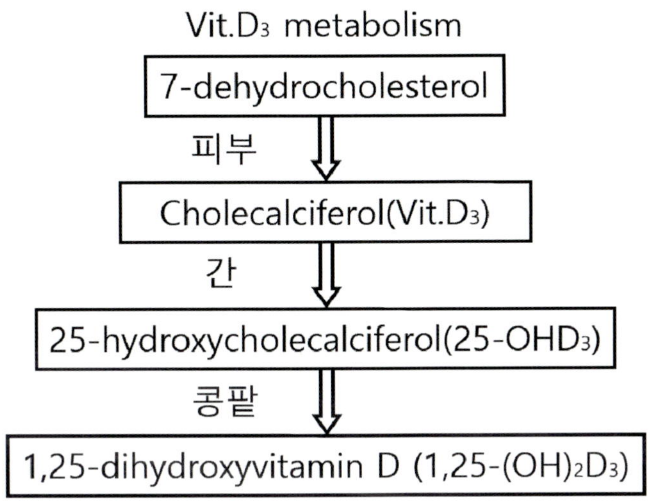

그림 23. Vit.D 합성과정

체내에서 활성을 띠는 비타민은 D_2나 D_3가 아닌 1,25-$(OH)_2D_3$다. 1,25-$(OH)_2D_3$는 피부에서 자외선의 영향으로 생성된 Vit.D_3가 간을 거친 후 콩팥에서 PTH의 영향 아래 만들어진다. 생리학적 작용은 아래와 같다.

- 작은창자에서 칼슘 흡수를 증가시킨다.
- 콩팥 원위세뇨관(distal tubule)에서 PTH와 함께 칼슘 재흡수를 촉진한다. 인산염(PO_4^{3-})의 재흡수를 억제했던 PTH와 달리 인산염(PO_4^{3-})의 재흡수도 촉진한다.
- 뼈로의 칼슘 침착을 증가시킨다.

(3) 칼시토닌(calcitonin)

칼시토닌은 갑상샘의 소포곁세포(parafollicular cell)에서 분비된다. 혈중 칼슘농도가 증가하면 분비되고 낮아지면 분비가 감소한다는 점에서 혈중 칼슘농도를 조절하는 호르몬으로 생각하고 있다.

제11장
성

1. 성의 분류

- 유전적 성(genotypic sex): 성염색체(XX 혹은 XY)에 의한 성의 분류
- 생식샘적 성(gonadal sex): 내성기인 난소 혹은 정소에 따른 성의 분류
- 표현형적 성(phenotypic sex): 외성기에 따른 성의 분류

유전적인 성의 분류와 표현형적 성의 분류, 생식샘적 성의 분류가 항상 일치하는 것은 아니다. 안드로겐불감증후군(androgen insensitivity syndrome) 같은 경우는 XY의 성염색체와 정소를 가지고 있어서 유전형이나 생식샘을 보면 남성이지만 남성호르몬인 안드로겐의 수용체가 정상적으로 작동하지 않아 여성의 외모를 가지게 된다.

1) SRY(sex determining region on Y)

유전적 성은 성염색체의 종류에 따라 XX일 경우 여성, XY일 경우 남성으로 정해진다. Y 염색체가 남성적 표현형과 정소의 발달에 중요한데 이는 고환결정인자(testis determining factor: TDF)에 대한 정보가 Y 염색체 성결정부위(sex determining region on Y: SRY)에 존재하기 때문이다. 만약 SRY가 X 염색체로 옮겨가는 경우 이 X 염색체를 받은 자손은 유전형이 XX라 하더라도 남자의 외형을 보이게 된다.

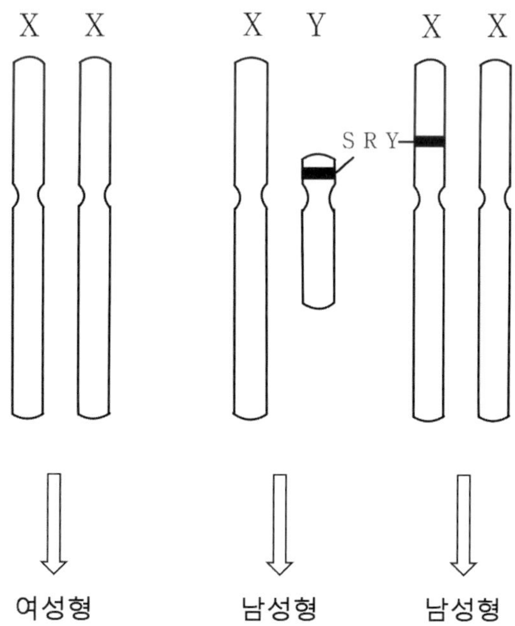

그림 1. 고환결정인자에 의한 성의 결정

2) 생식샘의 분화

미분화 원시생식샘은 겉질과 속질로 구성되며 유전자형에 따라 고환 혹은 난소가 된다. XX인 경우 겉질이 난소로 분화하고 XY인 경우 속질이 고환으로 분화한다(그림 2). 배아 나이 7주 이전에는 생식샘이 분화하지 않아서 남녀 생식샘의 겉모습이 동일하다.

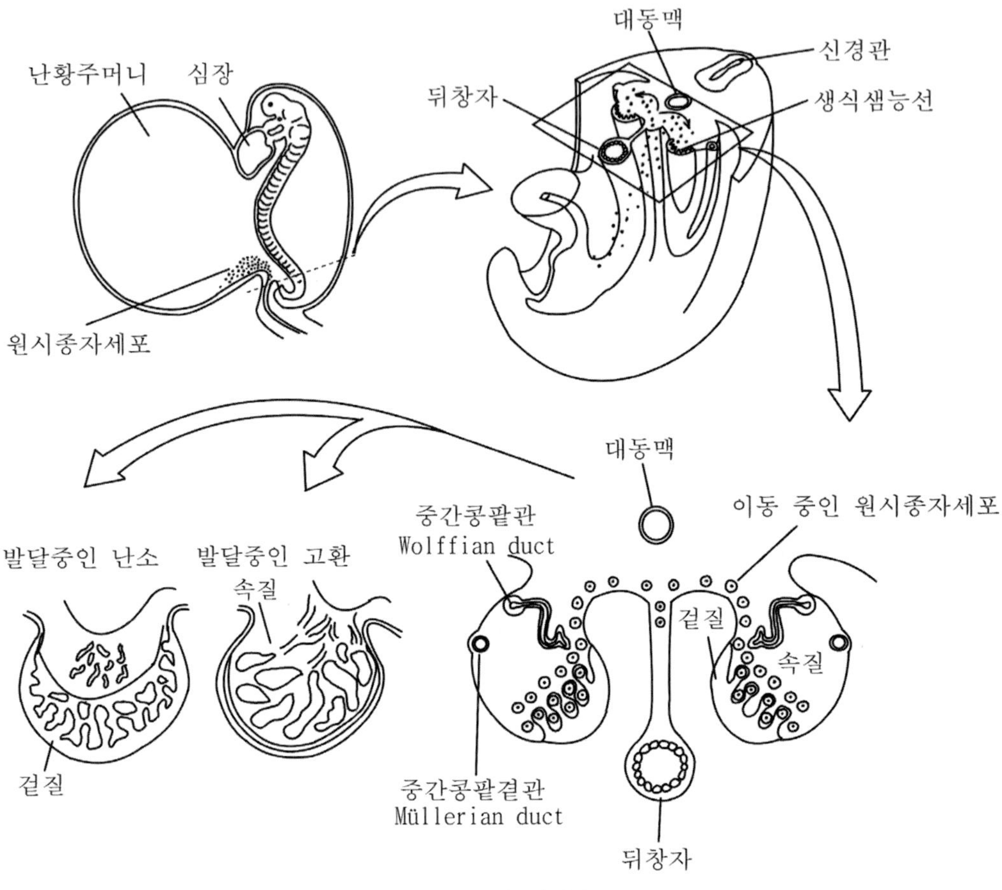

그림 2. 생식샘의 발달

남자인 경우 원시생식샘 속질에서는 정세관(seminiferous tubule)이 발달하고 이동해 들어온 원시종자세포는 후에 정조세포(spermatogonium)를 만든다. 여자인 경우 원시생식샘의 속질은 퇴화하는 대신 겉질이 발달하고 여기에 들어온 원시종자세포는 나중에 난조세포(oogonium)를 만든다.

생식관 또한 생식샘 못지않게 중요한 기관이다. 초기에는 남녀 모두 두 개의 생식관(중간콩팥관: mesonephric duct 또는 wolffian duct, 중간콩팥결관: paramesonephric duct 또는 műllerian duct)을 모두 가지고 있지만 배아 나이 7주부터 고환에서 생산되는 남성호르몬(테스토스테론(testosterone), 디히드로테스토스테론(Dihydrotestosterone))에 의해 중간콩팥관(wolffian duct)은 발달하고 중간콩팥관억제호르몬(antiműllerian hormone: AMH)에 의해 중간콩팥결관(műllerian duct)은 퇴축된다. 여자에서는 반대로 중간콩팥결관이 발달하고 중간콩팥관은 퇴축된다.

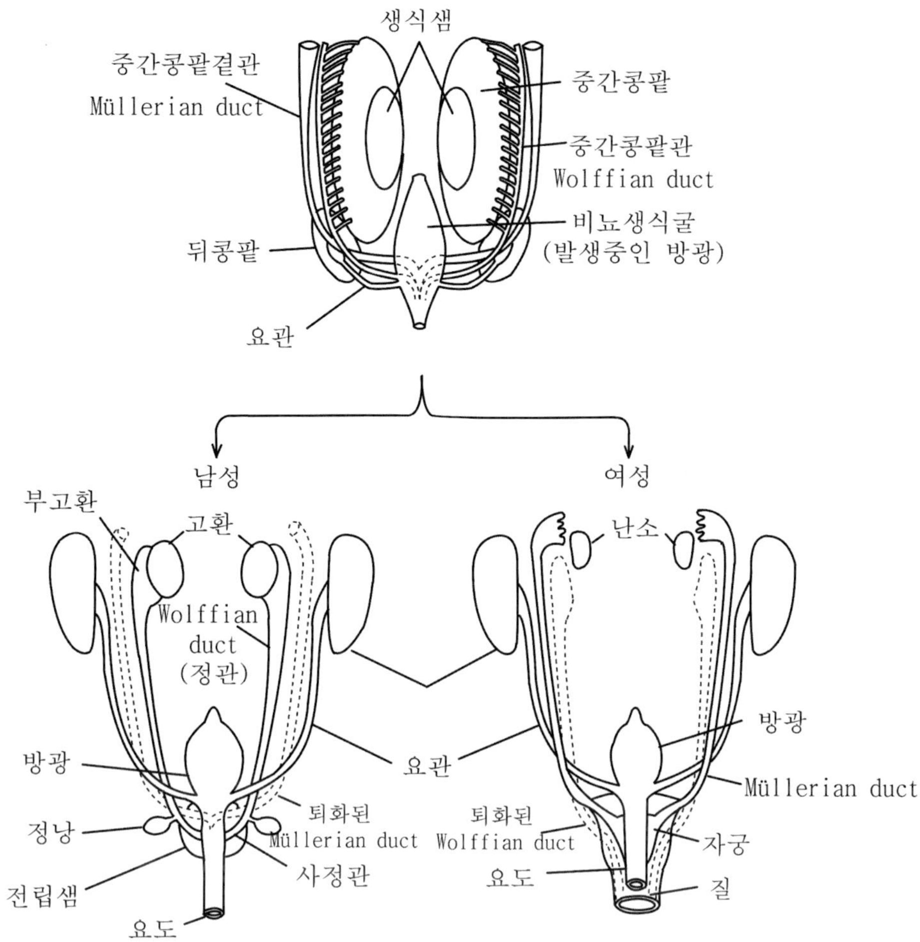

그림 3. 생식관의 분화

- 남자: 중간콩팥 – 부고환이 됨. 중간콩팥관(mesonephric duct 또는 wolffian duct) – 정관, 정낭, 사정관이 됨.
- 여자: 중간콩팥곁관(paramesonephric duct 또는 műllerian duct) – 나팔관, 자궁, 질의 위쪽 1/3이 됨.

3) 외성기의 분화

배아 나이 7주까지는 남녀 모두 외성기의 모습이 비슷하며 12주가 되어야만 구분이 가능하다. 분화되기 전 주요 구조물은 생식결절, 요도주름, 음순음낭융기 이 셋이며 이들은 성별에 따라 다음과 같이 변한다.

	남자	여자
생식결절(genital tubercle)	음경귀두(glans of penis)	음핵귀두(glans of clitoris)
요도주름(urethral fold)	음경 본체(penile shaft)	소음순(labium minor)
음순음낭융기(labioscrotal swelling)	음낭(scrotum)	대음순(labium major)

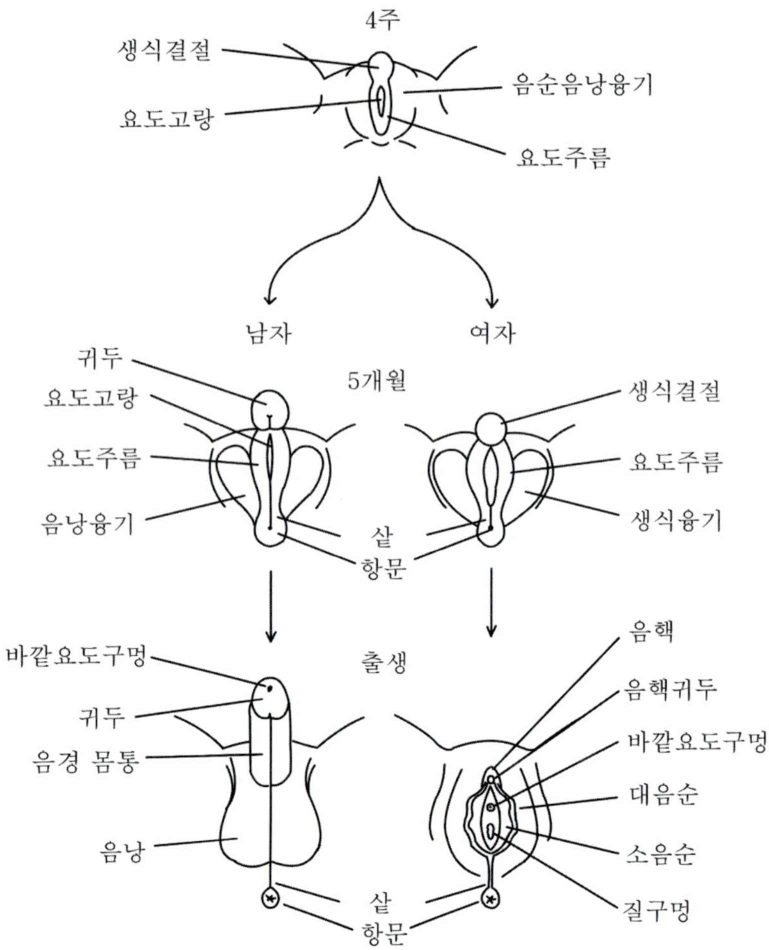

그림 4. 외성기의 분화

4) 남성 생식계

(1) 정자의 생성과 운반

배아의 발생 중 생식샘(gonad)으로 들어온 원시종자세포가 정조세포(spermatogonium)가 된다. 사춘기가 되면 이 정조세포들이 감수분열(meiosis)을 통해 정자세포(spermatid)를 만든다. 약 74일 걸리는 이 과정은 고환 내 정세관(seminiferous tubule)에서 일어난다. 정세관 내의 Sertoli 세포가 정자의 성숙을 돕는다. 정자는 총 74일 중 약 50일을 정세관에서 보내고 나머지 기간은 부고환(epididymis)에 머물며 성숙의 마지막 단계를 밟은 뒤 부고환에 저장된다.

부고환은 정관과 연결되고 정관은 정낭(seminal veiscle)에서 나온 관과 합류하여 사정관이 된다. 사정관은 전립샘 부위를 거쳐 요도로 연결되는데 여기에 요도망울샘이 합류한다(그림 5).

사정액에서 정자는 전체 용량의 10% 정도이며 70% 정도는 정낭, 전립샘, 요도망울샘 등에서 분비된 체액, 20% 정도는 부고환에서 분비된 체액이 차지한다.

정액의 정상 수치는 다음과 같다.

	WHO 기준
사정 시의 총 정자 수	$39 \sim 928 \times 10^6$
사정액의 용량	1.5~7.6ml
정자의 밀도	$15 \sim 259 \times 10^6$/ml
운동성을 보이는 정자 수	40~81%
전진 운동을 보이는 정자 수	32~75%
정상 모양	4~48%

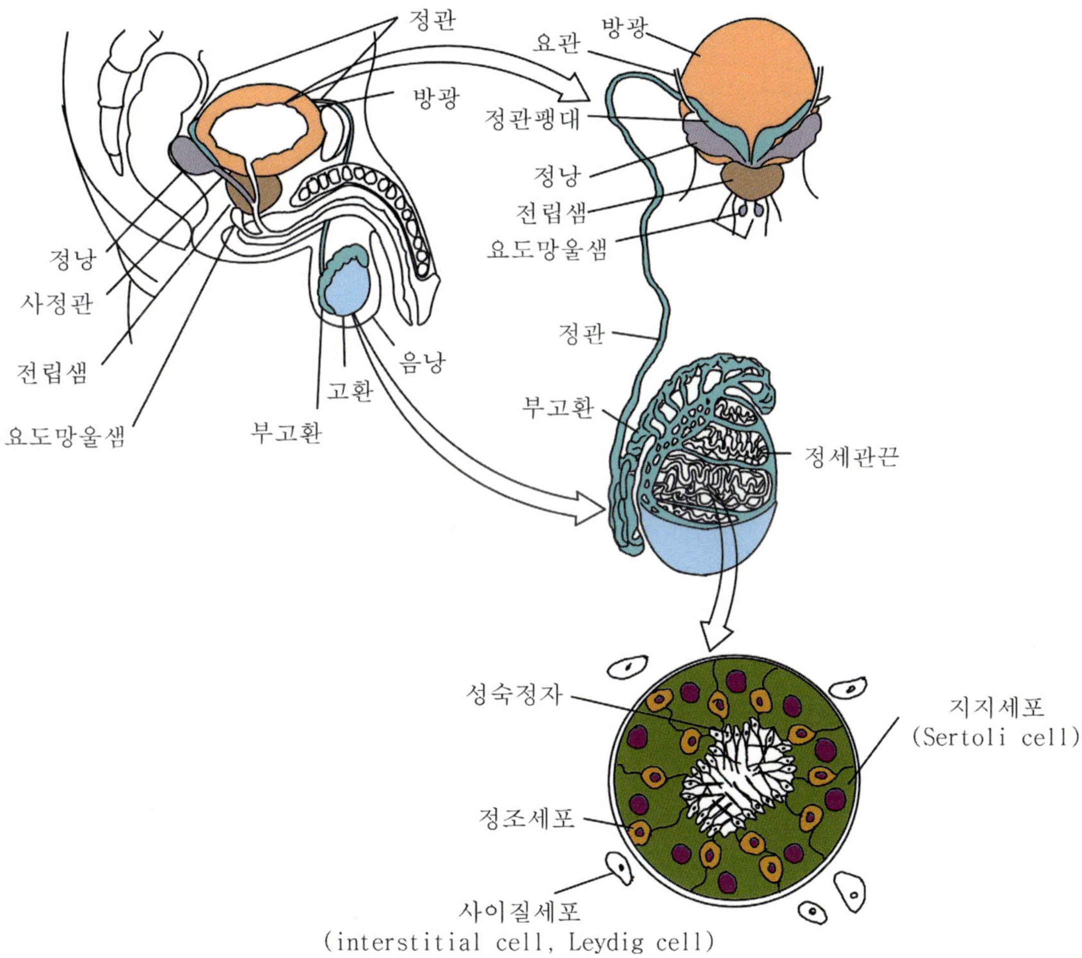

그림 5. 남성 생식기관

(2) 호르몬 상호작용

고환에서의 호르몬 생성은 시상하부와 뇌하수체의 조절을 받는다.

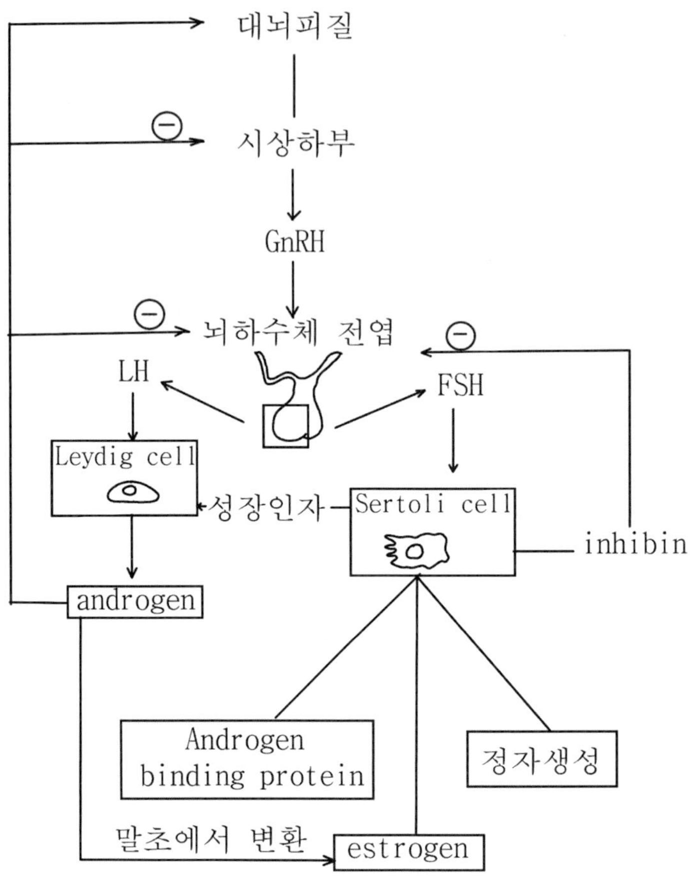

그림 6. 고환에서의 호르몬 생산 조절

- 생식샘자극호르몬분비호르몬(gonadotropin releasing hormone: GnRH): 시상하부에서 맥동성으로 (pulsatile) 분비되어 뇌하수체 전엽에서 난포자극호르몬(follicle stimulating hormone: FSH), 황체형성호르몬(luteinizing hormone: LH) 분비를 자극한다.

- 황체형성호르몬(luteinizing hormone: LH): 고환의 Leydig 세포를 자극하여 testosterone을 생산하도록 한다.

- 난포자극호르몬(follicle stimulating hormone: FSH): 고환의 Sertoli 세포를 자극한다. 이 자극을 받은 Sertoli 세포는 ① testosterone과 결합할 수 있는 안드로겐 결합단백(androgen-binding protein)을 생산하여 국소적인 testosterone 농도를 증가시키고 ② 정자생산을 촉진하고 ③ inhibin을 생산하여 뇌하수체에 대한 음성되먹임 작용을 한다.

(3) 테스토스테론(testosterone)

테스토스테론은 콜레스테롤을 재료로 고환 Leydig 세포에서 생성된다. pregnenolone이 제일 처음 만들어진 후 여러 효소들의 작용으로 각종 호르몬들이 만들어진다.

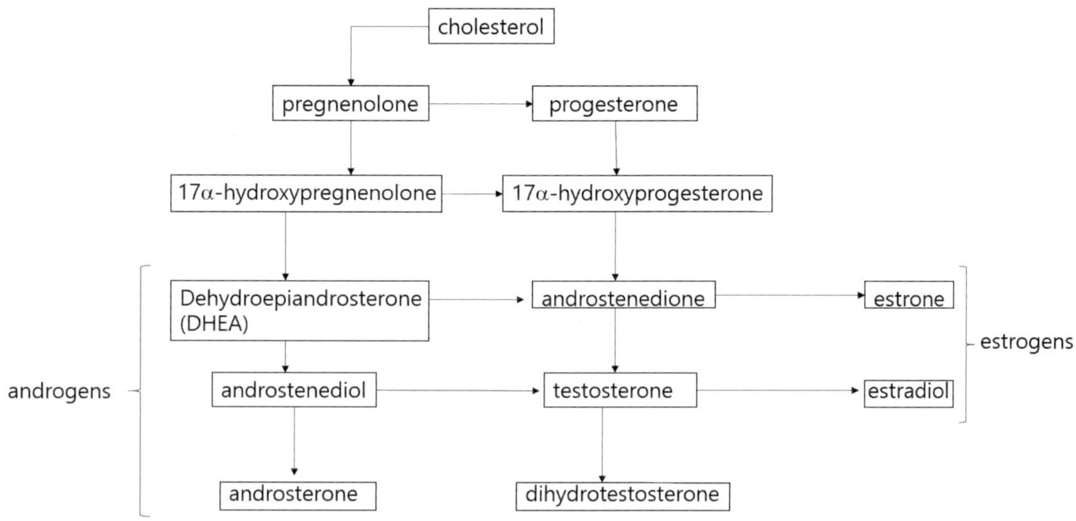

그림 7. 테스토스테론 생산과정

혈중 테스토스테론의 95% 정도가 Leydig 세포에서 만들어진다. 다른 호르몬들(pregnenolone, progesterone, 17-hydroxyprogesterone, androstenedione, androsterone, dihydrotestosterone)도 생산된다. 고환 외에도 지방조직, 뇌, 근육, 피부, 부신겉질도 테스토스테론을 비롯한 남성호르몬을 생산할 수 있다.

테스토스테론은 남성 생식기의 발달과 분화, 정자 생성과 분화 촉진 외에도 근육량 증가, 남성형 모발의 분포, 대머리 유발 등의 효과를 보인다.

5) 여성 생식계

(1) 여성 생식기

자궁(uterus), 자궁관(uterine tube), 난소(ovary), 질(vagina)로 구성된다.

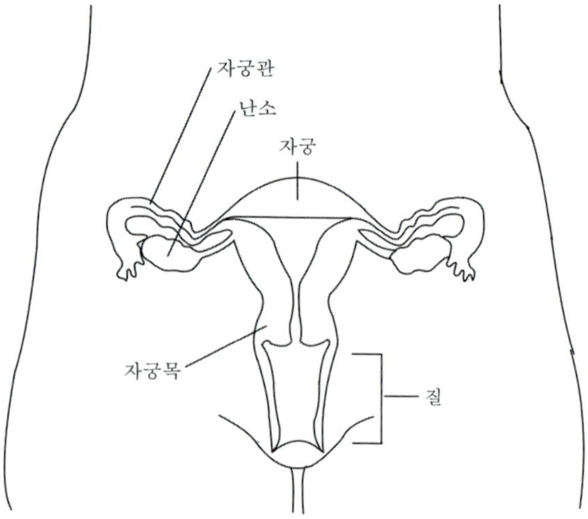

그림 8. 여성 생식기

(2) 난자 발생

난자의 성숙 과정을 표시하면 다음 그림과 같다.

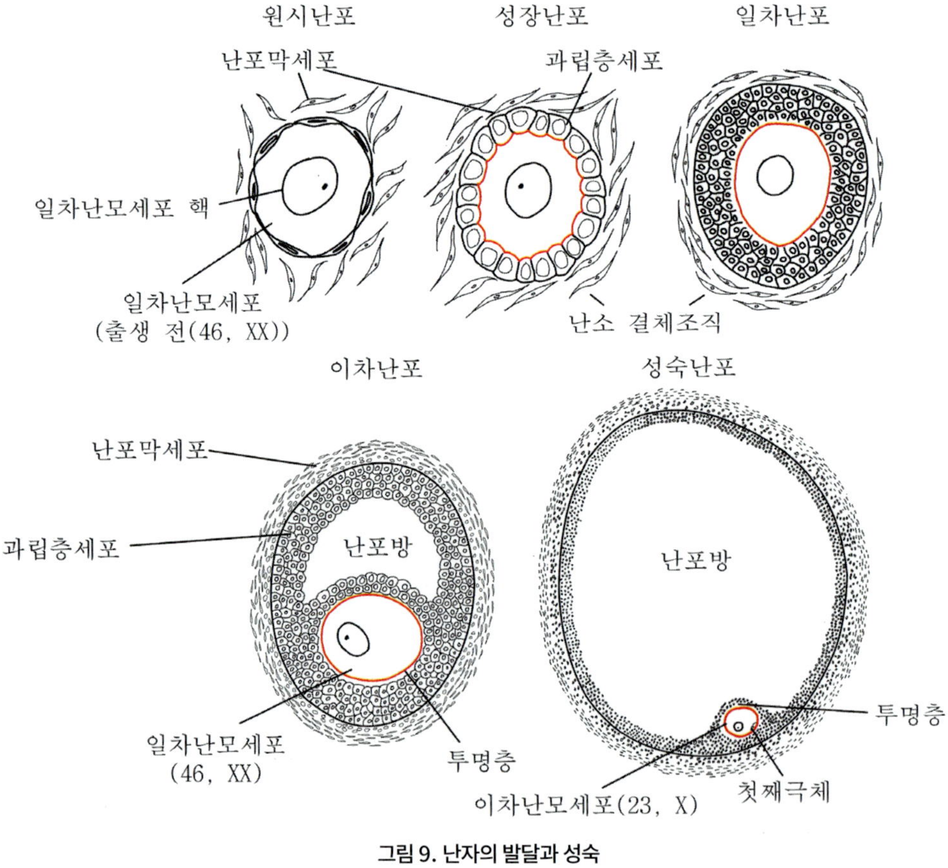

그림 9. 난자의 발달과 성숙

- 일차난모세포: 태아 나이 20주 정도까지 유사분열을 통해 600~700만 개까지 증식된다. 이후 점점 그 수가 줄어들어 출생 시에 200만~250만 개, 사춘기 직전 40만 개까지 감소한다. 태아 나이 20주 이후부터는 감수분열 전기까지 진행하여 복제된 23쌍의 염색체를 가지게 되나 그 상태에서 정지하게 된다.
- 이차난모세포: 출생 후 사춘기가 되어 배란이 시작되면 일차난모세포의 감수분열이 다시 시작되어 완결되게 된다. 일차감수분열이 완결되면 이차난모세포 하나와 극체(polar body) 하나가 생성된다.
- 극체(polar body): 이차난모세포가 만들어질 때 세포질이 동등하게 갈라지지 않아 이차난모세포가 될 쪽에서 대부분을 가져가게 되면 같이 만들어지는 세포는 세포질이 거의 없는 상태가 되는데 이 비기능성 세포를 극체라고 한다.
- 원시난포: 일차난모세포 주위를 편평한 한 겹의 세포가 둘러싼 형태를 띠고 있을 때의 난포를 말한다.
- 일차난포: 일차 난모세포가 커지고 주위를 둘러싼 편평한 세포가 입방형 혹은 원추형이 되면서 수가 늘어난 상태의 난포를 말한다.
- 이차난포: 난모세포를 둘러싼 세포(과립층세포: granulosa cell)가 있는 곳에 공간(난포방)이 생겼을 때의 난포를 말한다.
- 성숙난포: 이차난포의 성숙이 진행하여 난포방의 공간이 점점 커지고 난모세포는 일차감수분열을 마치게 되는데 그때의 난포를 말한다.
- 투명층: 일차난모세포의 표면은 무형질의 무세포성 당단백질이 둘러싸는데 이것이 투명하게 보여 투명층(zona pellucida)이라 부른다. 전자현미경으로 보면 복잡한 구멍이 있는 그물구조를 발견할 수 있다.
- 난포막세포(theca cell): 난포 주위를 둘러싸는 세포로서 안드로겐을 분비한다.
- 과립층세포(granulosa cell): 난모세포를 둘러싸는 세포로서 inhibin, activin, estradiol 등을 분비한다.

* 감수분열

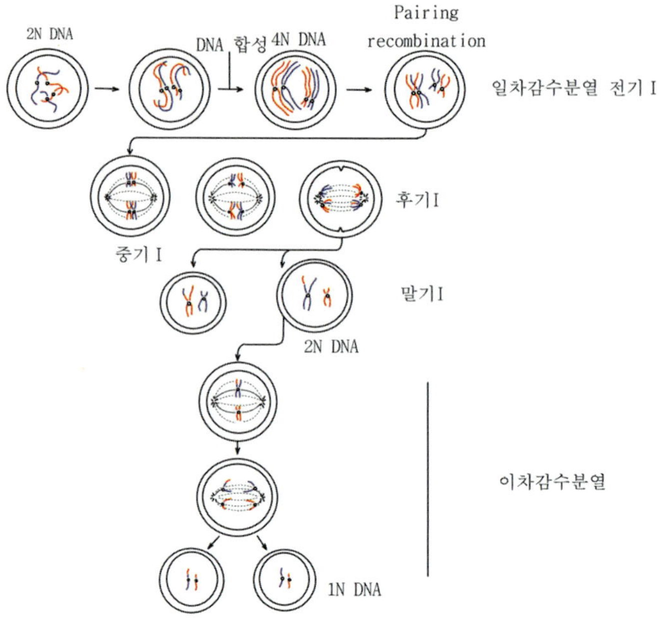

그림 10. 감수분열

일차난모세포는 초기에 유사분열을 통해 수를 늘리지만(태아 나이 20주까지) 그 이후에는 감수분열로 들어가고 배란 전에 일차감수분열이 완결된다(그림 10). 배란 때는 이차난모세포의 핵이 이차감수분열로 들어가지만 중기까지만 진행하고 멎게 된다. 만약 정자가 이차난모세포의 막을 뚫게 되면 마침내 이차감수분열이 종결되고 성숙난모세포와 극체가 만들어진다.

배란 전 여러 개의 난포가 함께 성장하지만 결국 한 개의 난포만이 남고 나머지는 퇴화한다. 배란이 되면 자궁관을 통해 자궁으로 이동한다. 배란이 끝난 난포는 황체가 되는데 수정과 착상이 일어나지 않으면 퇴화하여 백체가 된다.

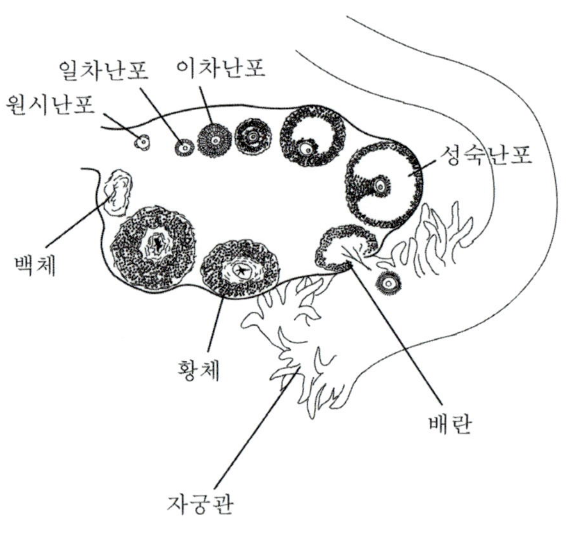

그림 11. 난포의 발달과 배란 및 황체

난모세포는 배란된 지 하루 이내에 자궁관 안에서 정자와 만나 수정이 이뤄지면 접합자(zygote)가 된다. 접합자는 분열을 계속하면서 자궁으로 이동하며 이동 과정 중에 투명층(zona pellucida)을 벗고 배란 후 일주일 안에 자궁에 착상한다.

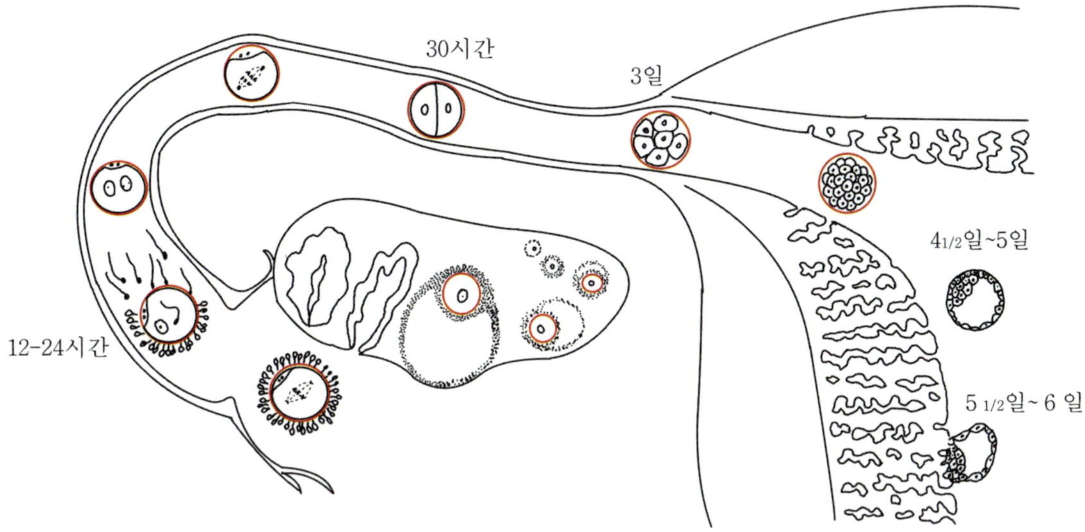

그림 12. 수정 및 착상

정자와 성숙난모세포가 만날 때의 그림은 아래와 같다. 정자가 성숙난모세포의 막을 뚫고 나면 성숙난모세포의 핵은 풋핵이 되고 정자의 핵도 커져서 풋핵이 된다. 각 풋핵은 DNA를 복제한다. 남자와 여자의 풋핵을 다 가진 난모세포를 성숙난자라고 한다. 성숙난자의 풋핵이 융합하면 그때부터는 접합자(zygote)라 부른다.

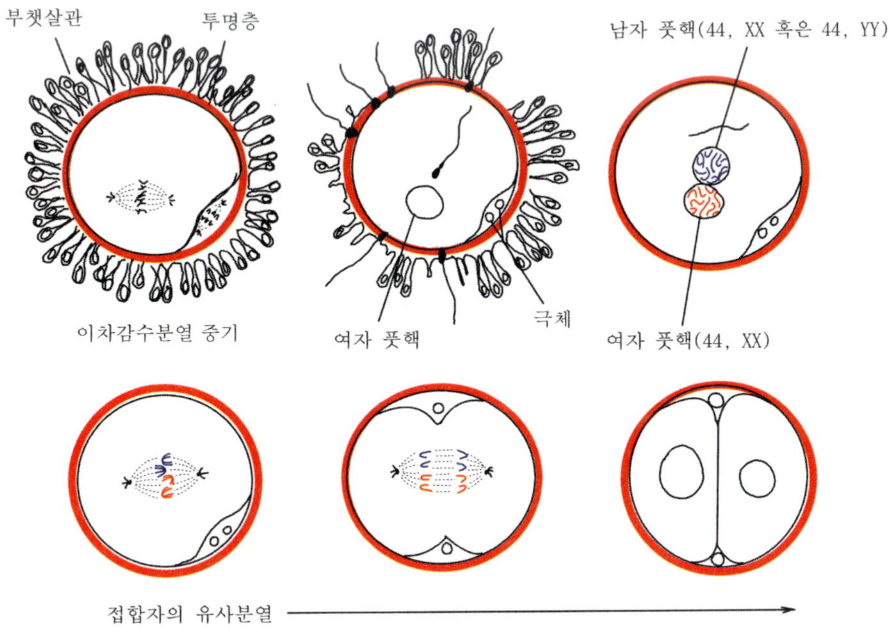

그림 13. 정자와 난자의 결합 – 접합자

(3) 월경주기

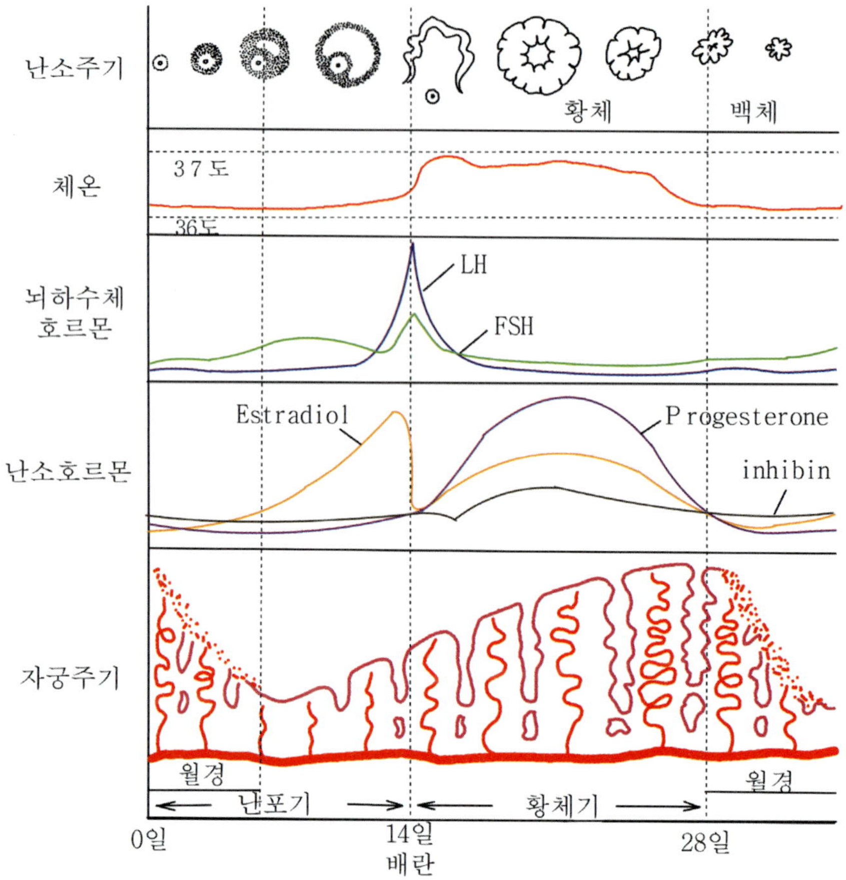

그림 14. 난소주기에 따른 체온과 호르몬의 변화

가. 난포기(follicular phase)

① 월경기: 배란 후 생성된 황체에서 분비되던 estrogen과 progesterone 분비가 줄어들면 자궁내막이 떨어져 나가면서 월경이 시작된다. 월경은 개인차가 있지만 4~5일 지속되는데 이때를 월경기라고 한다. 월경기 동안 자궁내막의 두께는 점점 줄어들어 월경이 끝났을 때 가장 얇다.

② 증식기: 얇아진 자궁내막이 발달하고 있는 난포에서 분비된 estrogen의 영향으로 점점 두꺼워지는 시기를 말한다.

* 배란

난포기 끝, 즉 월경 시작 후 14일이 되면 성장하고 있는 난포에서 estradiol의 분비가 증가하고 이것이 GnRH에 대한 뇌하수체 전엽의 반응성을 증가시켜 황체형성호르몬(luteinizing hormone: LH)의 급격한 분비 증가를 유도한다. estradiol 증가 24~36시간 후 급격한 LH 분비 증가(LH surge)가 일어나고 LH 분비 증가 36시간 후 배란이 일어난다. 배란 후 형성된 황체의 막세포(theca cell)와 과립층세포

(granulosa cell)는 각각 막황체세포(theca-lutein cell), 과립층황체세포(granulosa-lutein cell)가 되고 막황체세포는 주로 estrogen, 과립층황체세포는 progesterone을 생성한다.

나. 황체기(luteal phase): 분비기(secretory phase)라고도 불린다.

배란이 끝나고 황체가 형성되면 자궁은 황체에서 분비되는 progesterone의 영향을 받는다. progesterone은 1) anti-estrogen 효과가 있어 estrogen에 의한 자궁내막 증식을 억제하고 2) 자궁내막의 샘(gland)을 자극하여 분비를 촉진한다. 또한 3) 자궁내막의 기질을 형성하고 있는 세포들을 탈락막세포로 분화시켜 laminin, fibronectin과 같은 물질을 분비시킨다. 자궁내막의 이러한 변화는 수정란이 착상하기 쉽게 만든다.

이처럼 호르몬의 변화에 따라 기능적 변화를 하는 부위를 기능층(functional layer)이라 부르며 밀집층(zona compacta)과 스폰지층(zona spongiosa)이 여기에 속한다(그림 15). 수정, 착상이 일어나지 않으면 월경기에 떨어져 나가는 부위이기도 하다.

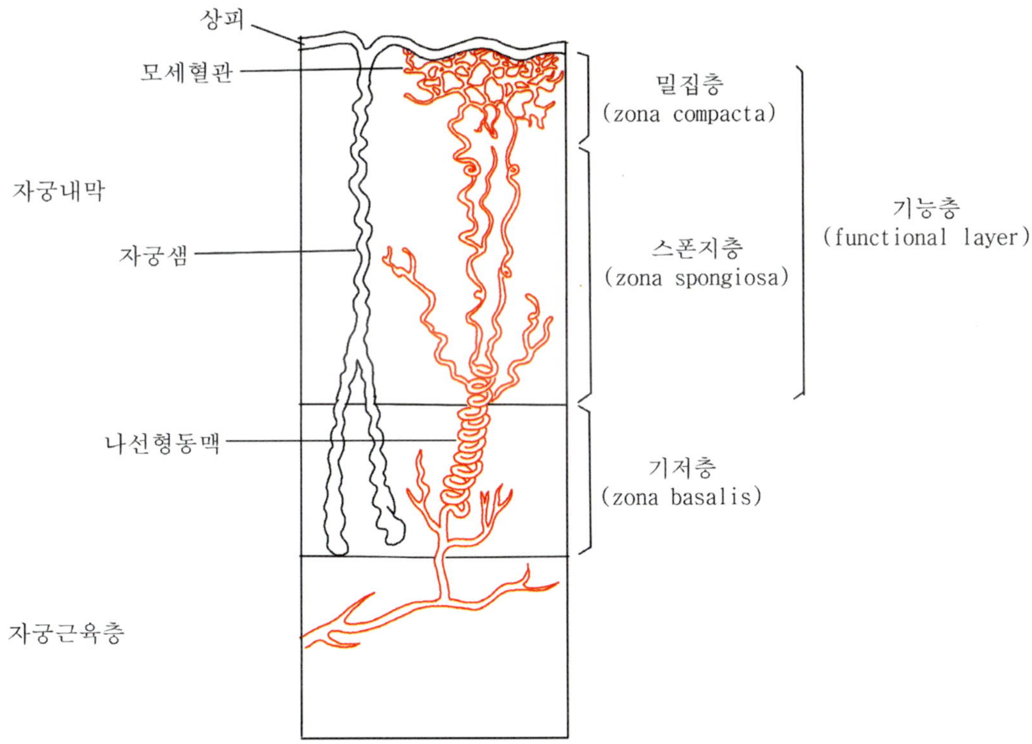

그림 15. 기능층의 구성과 세부 조직

황체기 말기에 도달하면 estrogen과 progesterone 농도가 감소하는데 그렇게 되면 자궁내막에 분포하는 나선형동맥의 수축, 이완이 반복되어 자궁내막이 허혈상태에 빠지게 되고 기능층 세포가 탈락하기 시작한다.

(4) 호르몬 변화

월경주기 동안 호르몬의 변화는 시상하부 – 뇌하수체 – 난소 축(axis)에 의해 결정된다.

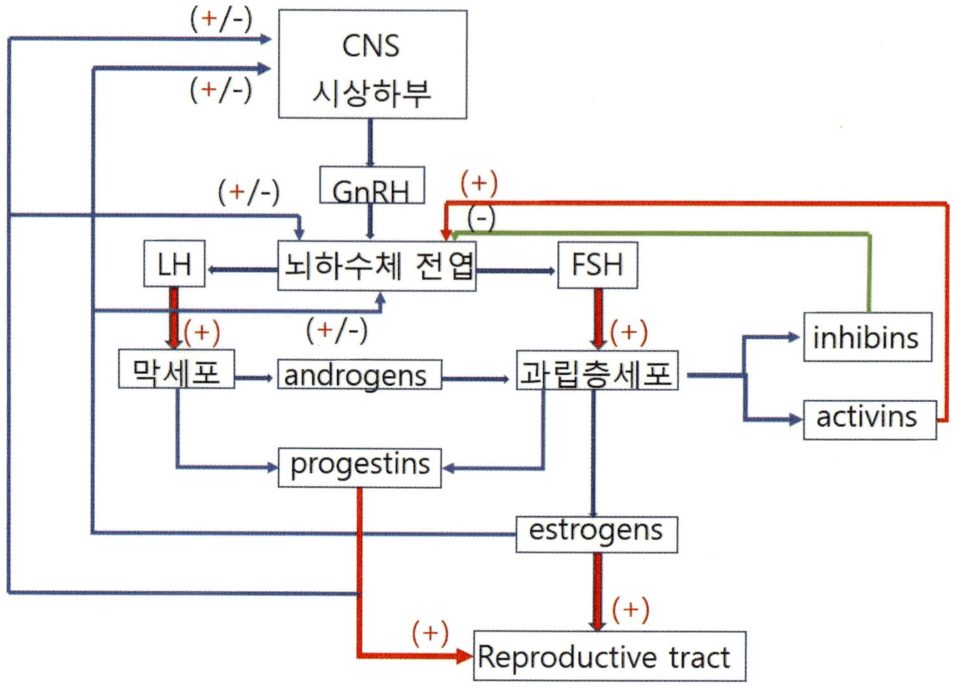

그림 16. 월경주기 동안의 호르몬 반응

위 호르몬 반응은 조건에 따라 양성되먹임을 보일 수도 있다는 점에서 단순 음성되먹임(negative feedback)만 볼 수 있는 다른 호르몬 시스템과 다르다.

가. 시상하부, 뇌하수체에서의 GnRH, FSH, LH 분비

시상하부의 생식샘자극호르몬분비호르몬(gonadotropin releasing hormone: GnRH)는 한 시간에 한 번 정도 맥동적(pulsatile)으로 분비된다. GnRH의 자극을 받은 뇌하수체 전엽은 LH, FSH를 분비한다. 뇌하수체 전엽에서의 LH, FSH 분비는 GnRH 분비 속도, 난소 호르몬 등의 영향을 받는다.

FSH는 난포의 성장을 촉진한다. 난포의 막세포(theca cell)에는 LH 수용체, 과립층세포(granulosa cell)에는 LH, FSH 수용체가 다 있다. 난포기에 난포의 과립층세포(granulosa cell)에서 생산된 estrogen은 자궁내막을 증식시키는 데 필수적인데 estrogen 생산에 LH, FSH가 모두 필요하다. 막세포와 과립층세포가 상호 의존적이기 때문이다.

나. 난소 생성 호르몬과 시상하부 – 뇌하수체 상호작용

① estrogen, progesterone에 의한 되먹임

ㄱ. 난포기: 난소에서 생산되는 estrogen과 progesterone은 시상하부와 뇌하수체의 GnRH, FSH, LH 분비를 억제한다(음성되먹임). 그러나 배란기에 가까워질 때는 예외다. 난포가 성장함에 따라 난포에서 분비되는 estradiol의 농도는 배란기가 다가오면 급격하게 증가한다. 그렇게 되면 estrogen에 대한 시상하부–뇌하수체의 반응이 바뀌게 되고 estrogen은 이 축에 대해 양성되먹임을 통해 작용한다. 시상하부에서 분비되는 GnRH에 대한 뇌하수체의 반응성 또한 estrogen에 의해 변화되고 여기서도 양성되먹임이 나타나 LH 분비가 급격하게 증가한다(LH surge). LH surge는 FSH 증가로 이어지고 최종적으로 배란이 일어난다.

ㄴ. 황체기: FSH와 LH 농도는 배란 후 급격히 감소한다. 이는 estradiol, progesterone, inhibin에 의한 음성되먹임 작용 때문인 것으로 생각한다. 황체에서 생산된 progesterone, estradiol, inhibin의 농도가 더 증가하여 음성되먹임이 더 강해지면 LH, FSH 농도는 더 낮아진다. 황체 후기가 되면 황체가 점차 소멸하면서 estradiol, progesterone, inhibin 생산이 감소하게 되는데 그 결과 시상하부–뇌하수체 축에 대한 음성되먹임이 약해지면서 난포기 상태로 다시 돌아가게 된다.

② inhibin에 의한 되먹임: inhibin은 FSH의 자극을 받아 난포의 과립층세포에서 분비되고 뇌하수체에서의 FSH 분비를 억제한다.

③ activin에 의한 되먹임: 난포 과립층세포에서 분비되며 inhibin과 달리 뇌하수체에서 FSH 분비를 촉진한다.

다. 난소 호르몬

여성호르몬의 생성과정은 그림 17과 같다.

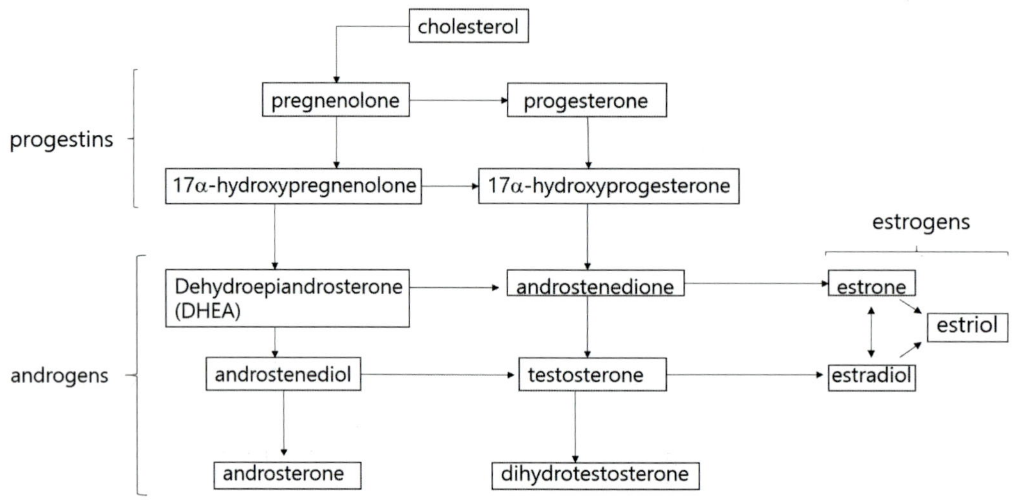

그림 17. 여성호르몬의 생성과정

• 난포의 막세포와 과립층세포 사이에는 다음과 같은 관계가 있다.

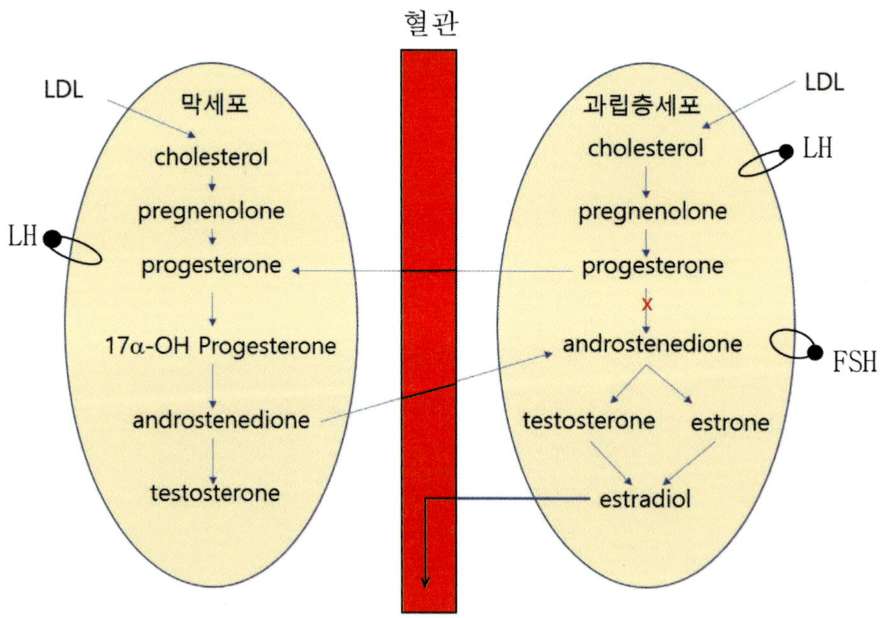

그림 18. 난포 막세포와 과립층세포 사이의 의존적 관계

☞ 난포를 둘러싸고 있는 막세포는 혈관이 잘 발달하여 혈관으로부터 LDL 공급을 쉽게 받을 수 있으나 난포 안에 위치한 과립층세포는 LDL 공급이 쉽지 않아 호르몬을 만들기 위해 자체적으로 LDL을 생산하여야 한다.

☞ 막세포에는 효소가 없어 estrogen을 만들지 못하고 estrogen의 원료가 되는 androstenedione을 만

들어 과립층세포로 넘겨준다. 과립층세포에는 androstenedione을 만들 수 있는 효소가 없다.
☞ FSH는 과립층세포에 작용하여 estrogen을 만들 수 있는 효소를 합성하도록 한다.
☞ 이렇게 만들어진 estrone은 estradiol로 변환된 후 혈관으로 들어간다.

- 황체기가 되면 혈관이 과립층황체세포(granulosa-lutein cell)가 있는 곳까지 들어가게 되어 과립층황체세포가 LDL을 쉽게 공급받게 된다. 그 결과 progesterone이 다량 생산된다. estradiol 또한 생산된다.
- estrogen은 estrogen 수용체를 가진 성기관, 특히 자궁과 유방에 작용하여 세포를 증식시키고 성장을 돕는다. progesterone은 estrogen에 의해 자극을 받은 조직의 성숙을 돕는다. progesterone은 특히 자궁내막에 작용하여 분비샘을 발달시켜 수정란이 쉽게 착상할 수 있도록 돕는다.

* 피임약

피임약으로 흔히 쓰이는 구성은 1) estrogen과 합성 progesterone인 progestin 혼합 2) progestin 단일, 두 가지 종류다. 작용 기전은 다음과 같다.

- 시상하부 – 뇌하수체 축에 대한 음성되먹임: 혈액 내 난소 호르몬인 estrogen, progesterone 농도가 올라가 있으면 시상하부, 뇌하수체에서 분비되는 GnRH, FSH, LH 분비가 줄어들게 되고 그 결과 난포의 성장과 배란이 억제된다.
- progestin은 자궁목에서 분비되는 점액을 진하게 만들어 정자의 진입을 어렵게 한다.
- progestin은 자궁과 자궁관의 움직임을 억제하여 정자와 난자의 움직임을 제한한다.
- progestin은 자궁내막을 수정란이 착상하기에 좋지 않은 방향으로 변화시킨다.

제12장

신경계

1. 구조

신경계는 중추신경계, 말초신경계, 자율신경계로 나뉜다.

• 중추신경계: 뇌와 척수로 구성된다.
• 말초신경계: 척수 바깥에 존재하는 신경계를 말한다. 운동신경과 감각신경으로 구성된다. 척수 내에 존재하는 운동신경의 핵도 말초신경에 포함한다.
• 자율신경계: 심박수나 혈압, 소화, 체온, 생식 등을 조절하는 내장 기능을 담당하는 신경계를 말한다. 교감신경과 부교감신경으로 구성된다. 자율신경계는 기능적인 구분이며 해부학적으로는 중추신경계와 말초신경계 양쪽에 다 속한다.

1) 뇌의 구분

발생 중인 배아(embryo) 머리 쪽에 생겨난 뇌소포(brain vesicle)가 뇌로 발달한다. 뇌소포는 크게 3부분으로 나뉜다.

• 앞뇌(forebrain, prosencephalon): 대뇌 반구와 시상이 될 부분
• 중간뇌(midbrain, mesencephalon): 중간뇌가 될 부분
• 마름뇌(hindbrain, rhombencephalon): 다리뇌, 소뇌, 숨뇌가 될 부분

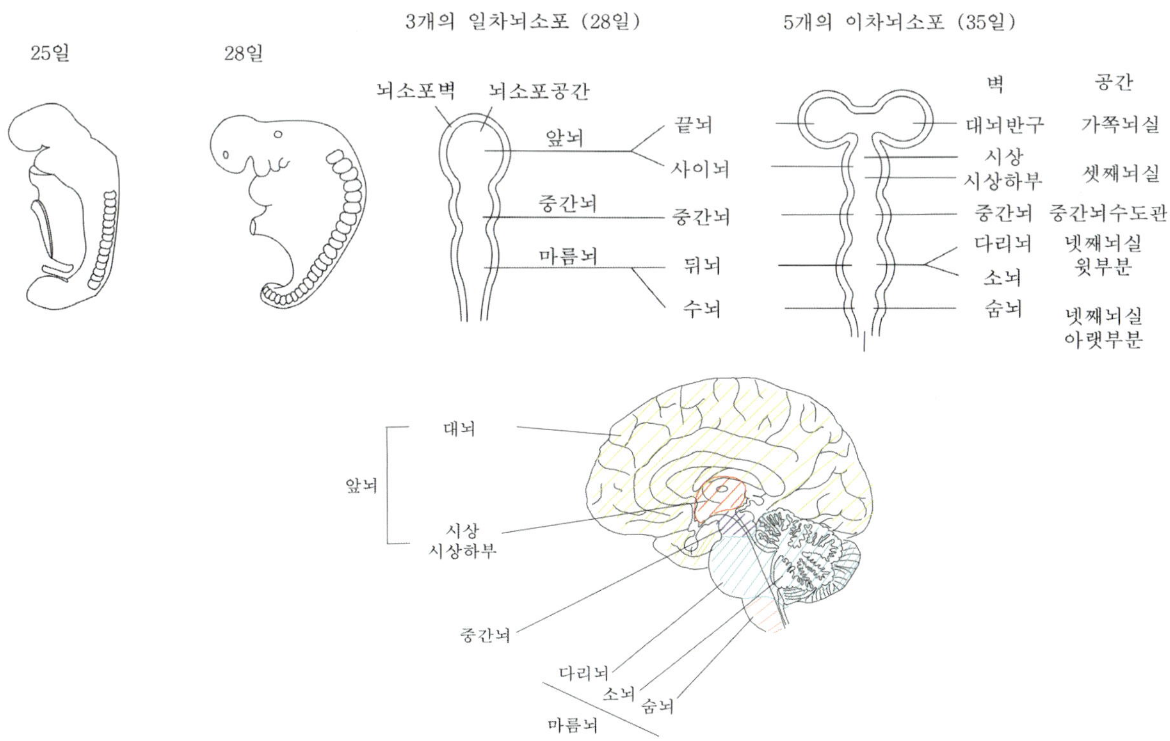

그림 1. 뇌의 발달 측면에서 본 뇌의 구분

대뇌의 표면에는 솟은 부분(이랑)과 들어간 부분(고랑)이 있으며 주요한 고랑들로 대뇌를 구분한다.

- 중심고랑: 이마엽과 마루엽의 경계
- 가쪽고랑: 관자엽과 마루엽의 경계
- 마루뒤통수고랑: 뒤통수엽과 마루엽의 경계

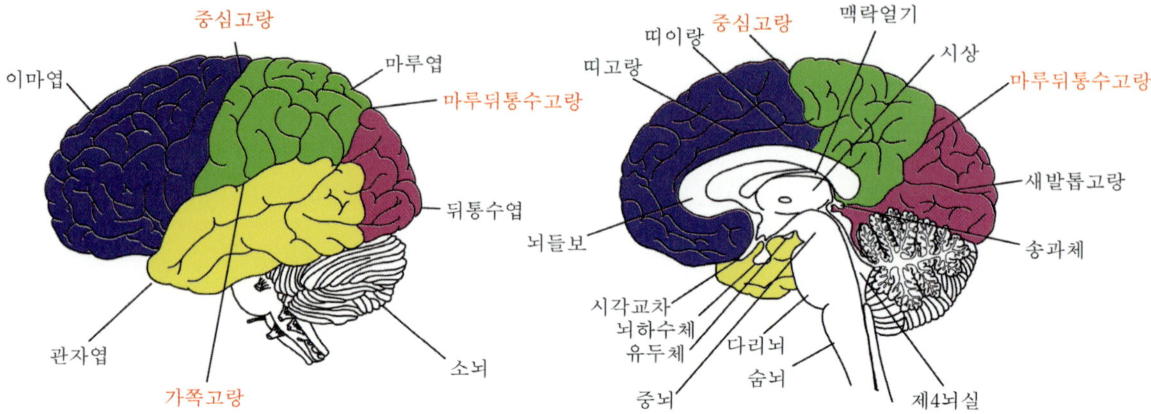

그림 2. 뇌의 고랑 및 이랑(왼쪽). 뇌의 단면(오른쪽)

2) 뇌실(ventricle)

뇌에는 모두 4개의 뇌실(2개의 가쪽뇌실, 셋째뇌실, 넷째뇌실)이 있다. 뇌실에는 뇌척수액이 들어있다(그림 3).

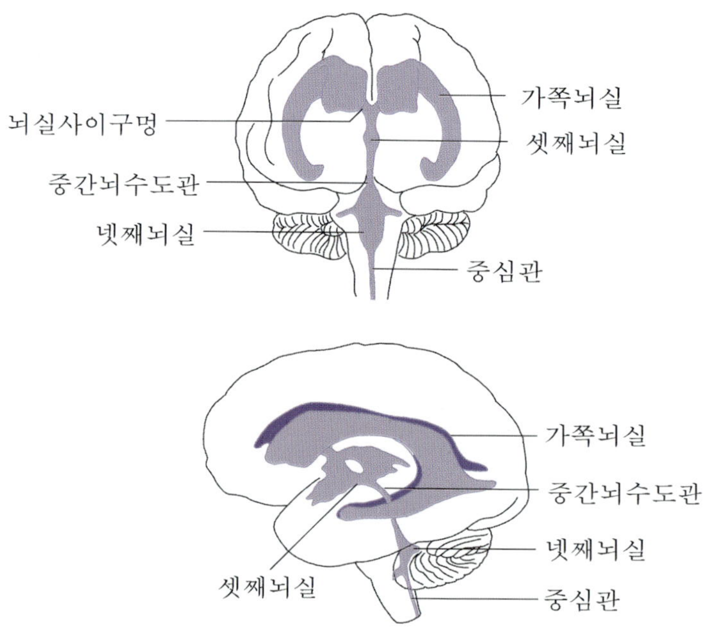

그림 3. 뇌실

뇌척수액은 뇌와 척수를 에워싸고 있는 거미막밑공간(subarachnoid space)과 뇌실에 존재하며 뇌를 물리적 충격으로부터 보호한다. 혈장과 성분이 비슷하지만 농도는 다르다.

뇌척수액은 뇌실(가쪽, 셋째, 넷째) 내 맥락얼기에서 생성된 후 넷째 뇌실에 있는 구멍(정중구멍과 가쪽구멍)을 통해 거미막밑공간으로 나간다. 이후 대뇌를 싸고 일부는 위로, 일부는 아래로 내려가 척수 쪽 거미막밑공간에 분포한다. 대뇌 위쪽으로 올라간 뇌척수액은 거미막융모(arachnoid villi)를 통해 위시상정맥굴(superior sagittal sinus)로 흡수된다(그림 4).

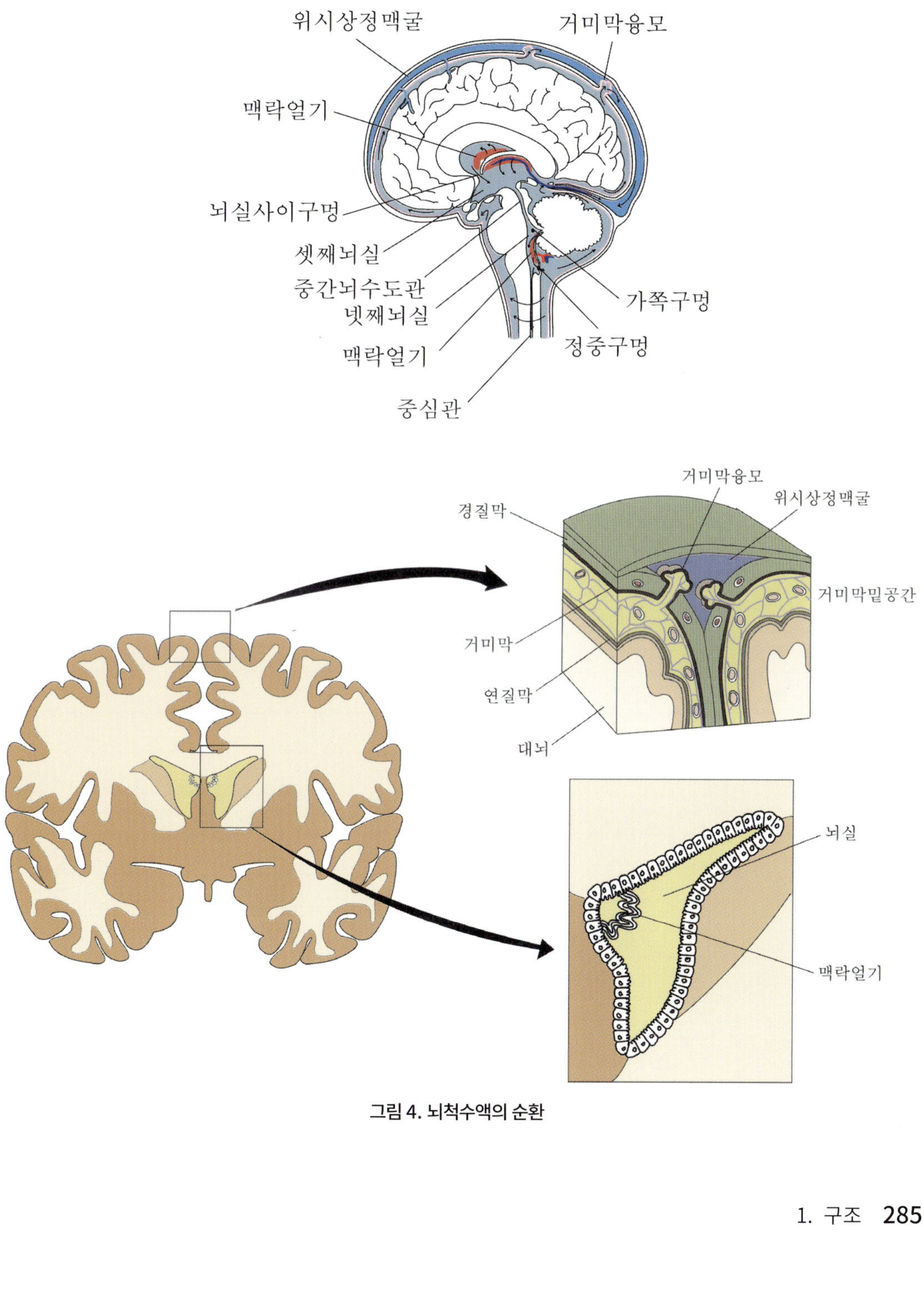

그림 4. 뇌척수액의 순환

3) 뇌신경

뇌에는 총 12쌍의 뇌신경이 있다. 뇌의 아래쪽에서 바라보면 그림 5와 같다.

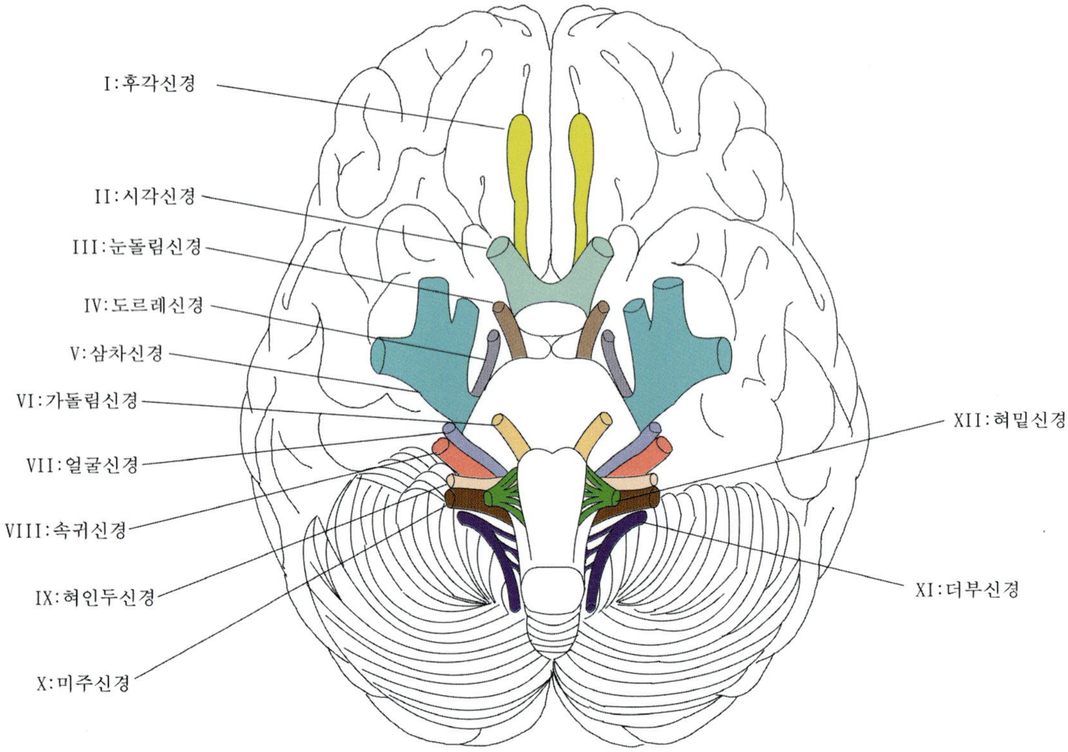

그림 5. 뇌신경

각각의 기능을 요약하면 다음과 같다.

I (후각신경)	후각
II (시각신경)	시각
III (눈돌림신경)	눈움직임
IV (도르레신경)	눈움직임
V (삼차신경)	얼굴 감각 및 씹기
VI (가돌림신경)	눈움직임
VII (얼굴신경)	얼굴 표정, 혀 앞쪽 2/3의 미각, 등자근 수축
VIII (속귀신경)	청각, 평형감각
IX (혀인두신경)	혀 뒤쪽과 인두의 감각, 혈압 감지
X (미주신경)	목, 가슴, 배에 대한 부교감신경
XI (더부신경)	목빗근, 등세모근에 대한 지배
XII (혀밑신경)	혀의 움직임 조절

4) 척수

척수에는 31쌍의 척수신경이 있다(그림 6). 척수신경은 해당 척추 부위에 따라 이름을 붙인다(목신경: 8쌍, 가슴신경: 12쌍, 허리신경: 5쌍, 엉치신경: 5쌍, 꼬리신경: 1쌍).

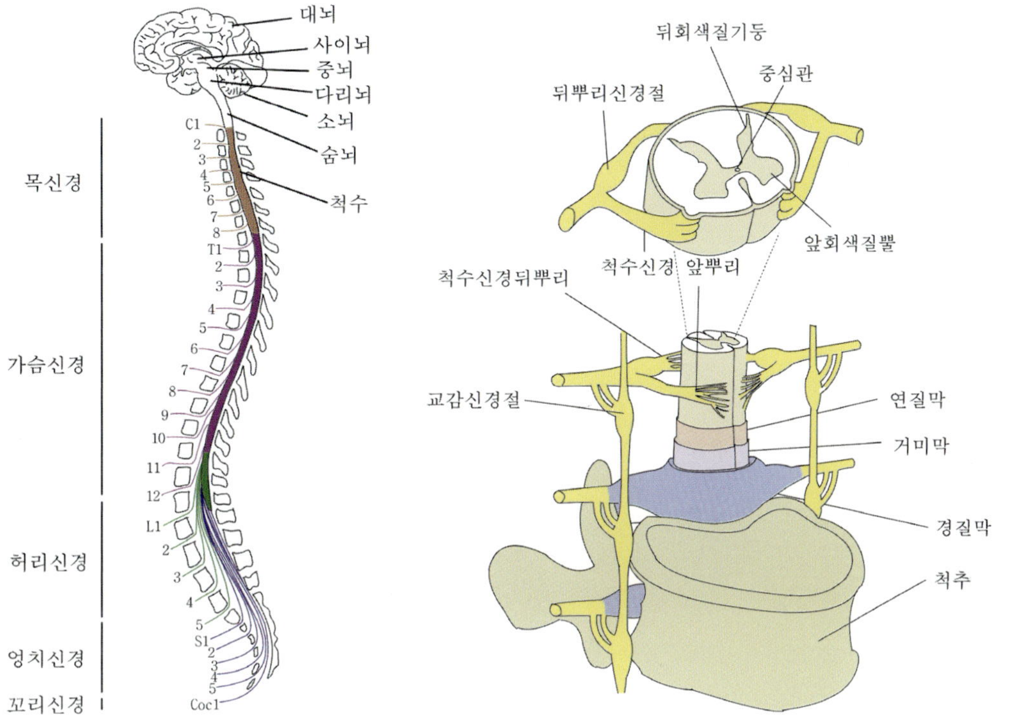

그림 6. 척추와 척수의 구조

각 척수신경은 앞뿌리와 뒤뿌리를 통해 척수와 연결된다(그림 7). 앞뿌리는 대뇌의 명령을 근육으로 전달하여 수축을 유발하므로 운동신경이라 불리고 뒤뿌리는 말초 감각기의 흥분을 대뇌로 전달하여 감각신경이라 불린다. 척수로 들어가기 전 뒤뿌리가 커진 부분은 뒤뿌리신경절이라 불린다. 척추 옆에는 자율신경절의 일종인 교감신경절이 존재한다(그림 6).

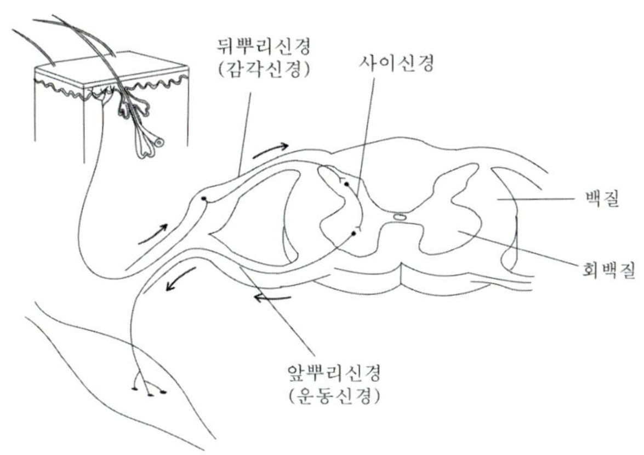

그림 7. 척수의 단면과 앞뿌리, 뒤뿌리

＊ 척추사이원반탈출증(herniated intervertebral disc): 척추와 척추 사이에 존재하는 원반이 파열되며 밀려나와 척수신경을 눌러서 척수신경이 분포하는 근육에 통증을 유발하는 질환이다(그림 8).

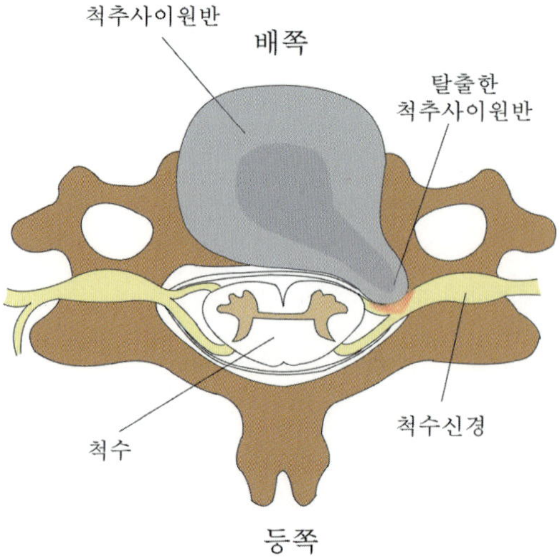

그림 8. 척추사이원반이 뒤쪽으로 삐져나와 척수신경을 누르고 있다.

＊ 피부분절(dermatome): 척수신경이 지배하는 부위를 나타낸 것. 이를 바탕으로 척수신경 손상 부위를 짐작할 수 있다.

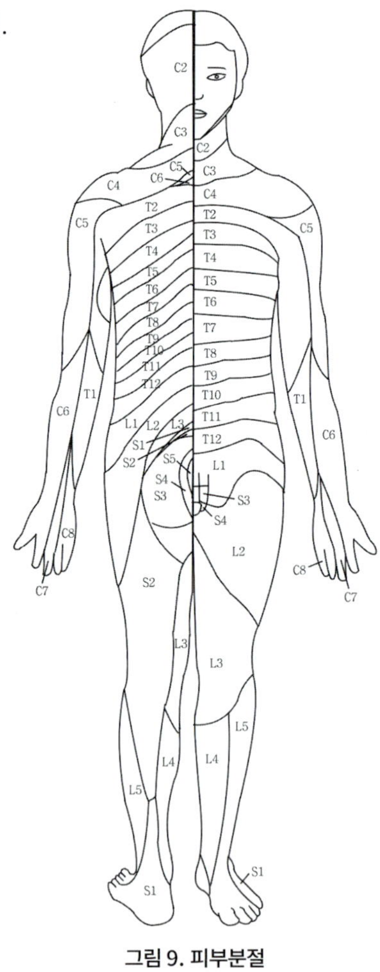

그림 9. 피부분절

2. 감각

1) 감각 일반

가. 감각의 종류 및 수용체

외부의 자극은 특정 수용체를 통해서 뇌로 전달된다. 특정 수용체는 유사한 자극 혹은 강한 자극에 반응할 수 있지만 가장 적합한 자극이 올 때 가장 잘 반응한다. 감각 및 수용체의 종류는 아래와 같다.

감각	감각의 종류	자극	수용체 종류	수용체 세포
시각	시각	빛	빛수용체(photoreceptor)	막대세포, 원뿔세포
청각	청각	소리	기계수용체(mechanoreceptor)	내이의 털세포
전정	머리의 움직임	중력, 머리 움직임, 가속도	기계수용체	전정미로 내의 털세포
몸감각	촉각	피부변형	기계수용체	피부
	내재감각	근육길이, 근력 관절각도	기계수용체	근방추, 관절낭, 골지건기관
	통각	통각유발자극 (온도, 기계, 화학적 자극)	온도수용체(thermoreceptor), 기계수용체, 화학수용체(chemoreceptor)	신경을 제외한 모든 조직
	가려움	히스타민	화학수용체	피부
	내장 (통각 제외)	온도, 기계, 화학적 자극	온도, 기계, 화학수용체	내장, 방광, 폐
미각	미각	화학물	화학수용체	미뢰
후각	후각	냄새 유발 물질	화학수용체	후각신경세포

수용체가 전기적으로 흥분하여 수용체전압을 만들면 수용체의 종류에 따라 중추신경계로 직접 전달되거나 신경전달물질을 이용, 중개신경을 통해 중추신경계로 전달된다(그림 10).

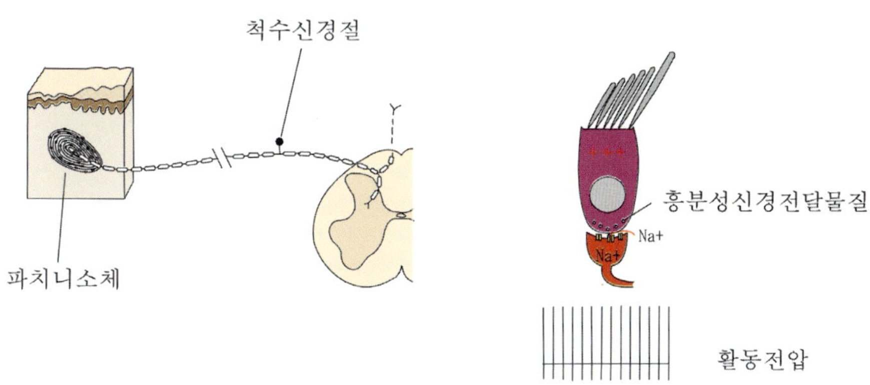

그림 10. 수용체의 흥분전달
(왼쪽) 수용체전압이 직접 중추로 전달됨. (오른쪽) 중개 신경을 통해 수용체의 흥분 전달

나. 하위 감각들과 수용체의 특징

① 특정 감각은 여러 하위 감각들로 구성된다. 미각이 단맛, 쓴맛, 신맛, 짠맛 등으로 구성되는 것을 예로 들 수 있다.

② 하위 감각은 그 감각에 특화된 수용체가 있다.

③ 수용체들은 비슷한 자극에도 반응하지만 특정 자극에 대해서 가장 잘 반응한다. 청색, 녹색, 적색에 가장 잘 반응하는 세 종류의 원뿔세포들이 다른 색에 대해서도 반응하는 것을 예로 들 수 있다.

④ 수용체들의 흥분 조합을 통해 뇌는 특정 자극을 감지하게 된다(그림 11).

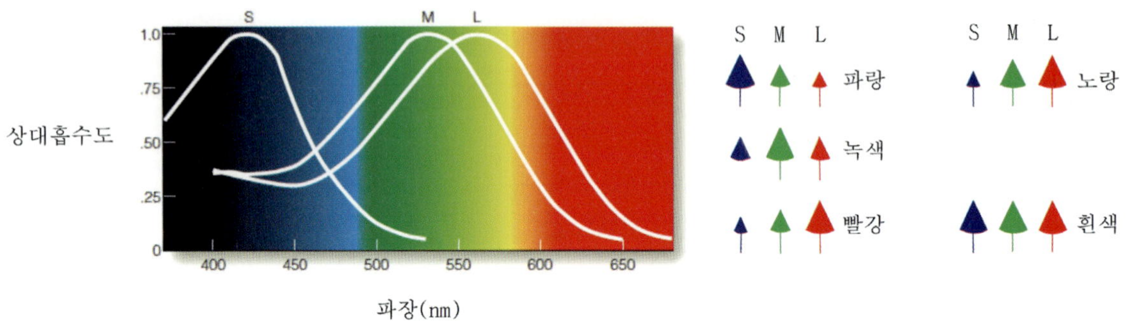

그림 11. 세 가지 망막 원뿔세포(파랑색－짧은 파장에 반응(short: S), 녹색－중간 파장에 반응(medium: M), 빨강－긴 파장에 반응(long: L))의 파장별 상대흡수도(위쪽 그림). 특정 색은 각 원뿔세포가 얼마나 흥분하느냐에 따라 달리 인식된다.

다. 수용체의 흥분 패턴

수용체의 흥분 패턴은 다음과 같은 정보를 전할 수 있다.

① 자극의 세기: 활동전압의 빈도로 표시할 수 있다.

② 자극의 시간적 변화: 수용체의 활동전압 발생 패턴으로 나타낼 수 있다.

③ 자극의 지속: 수용체의 지속적 활동전압 발생을 통해 나타낼 수 있다.

④ 자극의 범위 확장: 여러 역치를 가진 수용체들의 조합을 통해 나타낼 수 있다.

①~④의 방법을 조합하면 인지할 수 있는 자극의 대상과 범위를 확장시킬 수 있다.

라. 감수야

수용체와 연결된 신경에 의해 지배되는 영역을 감수야라 한다. 촉각, 시각, 청각에서 적용할 수 있는 개념이다. 감수야는 자극의 형태 정보를 전달할 수 있다. 손바닥으로 막대기 형태의 물건을 잡으면 물건이 닿은 면의 수용체가 활성화되어 막대 형태를 감지하는 것을 예로 들 수 있다.

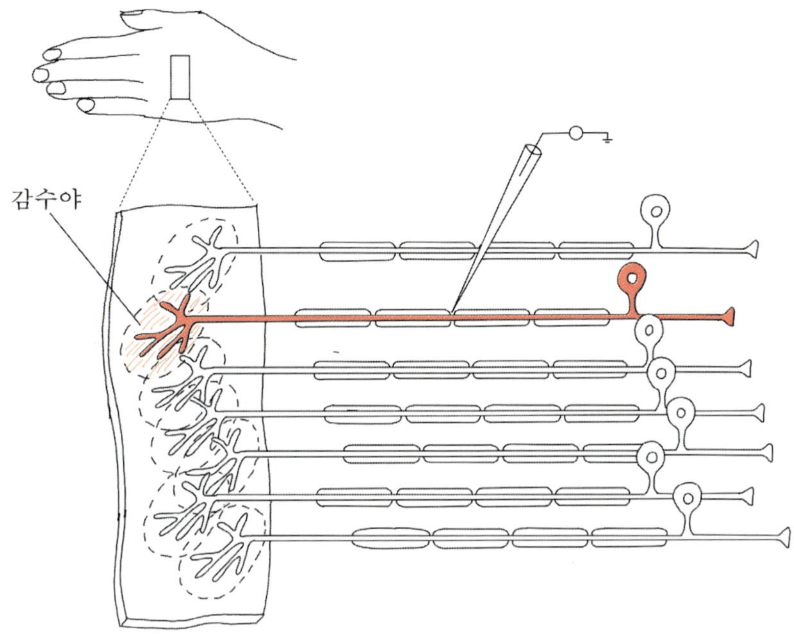

그림 12. 촉각 감수야

수용체와 연결된 신경과 수용체의 밀집도는 자극의 해상도를 결정한다. 조밀하게 모여 있을수록 자극의 형태를 잘 전달할 수 있다. 모니터의 해상도가 높을수록 화면이 또렷하게 보이는 것과 같은 이치다.

마. 중추신경계에서의 인식

① 뇌에는 말초수용체에 대응하는 영역이 존재하여 여기서 일차적으로 자극을 감지한다.

② 뇌로 전달되는 과정 중에 억제성, 흥분성 연결을 거치며 자극은 변형될 수 있다.

③ 뇌신경은 여러 요인에 의해 활성이 조절될 수 있다. 각성 상태, 주의 집중 여부, 과거 경험 등이 그러한 요인으로 작용한다.

④ 뇌에서 신경흥분의 길목에 작용하여 올라오는 자극을 조절할 수도 있다. 되먹임 억제가 가능하다는 뜻이다.

⑤ 뇌에 존재하는 감각영역은 말초수용체의 배열을 반영하는 체성국소배열(somatotopic organization)을 보인다.

⑥ 들어온 자극은 과거의 경험과 연관하여 인식되며 이 과정에서 뇌의 여러 영역이 협동한다.

2) 여러 감각들

가. 촉각

① 수용체

촉각을 담당하는 수용체로는 마이스너 소체, 파치니 소체, 메르켈 원반, 루피니 소체 등이 있다. 위치는 그림 13과 같다.

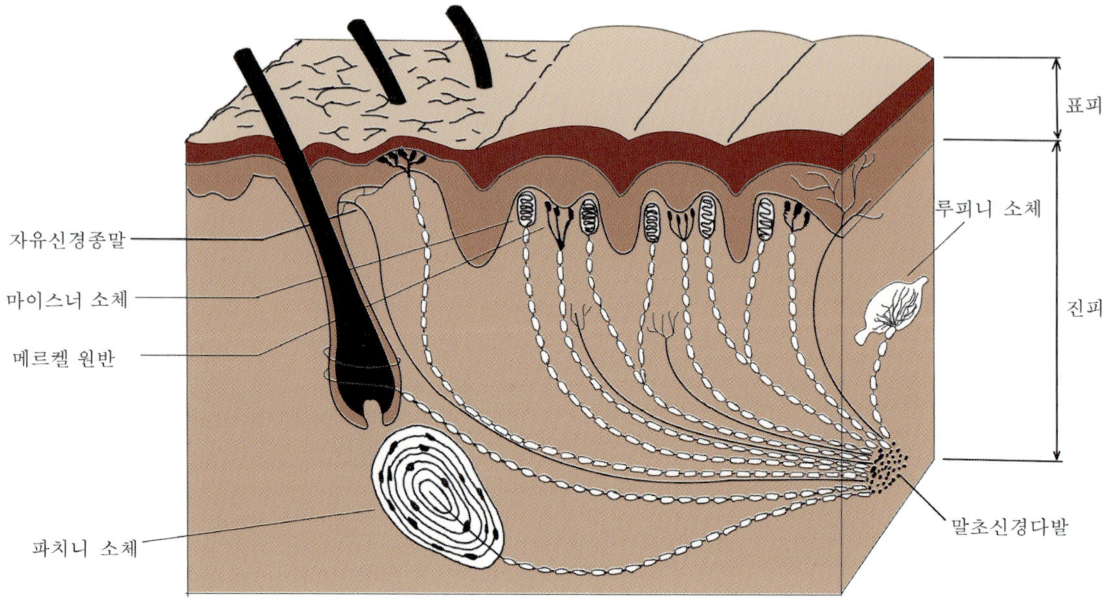

그림 13. 촉각수용체

각 수용체들은 빨리 적응하거나 느리게 적응하는 신경들과 연결되어 있다. 느리게 적응하는 신경들은 지속적인 자극을, 빨리 적응하는 신경들은 움직이는 자극을 감지하는 데 유리하다(그림 14). 연결 신경들의 특성과 수용체의 위치에 따른 특성은 그림 15 및 아래 표와 같다.

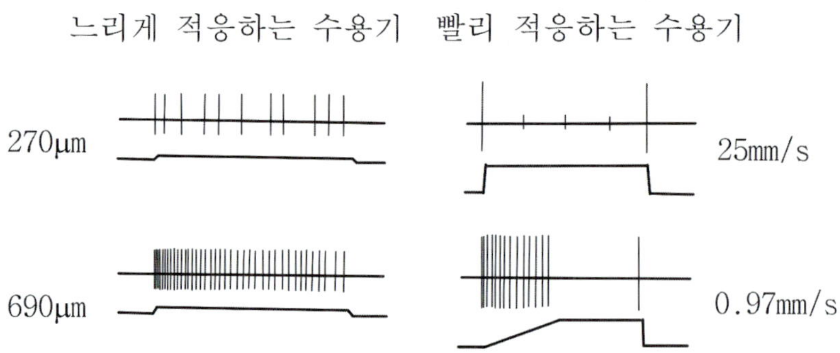

그림 14. 수용체의 적응

(왼쪽) 피부를 누르는 깊이를 달리하며 수용체와 연결된 신경의 흥분을 기록함.
(오른쪽) 피부를 누르는 속도를 달리하며 수용체와 연결된 신경의 흥분을 기록함.
세로로 표시된 것은 각 신경의 활동전압이다.

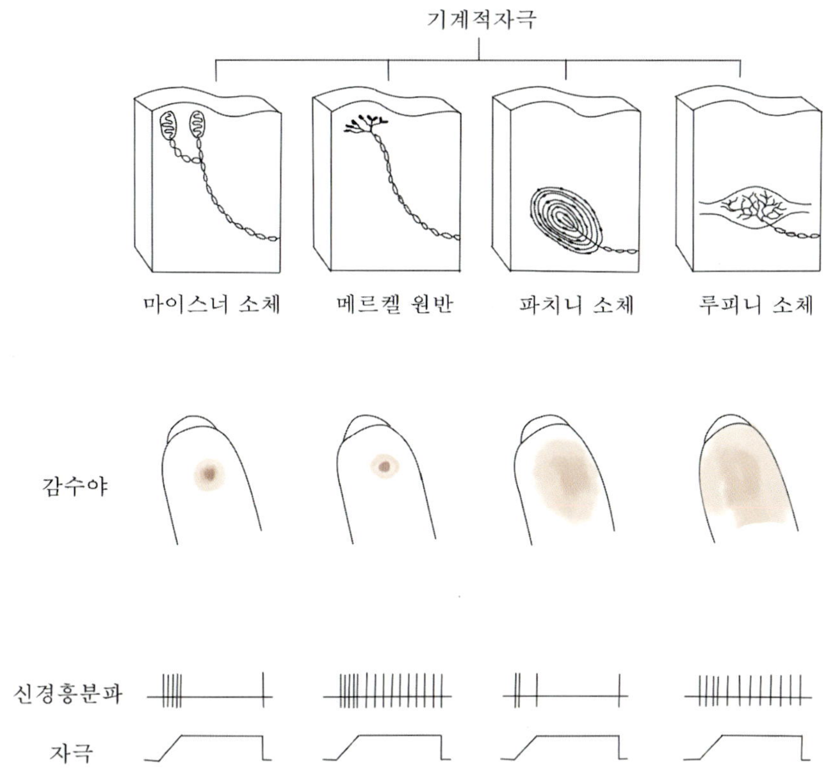

그림 15. 촉각수용체의 위치, 감수야, 적응 정도

	메르켈 원반	마이스너 소체	루피니 소체	파치니 소체
위치	표피와 진피 경계근처 표피	표피와 진피 경계근처 진피	진피	진피 하부
연결신경 굵기(μm)	7~11	6~12	6~12	6~12
연결신경 적응정도	느림	빠름	느림	빠름
지속적인 누름 자극에 대한 반응	천천히 적응하면서 반응이 지속됨	없음	천천히 적응하면서 반응이 지속됨	없음
흥분에 적합한 자극	물체 가장자리, 점	측방 움직임	피부 잡아당김	진동
피부 눌림 역치(μm)	8	2	40	0.01

② 촉각수용체 흥분

원통 표면에 점을 붙여 회전시키면서 위로 올릴 때 손가락을 대면 촉각수용체가 흥분한다. 메르켈 원반과 연결된 신경에서 수용체 흥분을 기록하면 그림 16처럼 나온다. 모든 촉각수용체가 다 이렇게 반응하는 것은 아니다.

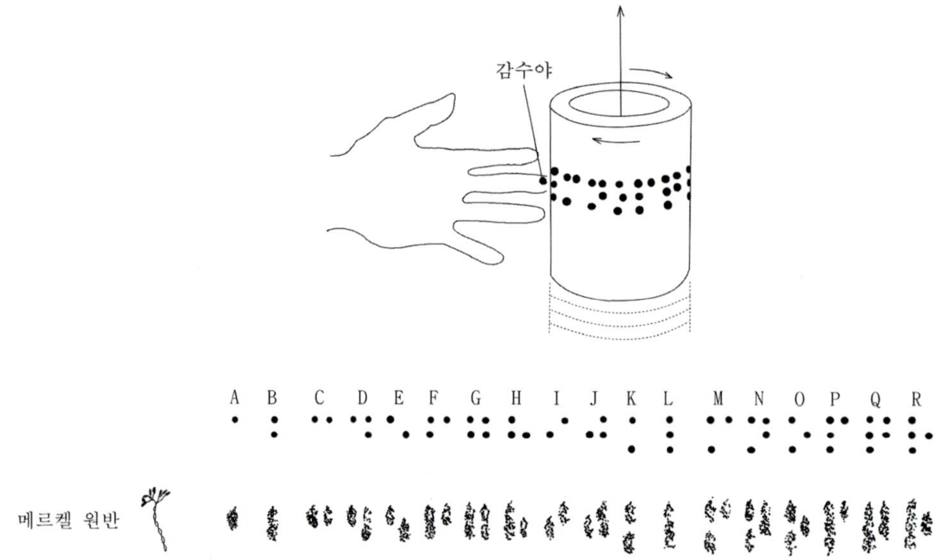

그림 16. 점이 붙은 원통을 돌리며 위로 올릴 때 메르켈 원반과 연결된 감각신경에서 기록한 흥분양상

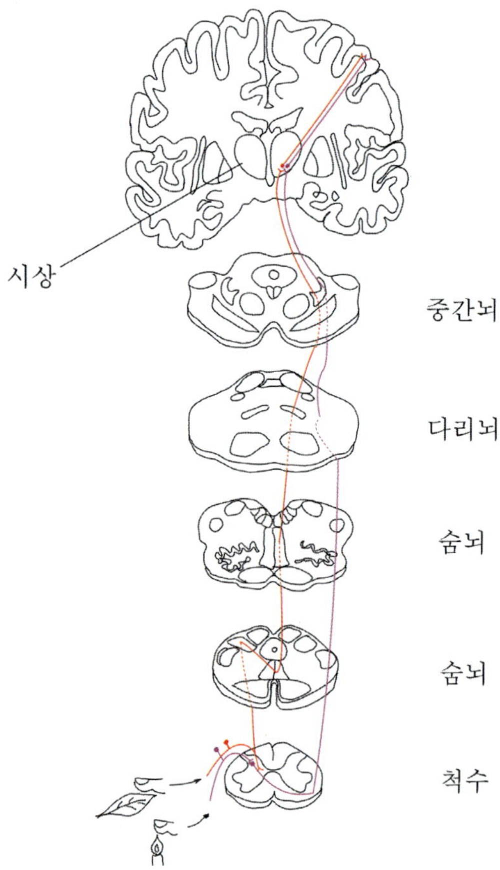

그림 17. 척수 상행로
통각과 촉각이 올라가는 경로가 다르다

③ 척수상행로

피부 촉각수용체로부터 발생한 신경흥분은 뒤뿌리신경절을 거쳐 척수로 들어간다. 척수로 들어오는 감각 중 피부나 근육, 관절 등으로부터 올라오는 감각은 척수의 뒤쪽을 통해 올라가다 숨뇌에서 반대편 척수로 건너가서 시상을 거쳐 대뇌로 연결된다. 통각이나 열감각 등은 반대편으로 건너간 후 척수의 앞쪽 가쪽을 통해 시상을 거쳐 대뇌로 연결된다(그림 17). 신체표면 부위별로 이용하는 척수상행로는 그림 18처럼 체성국소배열(somatotopic organization)을 하고 있다. 근육이나 관절 등에서 올라오는 감각(내재감각)은 눈으로 보지 않더라도 손이나 발의 상태를 알게 해 준다.

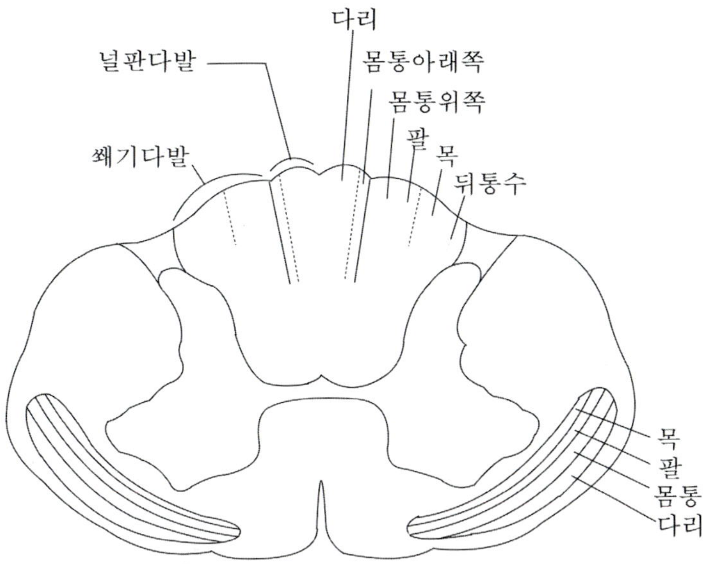

그림 18. 척수 상행로의 체성국소배열(somatotopic organization)

④ 대뇌 일차감각영역

촉각 정보는 대뇌 중심고랑 바로 뒤의 일차감각영역(primary sensory area: S-I)으로 전달된다(그림 17). S-I는 조직학적으로 서로 다른 네 부분(3a, 3b, 1, 2)으로 구성된다. 각 부분에는 신체부위들을 담당하는 지도가 있으며 3b, 1은 주로 피부로부터의 촉각 정보를, 3a는 주로 근육으로부터의 내재감각 정보를, 2는 피부와 근육으로부터 오는 정보를 둘 다 받는다(그림 19). 이들은 서로 긴밀하게 연결되어 있다.

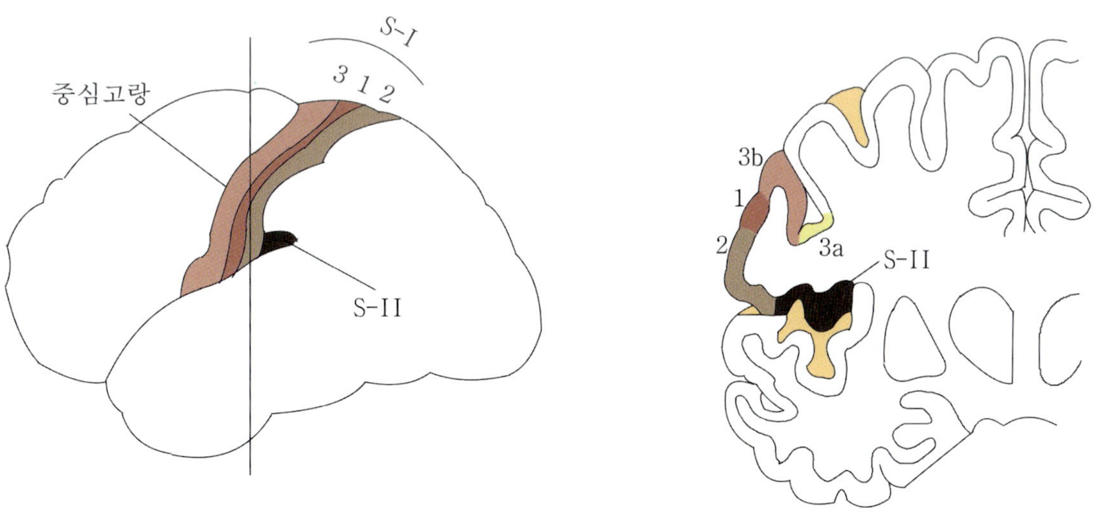

그림 19. 일차감각영역의 위치
(왼쪽) 뇌 표면에서 본 것
(오른쪽)뇌의 단면에서 본 것

3a, 3b, 1, 2 각 부분에는 300~600μm 정도 너비의 기둥이 있다. 이 기둥들은 뇌의 표면에서 뇌 속 백질까지 뻗어 있으며 각 기둥은 진동이나 압력처럼 특정한 감각만을 담당한다.

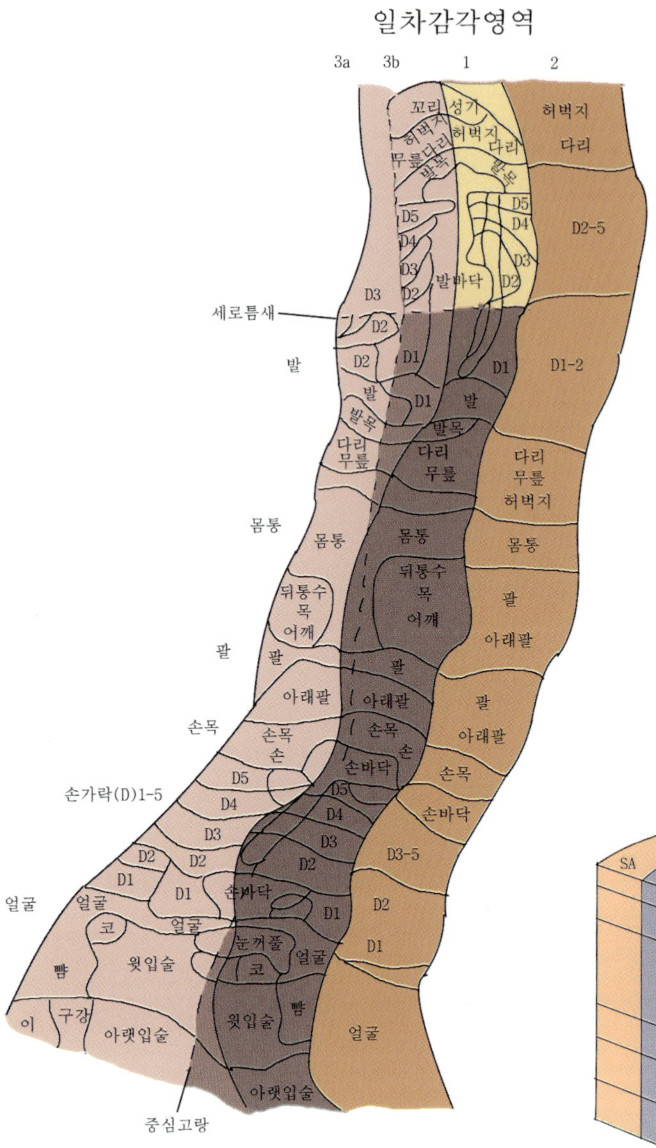

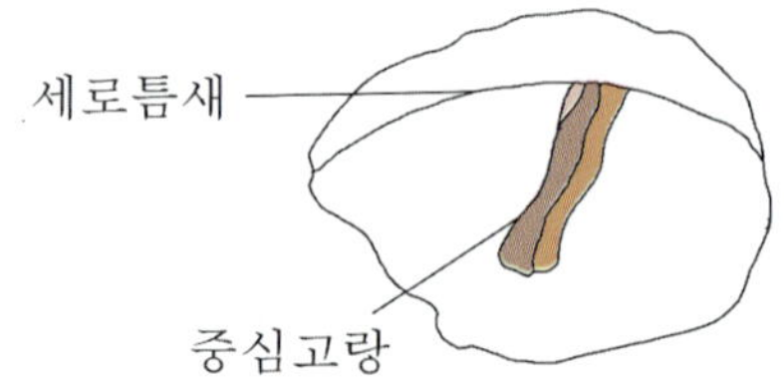

그림 20. 일차감각영역 3a, 3b, 1, 2가 담당하고 있는 신체부위

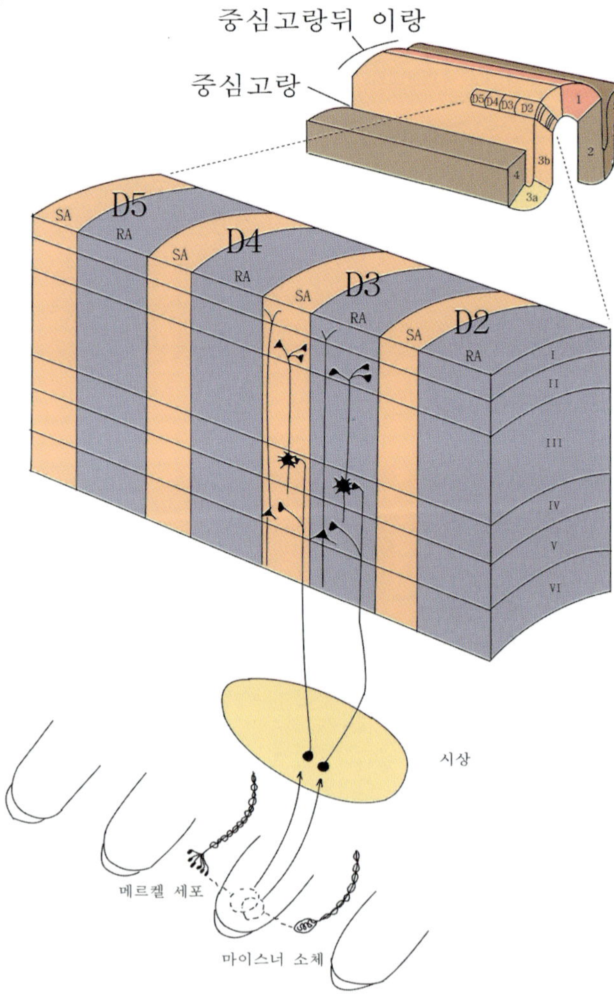

그림 21. 일차감각영역의 기둥식 구성

기둥 위 D는 손가락(digit)을 의미한다. D5는 다섯 번째 손가락이란 뜻. 기둥 옆의 I, II, III 등은 대뇌 겉질의 6개 층에 붙은 번호다. SA는 slow adaptation(느리게 적응하는), RA는 rapid adaptation(빨리 적응하는)이란 뜻이다. 느리게 적응하는 촉각수용체 혹은 빨리 적응하는 수용체로부터의 정보가 전달된다는 의미이다.

감각겉질의 기둥(column)은 기능적인 단위이다. 기능적으로 밀접하게 연관된 기둥들 사이의 연결은 사물 인식에 도움을 준다. 인접 손가락을 인식하는 기둥들 사이의 연결을 통해 손가락이 놓인 사물의 표면을 인식하는 것 등을 예로 들 수 있다.

* 일차감각영역 신경들에서의 정보 추출

촉각수용체의 흥분을 통해 손가락이 닿은 표면의 형태를 충실하게 나타낼 수 있음을 보인 바 있는데(그림 16), 이러한 정보의 유지는 대뇌 일차감각영역까지 이어진다. 일차감각영역 신경들은 이렇게 유지되어 올라온 정보를 바탕으로 손이 닿아 있는 사물의 움직임이나 방향, 전체적인 형태 등을 추출하게 된다. 아래 그림은 사물이 손 위에서 움직일 때 일차감각영역의 신경세포들의 흥분방식을 통하여 사물의 움직임을 파악하는 예를 보여주고 있다.

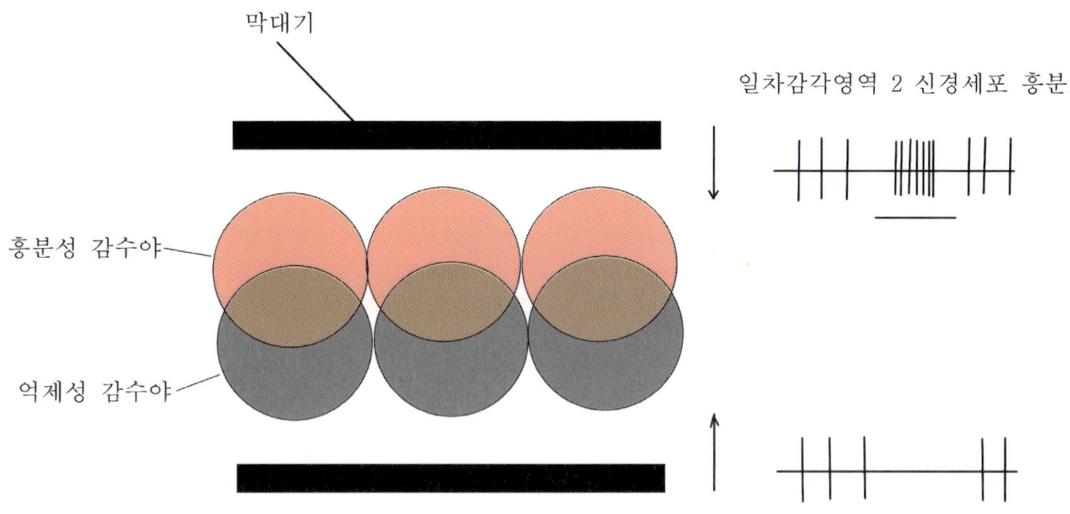

그림 22. 막대기를 손바닥의 아래에서 위로 혹은 위에서 아래로 움직였을 때 일차감각영역 2 신경세포가 흥분하는 양상. 여기서 억제성 혹은 흥분성 감수야란 피부의 특정 부위를 자극했을 때 일차감각영역 신경세포의 흥분성이 억제되거나 강화되는 피부의 감수야를 뜻한다.

⑤ 대뇌 이차감각영역, 감각정보의 흐름

사물의 인식 측면에서 일차감각영역보다 한 단계 위인 이차감각영역은 가쪽고랑 위쪽에 있다(그림 23). 이곳은 사물의 모양이나 표면의 성질, 진동 등을 파악하는 데 필수적이다. 일차감각영역과 비슷하게 피부 수용체에서 올라오는 자극에 반응하긴 하지만 일차감각영역이 피부 수용체 정보에만 의존적으로 반응하는 것과 달리 이곳은 운동영역처럼 대뇌의 다른 곳에서 전달되는 정보에 의해서도 반응이 달라진다는 특징을 가지고 있다. 사람들은 피부에서 올라오는 모든 자극을 다 기억하지 않고 의미 있는 자극만을 기억하는 경향도 있는데 이러한 기능도 이차감각영역에 있을 것으로 생각하고 있다. 일차감각영역으로 올라온 정보는 이차감각영역 외에 근처의 다른 부위로도 전달된다(그림 24). 이렇게 전달된 감각정보는 운동의 조절이나 눈-손 협동, 촉각과 관련된 기억에 쓰인다.

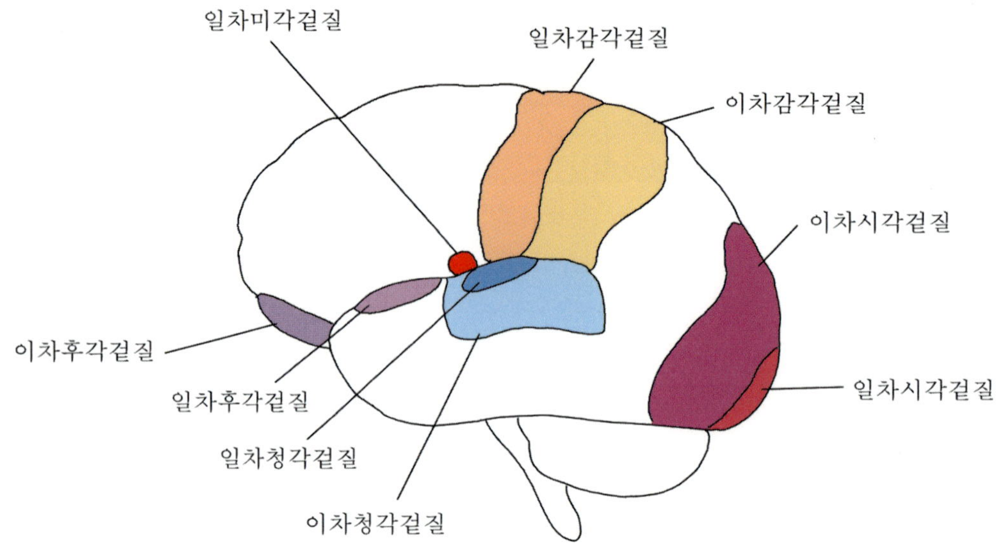

그림 23. 이차감각겉질

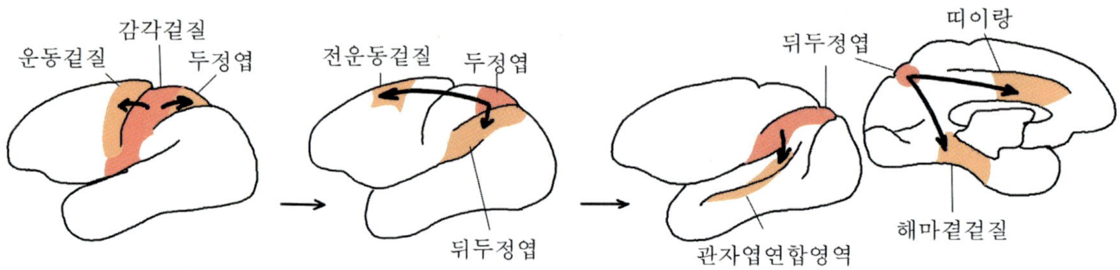

그림 24. 이차감각영역에서 대뇌의 다른 부위로의 정보 전달

나. 통각

① 수용체

자유신경종말(free nerve ending)이며 다음 4종류가 있다(그림 25).

- 열통각수용체(thermal nociceptor): 45°C 이상 혹은 5°C 이하에서 흥분한다.
- 기계통각수용체(mechanical nociceptor): 피부의 강렬한 기계적 자극에 의해 흥분한다.
- 다류성통각수용체(polymodal nociceptor): 열자극, 기계적 자극, 화학적 자극에 의해 흥분한다.
- 침묵형통각수용체(silent nociceptor): 염증이나 화학적 자극에 의해 활성화되는 내장 내 수용체.

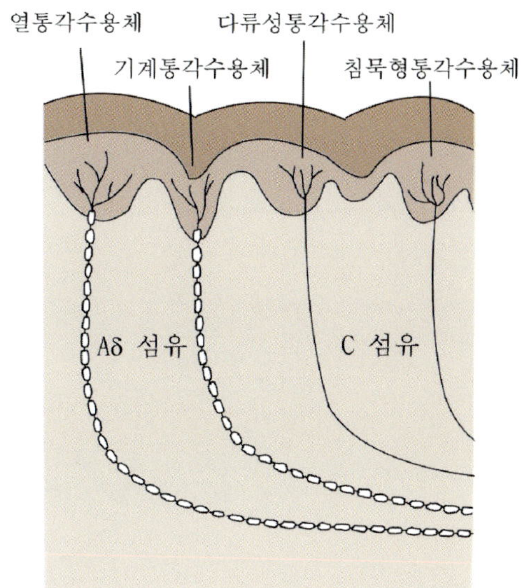

그림 25. 피부에 분포하고 있는 통각수용체

* 이중통(double pain)

망치에 손을 맞으면 처음에 날카로운 통증을 느끼고 그 뒤 둔중한 통증이 따라온다. 첫 통증은 전도 속도가 빠른 열통각수용체나 기계통각수용체(수초가 얇게 감싸고 있는 Aδ 섬유)에 의한 것이고 그 뒤를 잇는 통증은 다류성통각수용체(수초가 없는 C 섬유)에 의한 통증이다.

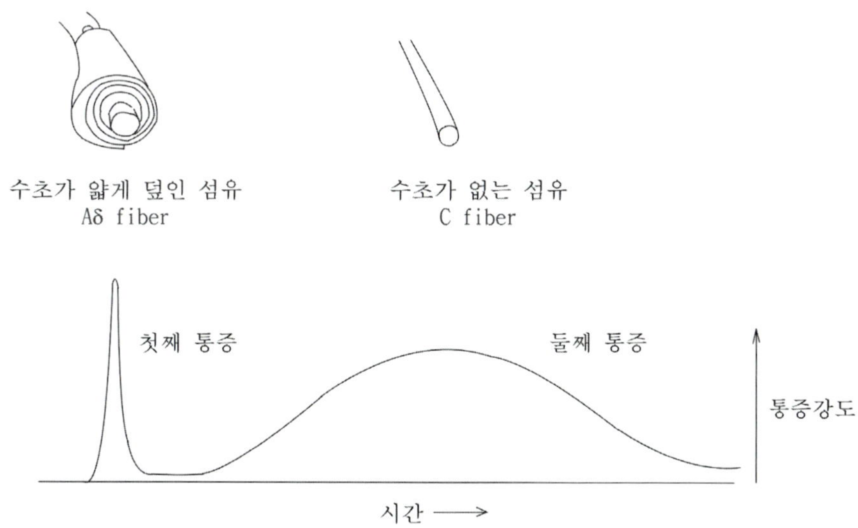

그림 26. 이중통

② 척수에서의 연결

통각수용체에서 올라온 Aδ 섬유나 C 섬유는 척수의 뒤뿔(dorsal horn)로 연결된다. 척수의 회색질은 여러 층으로 나눌 수 있는데 Aδ 섬유나 C 섬유는 표층에 속하는 I 또는 II 층으로 연결된다. 피부에 가해지는 무해한 자극은 Aβ 섬유를 통해 III 혹은 IV 층으로 연결된다. V 층의 신경은 Aδ 섬유, Aβ 섬유, C 섬유와 모두 연결된다(그림 27).

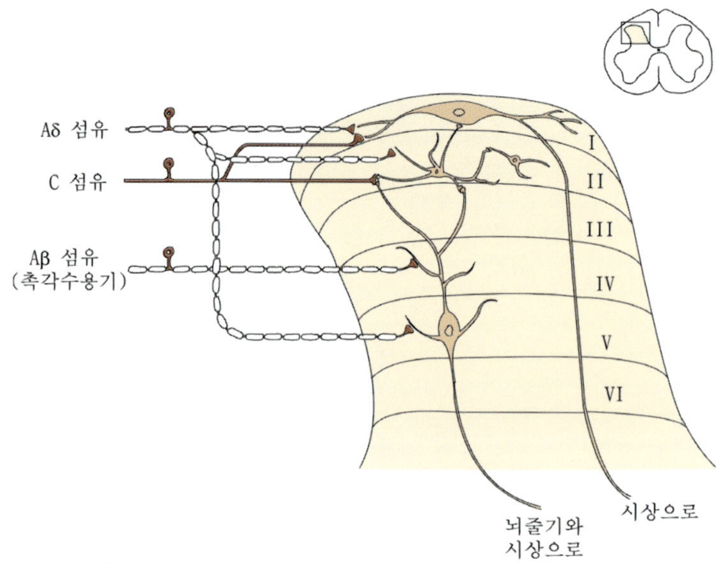

그림 27. 층상 구조의 척수 회색질과 통각섬유 연결

연관통(referred pain)은 V층의 신경이 Aδ 섬유, Aβ 섬유, C 섬유와 모두 연결된다는 것과 관련이 있다. 내장에서 올라오는 통각과 피부에서 올라오는 촉각이 척수 회색질 V층으로 수렴하면서 내장의 통각 대신 피부 특정 부위가 아프게 느껴지는 것이다. 심근경색이 있을 때 왼쪽 팔 안쪽으로 통증이 느껴지는 것이 대표적 예이다(그림 28).

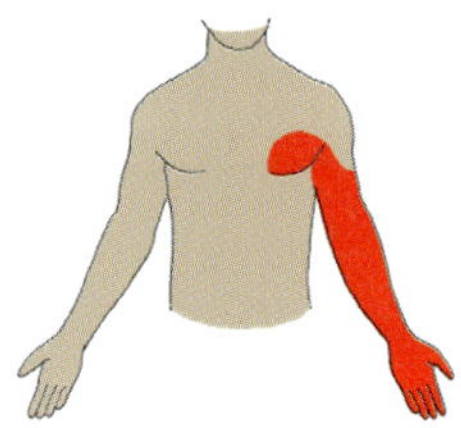

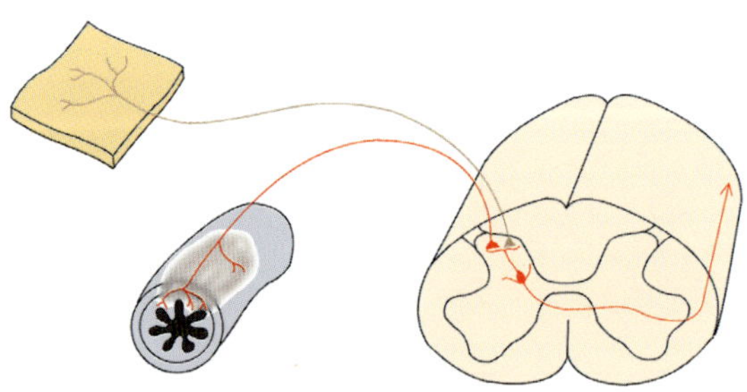

그림 28. 연관통

촉각과 통각이 척수에서 비슷한 경로를 이용하면서 내장의 통증을 피부의 통증으로 오인하는 것.
심근경색이 왔을 때 왼쪽 손으로 통증을 느끼는 경우가 대표적이다(위 그림).

문조절이론(gate control theory)도 척수 내의 연결과 관계있다. 문조절이론은 통각신경인 C 섬유로부터 올라오는 통각을 촉각신경인 Aβ 섬유가 억제성 사이신경을 활성화시켜 줄여준다는 이론인데 회로는 그림 29와 같다. 망치로 손을 때렸을 때 손을 주무르면 통증이 줄어드는 이유를 설명할 수 있다.

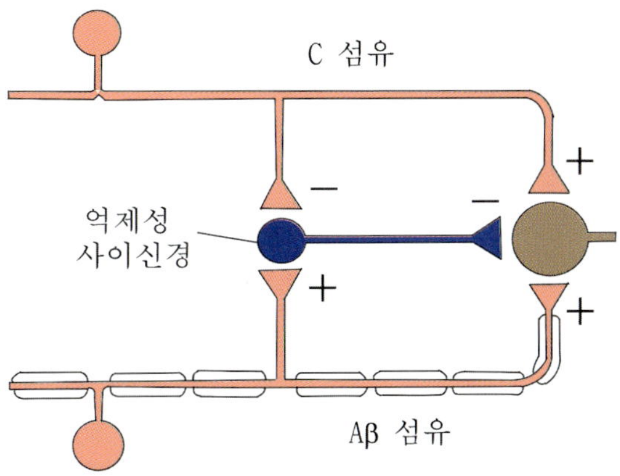

그림 29. 문조절이론

Aδ 섬유, Aβ 섬유, C 섬유 등의 명칭은 말초신경의 분류에 따른 것이다. 분류는 수초의 존재, 신경의 굵기 등에 따른 것으로 아래표와 같다.

		분류	명칭	굵기(μm)	전도속도(m/s)
수초 있음	직경이 큰 것	I	Aα	12-20	72-120
	중간 정도	II	Aβ	6-12	36-72
	작은 것	III	Aδ	1-6	4-36
수초 없음		IV	C	0.2-1.5	0.4-2.0

③ 통증의 특수한 형태

ㄱ. 무해자극통증(allodynia): 정상적으로라면 통증을 유발하지 않는 자극에 의해 느끼는 통증.

ㄴ. 통각과민(hyperalgesia): 통각 유발 자극에 과민하게 반응하는 것을 말한다. 자극이 없어도 지속적으로 통증을 느끼기도 한다. 말초수용체와 중추신경계의 감작(sensitization)이 원인으로 생각된다.

ㄷ. 환상통(phantom pain): 신체 일부가 절단된 후에도 잘려진 부위에서 통증이 느껴지는 경우.

④ 내재진통계

아편(opium poppy)은 기원전부터 진통제로 쓰였다. 체내에도 아편과 비슷한 진통계가 있어 이를 내재 진통계라 부른다. 내재 진통계의 아편 유사물질은 엔케팔린, 엔돌핀, 다이놀핀 등이 잘 알려졌으며 이들은 전구 단백질이 분해되어 만들어진다. 이들 아편 유사물질은 중추신경계의 통각 정보 전달과 관련된 부위에 널리 퍼져 있다. 아편 유사물질과 그들의 수용체는 다음 표와 같다.

전구 단백질	아편 유사물질	수용체
POMC (proopiomelanocortin)	β-endorphin	μ/δ
	endomorphine-1	μ
	endomorphine-2	μ
proenkephalin	Met-enkephalin	δ
	Leu-enkephalin	δ
prodynorphin	Dynorphin A	κ
	Dynorphin B	κ
proorphanin FQ	orphanin FQ	orphan receptor

다. 시각

① 눈의 구조

눈은 세 막(공막, 맥락막, 망막)으로 구성되며 빛이 와서 닿는 곳은 망막이다(그림 30). 빛수용체가 모여 있는 황반의 중심오목에 상이 맺히면 가장 선명하게 볼 수 있다. 시신경원반은 시신경이 모여서 나가는 곳으로 여기에는 빛수용체가 없어서 상이 맺히더라도 인식할 수 없다.

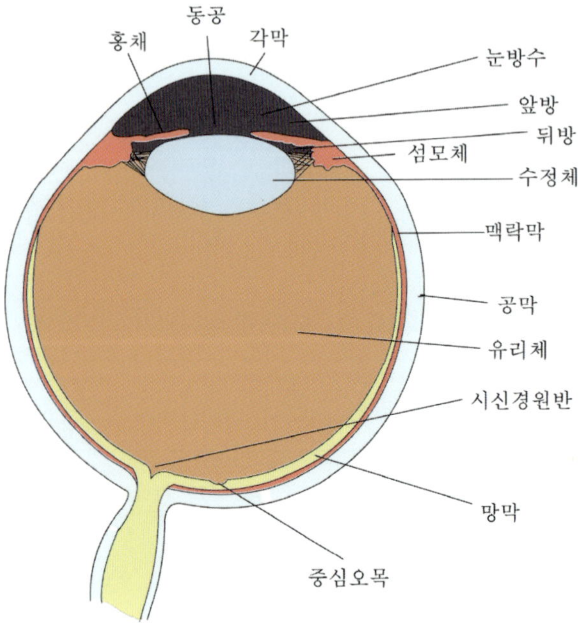

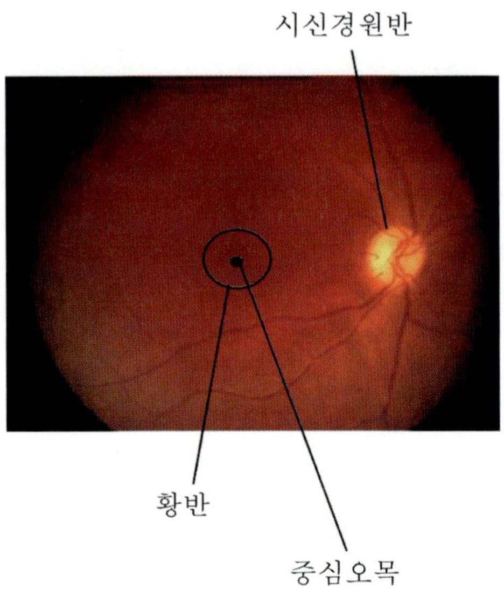

그림 30. 눈의 구조(왼쪽)와 안저 사진(오른쪽)

홍채(iris)는 동공으로 들어가는 빛의 양을 조절한다. 이 과정은 자율신경계가 관여하며 밝은 곳에서는 동공조임근(sphincter pupillae)을 수축시켜 동공의 직경을 줄이고 어두운 곳에서는 동공확대근(dilator pupillae)을 통해 직경을 키운다. 동공조임근은 부교감신경, 동공확대근은 교감신경의 지배를 받는다(그림 31).

수정체의 두께는 섬모체가 조절한다. 섬모체가 수축하면 수정체는 두꺼워지고 이완하면 가늘어진다. 수정체의 두께 조절을 통해 초점을 맞춘다(그림 32).

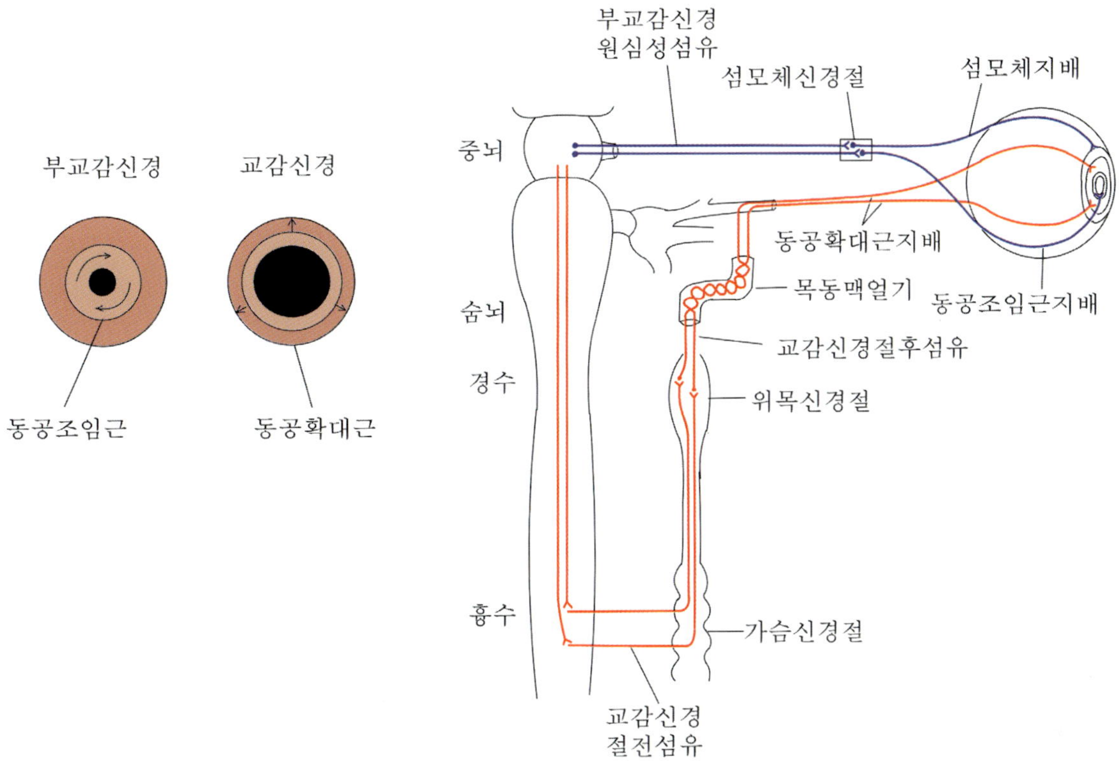

그림 31. 홍체의 조절과 자율신경 연결

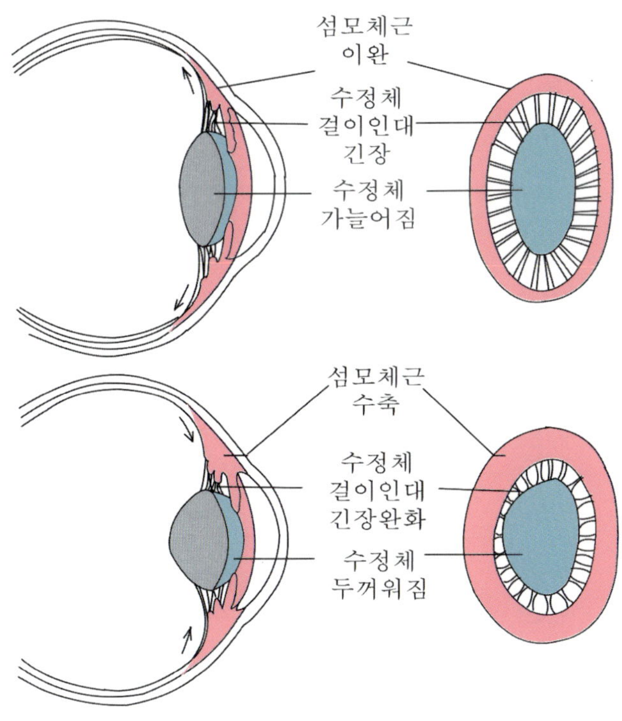

그림 32. 섬모체의 수축과 이완에 따른 수정체 두께의 조절

수정체를 통과한 빛의 초점이 맺히는 양상에 따라 근시, 원시, 난시 등을 나눈다(그림 33).

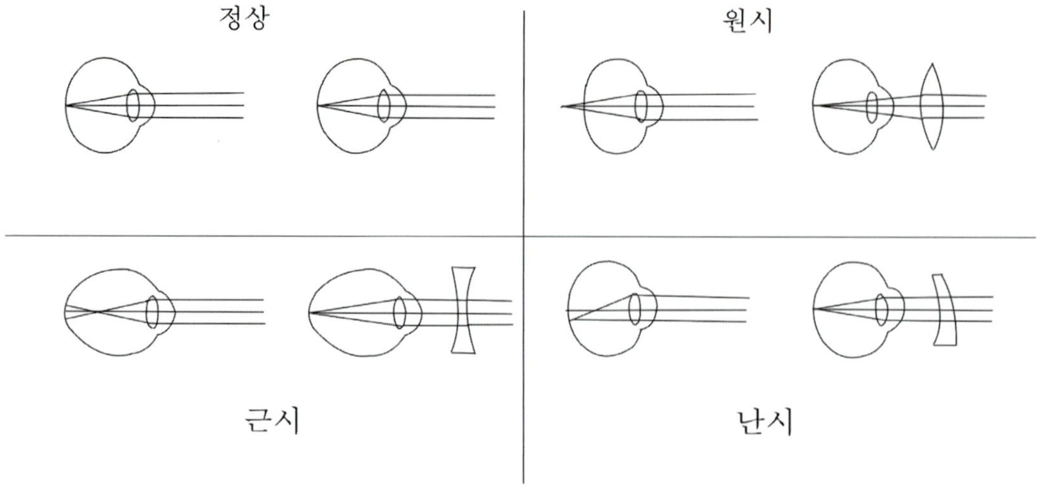

그림 33. 근시, 난시, 원시와 초점 사이의 관계

② 망막 조직과 빛수용체

빛수용체는 원뿔세포와 막대세포 두 종류가 있다. 망막에는 이 두 세포 외에도 다른 세포들이 존재하는데 조직학적 구성은 그림 34와 같다.

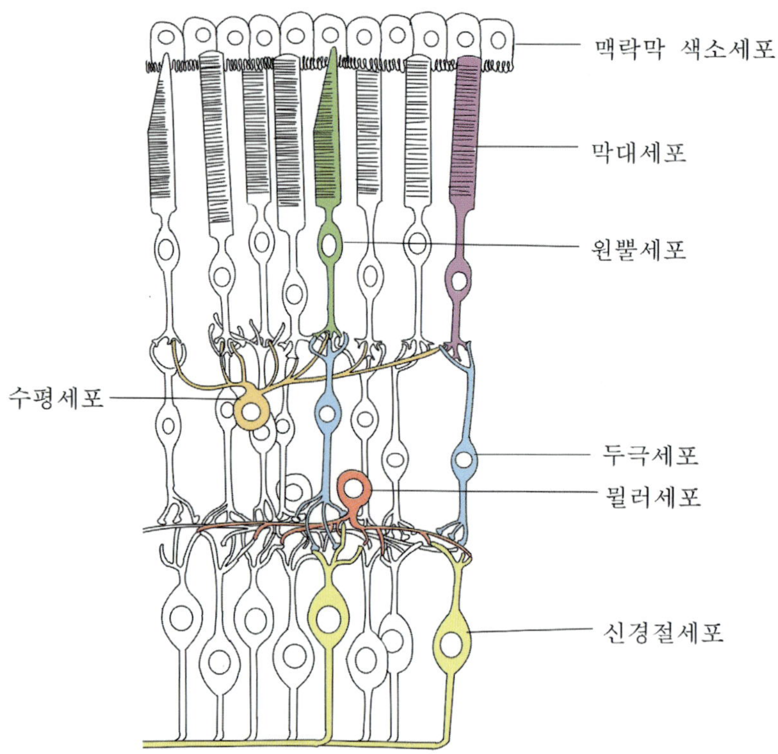

그림 34. 망막의 여러 세포들

막대세포와 원뿔세포가 있는 쪽이 안구의 벽쪽이다.

• 막대세포: 한 개의 광자(photon)에도 반응할 정도로 빛에 대한 감수성이 좋아 어두운 곳에서의 시각을 담당한다. 그러나 밝은 빛을 받으면 곧바로 반응이 포화되어 빛의 세기에 따라 반응하지 못한다. 막대세포에서 빛에 반응하는 것은 로돕신(rhodopsin)이라는 색소다.

• 원뿔세포: 빛에 대한 감수성이 약하여 밝은 곳에서의 시각을 담당한다. 중심오목에는 원뿔세포가 주로 존재하고 망막의 가장자리로 갈수록 막대세포가 늘어난다. 원뿔세포에 있는, 빛에 반응하는 색소(옵신: opsin)의 종류에 따라 세 가지 원뿔세포(L-긴 파장(붉은 색), S-짧은 파장(파란 색), M-중간 파장(녹색))로 나뉜다.

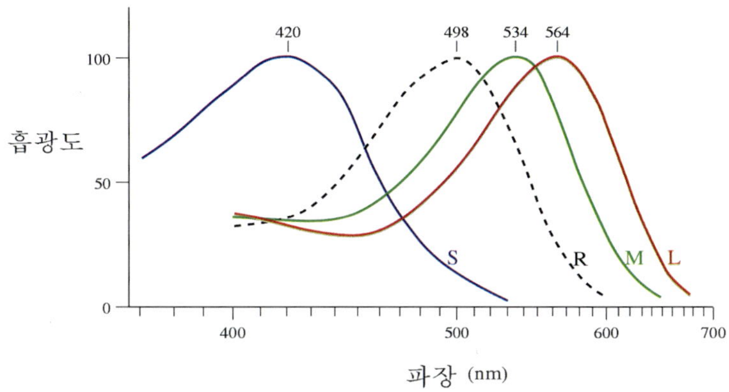

그림 35. 세 가지 옵신
S(short)–푸른색(420nm 파장)에 반응,
M(medium)–녹색(534nm 파장)에 반응,
L(long)–붉은색(564nm 파장)에 반응.
498nm의 R은 막대세포(rod)를 의미한다.

• 암순응: 밝은 곳에서 어두운 곳으로 들어가면 처음에는 볼 수 없다가 시간이 지나면서 볼 수 있게 된다. 막대세포에 존재하는 로돕신이 빛에 반응할 수 있는 형태(옵신과 시스레티날이 결합한 상태)로 변환되는 데 시간이 걸리기 때문이다(최대 2시간). 로돕신의 구조와 빛에 대한 반응은 그림 36과 같다.

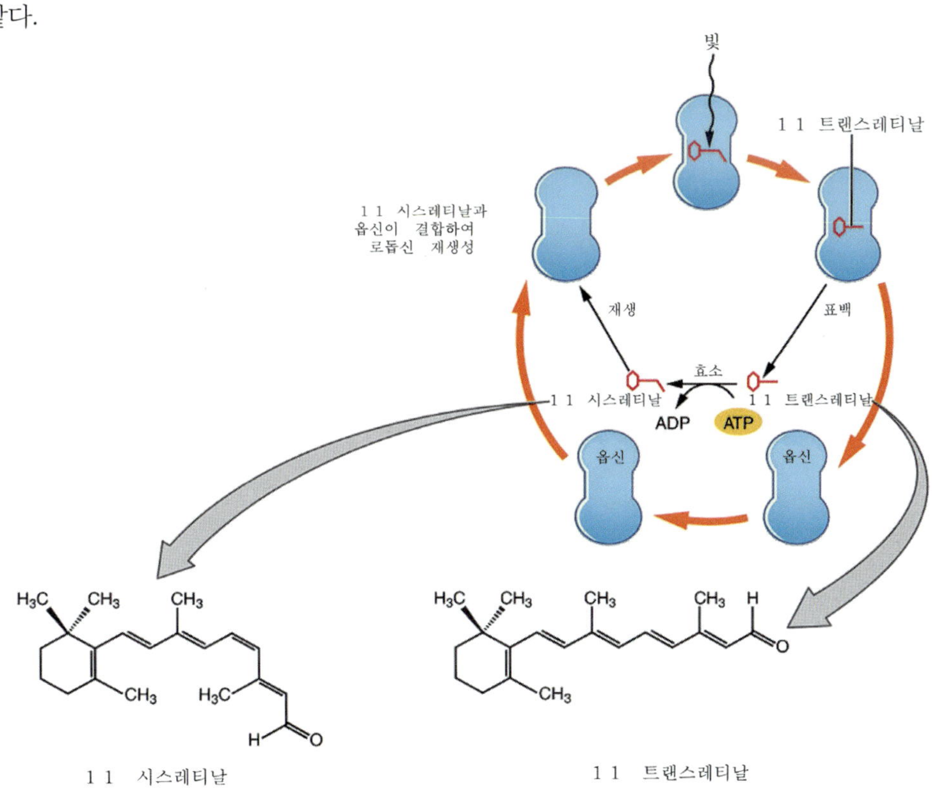

그림 36. 빛을 쪼였을 때 로돕신의 변환

- 명순응: 밝은 곳으로 나오면 막대세포 대신 원뿔세포가 시각을 담당하며 밝은 빛에 대해 적응하게 된다. 이때 원뿔세포의 빛에 대한 감수성을 낮추는 과정도 동반되는데 이러한 과정은 암순응에 비해 빨리 일어난다(약 5분 이내).
- 삼원색 가설(trichromatic theory): 모든 색은 세 가지 색의 조합으로 표현할 수 있다는 가설이다. 세 종류의 옵신을 가진 원뿔세포의 흥분 정도를 통해 색을 표현할 수 있으리라고 본다.

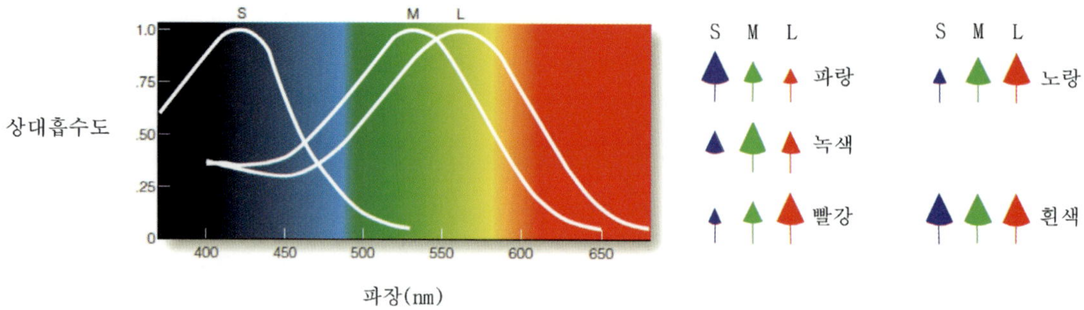

그림 37. 세 가지 망막 원뿔세포(파랑색–짧은 파장에 반응(short: S), 녹색–중간 파장에 반응(medium: M), 빨강–긴 파장 (long: L))의 파장별 상대흡수도(왼쪽 그림). 특정 색은 각 원뿔세포가 얼마나 흥분하느냐에 따라 달리 인식된다.

만약 유전적 결함에 의해 원뿔세포 옵신이 정상적으로 발현되지 않으면 색맹이 된다. 붉은색 옵신에 문제가 있으면 적색맹, 푸른색 옵신은 청색맹, 녹색 옵신은 녹색맹이 된다. 발현은 되지만 정상적으로 작동하지 않으면 색약이 된다.

③ 망막 이후의 연결

망막의 원뿔세포와 막대세포의 흥분은 신경절세포로 전달되고 신경절세포의 정보는 시신경교차, 가측무릎체를 거쳐 뒤통수엽의 시각겉질로 전달된다. 시야에 대응하는 망막 부위, 뒤통수엽으로의 연결, 시각경로 손상 시 시야결손은 그림 38과 같다.

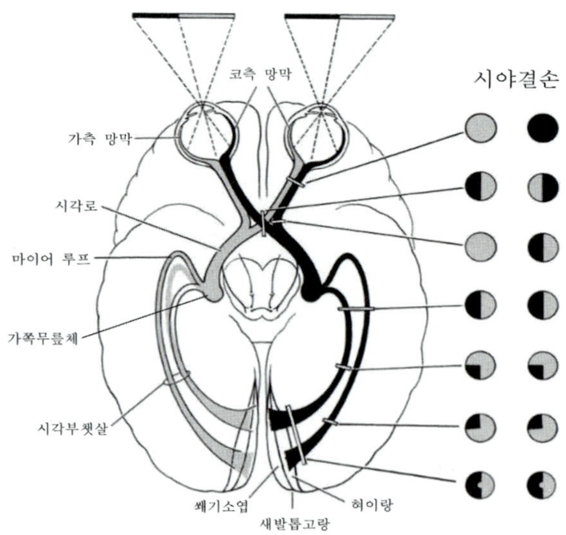

그림 38.
망막의 시야는 크게 코측, 가측으로 나뉘고 각각은 반대편 뇌로 전달된다. 망막의 위쪽은 시각겉질의 아래쪽, 아래쪽은 위쪽으로 전달된다.

④ 뒤통수엽 시각겉질의 특성

망막을 떠난 시각신경은 시각신경교차, 가쪽무릎체를 경유하여 뒤통수엽의 시각겉질로 연결된다. 양쪽 망막으로부터 온 신경들은 층상구조를 이루고 있는 가쪽무릎체의 서로 다른 층으로 연결된다(그림 39). 이처럼 분리되어 연결되는 양상은 뒤통수엽의 시각겉질에까지 이어진다. 시각겉질에는 왼쪽 눈과 오른쪽 눈을 담당하는 부분이 나눠져 있다. 이렇게 나뉜 부분을 눈담당기둥(ocular dominance column)이라고 한다.

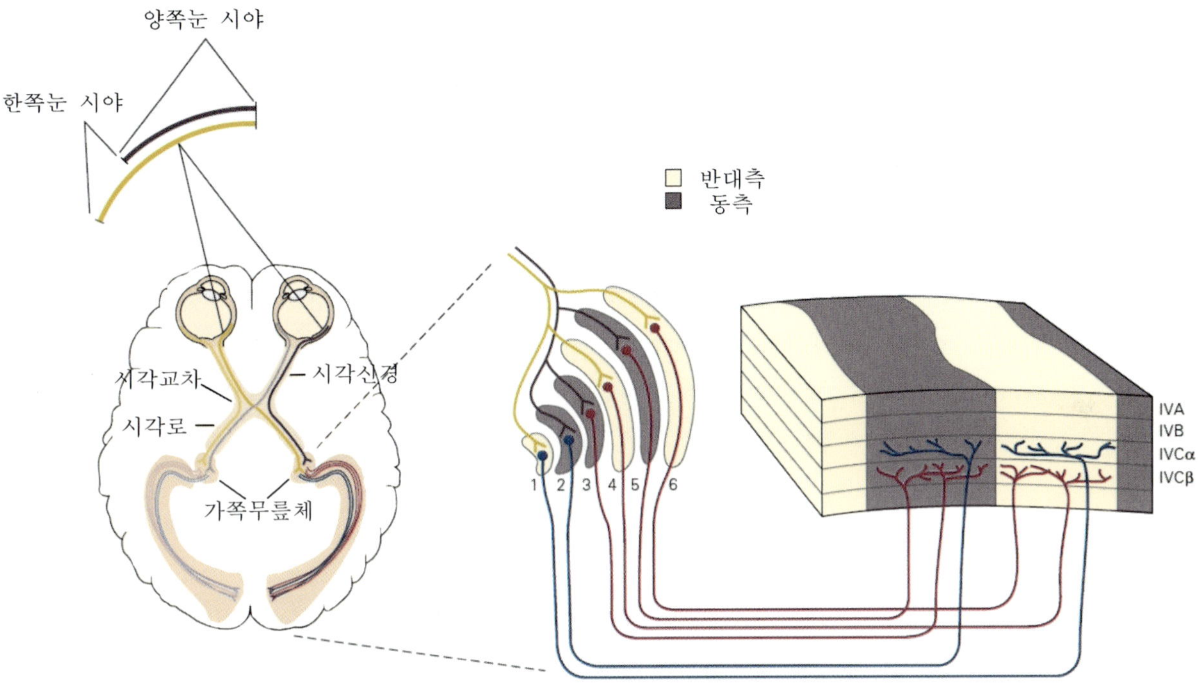

그림 39. 망막 – 가측무릎체 – 뒤통수 시각겉질로 이어지는 시각로 연결
시각겉질의 줄무늬 기둥이 눈담당기둥(ocular dominance column)이다.

시각겉질도 일차감각영역과 마찬가지로 특정 기능을 담당하는 세포들이 모여 있는 기둥(column)이 존재한다(그림 40). 동일한 기둥 내에 존재하는 세포들은 특정 방향에 반응하고 이 기둥들은 일정 간격을 두고 반복적으로 배열되어 있어서 180° 범위 내의 모든 각도를 담당한다. 또한 이들 기둥 내에는 특정 색에 반응하는 세포들이 뭉쳐 있기도 하다(blob).

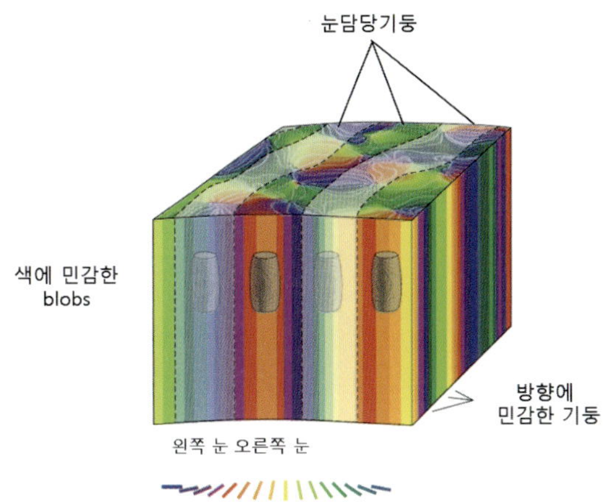

그림 40. 눈담당기둥의 특징

⑤ 일차시각겉질 이후의 연결

망막에서 가측무릎체를 거쳐 일차시각겉질로 오는 정보는 물체 윤곽선의 방향, 색, 깊이, 위치 등이다. 이 정보들은 일차 시각겉질에 머물지 않고 대뇌에서 시각을 담당하는 부분으로 전달되는데 크게는 관자엽 쪽으로 흐르는 경로와 마루엽 쪽으로 흐르는 경로로 나뉜다(그림 41). 마루엽 쪽은 물체의 위치 정보(where)를, 관자엽 쪽은 대상에 대한 정보(what)를 담고 있다. 물체에 대한 위치 정보는 시각을 이용하여 물체에 접근하는 데 유용하고 대상에 대한 정보는 물체의 인식에 쓰인다. 마루엽 쪽으로 가는 정보는 세분해서 위마루엽 쪽으로 가는 정보와 아래마루엽 쪽으로 가는 정보로 나누기도 한다. 위마루엽 쪽으로 가는 정보는 움직임의 조절과 관련되어 있고 아래마루엽 쪽으로 가는 정보는 공간의 인식과 관련되어 있다.

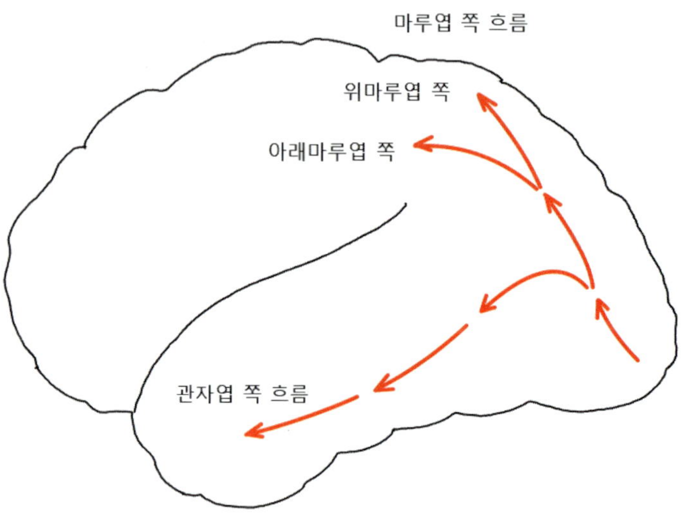

그림 41. 시각겉질 이후 시각 정보의 흐름

* 각 경로 손상 시 나타나는 증상들

손상 부위	병명	증상
위마루엽 쪽 경로	시각성실조증 (optic ataxia)	세로 틈새에 손을 넣어보라고 하면 할 수 없다.
아래마루엽 쪽 경로	공간 무시 (spatial neglect)	손상된 뇌반구 반대편 공간을 인식하지 못한다.
관자엽 쪽 경로	얼굴인식불능증 (prosopagnosia)	사람의 얼굴을 인식하지 못한다.
	지각성 실인증 (apperceptive agnosia)	물체를 따라 그리지는 못해도 무엇인지는 안다.
	연관성 실인증 (associative agnosia)	물체를 따라 그릴 수는 있어도 무엇인지는 모른다.

라. 청각

① 귀의 구조

귀는 고막과 달팽이를 기준으로 외이, 중이, 내이로 나뉜다.

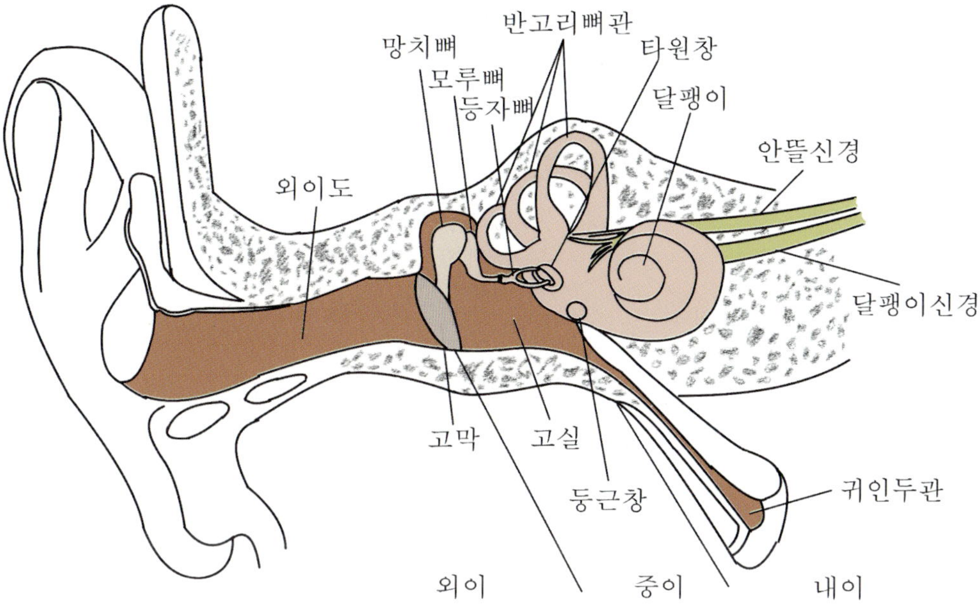

그림 42. 귀의 해부학적 구조

중이의 망치뼈, 모루뼈, 등자뼈는 고막의 진동을 증폭하여 달팽이의 타원창으로 전달한다. 달팽이는 긴 튜브가 달팽이처럼 꼬인 형태를 취하고 있는데 긴 튜브 안은 세 개의 공간으로 나뉘어져 있고 그 안에는 액체가 들어있다(그림 43). 꼬인 형태의 튜브를 길게 늘인 형태로 그리면 아래와 같다. 고막의 떨림이 망치, 모루, 등자뼈를 거쳐 증폭되면 이때 발생하는 압력으로 타원창이 안쪽으로 밀린다. 이때 둥근창은 바깥쪽으로 밀려 나오면서 압력을 완충한다.

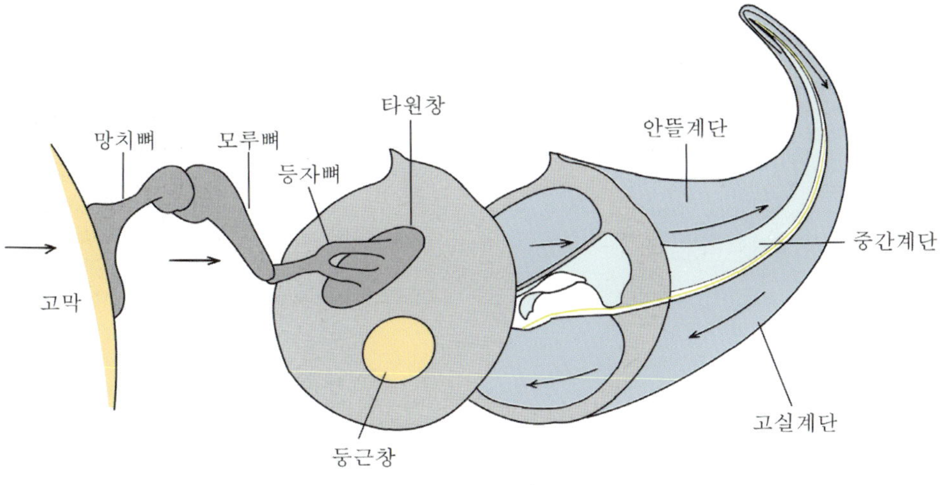

그림 43. 내이의 구조

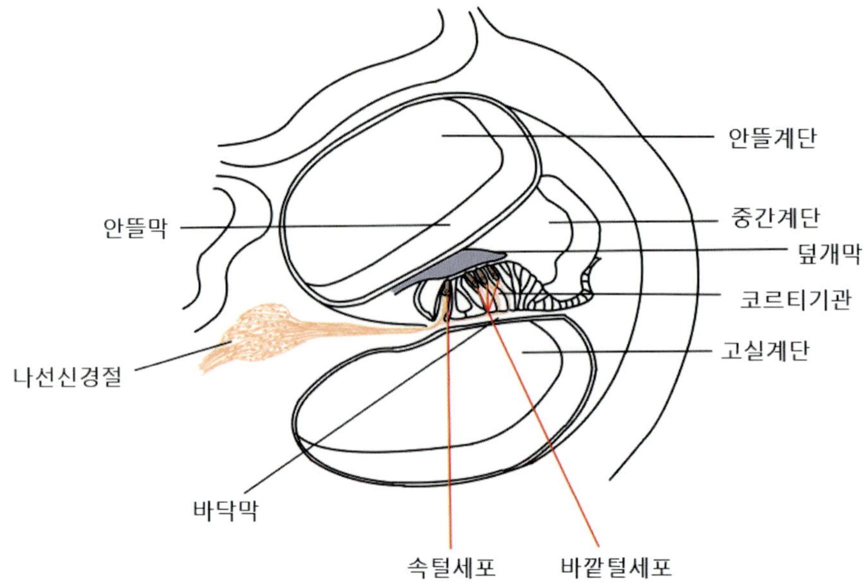

그림 44. 내이 달팽이의 단면

중간계단 내 공간에는 청각세포인 속털세포와 바깥털세포를 포함하고 있는 코르티기관(organ of Corti)이 있다. 속털세포와 바깥털세포에는 신경이 분포하여 털세포의 흥분을 나선신경절(spiral ganglion)로 전달한다. 나선신경절은 달팽이신경(cochlear nerve)이 되어 뇌줄기로 연결된다(그림 44).

② 청각세포 흥분

소리가 고막을 진동시키면 망치, 모루, 등자뼈가 이 진동을 증폭시켜 타원창을 밀어낸다. 타원창과 연결된 안뜰계단 내 림프액이 밀리면서 압력은 고실계단 쪽으로 전달되어 둥근창이 움직이는데 이 과정에서 코르티기관의 바닥막이 진동하고 진행파가 만들어진다.

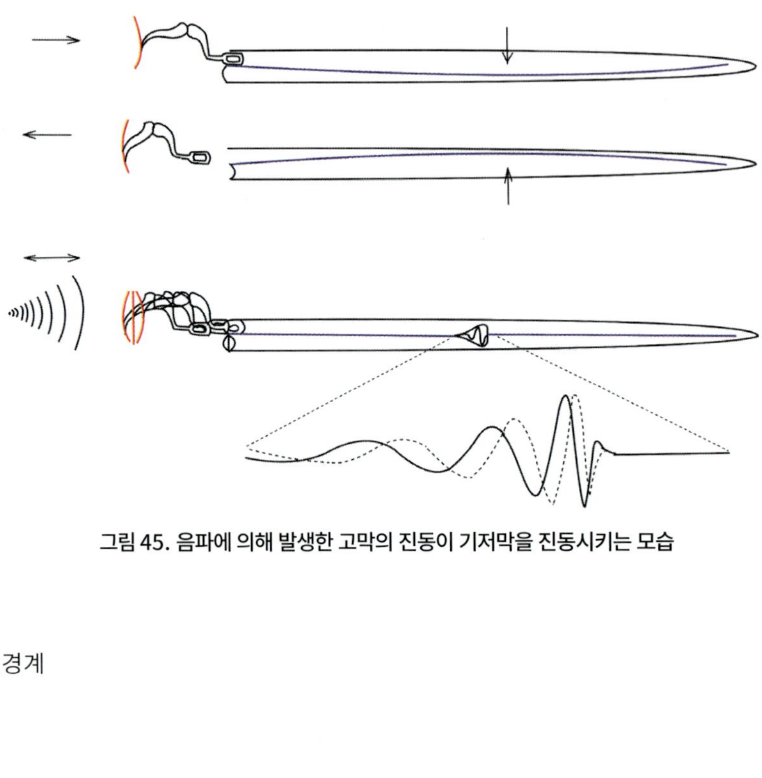
그림 45. 음파에 의해 발생한 고막의 진동이 기저막을 진동시키는 모습

달팽이 기저부와 첨부의 바닥막은 모양이 다르다. 기저부 쪽은 좁고 두꺼운 반면 첨부 쪽은 넓고 얇다. 이러한 이유로 기저부는 낮은 주파수에, 첨부는 높은 주파수에 잘 반응한다(그림 46). 사람이 들을 수 있는 주파수 범위는 20Hz에서 20kHz까지다.

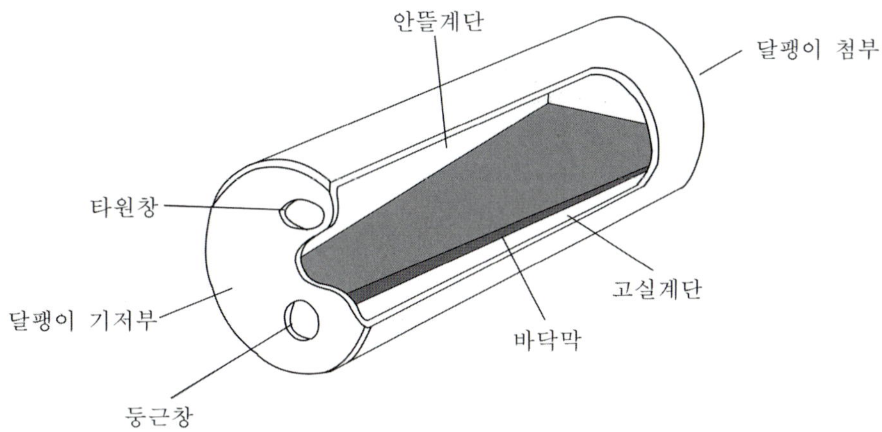

그림 46. 달팽이 바닥막 모양
기저부가 좁고 두껍다.

진행파에 의해 바닥막이 움직일 때 중간계단 내 존재하는 코르티기관 위 덮개막도 함께 흔들린다. 그렇게 되면 덮개막과 연결되어 있는 바깥털세포의 털들이 구부러지게 되고 덮개막에 연결되어 있지 않은 속털세포의 털들도 주변 액체의 움직임에 의해 구부러지게 된다(그림 47).

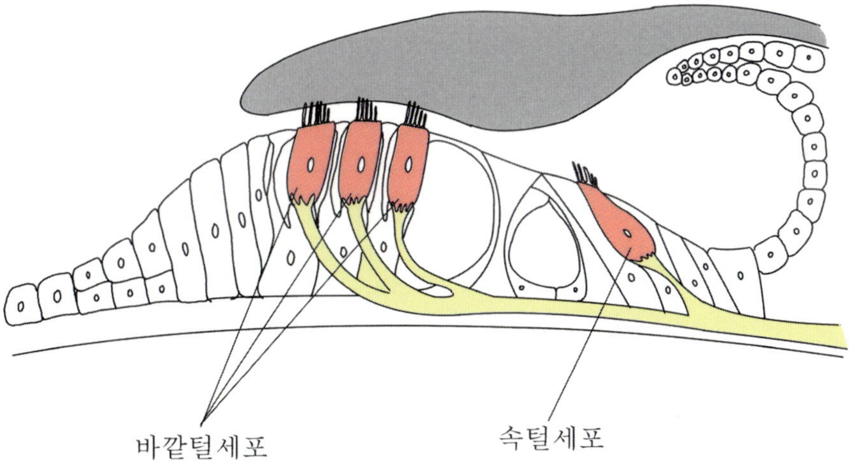

그림 47. 코르티기관의 털세포들(바깥, 속)

털세포 털(cilia)이 구부러지면 털세포가 흥분한다. 털은 고정섬모(stereocilia)와 운동섬모(kinocilia)로 구성되는데 털이 운동섬모 쪽으로 구부러지면 섬모에 있는 끈(tip link)이 섬모에 있는 이온통로를 열어서 털세포를 탈분극시킨다(그림 48). 반대쪽으로 구부러지면 흥분이 억제된다. 털세포가 흥분하면 털세포에서 흥분성 신경전달물질이 분비되어 털세포에 분포하고 있는 신경을 흥분시켜 소리 신호를 전달하게 된다.

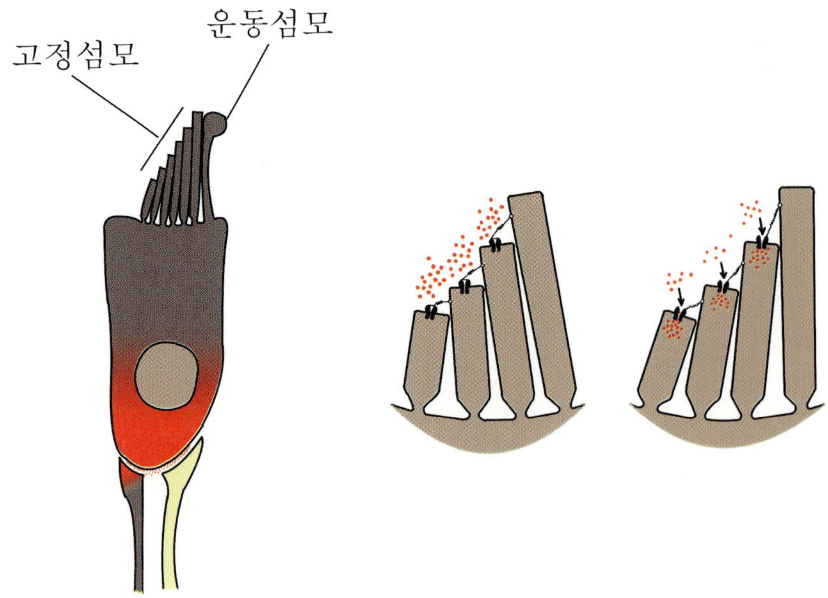

그림 48. 털세포의 흥분
털이 구부러지는 방향에 따라 흥분 여부가 결정된다. 오른쪽 그림에서 털과 털 사이를 연결하고 있는 가는 선이 끈단백(tip link protein)이다. 붉은 색 점들은 양이온을 표시하고 있다.

소리 정보는 관자엽 위쪽의 청각영역으로 전달된다. 청각영역에서도 달팽이관에서처럼 낮은 주파수와 높은 주파수를 담당하는 영역이 나뉘어져 있다(그림 49).

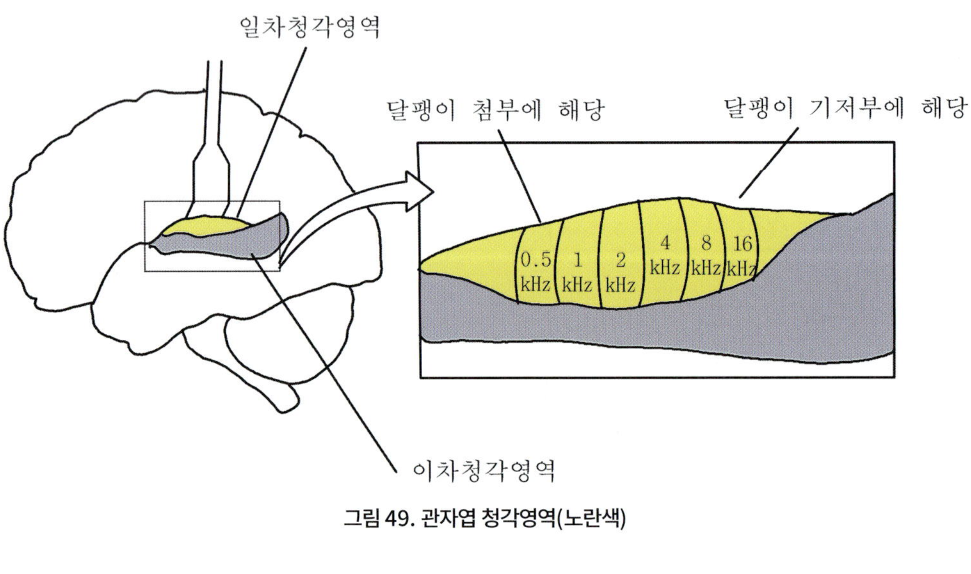

그림 49. 관자엽 청각영역(노란색)

마. 평형감각, 회전감각

회전감각은 반고리관에서, 선형 가감속과 머리의 위치 등은 타원주머니와 둥근주머니로 구성된 안뜰계에서 담당한다(그림 50).

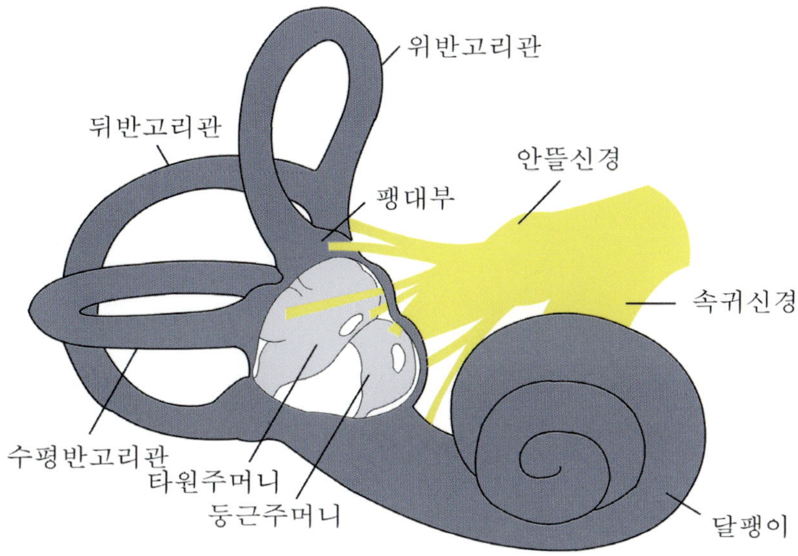

그림 50. 안뜰기관(타원주머니, 둥근주머니)과 반고리관

타원주머니와 둥근주머니는 이석기관 혹은 귀돌기관(otolith organ)이라 부른다. 타원주머니나 둥근주머니의 털세포는 평형모래막에 묻혀있고 그 위에 평형모래가 있다. 머리가 움직이면 평형모래가 평형모래막 속 털세포의 섬모를 구부러뜨린다. 여기에도 운동섬모와 고정섬모가 있는데 운동섬모 쪽으로 섬모가 구부러지면 털세포가 흥분한다(그림 51). 둥근주머니는 거의 수직으로 서 있어서 수직 방향의 머리 움직임을 감지한다.

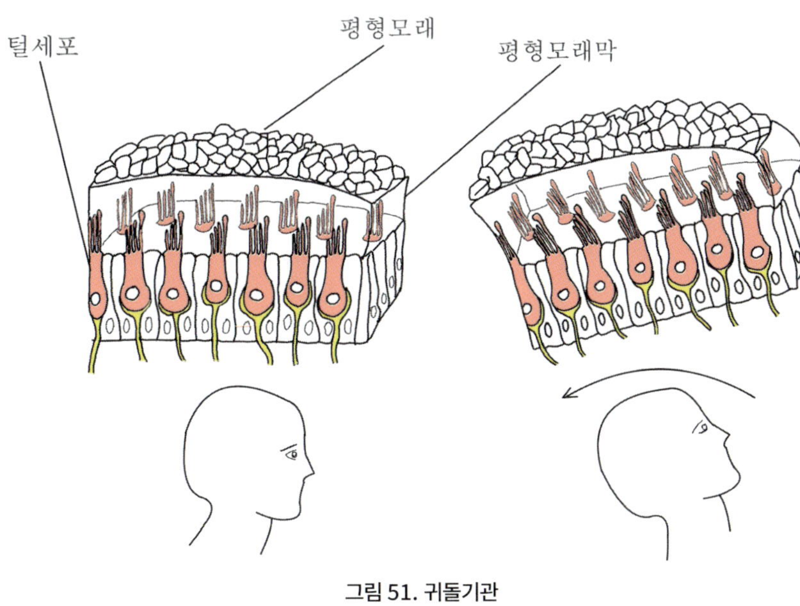

그림 51. 귀돌기관

회전감각은 반고리관에서 담당한다. 반고리관의 팽대부(ampulla) 내에는 젤라틴 덩어리인 마루(cupula)가 있고 그 안쪽에는 섬모와 털세포가 존재한다. 3개의 반고리관은 공간상의 X, Y, Z 축처럼 수직으로 놓여있고 반대쪽 귀의 대응하는 반고리관과 쌍으로 기능한다.

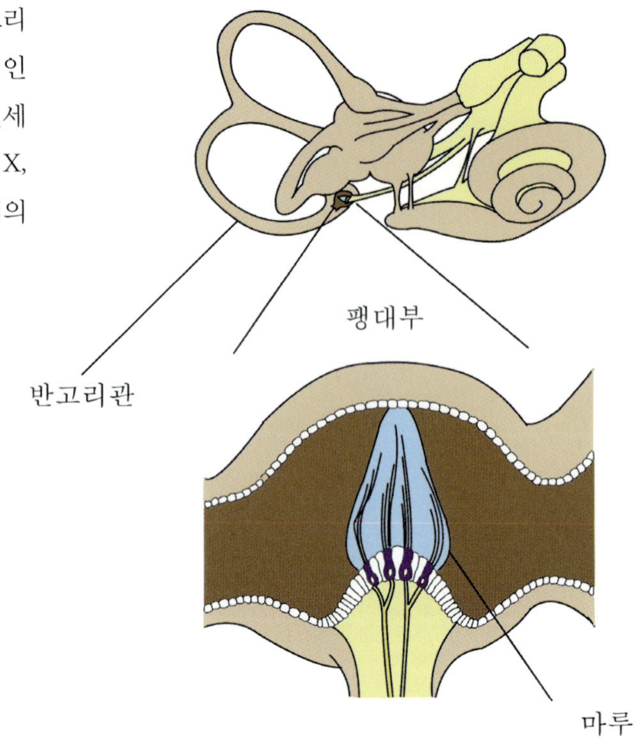

그림 52. 반고리관의 단면

머리가 회전하면 반고리관 내 림프액은 관성에 의해 머리의 회전과 반대 방향으로 움직여 팽대부 내의 마루를 구부러뜨리게 되는데 이때 운동섬모 쪽으로 마루가 구부러지면 털세포가 흥분한다. 머리를 왼쪽으로 돌리는 동안 양쪽 귀의 수평반고리관 내 림프의 움직임과 털세포 흥분 양상은 그림 53과 같다.

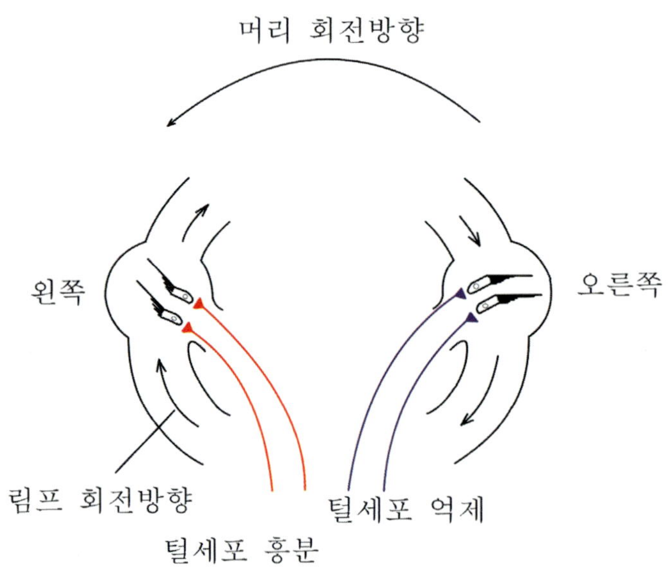

그림 53. 림프의 움직임에 의해 왼쪽 마루에서만 운동섬모 쪽으로 섬모가 구부러져 왼쪽 반고리관 세포가 흥분한다.

머리가 움직이면 눈은 머리 움직임의 반대 방향으로 움직인다. 이를 전정안구반사(vestibulo-ocular reflex)라고 부른다(그림 54). 전정안구반사는 다리뇌의 안뜰신경핵(vestibular nucleus), 갓돌림신경핵(abducens nucleus), 중간뇌의 눈돌림신경핵(oculomotor nucleus) 등이 참여하여 눈을 움직이는 근육인 가쪽곧은근(lateral rectus), 안쪽곧은근(medial rectus)을 수축시켜 일어난다. 머리를 왼쪽으로 돌릴 때 눈이 오른쪽으로 움직이는 데 기여하는 이들 신경핵들은 그림 54에서 볼 수 있다. 만약 머리가 계속해서 회전하면 눈은 좌우로 계속 움직이게 되는데 이를 안구진탕(nystagmus)이라고 한다. 안구진탕 시 눈은 머리가 회전하는 반대 방향으로 천천히 움직인 다음 곧이어 머리의 회전 방향으로 빨리 움직이는 것을 반복하게 된다.

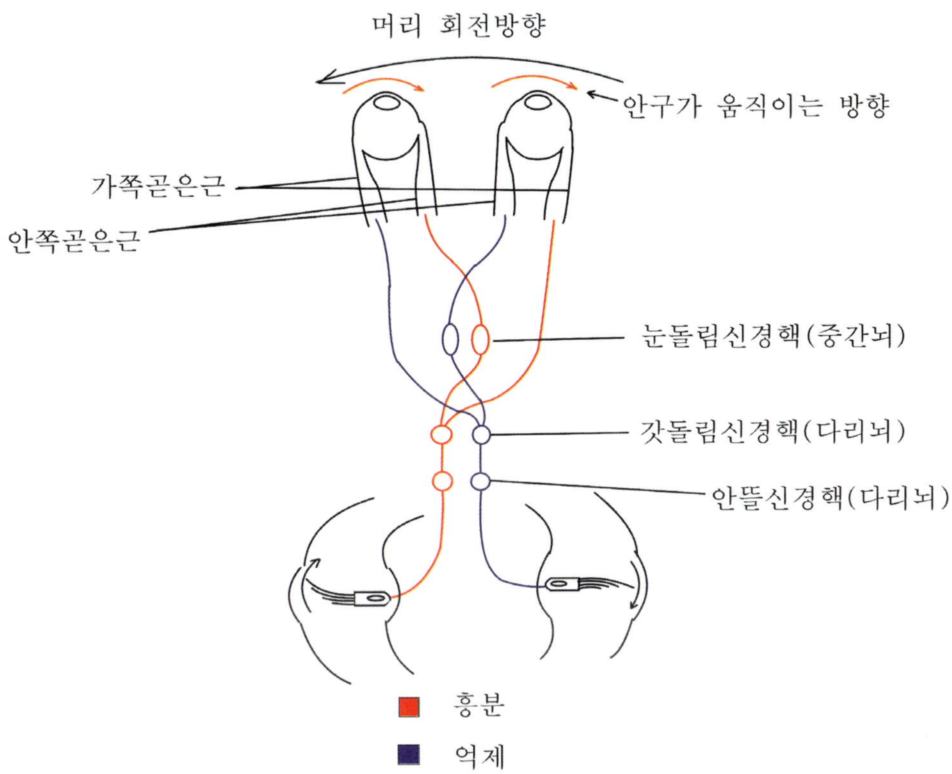

그림 54. 전정안구반사(vestibulo-ocular reflex)에 참여하는 신경핵과 근육들

바. 미각, 후각

① 미각

대표적인 화학감각인 미각을 담당하는 미각세포는 유두(papillae)의 맛봉오리에 있다. 맛봉오리는 주로 혀에서 발견되지만 구개, 인두, 후두덮개, 그리고 식도 상부에서도 발견된다. 유두는 형태에 따라 버섯유두(혀의 앞쪽 2/3에 주로 위치), 잎새유두(혀 뒤쪽 옆면), 성곽유두(혀 뒤쪽) 등으로 나뉜다(그림 55). 맛봉오리는 까지 않은 마늘처럼 생겼으며 각 맛봉오리당 약 100개의 미각세포를 가진다.

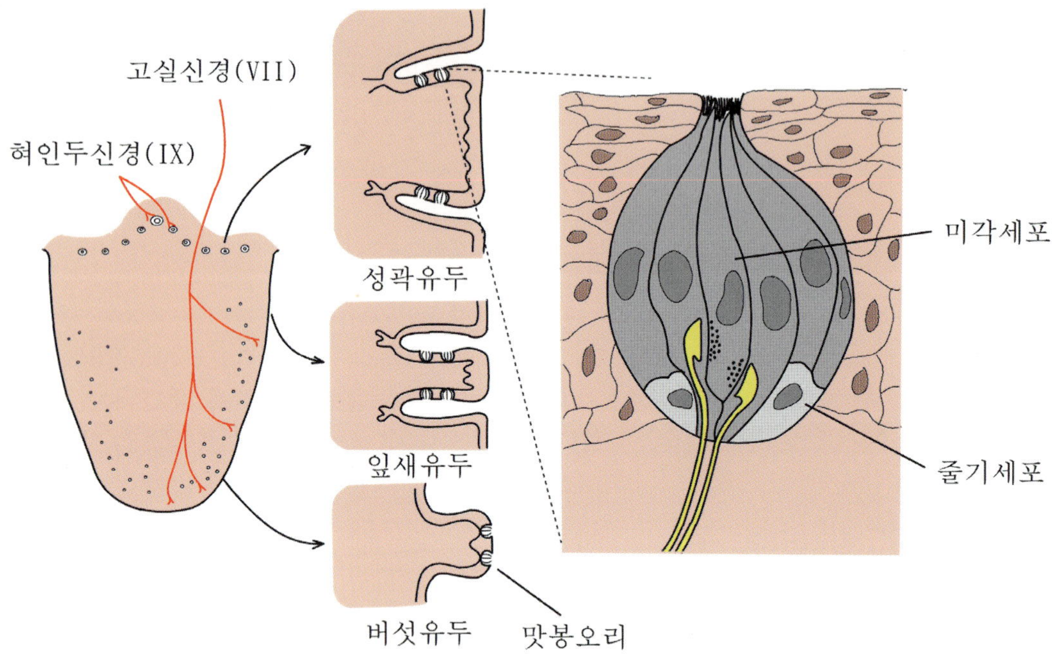

그림 55. 미각 유두와 미각세포

맛은 쓴맛, 짠맛, 신맛, 단맛/우마미(감칠맛)로 분류한다. 이들을 감지하는 부위는 그림 56과 같다.

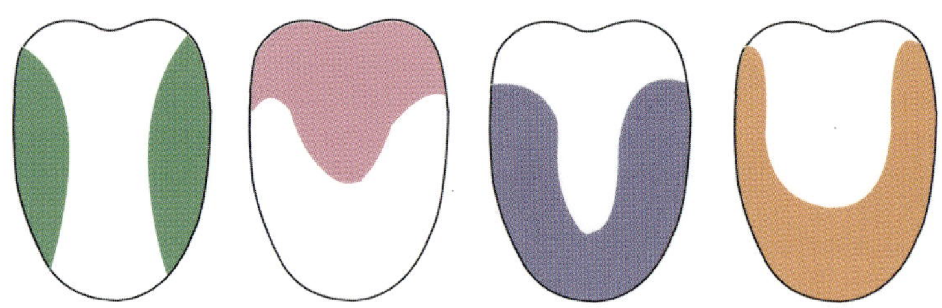

그림 56. 미각의 종류

혀나 인두의 미각세포에서 보낸 신호는 고실신경(VII), 혀인두신경(IX), 미주신경(X), 뇌줄기의 고립로핵(solitary tract nucleus), 시상(thalamus)의 뒤안쪽배쪽핵(ventral posteromedial nucleus)을 거쳐 앞쪽섬엽(anterior insula)의 미각겉질(gustatory cortex)로 연결된다(그림 57).

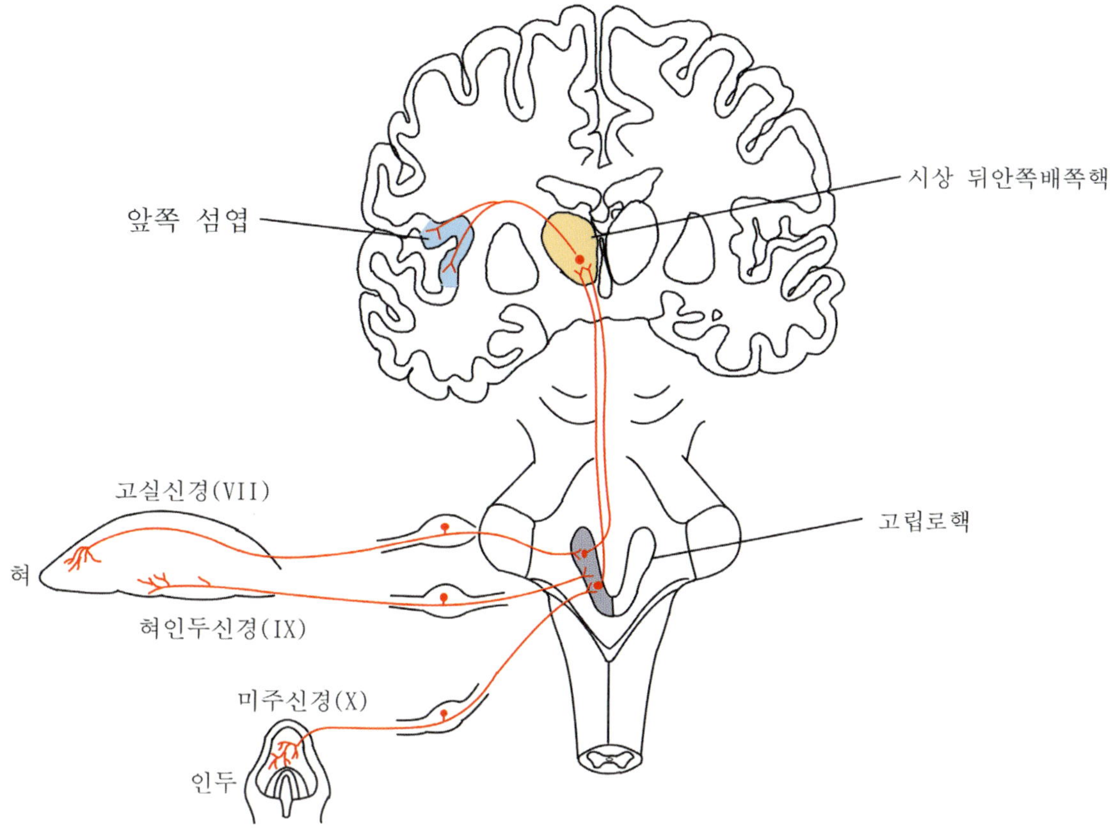

그림 57. 미각경로

② 후각

화학감각의 일종인 후각은 음식의 섭취 가능성 및 몸에 이로운지 해로운지에 대한 정보를 전달한다. 후각은 감정에도 상당한 영향을 미쳐 상대방에 대한 호감과 함께 생리적 반응을 유발한다.

후각은 비강 내 후각상피 쪽으로 돌출해 있는 후각세포의 수용체로부터 시작한다. 후각세포는 일종의 신경세포로 후각상피 쪽으로 돌출한 가지돌기 끝에 있는 섬모에 수용체가 존재한다. 이 수용체는 세포 내 이차전령계를 통해 작용하며 사람에서는 약 350 종류의 수용체가 있다. 수용체는 여러 화학물질과 반응할 수 있어 반응하는 수용체들의 조합을 통해 인지할 수 있는 화학물질의 종류가 늘어난다.

후각세포에서 뻗어 나온 긴 축삭은 후각망울(olfactory bulb)의 토리(glomerulus)에서 얼기세포나 승모세포와 시냅스를 이루고 승모세포와 얼기세포의 축삭이 후각겉질로 연결된다(그림 58). 후각겉질은 편도체(amygdala), 후각속겉질(entorhinal cortex), 조롱박겉질(piriform cortex) 등으로 구성된다. 후각겉질은 눈확이마겉질(orbitofrontal cortex), 시상하부 등으로 연결되는데 눈확이마이랑이 손상되면 냄새를 맡을 수 없게 된다. 편도체와 시상하부는 식욕과 함께 후각의 감정적인 측면을 담당한다.

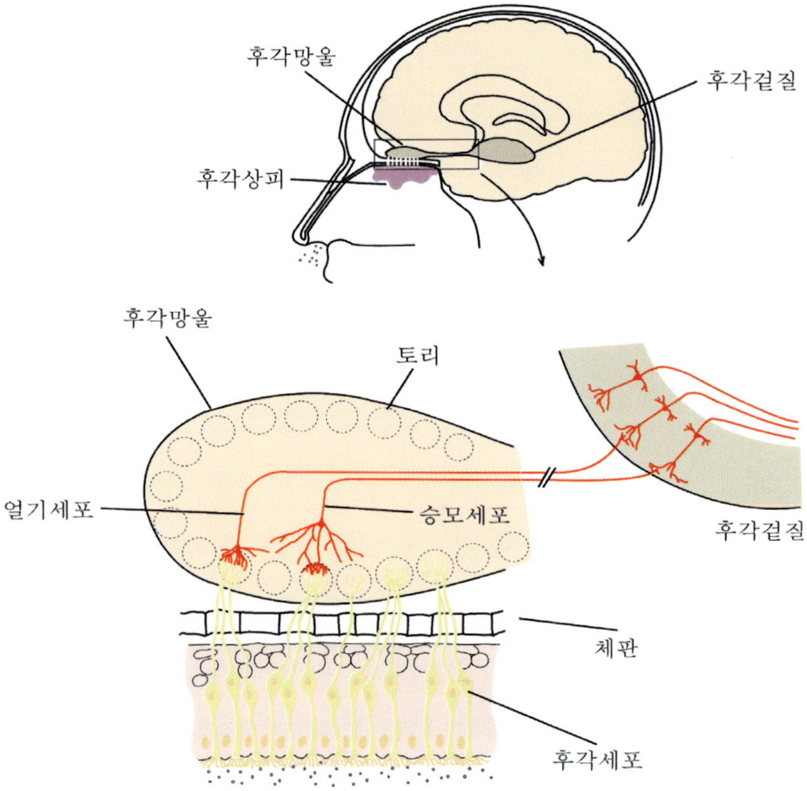

그림 58. 후각경로

3. 뇌의 운동 기능

1) 운동과 관련된 부위

신경계에서 운동과 관련된 부위는 그림 59와 같다.

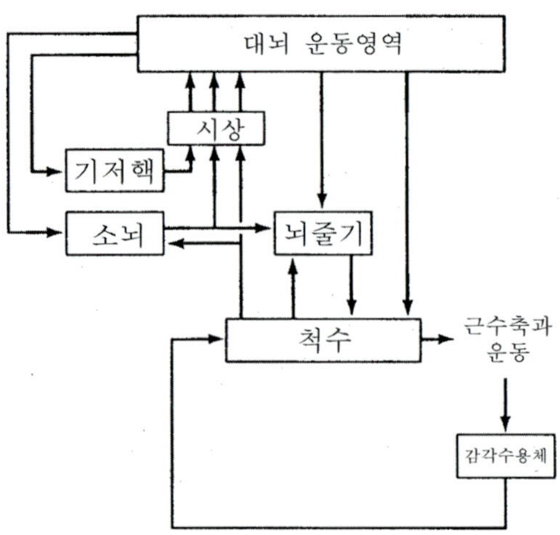

그림 59. 중추신경계의 운동 관련 부위

부위별 기능을 간략하게 설명하면 다음과 같다.

부위	기능
대뇌 운동영역	운동을 계획하고 이에 맞는 명령을 내리는 곳
뇌줄기	대뇌의 명령을 척수로 내려 보내는 통로. 자세를 조정하는 역할
척수	대뇌의 명령을 근육으로 전달하는 마지막 통로이자 근육의 상태를 뇌로 전달하는 통로. 반사 기능도 존재
소뇌	근육의 수축 정도를 대뇌의 명령과 비교하여 오차를 교정하는 역할
기저핵	운동을 매끄럽게 할 수 있도록 돕는 기능
시상	척수로부터 혹은 대뇌로부터의 정보가 오가는 통로

2) 부위별 기능

가. 척수

① 반사(reflex)

말초에 자극이 가해지면 척수에 존재하는 회로만으로 그 자극에 대한 반응을 유발할 수 있는데 이를 반사(reflex)라 한다(그림 60). 핀에 찔렸을 때 손을 움츠리거나 고무망치로 무릎을 두드렸을 때 발이 올라가는 것 등이 이에 해당한다.

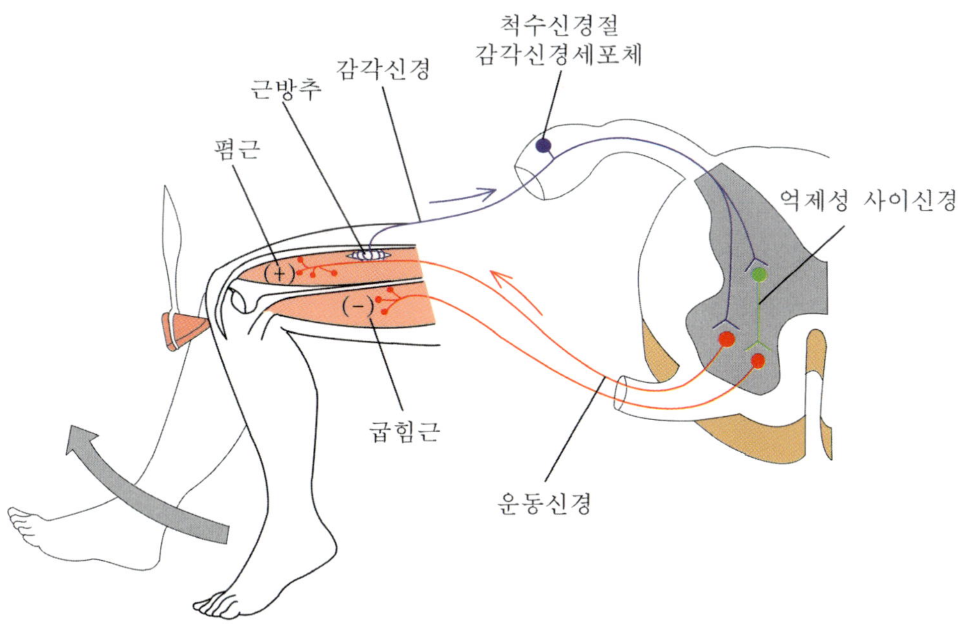

그림 60. 무릎반사

반사는 말초수용체 – 감각신경 – 사이신경 – 운동신경 – 근육으로 구성되는데 사이신경이 꼭 있어야 하는 것은 아니다. 무릎반사처럼 단순한 반사도 있지만 여러 시냅스들이 동원되는 복잡한 반사도 있다. 못 등의 날카로운 물체에 발을 찔렸을 때 찔린 발은 들고 다른 쪽 발로는 체중을 지탱하는 경우(교차신전반사)가 그에 해당한다(그림 61).

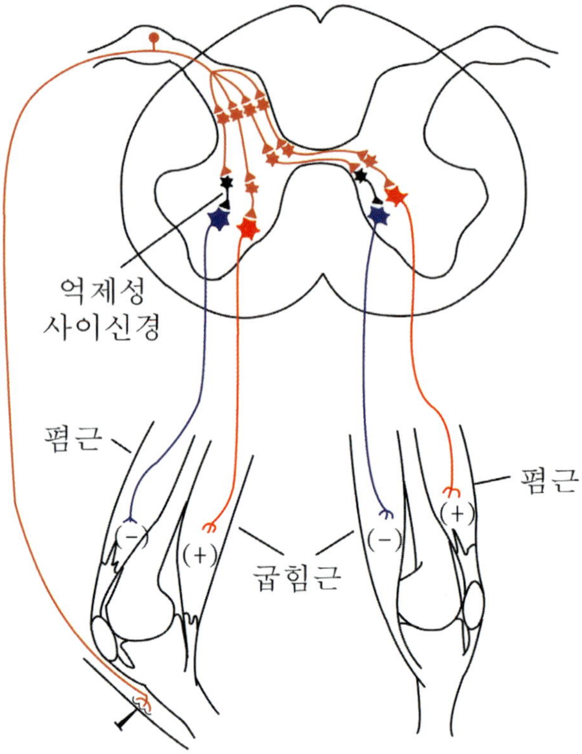

그림 61. 교차신전반사

반사를 검사하면 척수 수준에서 반사회로의 손상 여부를 확인할 수 있다(그림 62).

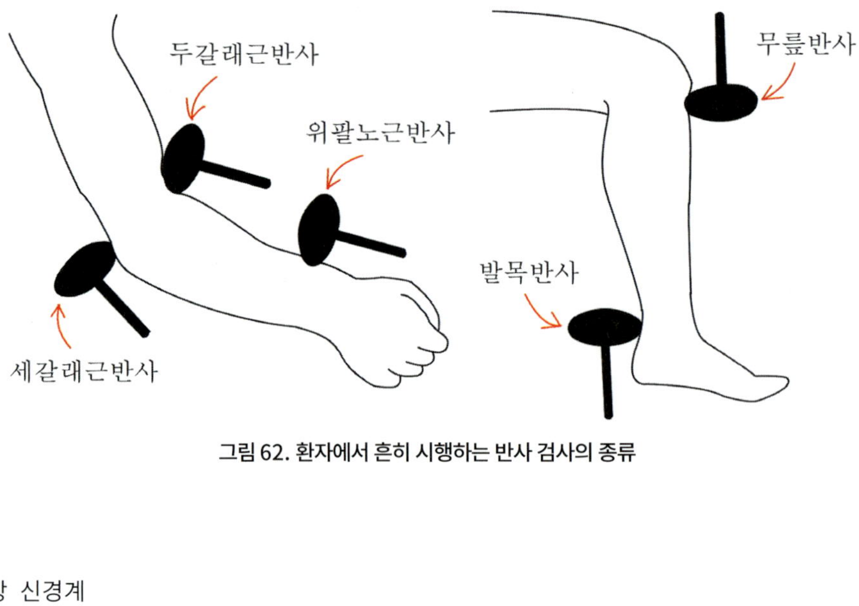

그림 62. 환자에서 흔히 시행하는 반사 검사의 종류

• 두갈래근반사(biceps reflex): 5번, 6번 목신경 검사
• 세갈래근반사(triceps reflex): 7번, 8번 목신경 검사
• 위팔노근반사(brachioradialis reflex): 5번, 6번 목신경 검사
• 무릎반사(knee reflex): 2, 3, 4번 허리척추신경 검사
• 발목반사(ankle reflex): 1번 엉치신경 검사

② 보행

척수는 보행도 담당한다. 보행은 일종의 자동적 동작에 해당하는데 여기서 자동적이라 함은 뇌의 지배를 많이 받지 않는다는 뜻이다. 뇌가 없이 태어난 아이라도 몸을 잡아 공중에 세워놓으면 마치 걷듯이 다리를 움직이는 것을 보면 척수가 보행에 관여함을 알 수 있다. 네 발을 가진 동물이 태어나자마자 걷는 데 비해 인간은 약 1년이 지나야 걸을 수 있는 이유는 두 발로 평형을 유지하기가 쉽지 않기 때문이다.

나. 뇌줄기

고양이 중간뇌의 적색핵 아래쪽을 자르면 고양이는 사지를 뻗친 채 굳어버린다(그림 63). 이를 제뇌경직(decerebrate rigidity)이라 한다. 제뇌경직은 가쪽안뜰척수로(lateral vestibulospinal tract) 위쪽에서 가쪽안뜰척수로를 억제하는 신경로들이 끊어지면서 폄근(extensor muscle)을 주로 지배하는 가쪽안뜰척수로의 영향을 억제할 수 없게 되었기 때문이다.

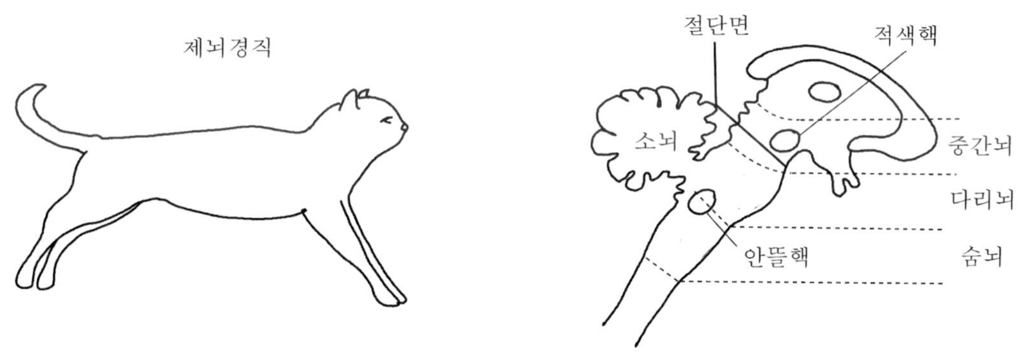

그림 63. 제뇌경직

적색척수로(rubrospinal tract)도 가쪽안뜰척수로를 억제하는 신경로 중 하나인데 적색척수로는 주로 굽힘근(flexor muscle)을 지배한다. 척수에서 신경로의 끝나는 지점이 척수의 중앙에 가까울수록 몸통근과 폄근을 지배하고 척수의 가쪽에 가까울수록 몸통에서 먼 근육인 굽힘근을 지배한다(그림 64).

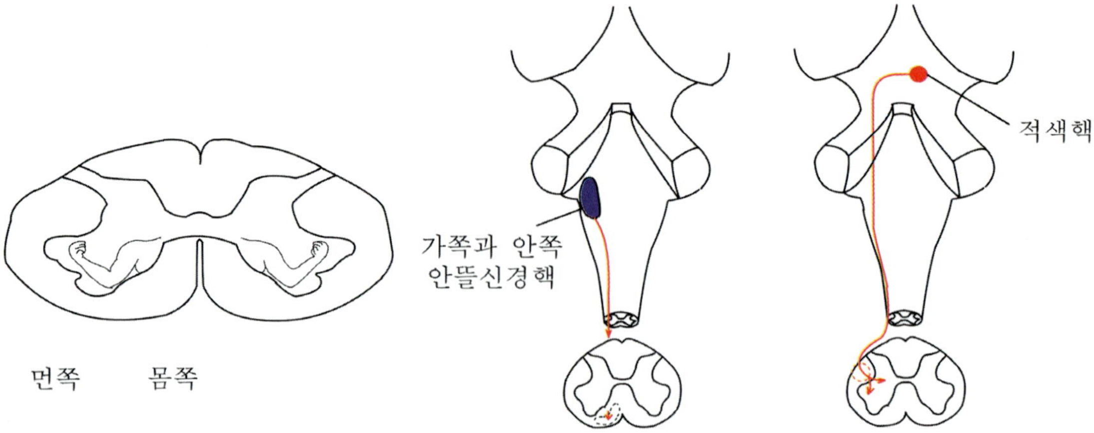

그림 64. 척수가 지배하는 근육의 분포
(왼쪽) 척수 안쪽에 가까울수록 몸통 근육을 지배한다.
(오른쪽) 가쪽, 안쪽 안뜰신경핵은 척수의 안쪽에서 끝나고 적색핵에서 내려온 신경은 척수의 바깥쪽에서 끝난다.

사람에게서도 다리뇌 위쪽이 손상되어 적색핵(red nucleus)으로부터 내려오는 신경로가 손상되면 제뇌경직과 비슷한 증상을 볼 수 있다. 다리를 모은 상태에서 뻗치고 손은 주먹을 쥔 채로 몸통에 붙이게 된다. 이때 주먹을 쥔 손바닥은 몸 바깥쪽을 향하게 된다. 그러나 중간뇌 위쪽이 손상되어 적색핵의 영향이 살아있게 되면 주먹을 쥔 손을 몸 앞쪽에 모으는 자세를 취한다(그림 65).

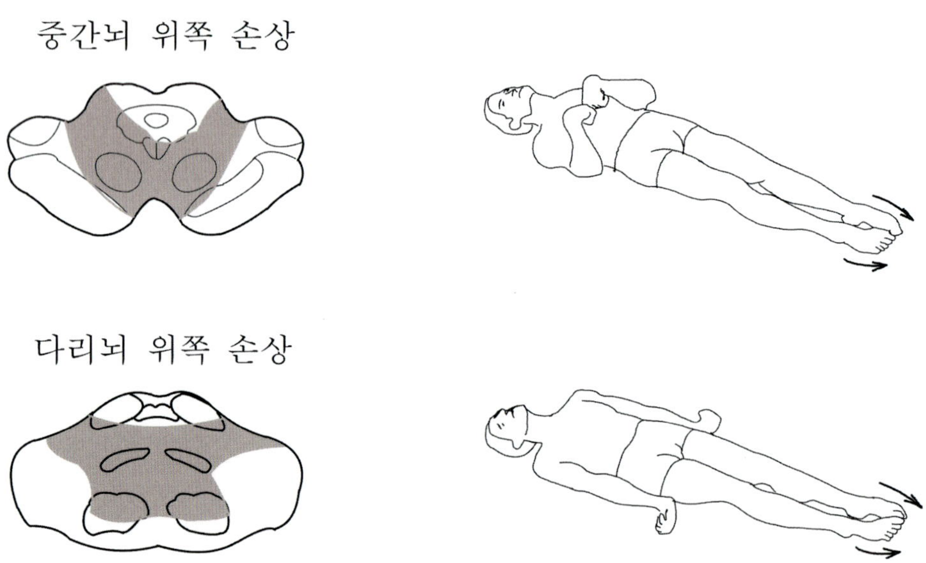

그림 65. 뇌줄기의 손상 부위에 따른 환자의 자세
아래쪽이 제뇌경직에 해당한다. 뇌줄기의 손상부위는 색을 칠해 구분했다.

이는 뇌줄기의 신경핵에 자세와 관련된 기능이 있음을 알려준다. 어떤 운동을 할 때 적절한 자세가 필요한 것을 고려하면 뇌줄기의 신경핵들이 자세조절을 통해 운동에 도움을 주는 것을 알 수 있다.

다. 대뇌 운동영역

대뇌에서 운동을 담당하는 영역으로 일차운동영역(primary motor area), 전운동영역(premotor area), 보조운동영역(supplementary motor area) 등이 있다(그림 66).

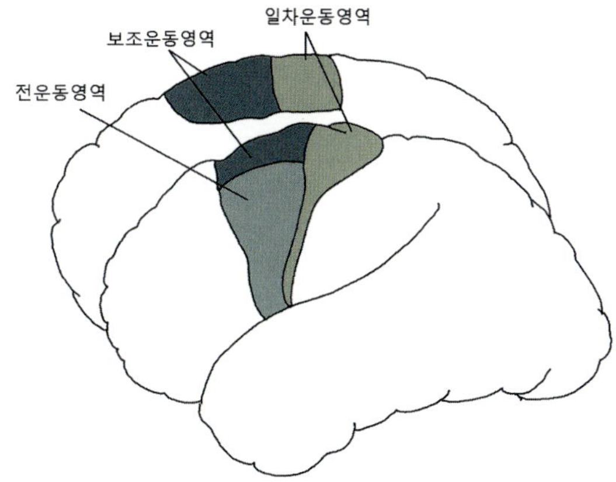

그림 66. 대뇌 운동영역

① 일차운동영역

중심고랑 바로 앞에 있으며 근육에 대한 명령이 나가는 마지막 출구에 해당한다. 일차운동영역에서 신체 각 부위는 신체에서의 비율 그대로 반영되지 않고 일차운동영역이 지배하는 정도에 따라 정해진다. 중심고랑(central sulcus) 뒤의 일차감각영역에서도 비슷한 지도를 그릴 수 있다. 이를 바탕으로 사람을 재구성하면 그림 67의 오른쪽과 같다.

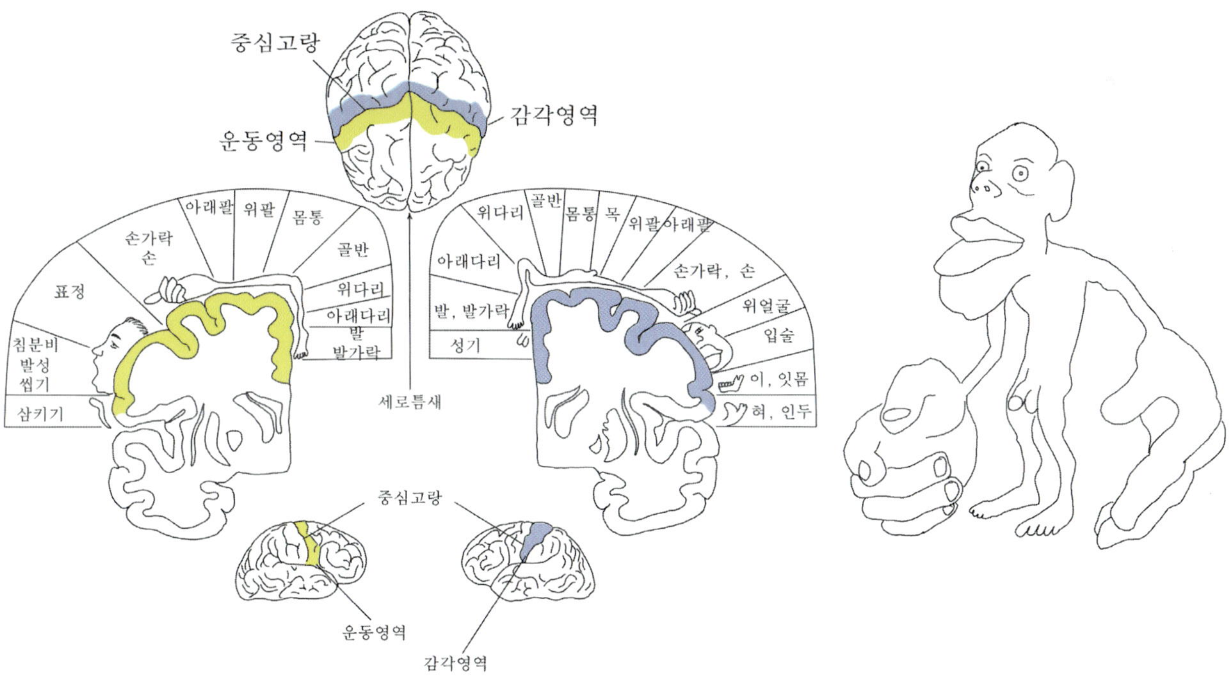

그림 67. 몸을 지배하는 부위를 감각영역(파란색)과 운동영역(노란색)에 나타내었다.
오른쪽 그림은 이것을 바탕으로 재구성한 난쟁이 형태의 사람 모습(homunculus).

그러나 일차운동영역에서의 지도는 일차운동영역 신경과 근육이 정확하게 1:1로 연결된다는 것을 의미하는 것은 아니다. 일차운동영역의 한 신경은 여러 근육을 흥분시킬 수 있어서 이들의 조합을 통하여 손을 뻗쳐 탐색하기 등의 의미 있는 운동을 유발할 수 있다.

일차운동영역으로부터 척수로 연결되는 하행 신경로로 가장 잘 알려진 것이 겉질척수로(corticospinal tract)이다(그림 68).

이 신경로는 숨뇌와 척수 경계에서 대부분 반대편 척수로 넘어가고 일부만 교차하지 않고 그대로 내려간다. 뇌졸중이 생기면 반대편 신체가 마비되는 것은 바로 이런 회로의 주행방향 때문이다.

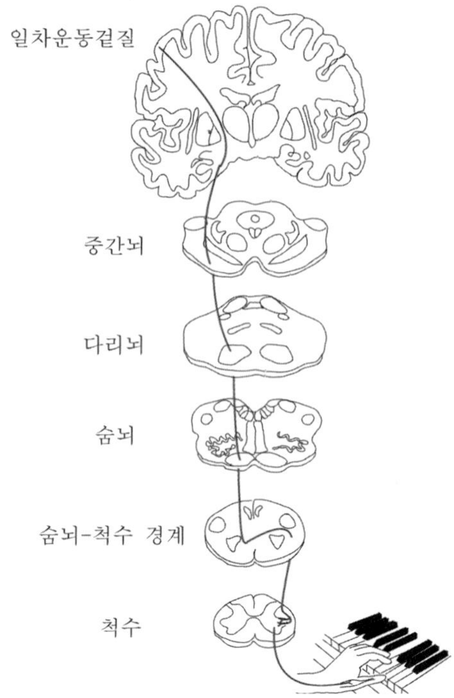

그림 68. 겉질척수로

② 전운동영역(premotor area)

전운동영역이 하는 일을 만화로 표현하면 아래와 같다(그림 69).

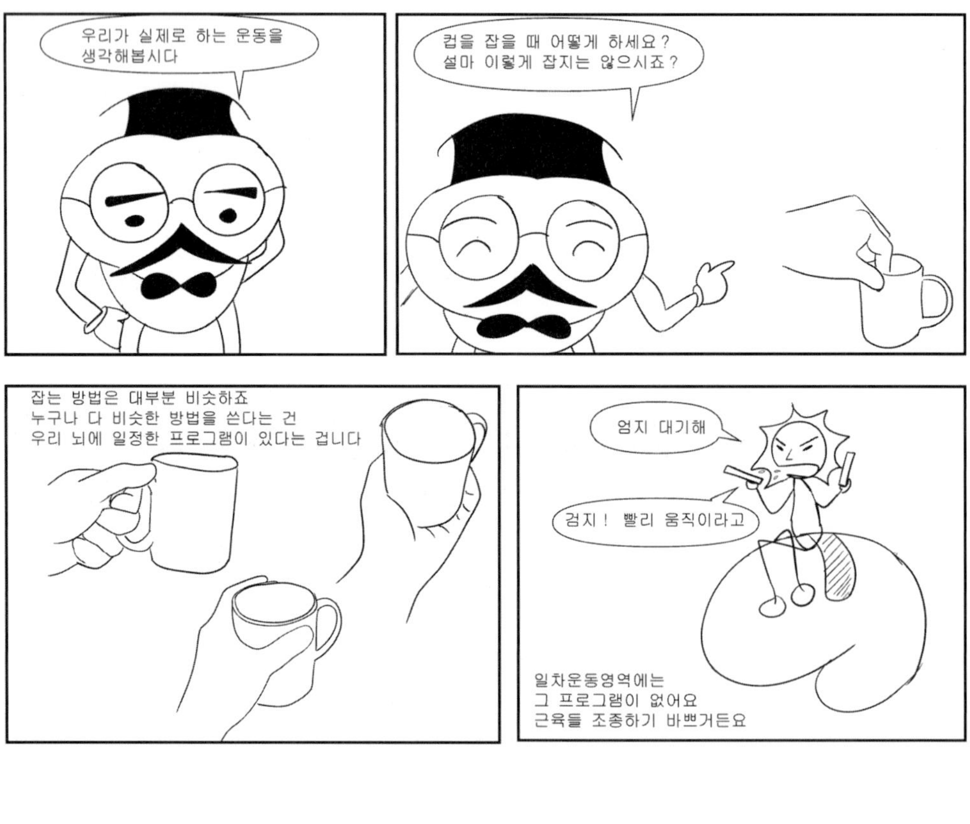
우리가 실제로 하는 운동을
생각해봅시다
컵을 잡을 때 어떻게 하세요?
설마 이렇게 잡지는 않으시죠?
잡는 방법은 대부분 비슷하죠
누구나 다 비슷한 방법을 쓴다는 건
우리 뇌에 일정한 프로그램이 있다는 겁니다
엄지 대기해
검지! 빨리 움직이라고
일차운동영역에는
그 프로그램이 없어요
근육들 조종하기 바쁘거든요

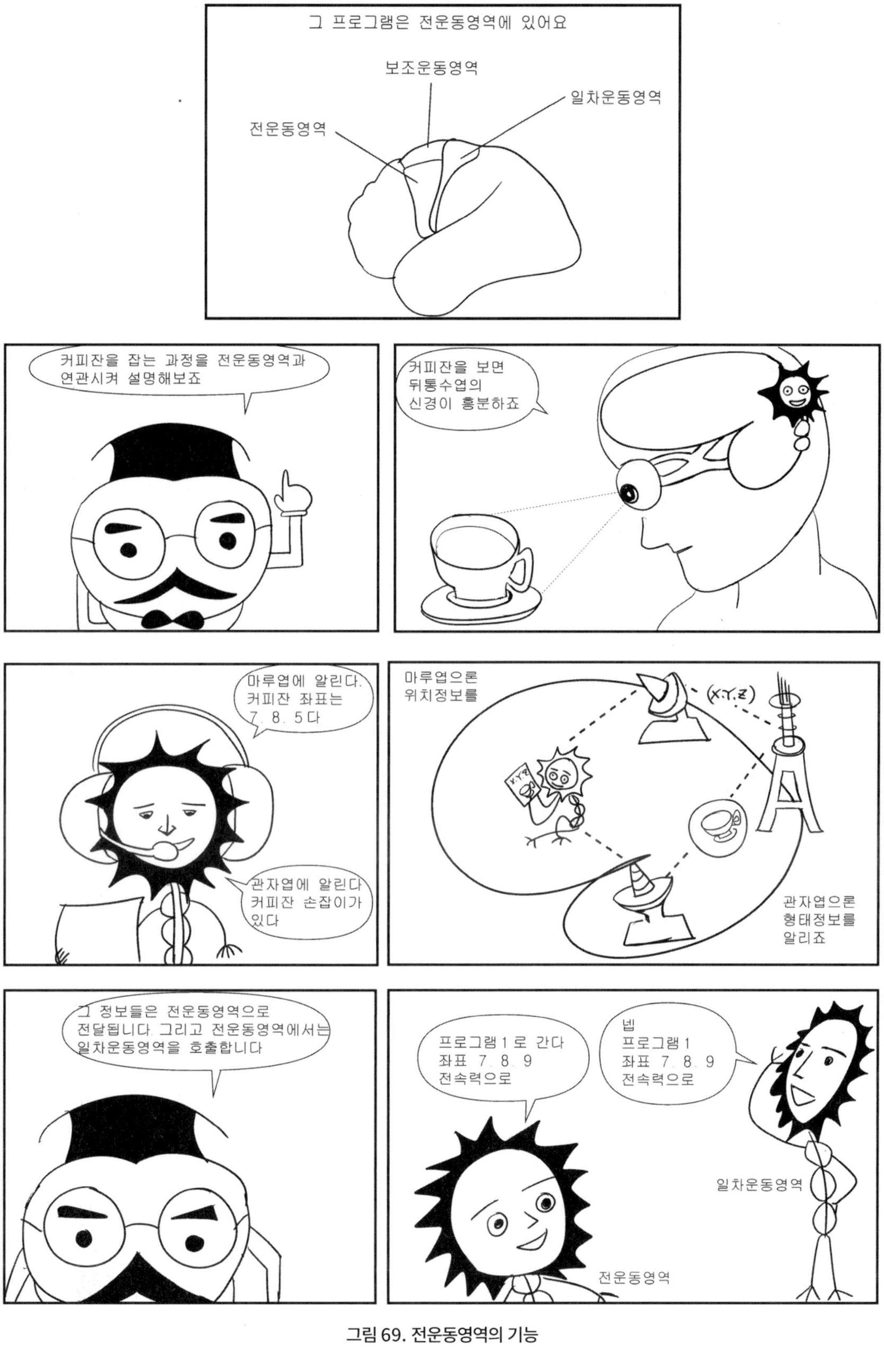
그 프로그램은 전운동영역에 있어요
보조운동영역
일차운동영역
전운동영역
커피잔을 잡는 과정을 전운동영역과 연관시켜 설명해보죠
커피잔을 보면 뒤통수엽의 신경이 흥분하죠
마루엽에 알린다. 커피잔 좌표는 7. 8. 5다
관자엽에 알린다 커피잔 손잡이가 있다
마루엽으론 위치정보를
(x,y,z)
관자엽으론 형태정보를 알리죠
그 정보들은 전운동영역으로 전달됩니다. 그리고 전운동영역에서는 일차운동영역을 호출합니다
프로그램1로 간다 좌표 7. 8. 9 전속력으로
넵 프로그램1 좌표 7. 8. 9 전속력으로
일차운동영역
전운동영역

그림 69. 전운동영역의 기능

커피잔을 집어들 때의 커피잔의 모양에 따라 손모양은 몇 가지로 제한된다. 이러한 사실은 손모양에 대한 공통적 프로그램이 뇌에 들어있다는 뜻인데 이런 프로그램이 존재하는 곳이 바로 전운동영역이다. 전운동영역에서 특정 상황에 맞는 프로그램을 가동하기 위해서는 외부 상황에 대한 올바른 정보가 주어져야 한다. 관자엽과 두정엽으로부터 공간 정보, 시각 정보를 얻는 것이 그러한 예에 해당한다.

③ 보조운동영역(supplementary motor area)

보조운동영역은 운동의 내용이나 맥락과 관련된 조절을 담당할 것으로 생각하고 있다. 손상되면 마비가 오지는 않지만 어떤 운동을 시작하거나 억제하는 데 문제가 생긴다. 원하지도 않는데 남의 음식을 먹거나 어떤 물체를 충동적으로 잡은 후 놓지 못한다거나 원하지도 않는데 남을 더듬는다거나 하는 행동이 바로 그런 예이다(그림 70).

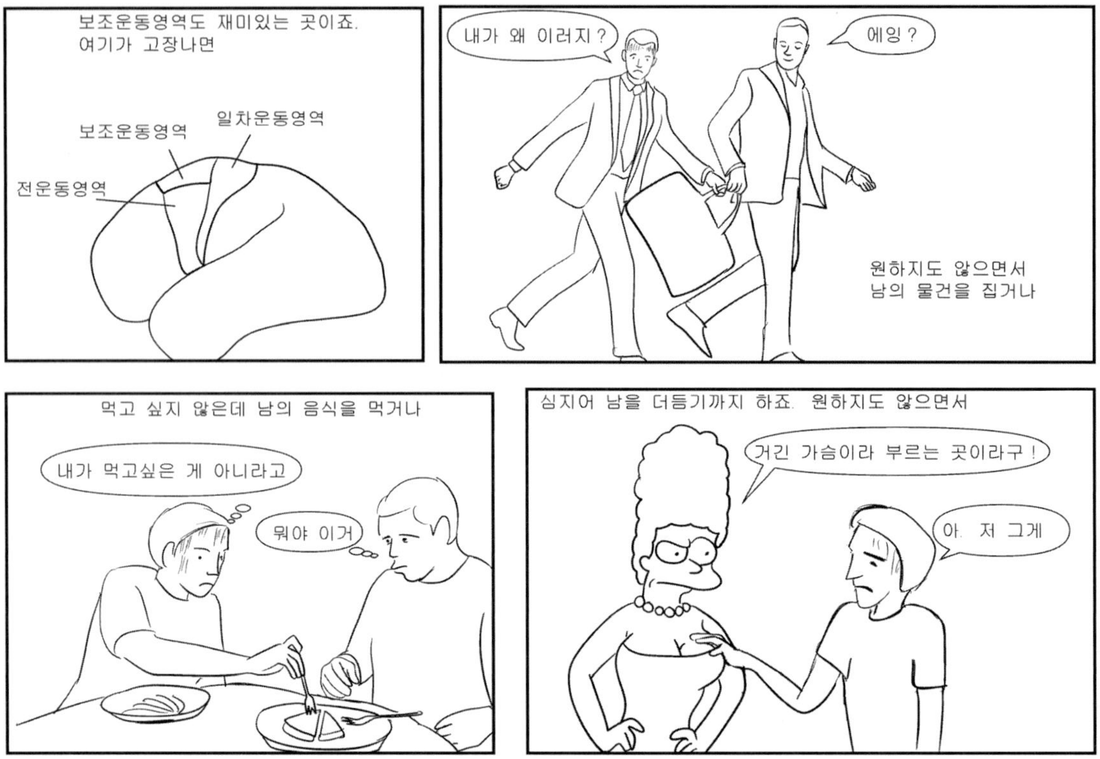
보조운동영역도 재미있는 곳이죠.
여기가 고장나면
보조운동영역
일차운동영역
전운동영역
내가 왜 이러지?
에잉?
원하지도 않으면서
남의 물건을 집거나
먹고 싶지 않은데 남의 음식을 먹거나
내가 먹고싶은 게 아니라고
뭐야 이거
심지어 남을 더듬기까지 하죠. 원하지도 않으면서
거긴 가슴이라 부르는 곳이라구!
아. 저 그게

그림 70. 보조운동영역 손상 시 나타나는 증상들

라. 기저핵(basal ganglia)

대뇌 안쪽에 있는 기저핵은 꼬리핵(caudate nucleus), 조가비핵(putamen), 창백핵(globus pallidus), 시상밑핵(subthalamic nucleus), 흑색질(substantia nigra)로 구성되어 있다(그림 71).

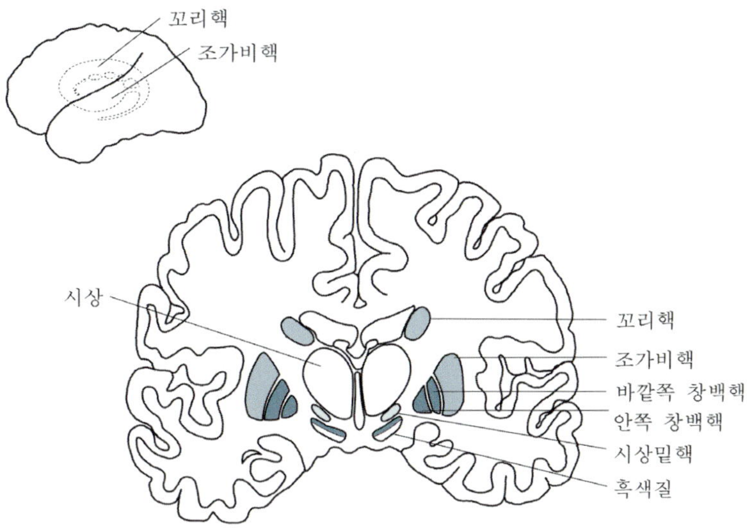

그림 71. 기저핵 구성

대뇌 운동영역에서 시작된 신경회로는 기저핵으로 연결되고 기저핵에서 나온 신경회로는 다시 대뇌의 운동영역으로 이어져 대뇌-기저핵-대뇌의 순환형태의 연결을 형성하고 있다. 기저핵을 구성하는 신경핵이 손상되면 운동이 매끄럽지 못하게 되는데 움직임이 빨라지는 쪽이거나 움직임이 둔해지는 쪽 두 가지 형태로 나타난다.

① 파킨슨 병

기저핵 중 하나인 흑색질의 도파민 분비 신경이 소실되어 나타나는 질환이다. 흑색질 도파민 분비 신경은 꼬리핵과 조가비핵으로 연결되는데 흑색질 신경 축삭의 말단에서 분비되는 도파민은 꼬리핵과 조가비핵에 있는 신경을 흥분시키는 작용을 한다. 파킨슨 질환으로 흑색질에서 나오는 축삭에서 도파민 분비가 되지 않으면 꼬리핵, 조가비핵 신경을 흥분시키지 못하여 움직임의 둔화로 이어진다(그림 72).

치료는 도파민 전구물질인 L-DOPA를 투여하거나 기저핵을 자극하는 방법을 쓴다.

② 헌팅턴 병

기저핵 내 신경회로는 복잡하게 얽혀있어 어느 쪽에 문제가 생기느냐에 따라 움직임이 빨라질 수도 있고 느려질 수도 있다. 파킨슨 병이 움직임이 둔해지는 쪽인 데 반해 헌팅턴 병은 움직임이 빨라지는 쪽이다. 상염색체성 우성으로 유전된다. 기저핵 중 꼬리핵과 조가비핵이 소실되어 그 결과 뇌실이 확장된다. 춤추듯 움직이며 특징적인 손동작을 보인다(그림 73의 아래쪽). 대부분 중년에 발병하여 10년에서 20년 이내에 사망한다.

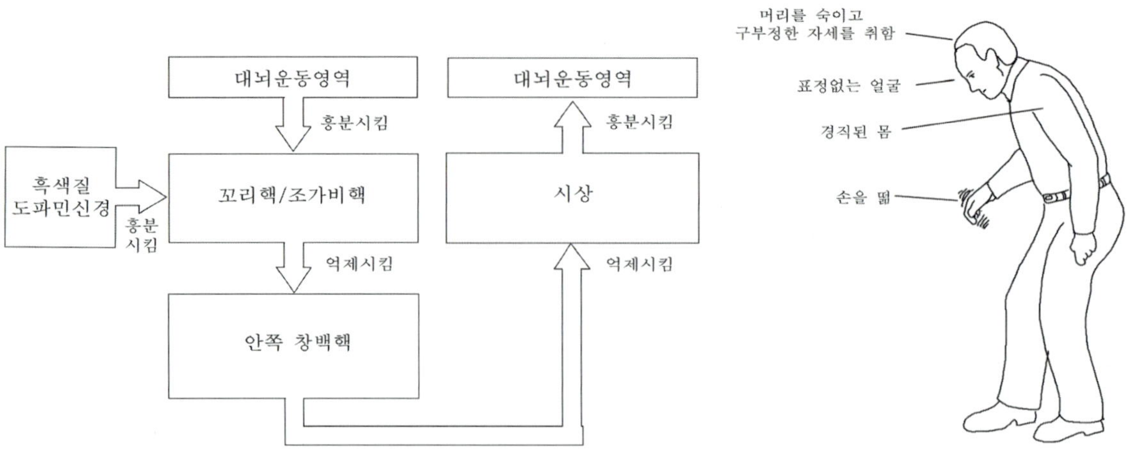

그림 72. 파킨슨 병 환자의 증상(오른쪽)과 기저핵의 정상적 연결(왼쪽)

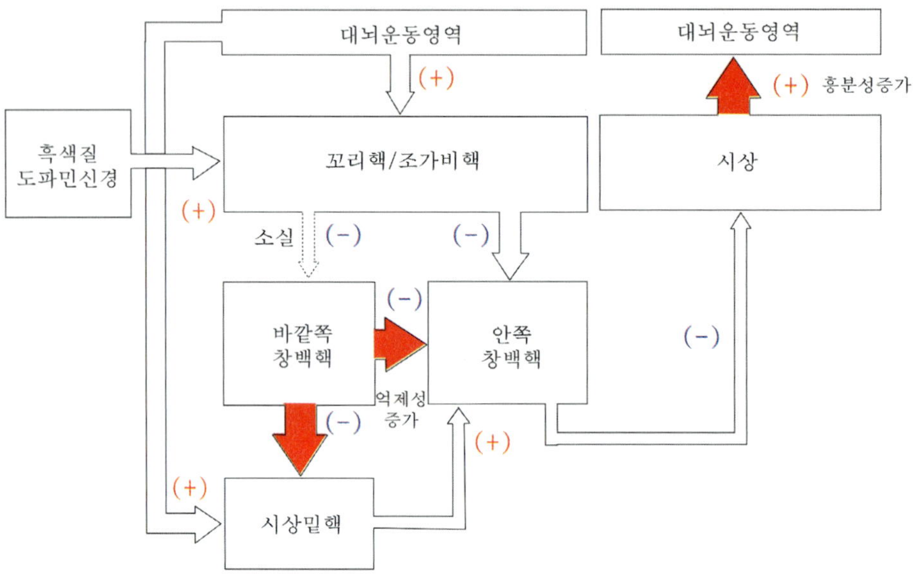

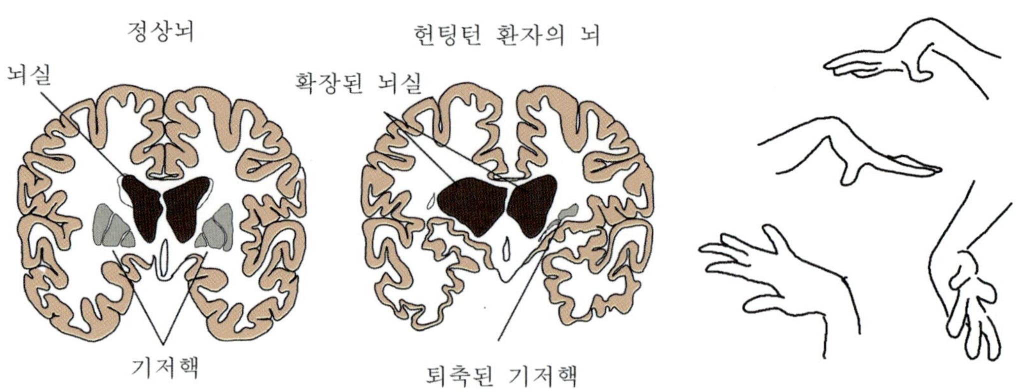

그림73. 헌팅턴 병의 발병기전(위쪽),
춤추는 듯한 손동작(아래 오른쪽), 기저핵 파괴에 의한 뇌실확장(아래 왼쪽)

기저핵 관련 질환은 파킨슨이나 헌팅턴 외에도 더 있다. 모두 운동의 장애를 동반하며 손상 부위에 따라 증상이 다르다.

마. 소뇌(cerebellum)

① 소뇌의 구성

소뇌는 해부학적, 기능적으로 크게 대뇌소뇌(cerebrocerebellum), 척수소뇌(spinocerebellum), 안뜰소뇌(vestibulocerebellum)로 구분한다(그림 74).

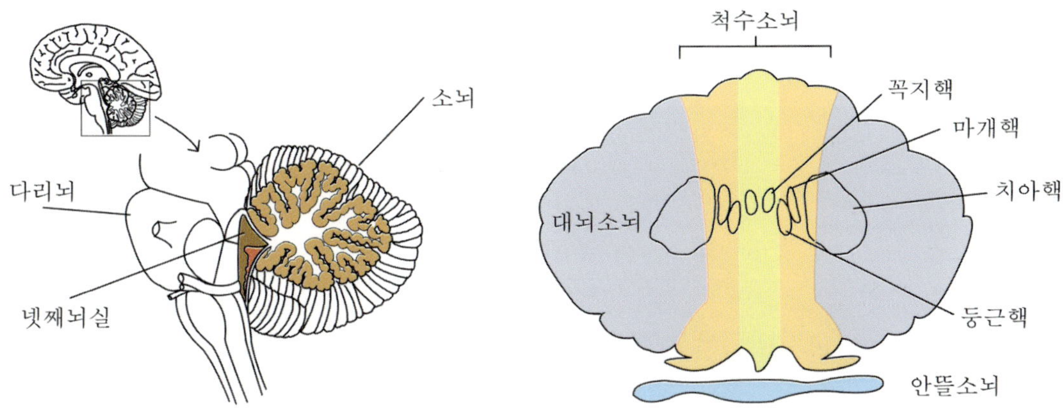

그림 74. 소뇌의 해부학적 구성

안뜰소뇌를 제외하고 대뇌소뇌, 척수소뇌의 신경로는 소뇌핵을 경유한다. 대뇌소뇌는 치아핵(dentate nucleus)을, 척수소뇌는 꼭지핵(fastigial nucleus), 둥근핵(globose nucleus), 마개핵(emboliform nucleus)을 경유한다. 안뜰소뇌는 뇌줄기의 안뜰신경핵(vestibular nucleus)을 경유한다. 각 소뇌의 기능은 아래와 같다.

	기능
대뇌소뇌	운동의 계획, 정교한 운동의 조절 등에 관여하며 주로 몸통의 가쪽 근육을 지배한다.
척수소뇌	운동의 수행에 기여하며 주로 몸통 중심 쪽 근육을 지배한다.
안뜰소뇌	몸의 평형 유지에 기여한다.

② 소뇌 증상

소뇌에 이상이 있을 때 나타나는 증상들은 다음과 같다.

ㄱ. 자세유지의 어려움(발을 넓게 벌려서 선다).

ㄴ. 한 줄을 긋고 그 위를 똑바로 걸어보라고 하면 제대로 걷지 못한다.

ㄷ. 손을 빨리 연속적으로 앞뒤로 뒤집지 못한다.

ㄹ. 손을 뻗고 있다가 코에 갖다 대라고 하면 정확하게 하지 못한다.

ㅁ. 어떤 일을 하려면 그때부터 손을 떨기 시작한다.

4. 그 외 뇌의 기능들

① 언어

뇌의 부위별 기능이 다르다는 것을 처음으로 알게 해 준 것이 바로 언어기능이다. 1861년 이전까지 과학자들은 뇌가 부위별로 기능이 다르다는 것을 인정하지 않았다. 그러나 1861년 폴 브로카(Paul Broca)가 자신의 병원에서 죽은 실어증 환자의 왼쪽 이마엽 부위가 손상된 것을 발견하고 이 부위와 실어증이 관계가 있다고 발표하면서 뇌가 부위별로 다른 기능을 가지고 있을 것이라는 생각이 보편적으로 받아들여지게 되었다(그림 75).

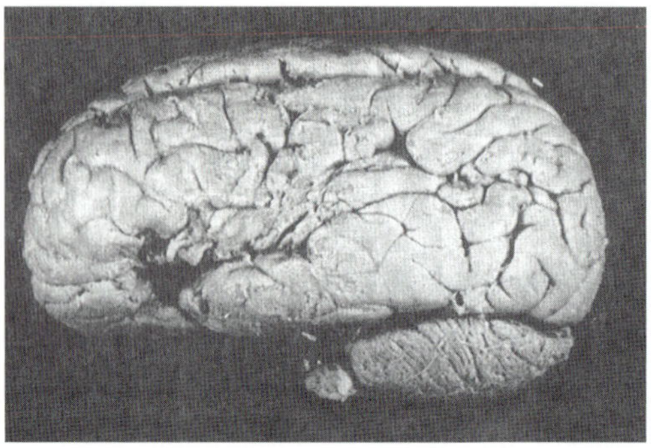

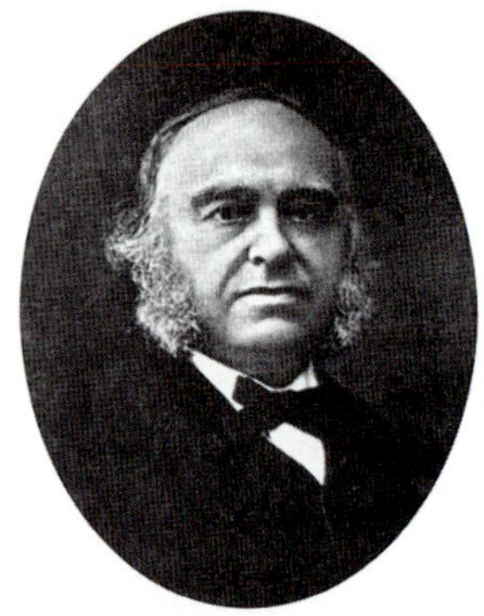

**그림 75. (왼쪽) 폴 브로카가 부검해서 얻은 환자의 뇌(왼쪽 이마엽 측면이 손상되어 있다.)
(오른쪽) 폴 브로카의 사진**

브로카에 의해 처음 밝혀진 실어증과 뇌의 상관관계는 이후 칼 베르니케(Carl Wernicke)의 연구로 더 확장되었고 지금은 베르니케와 브로카의 발견을 토대로 다음과 같은 모델(그림 76)을 인정하고 있다. 이 그림에서 브로카 영역은 말을 하는 것과 연관되어 있고 베르니케 영역은 말을 듣고 이해하는 것과 연관되어 있다. 활꼴다발은 두 영역을 연결한다.

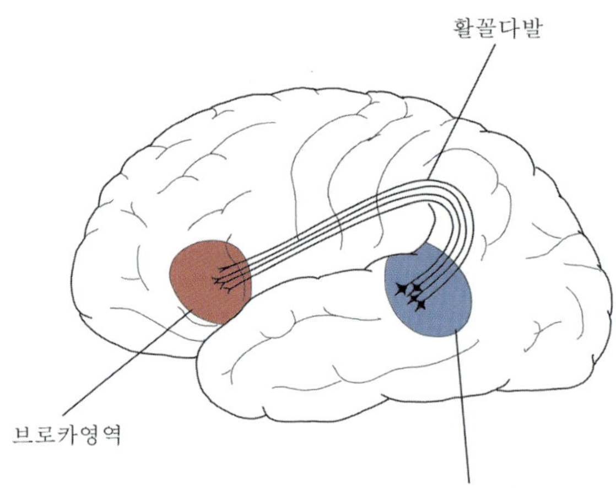

그림 76. 실어증 모델

브로카 영역의 손상에 의한 브로카 실어증은 말을 하는 것만 어려운 실어증이다. 상대방의 말을 알아듣는 것은 문제가 없다. 주로 명사 위주로 말을 해서 비록 어렵게 말을 하더라도 듣고 이해할 수는 있다. 베르니케 실어증은 상대방의 말을 이해하는 중추에 문제가 생긴 실어증이다. 말을 하는 것은 문제가 없어서 브로카 실어증에 걸린 환자에 비해 유창하게 말을 할 수는 있다. 그러나 무슨 말을 하는지 알아듣기 힘들다. 병변이 활꼴다발에 있는 경우는 전도 실어증이라고 하는데 이 경우는 상대방의 말을 이해하지만 정작 말은 이해한 대로 나가지 않는다. 그림으로 표현하면 아래와 같다.

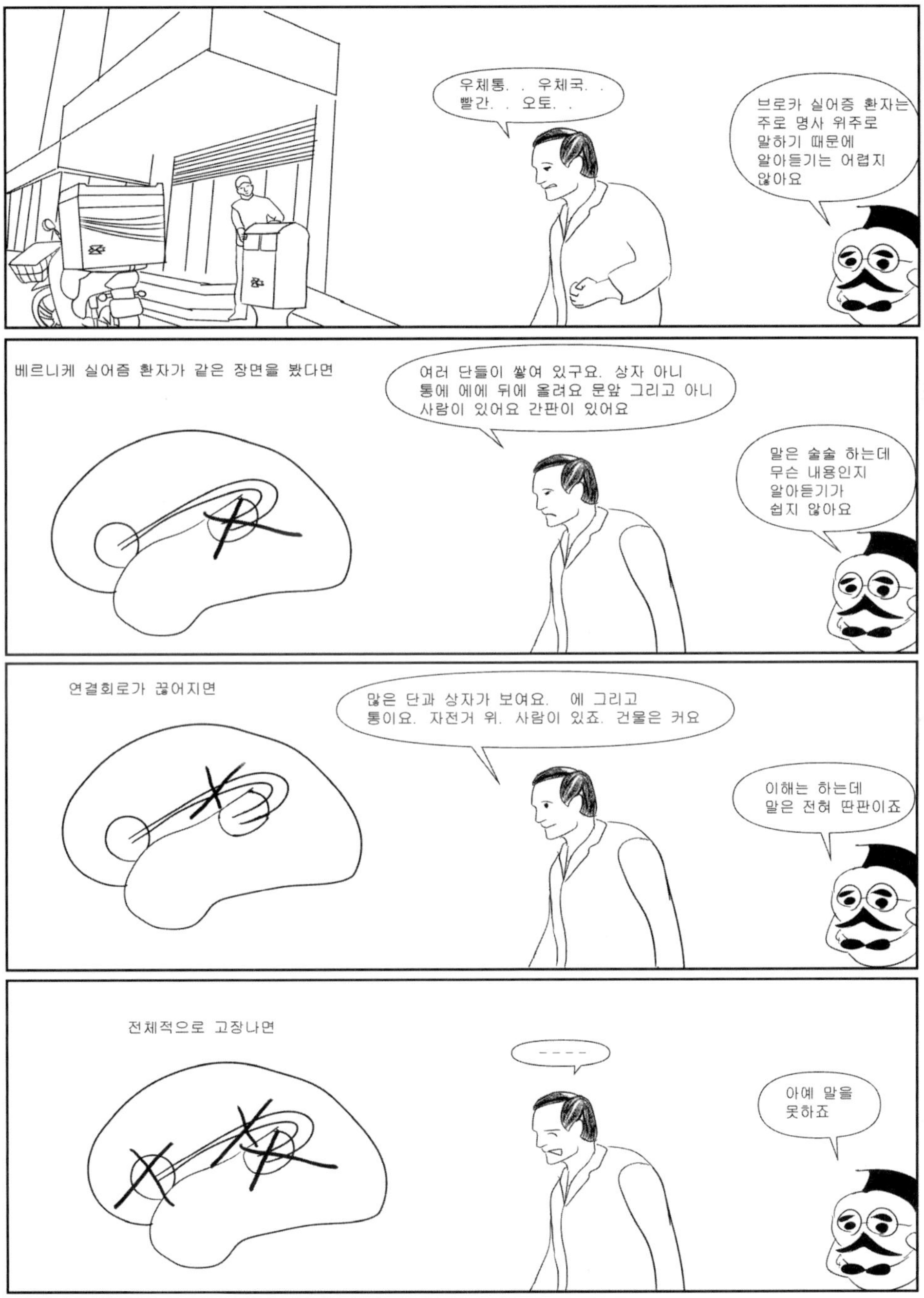

그 외 알려진 실어증의 종류는 다음과 같으며 이 모델을 이용하여 설명할 수 있다.

실어증 종류	말하는 것	이해력	반복여부	손상 부위
브로카 실어증 (Broca aphasia)	어려워 함	보존됨	어려워 함	왼쪽 이마엽 뒤쪽과 속질
베르니케 실어증 (Wernicke aphasia)	유창함	떨어져 있음	어려워 함	왼쪽 뒤쪽 관자엽 위와 중간엽
전도 실어증 (conduction aphasia)	유창함	보존됨	어려워 함	왼쪽 관자엽 위쪽과 모서리위이랑(supramarginal gyrus)
전 실어증 (global aphasia)	어려워 함	떨어져 있음	어려워 함	왼쪽 가쪽고랑주변
연결겉질운동 실어증 (transcortical motor aphasia)	어려워 함	보존됨	보존됨	브로카 영역 앞 혹은 위
연결겉질감각 실어증 (transcortical sensory aphasia)	유창함	떨어져 있음	보존됨	베르니케 영역 뒤 혹은 아래

② 기억

기억과 관련해서는 Henry Gustav Molaison(1926~2008)을 빼놓을 수 없다. 어릴 때 자전거 사고를 당한 후 관자엽 내측에서 시작되는 간질 발작으로 양쪽 관자엽을 모두 제거해야만 했다. 이후 옛날 기억은 남아있었지만 새로운 사실을 기억하는 일을 하지 못하게 된다. 새로운 전화번호를 보여주면 잠시는 기억하지만 관심을 다른 곳으로 돌리면 전화번호를 봤다는 사실조차도 기억하지 못했다. 이러한 사실은 작업기억, 단기기억, 장기기억 등 기억에도 여러 종류가 있다는 사실을 의미했다. 기억은 아래와 같이 분류할 수 있다(그림 77).

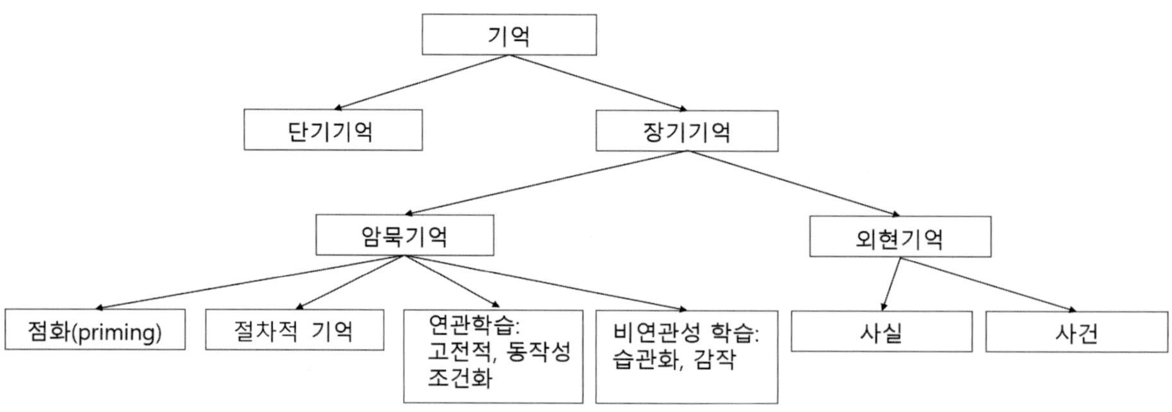

그림 77. 기억의 분류

각 기억에 대한 간략한 설명은 아래 표와 같다. 비록 관자엽이 기억을 담당하는 중요한 부위이긴 하지만 관자엽에만 기억이 존재하는 것은 아니다.

<table>
<tr><th>장기기억의 종류</th><th colspan="2">세부분류</th><th>설명</th><th>연관부위</th></tr>
<tr><td rowspan="6">암묵기억</td><td colspan="2">점화</td><td>예전에 외웠던 전화번호 앞자리 몇 개를 보여줄 때 기억할 수 있게 되는 방식</td><td>대뇌겉질</td></tr>
<tr><td colspan="2">절차적 기억</td><td>자전거를 배우거나 어떤 일을 하는 순서를 기억하는 것</td><td>기저핵</td></tr>
<tr><td rowspan="2">연관학습</td><td>고전적 조건화</td><td>음식을 주기 전에 종을 치면 종만 쳐도 침을 흘리게 되는 것</td><td rowspan="2">운동과 관련된 경우: 소뇌
감정과 관련된 경우: 편도체</td></tr>
<tr><td>동작성 조건화</td><td>아기 발과 모빌을 끈으로 연결하여 발을 움직일 때마다 모빌에서 소리가 나게 하면 발을 더 열심히 움직이고 나중에도 지속함</td></tr>
<tr><td rowspan="2">비연관성 학습</td><td>습관화</td><td>자극이 반복되면 반응이 감소하는 현상</td><td rowspan="2">척수 반사 경로</td></tr>
<tr><td>감작</td><td>자극이 반복될수록 반응이 더 강화되는 현상</td></tr>
<tr><td rowspan="2">외현기억</td><td colspan="2">사실</td><td>이름이나 지식 등을 기억하는 것</td><td rowspan="2">중간 관자엽</td></tr>
<tr><td colspan="2">사건</td><td>일어났던 사건을 기억하는 것</td></tr>
</table>

기억은 기억에 관여하는 신경과 이 신경들 사이 시냅스의 변화를 필요로 한다. 기억 기전의 하나로 지목되는 시냅스의 장기강화(long term potentiation)는 시냅스의 구조적 변화가 뒷받침되어야 하고 이를 위해서는 신경세포 내부에 새로운 단백질이 만들어져야 한다.

* 알츠하이머 질환(Alzheimer disease)

정신과 의사인 알츠하이머의 이름을 딴 질환으로 치매로 알려져 있다. 가벼운 건망증과 최근 기억의 소실로 시작하지만 나중에는 오래전 기억도 상실하게 된다. 말기에 접어들면 장소, 사람에 대한 감각이 떨어지며 집안에만 머물다가 폐렴 등으로 사망한다. 뇌 전반의 위축이 특징이다.

③ 감정

다윈은 감정을 생존을 위해 적응하는 과정에서 획득한 내재적인 것으로 보았다. 다윈의 이러한 시각에 영향을 받은 신경학자들은 감정이 뇌의 오래된 부위, 즉 겉질 아래 깊숙한 부위에 존재할 수 있을지도 모른다는 생각을 하게 되었다.

대뇌겉질 아랫부분에 감정이 존재한다는 생각은 겉질을 파괴한 동물에서 볼 수 있는 가짜 분노(sham rage)에서 더 강화되었다. 가짜 분노란 대뇌겉질 대부분을 제거한 동물에서 사소한 자극에도 공포와 분노를 드러내는 것을 말한다. 가짜 분노의 존재는 겉질 아래 구조물에 감정이 존재한다는 것을 의미한다.

이러한 가짜 분노는 대뇌를 제거할 때 시상하부(hypothalamus)를 포함하느냐의 여부에 따라 달라진다(그림 78). 시상하부에 전극을 설치하고 자극을 하는 경우에도 가짜 분노를 유발할 수 있다고 알려져 있는데 이러한 반응은 시상하부가 자율신경계를 조절하는 것과 관련이 있기 때문이다.

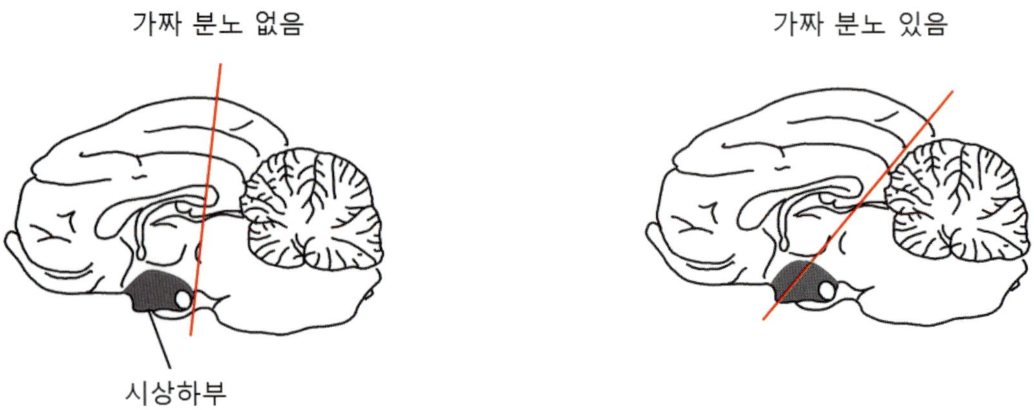

그림 78. 가짜 분노(sham rage)와 시상하부의 관계

감정, 특히 공포와 관련하여 가장 잘 알려진 뇌 영역은 편도체이다. 실험동물에게 전기 자극을 줄 때마다 특정한 소리를 들려주면 나중에는 특정한 소리만 들려주더라도 공포반응을 보인다(그림 79). 하지만 편도체(amygdala)를 파괴하면 이러한 반응이 나타나지 않는다.

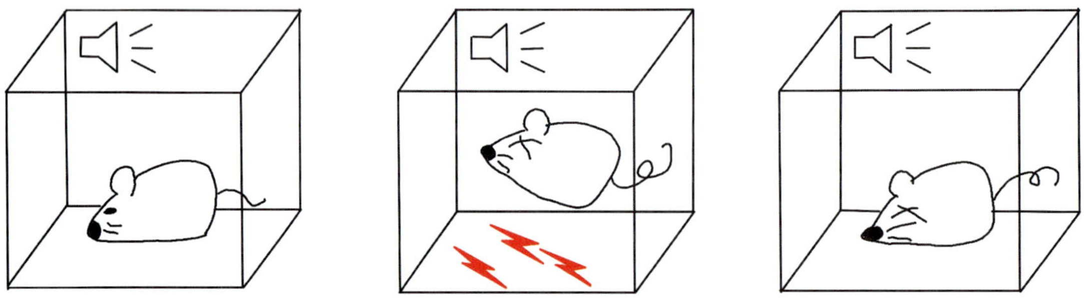

그림 79. 공포의 고전적 조건화(classical conditioning)

감정의 신체반응을 담당하는 곳이 시상하부이고 공포반응을 담당하는 곳이 편도체이지만 뇌의 다른 부위도 감정과 연관된 곳으로 추정되어 연구 중에 있다. 앞이마엽(prefrontal cortex)도 그런 부위 중 하나이다.

1848년 철도 인부였던 Phineas Gage는 철장이 얼굴의 광대뼈 아래를 지나 앞이마엽을 뚫고 박히는 사고를 당했다(그림 80). 목숨은 건졌지만 사고 이후 성격이 변했는데 특히 감정이 무뎌지거나 남의 일에 무관심해지고 때로 유치하게 굴었다고 한다. 1, 2차 세계대전을 거치면서 앞이마엽을 다친 군인들도 비슷한 증상을 보였다고 한다.

감정과 관련된 뇌 부위는 이 외에도 많으며 이에 대한 연구가 현재 진행 중이다.

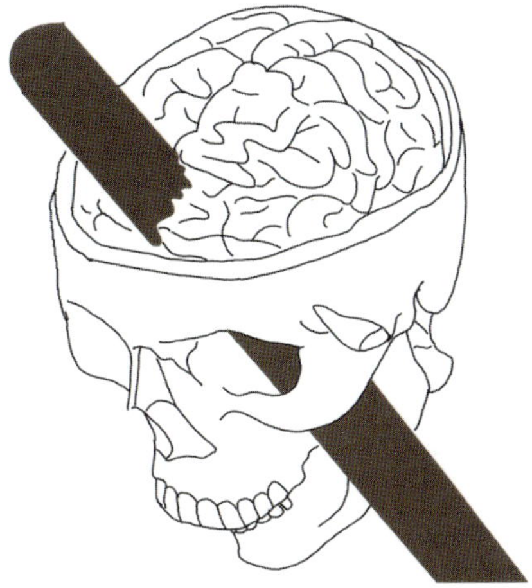

그림 80. Phineas Gage가 당한 사고

* 시상하부

시상의 아래쪽, 뇌하수체 위쪽에 신경핵들이 군락을 이룬 곳을 말한다(그림 81). 신경핵들은 그 위치에 따라 가쪽핵, 안쪽핵 등으로 구분하여 부른다. 자율신경계의 중추에 해당하는 곳으로 생존에 필요한 가장 기본적인 기능, 즉 음식 섭취, 생식 욕구, 체온 조절, 혈압 조절, 스트레스 반응, 수면 조절 등을 담당한다.

앞안쪽핵(ventromedial nucleus)이 포만중추(satiety center), 가쪽핵(lateral nucleus)이 섭취중추(feeding center)로 작용하는 것은 잘 알려져 있다(그림 81). 포만중추를 파괴하면 실험동물은 음식을 끊임없이 섭취하려 들고 섭취중추를 파괴하면 식욕을 잃고 기아에 빠지게 된다.

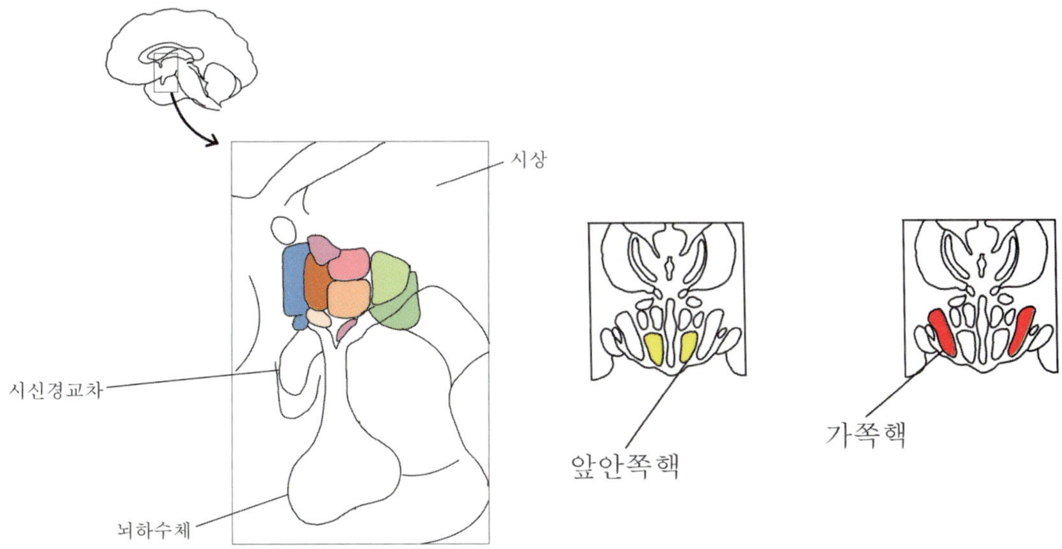

그림 81. 시상하부의 위치(왼쪽, 채색된 핵들). 뇌 단면에서 본 시상하부의 핵들(오른쪽)

④ 지능

신경과학자들의 지능에 대한 연구는 두개골의 크기 측정에서 시작했다(그림 82). 그러나 그 연구는 결실을 맺지 못했고 천재들이나 열등 종족의 뇌 연구 또한 성과가 없었다(그림 83). 그럼에도 불구하고 여전히 큰 뇌가 똑똑한 뇌라는 인식은 여전히 깊다.

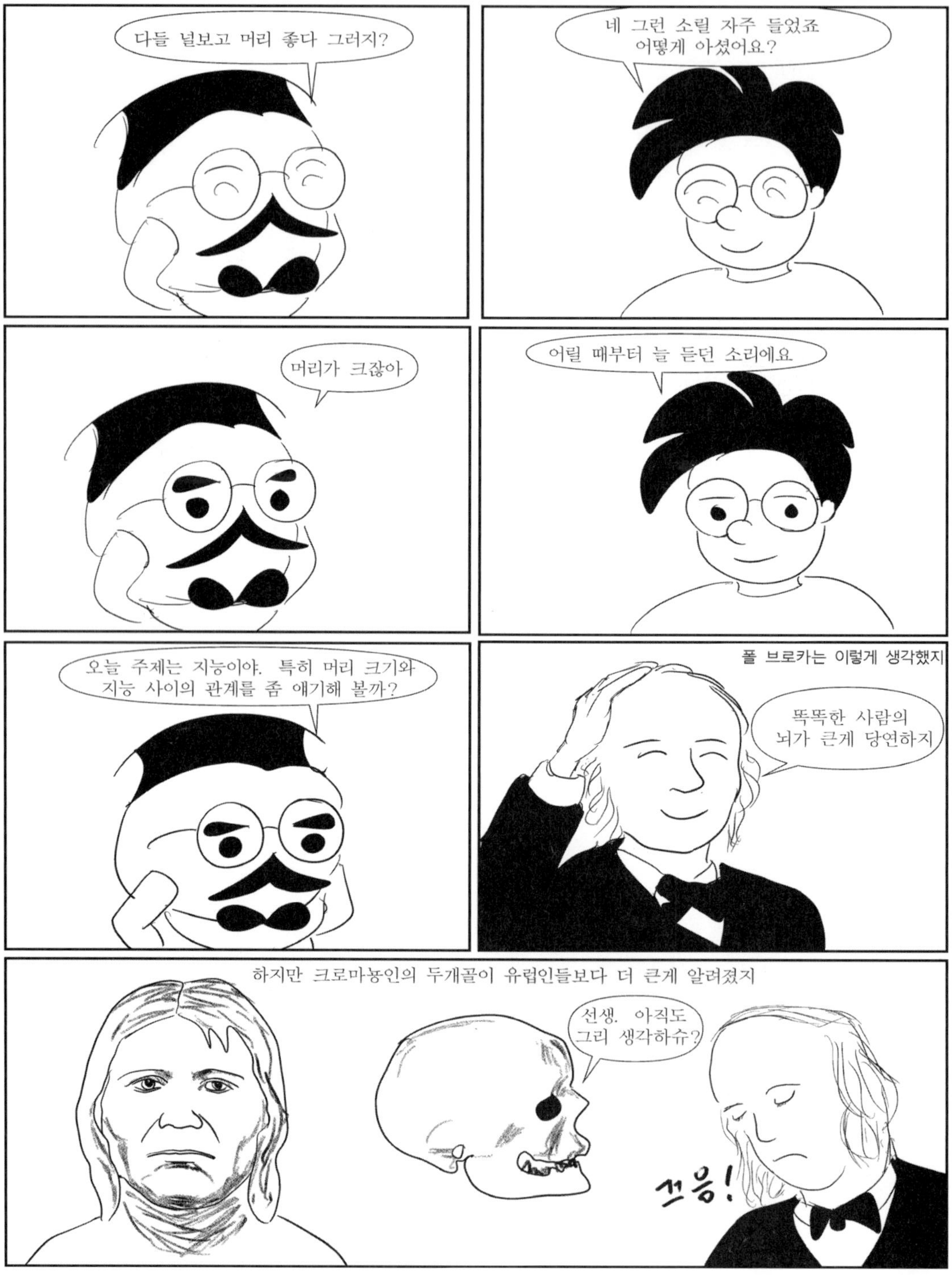

다들 널보고 머리 좋다 그러지?
네 그런 소릴 자주 들었죠 어떻게 아셨어요?
머리가 크잖아
어릴 때부터 늘 듣던 소리에요
오늘 주제는 지능이야. 특히 머리 크기와 지능 사이의 관계를 좀 얘기해 볼까?
폴 브로카는 이렇게 생각했지
똑똑한 사람의 뇌가 큰게 당연하지
하지만 크로마뇽인의 두개골이 유럽인들보다 더 큰게 알려졌지
선생. 아직도 그리 생각하슈?
끄응!

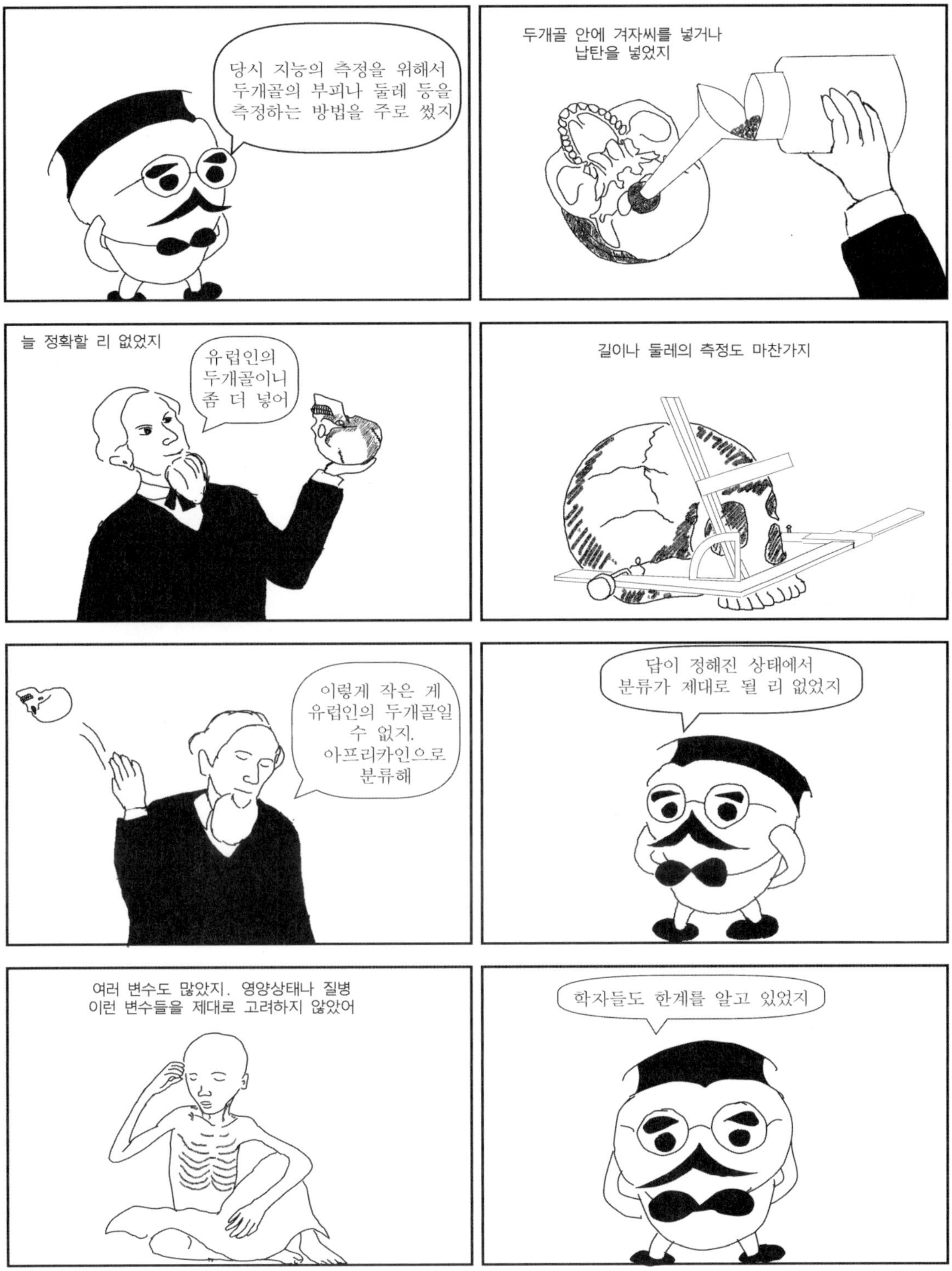
당시 지능의 측정을 위해서 두개골의 부피나 둘레 등을 측정하는 방법을 주로 썼지
두개골 안에 겨자씨를 넣거나 납탄을 넣었지
늘 정확할 리 없었지
유럽인의 두개골이니 좀 더 넣어
길이나 둘레의 측정도 마찬가지
이렇게 작은 게 유럽인의 두개골일 수 없지. 아프리카인으로 분류해
답이 정해진 상태에서 분류가 제대로 될 리 없었지
여러 변수도 많았지. 영양상태나 질병 이런 변수들을 제대로 고려하지 않았어
학자들도 한계를 알고 있었지

그림 82. 지능의 연구: 두개골 크기의 측정

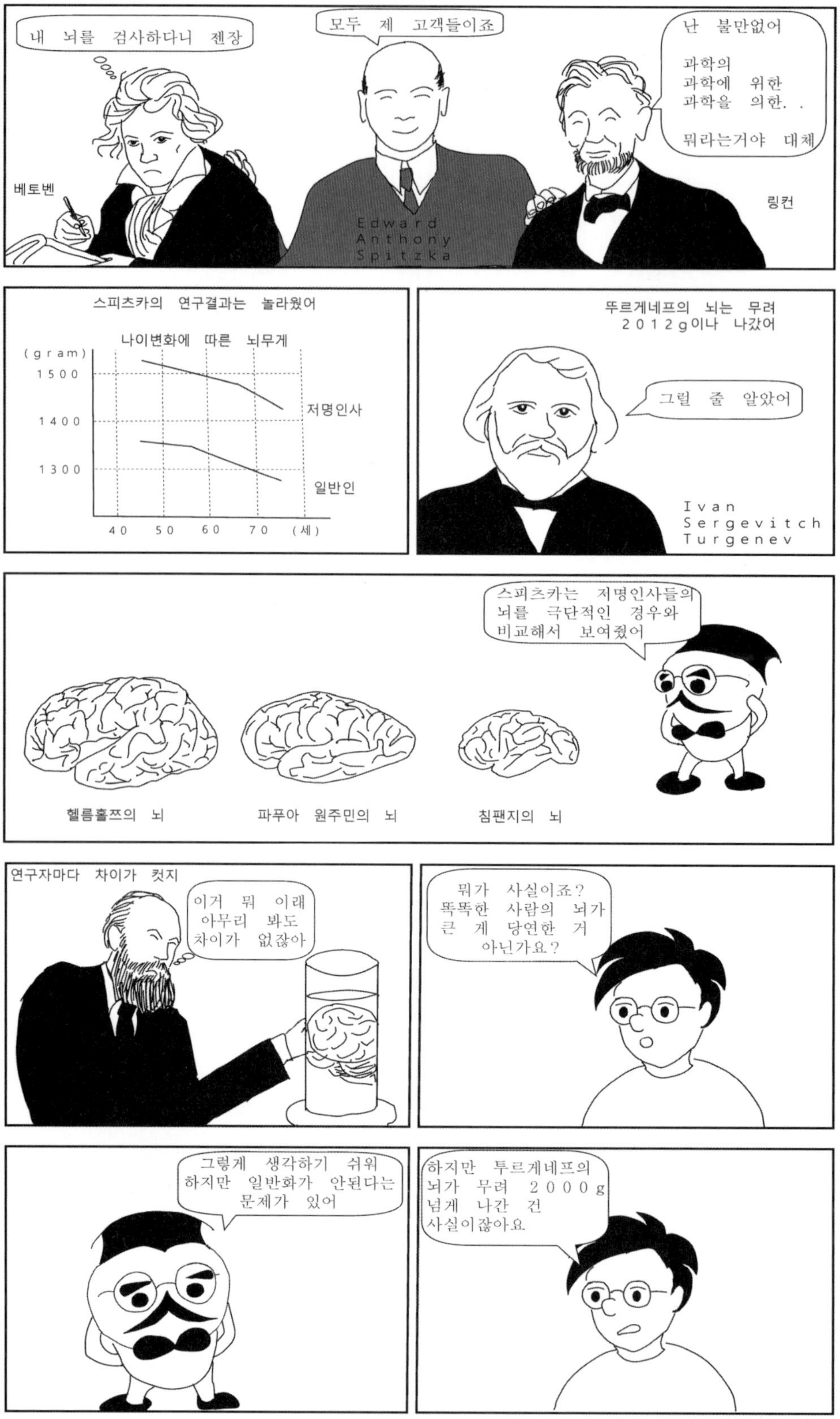

내 뇌를 검사하다니 젠장
모두 제 고객들이죠
난 불만없어
과학의
과학에 위한
과학을 의한. .
뭐라는거야 대체
베토벤
Edward Anthony Spitzka
링컨
스피츠카의 연구결과는 놀라웠어
나이변화에 따른 뇌무게
(gram)
1500
1400
1300
저명인사
일반인
40 50 60 70 (세)
뚜르게네프의 뇌는 무려 2012g이나 나갔어
그럴 줄 알았어
Ivan Sergevitch Turgenev
스피츠카는 저명인사들의 뇌를 극단적인 경우와 비교해서 보여줬어
헬름홀쯔의 뇌
파푸아 원주민의 뇌
침팬지의 뇌
연구자마다 차이가 컸지
이거 뭐 이래 아무리 봐도 차이가 없잖아
뭐가 사실이죠? 똑똑한 사람의 뇌가 큰 게 당연한 거 아닌가요?
그렇게 생각하기 쉬워 하지만 일반화가 안된다는 문제가 있어
하지만 투르게네프의 뇌가 무려 2000g 넘게 나간 건 사실이잖아요

그림 83. 천재들의 뇌 연구

설문조사를 도입한 IQ 검사는 지능을 측정하기 위한 새로운 시도였다(그림 84).

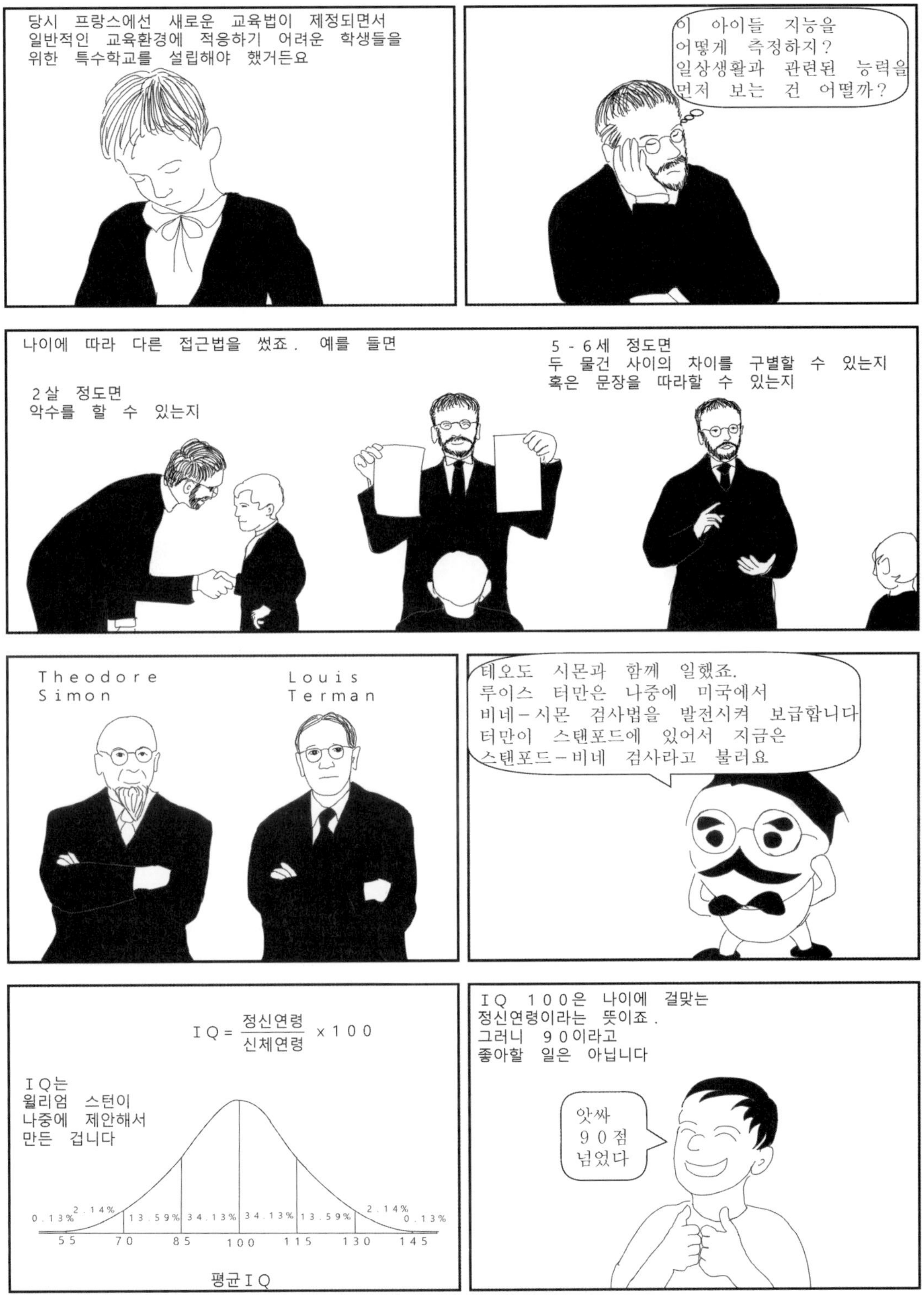
당시 프랑스에선 새로운 교육법이 제정되면서 일반적인 교육환경에 적응하기 어려운 학생들을 위한 특수학교를 설립해야 했거든요
이 아이들 지능을 어떻게 측정하지? 일상생활과 관련된 능력을 먼저 보는 건 어떨까?
나이에 따라 다른 접근법을 썼죠. 예를 들면
2살 정도면 악수를 할 수 있는지
5-6세 정도면 두 물건 사이의 차이를 구별할 수 있는지 혹은 문장을 따라할 수 있는지
Theodore Simon
Louis Terman
테오도 시몬과 함께 일했죠. 루이스 터만은 나중에 미국에서 비네-시몬 검사법을 발전시켜 보급합니다 터만이 스탠포드에 있어서 지금은 스탠포드-비네 검사라고 불러요
IQ = 정신연령 / 신체연령 × 100
IQ는 윌리엄 스턴이 나중에 제안해서 만든 겁니다
0.13% 2.14% 13.59% 34.13% 34.13% 13.59% 2.14% 0.13%
55 70 85 100 115 130 145
평균IQ
IQ 100은 나이에 걸맞는 정신연령이라는 뜻이죠. 그러니 90이라고 좋아할 일은 아닙니다
앗싸 90점 넘었다

그림 84. IQ 검사

아직 지능이 뇌의 어디에 있는지 정확하게 말할 수는 없다. 단지 뇌 전반에 걸친 분포와 이들 간의 상호작용으로 보는 시각이 존재한다. 다중지능이 나올 정도로 여전히 어려운 분야이다(그림 85).

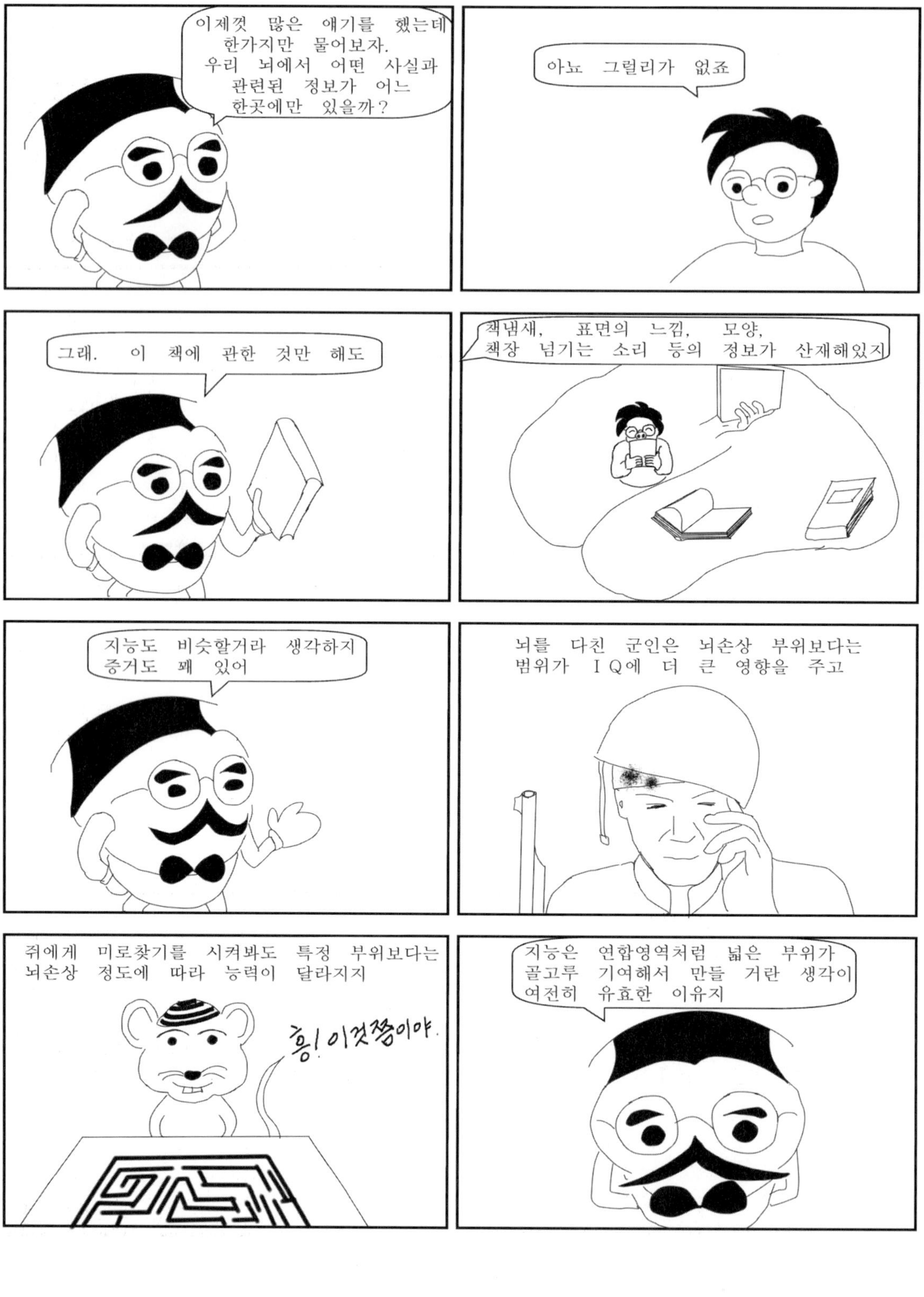

이제껏 많은 얘기를 했는데
한가지만 물어보자.
우리 뇌에서 어떤 사실과
관련된 정보가 어느
한곳에만 있을까?
아뇨 그럴리가 없죠
그래. 이 책에 관한 것만 해도
책냄새, 표면의 느낌, 모양,
책장 넘기는 소리 등의 정보가 산재해있지
지능도 비슷할거라 생각하지
증거도 꽤 있어
뇌를 다친 군인은 뇌손상 부위보다는
범위가 ＩＱ에 더 큰 영향을 주고
쥐에게 미로찾기를 시켜봐도 특정 부위보다는
뇌손상 정도에 따라 능력이 달라지지
흥! 이것쯤이야.
지능은 연합영역처럼 넓은 부위가
골고루 기여해서 만들 거란 생각이
여전히 유효한 이유지

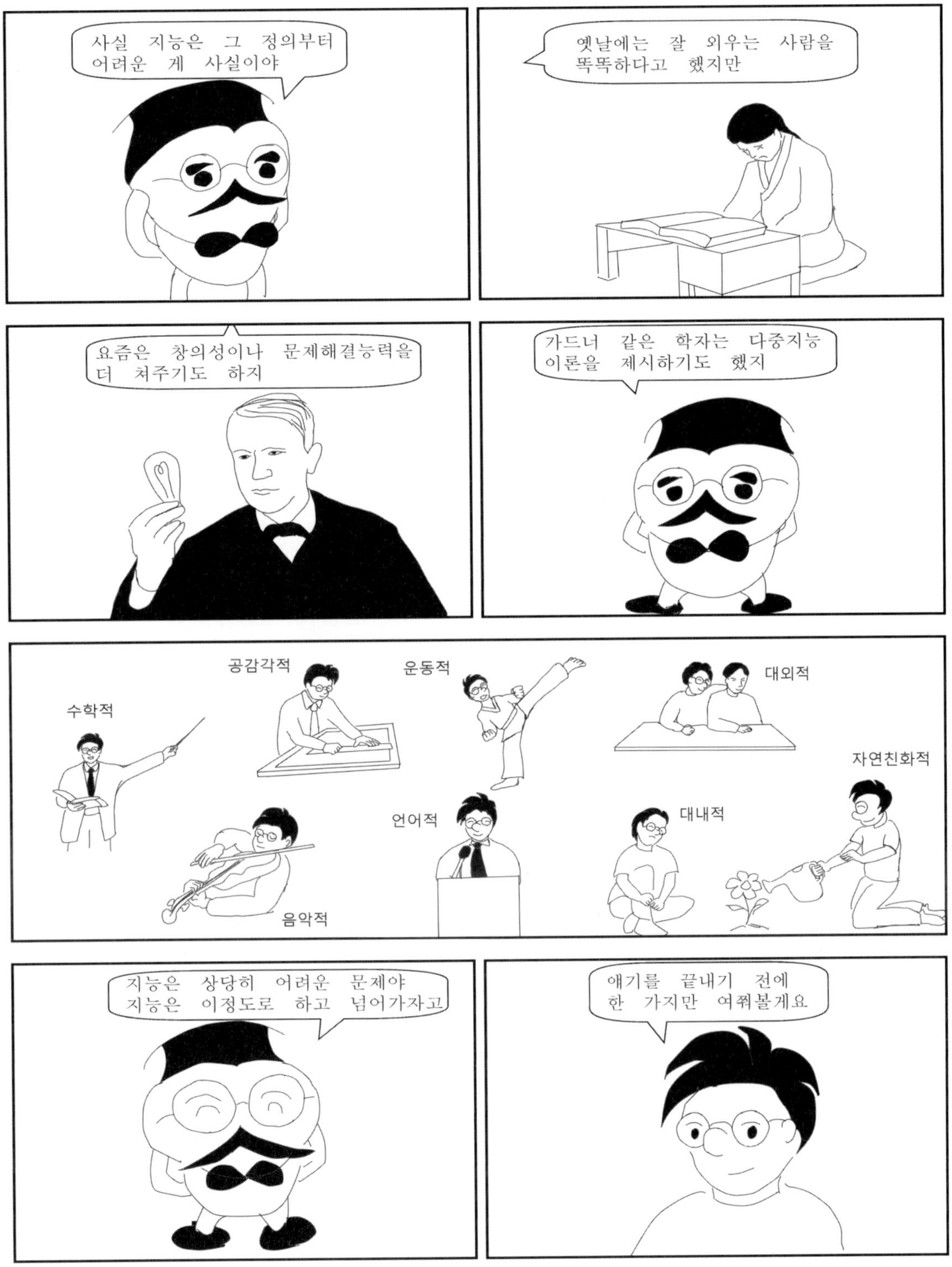

사실 지능은 그 정의부터 어려운 게 사실이야
옛날에는 잘 외우는 사람을 똑똑하다고 했지만
요즘은 창의성이나 문제해결능력을 더 쳐주기도 하지
가드너 같은 학자는 다중지능 이론을 제시하기도 했지
공감각적
운동적
대외적
수학적
자연친화적
언어적
대내적
음악적
지능은 상당히 어려운 문제야 지능은 이정도로 하고 넘어가자고
얘기를 끝내기 전에 한 가지만 여쭤볼게요

그림 85. 지능에 대한 시각

5. 실인증(agnosia)

뇌를 다치는 경우 뇌의 기능을 간접적으로 알 수 있다. 실어증이 대표적이다. 실인증 또한 뇌손상과 함께 오는 것으로 몇 가지 예를 통해 뇌의 기능을 추정할 수 있다.

1) 신체인식불능증(asomatognosia)

a(부정의 접두사) + somato(신체) + gnosia(인식)이란 의미의 단어다. 자신의 몸을 인식하지 못하는 현상이다. 올리버 색스의 책『아내를 모자로 착각한 남자』에 보면 자신의 발을 보면서도 자신의 발이란 인식을 하지 못하고 시체의 발로 생각하여 집어 던지려다 침대에서 떨어지는 환자 얘기가 나온다. 우뇌의 마루엽 연합영역과 관계가 있다.

2) 공간인식불능증(spatial agnosia)

우뇌 마루엽이 손상된 환자는 왼쪽 시야 속 공간을 인식하지 못한다. 면도를 할 때에도 왼쪽 수염은 깎지 않고 시계를 그려도 왼쪽 분침은 그리지 못한다. 잘 알고 있는 거리를 머릿속으로 떠올려도 공간의 왼쪽에 있는 건물은 떠올리지 못하지만 만약 반대로 서있다고 가정하고 다시 떠올려 보라고 하면 가능하다(그림 86).

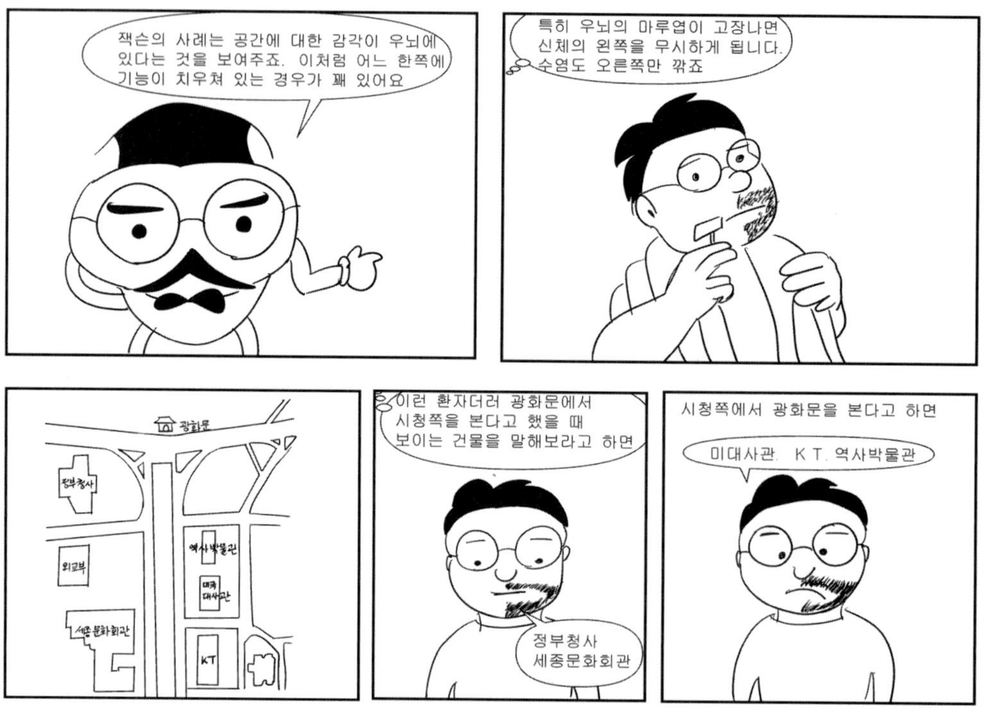

잭슨의 사례는 공간에 대한 감각이 우뇌에 있다는 것을 보여주죠. 이처럼 어느 한쪽에 기능이 치우쳐 있는 경우가 꽤 있어요
특히 우뇌의 마루엽이 고장나면 신체의 왼쪽을 무시하게 됩니다. 수염도 오른쪽만 깎죠
광화문
정부청사
외교부
세종문화회관
역사박물관
대사관
KT
이런 환자더러 광화문에서 시청쪽을 본다고 했을 때 보이는 건물을 말해보라고 하면
정부청사 세종문화회관
시청쪽에서 광화문을 본다고 하면
미대사관. K.T. 역사박물관

그림 86. 공간인식불능증의 예

3) 얼굴(안면)인식불능증(prosopagnosia)

인식불능증 중 특이한 경우가 사람의 얼굴을 인식하지 못하는 것이다. 얼굴에 사마귀와 같은 특징이 있는 경우 그 특징을 근거로 사람을 알아보기도 하지만 심하면 거울에 비친 자신을 알아보지 못해 악수를 청할 정도가 된다(그림 87). 관자엽 연합영역에 문제가 있는 경우가 많다.

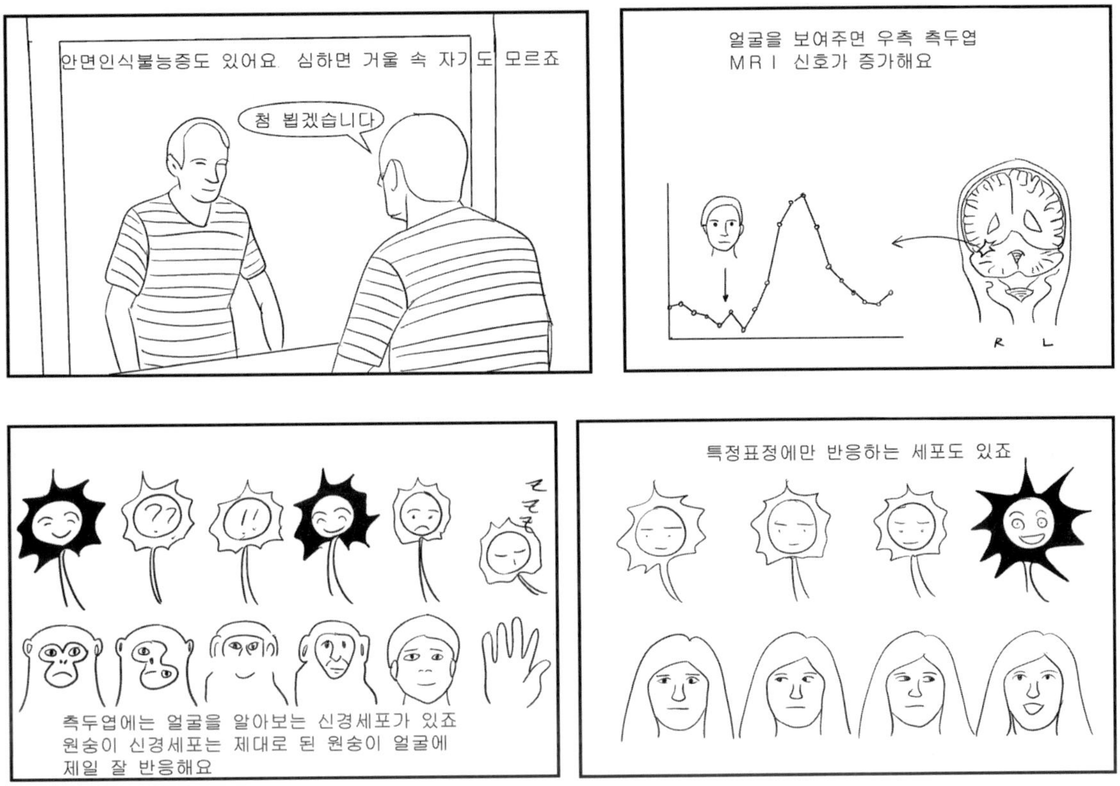
안면인식불능증도 있어요. 심하면 거울 속 자기도 모르죠
첨 뵙겠습니다
얼굴을 보여주면 우측 측두엽
MRI 신호가 증가해요
R L
측두엽에는 얼굴을 알아보는 신경세포가 있죠
원숭이 신경세포는 제대로 된 원숭이 얼굴에
제일 잘 반응해요
특정표정에만 반응하는 세포도 있죠

그림 87. 얼굴(안면)인식불능증

4) 구성행위상실증(constructional apraxia)

공간감각과 관련이 있는 마루엽에 문제가 있는 경우 사물의 구조와 배열을 인식하지 못하는 경우가 있다. 이런 환자들에게 특정한 그림을 보고 따라 그리라고 하면 제대로 따라 그리지 못한다(그림 88).

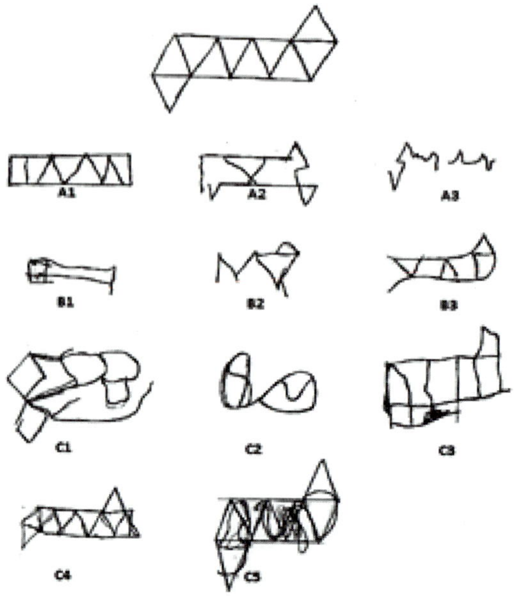

그림 88. 구성행위상실증 환자가 제일 위의 그림을 따라 그린 그림들

5) 시각인식불능증(visual agnosia)

관자엽 연합영역에 손상이 올 때 지각성 실인증(apperceptive agnosia) 또는 연관성 실인증(associative agnosia)이 나타난다. 지각성 실인증이란 물체를 보고 따라 그리지는 못해도 물체가 무엇인지는 아는 반면(그림 89), 연관성 실인증은 따라 그릴 수는 있어도 물체가 무엇인지는 모르는 경우다(그림 90).

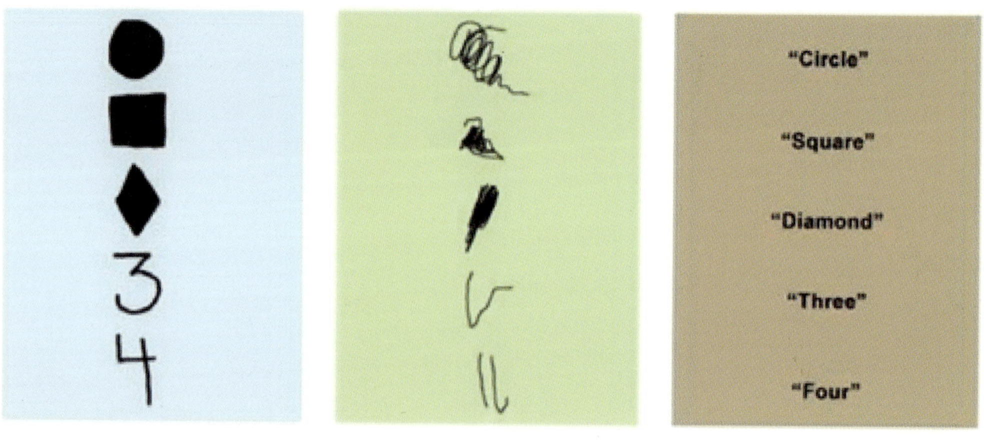

그림 89. 지각성 실인증

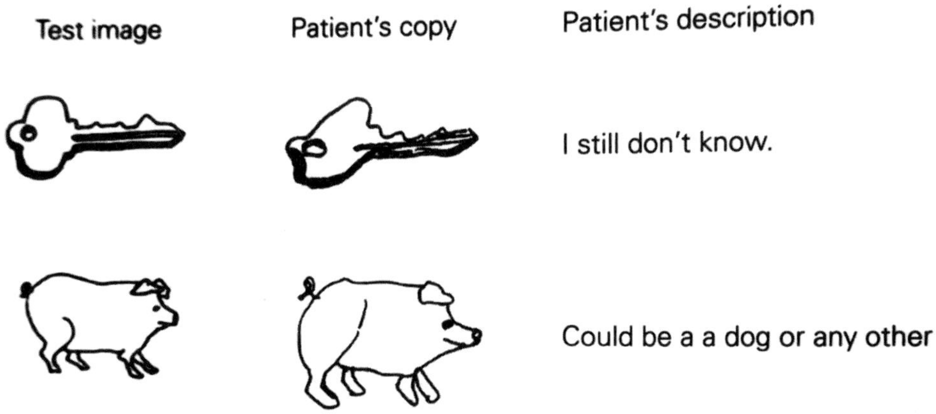

그림 90. 연관성 실인증

6) 실독증(alexia)

실인증의 한 종류로 유독 글자만 읽지 못하는 경우를 말한다(그림 91). 실독증 또는 읽기언어상실증이라고도 한다.

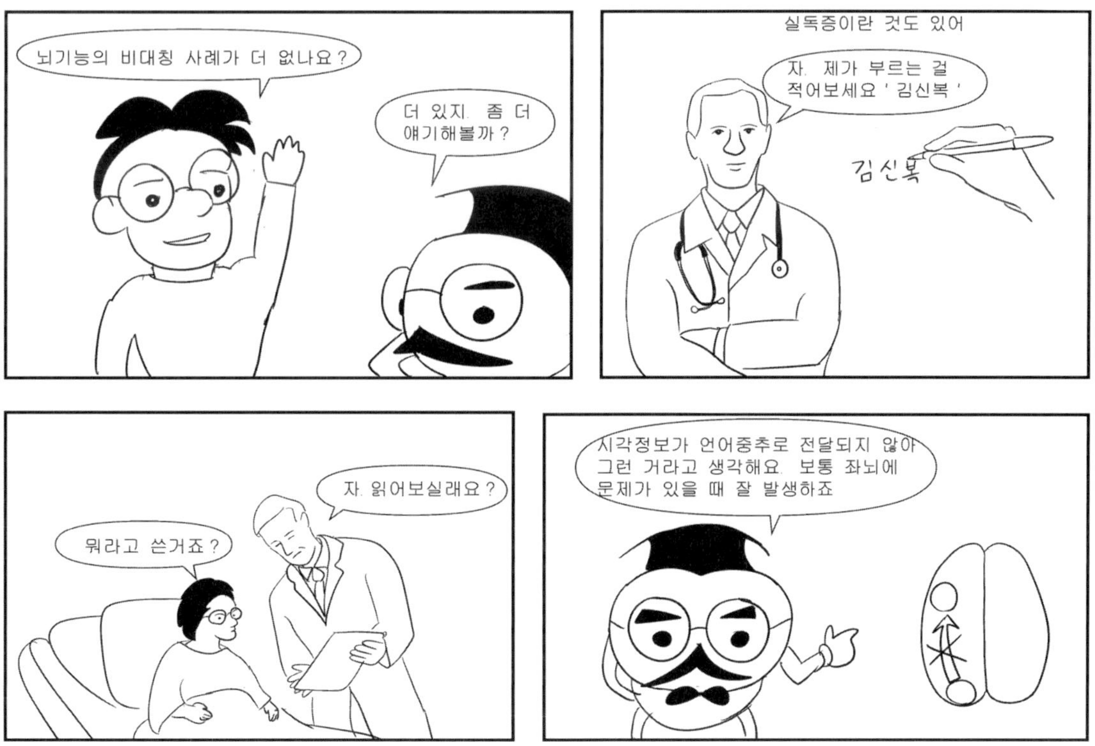

그림 91. 실독증

* 연합영역

파울 플레시히(Paul Flechsig)는 지능을 연구하면서 지능이 늦게 완성되는 것에 주목하고 뇌에서 가장 발달이 느린 곳을 찾기 시작했다. 발달은 수초형성(myelination)이 어느 정도로 진행하였는가로 판단하였다. 파울은 수초형성이 가장 느린 곳을 연합영역(association area)이라 불렀는데 이 부분들이 지금 우리가 부르는 연합겉질(association cortex)의 시발점이다.

지금은 4개의 연합영역을 인정하고 있다.

- 마루엽 연합영역: 공간감각적 정보 전달
- 관자엽 연합영역: 감각인지 및 기억 저장
- 이마엽 연합영역: 행동조절 및 작업기억 담당
- 변연계 연합영역: 기억 및 감정 담당

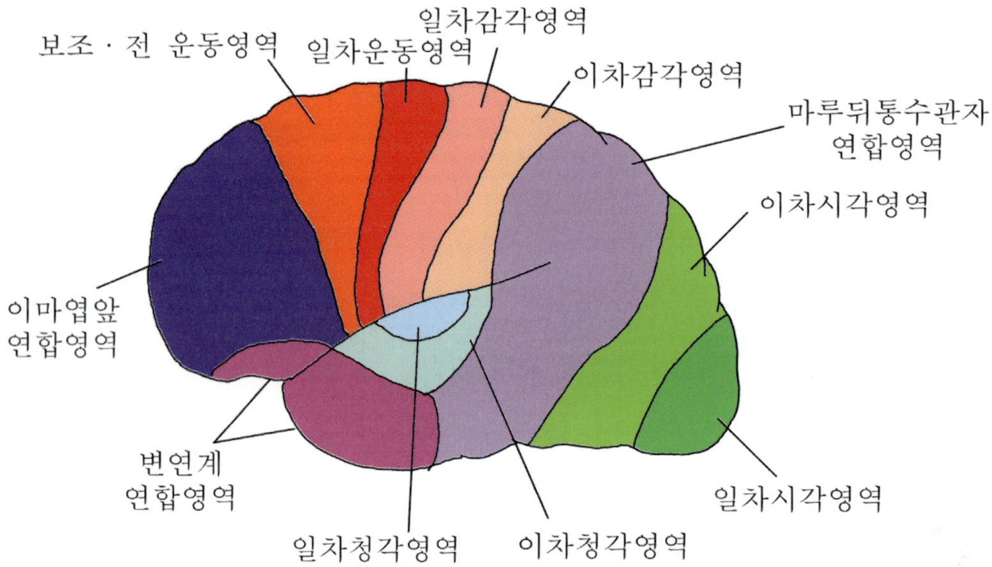

그림 92. 대뇌 각 부분의 기능과 연합영역

6. 대뇌 편측 우세

위에서 언급한 각종 실인증은 대뇌 좌우반구의 기능이 동일하지 않기 때문에 발생한다. 대뇌 특정 반구에 특정 기능이 있는 것을 편측 우세(cerebral dominance), 또는 편재(lateralization)라 한다. 대뇌 반구의 기능이 편재되어 있다는 증거는 분리 뇌 실험(split brain experiment)을 통해 잘 알려졌다.

* 분리 뇌 실험

관자엽에서 시작되는 간질 발작이 너무 심해 약으로 조절되지 않는 경우 좌우 반구를 잇는 뇌들보(corpus callosum)를 수술적으로 자른다. 이럴 경우 뇌는 좌우 반구가 분리되게 되는데 이를 분리 뇌(split brain)라 한다. 분리 뇌 환자는 왼쪽 시야에 물건을 두는 경우 무엇을 보는지 대답하지 못하지만 오른쪽 시야에 물건이 있을 경우 대답할 수 있다. 왼쪽 뇌에 언어중추가 있기 때문이다(그림 93).

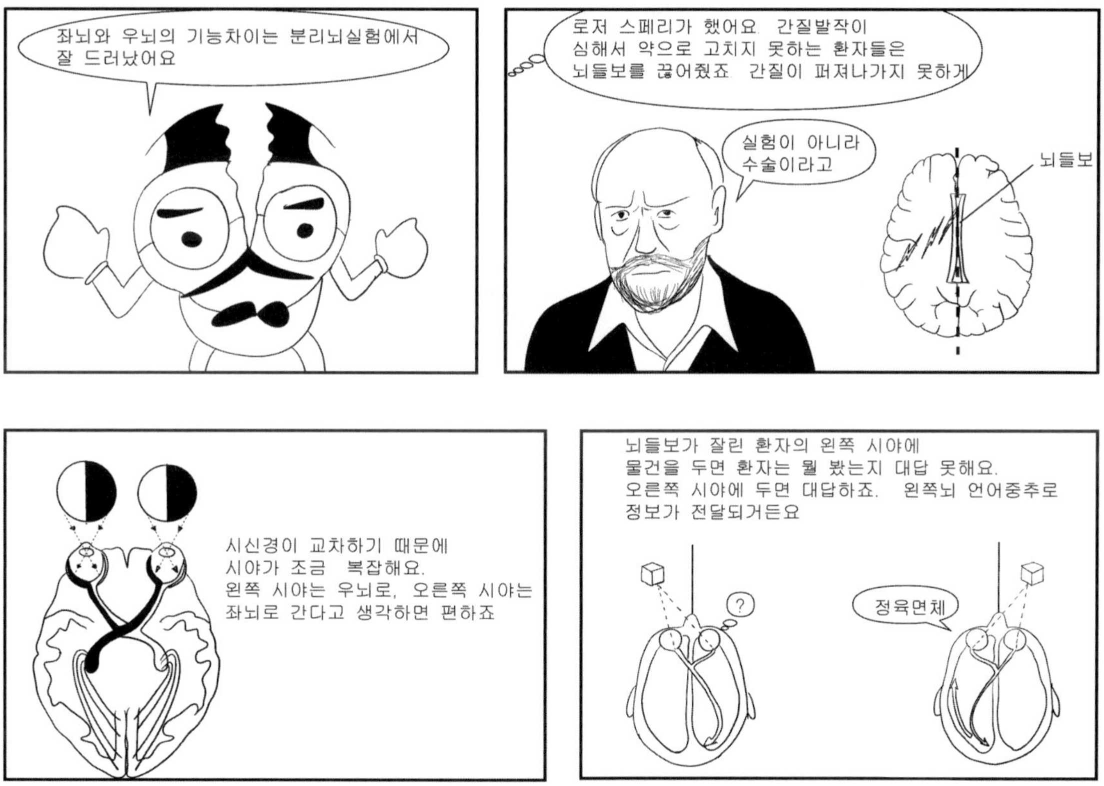

그림 93. 분리 뇌(split brain)

좌우반구는 기능적으로 다소 차이가 있다고 생각한다. 이들의 차이를 정리하면 그림 94와 같다.

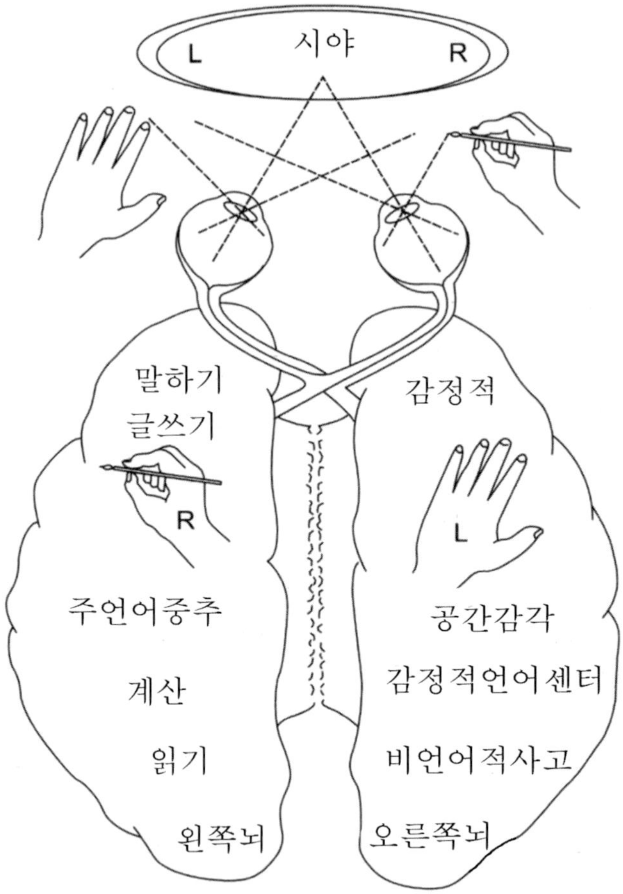

그림 94. 좌우반구의 기능적 차이

찾아보기

ㅇ

ㅈ

ㅊ

B

C

D

E

F

G

Q

R

S

T

U

V

W

Z

α

β

γ

1~9